Repetitorium zum Gegenstandskatalog 2

Joachim Boese-Landgraf,
Klaus Gorkisch, Heinz Völler

Pathophysiologie und Pathobiochemie

2., auf den neuen GK 2 abgestimmte Auflage

Walter de Gruyter
Berlin · New York 1981

Herausgeber
Dr. med. Ralf Bauer
Klinikum Steglitz der Freien Universität Berlin

Das Buch enthält zahlreiche Abbildungen.

CIP-Kurztitelaufnahme der Deutschen Bibliothek

Boese-Landgraf, Joachim:
Pathophysiologie und Pathobiochemie / Joachim Boese-Landgraf ; Klaus Gorkisch ; Heinz Völler. – 2., auf d. neuen GK 2 abgestimmte Aufl. – Berlin ; New York : de Gruyter, 1981.
(Repetitorium zum Gegenstandskatalog 2)
1. Aufl. u. d. T.: Pathophysiologie und Pathobiochemie
ISBN 3-11-008170-9
NE: Gorkisch, Klaus: ; Völler, Heinz:

Satz und Druck: Georg Wagner, Nördlingen.
Bindung: Lüderitz & Bauer Buchgewerbe GmbH, Berlin.

Vorwort zur 2. Auflage

Den großen Anklang, den die 1. Auflage dieses Repetitoriums bei den Studenten fand, hat die Autoren ermutigt, weiter den einmal beschrittenen Weg zu verfolgen, ein prägnant informierendes Buch zu schaffen, das den Studenten die Möglichkeit in die Hand gibt, den „Wust“ von Wissensstoff, den der Gegenstandskatalog vorgibt, gestrafft vorzufinden, um kurzfristig das Verlangte wiederholen zu können. Nach der Erhöhung der Bemessungsgrenze zum Bestehen des Examens auf 60% erfährt das Repetitorium noch zusätzlich seine Berechtigung, da der Student durch die neue AO derart im Studium verplant ist, daß er häufig nicht mehr die Zeit findet, sich vor den Prüfungen den im Gegenstandskatalog vorgeschriebenen Wissensstoff im Lehrbuch selbst zu erarbeiten. Er muß also zwangsläufig zum Repetitorium greifen, will er nicht Angst haben vor evtl. zu großen Wissenslücken. Das „gute“ Repetitorium bekommt somit die Funktion, das Basiswissen zu vermitteln, auf dem der Student aufbauen kann.

Durch die Ausweitung der Repetitorienreihe sowohl auf weitere Themen dieses Gegenstandskataloges als auch auf die anderen Gegenstandskataloge hoffen wir, daß sich diese Reihe einen festen Platz in der Bücherlandschaft der Studenten erobern wird.

Das jetzt vorliegende, überarbeitete Buch zum aktuell gültigen Gegenstandskatalog enthält noch einige Passagen, die zur Beantwortung des vorherigen Gegenstandskataloges (Fassung 1973) notwendig waren. Soweit diese Themen als zu wichtig angesehen worden sind zum Verständnis des Textes, sind sie im Buch verblieben und durch * gekennzeichnet.

Möge dieses Buch, abgefaßt in enger Zusammenarbeit mit betroffenen Studenten, ebenso positiv aufgenommen werden wie das vorherige.

Wir danken Herrn Bedürftig und Frau Dobler von seiten des de Gruyter Verlages für ihre tatkräftige Unterstützung, die erst das Erscheinen des Buches ermöglicht hat.

Berlin, Juni 1981 J. Boese-Landgraf

Inhaltsverzeichnis

1. Stoffwechsel der Nukleinsäuren

1.1 Purinstoffwechsel

1.1.1 Hyperurikämie

Um die Entstehung einer auf Enzymdefekten im Purinstoffwechsel beruhenden Hyperurikämie besser verstehen zu können, sei an dieser Stelle die Purinsynthese und der Abbau der Purine in seinen wichtigsten Phasen schematisch dargestellt.

Purinstoffwechsel und Hyperurikämie

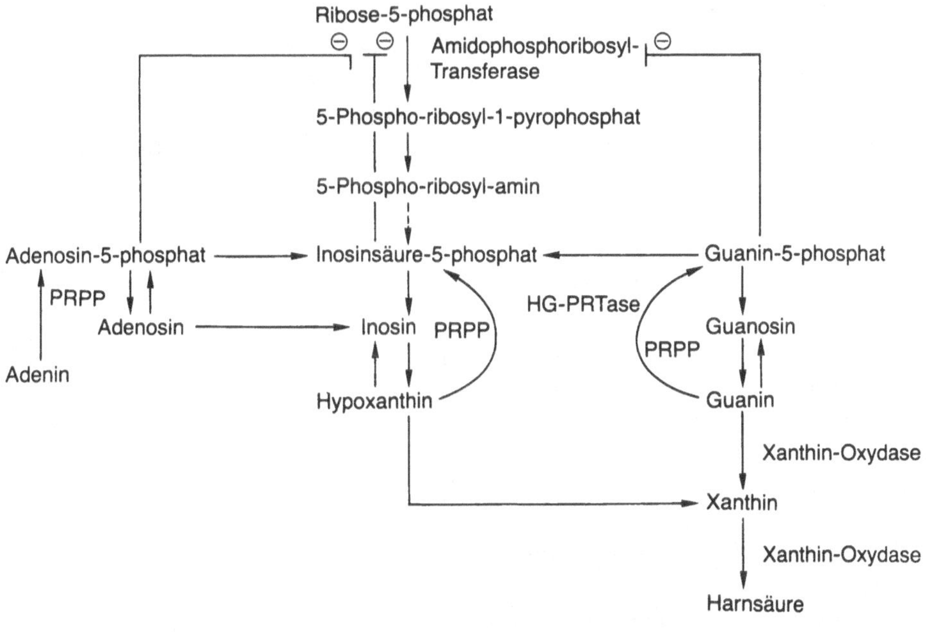

Normaler Harnsäurespiegel: Männer 5 ± 1,5 mg%, Frauen 4,5 ± 1,2 mg%. Zu einer Erhöhung des Harnsäurespiegels im Blut kommt es bei folgenden Störungen:

A. Durch eine vermehrte Purinzufuhr. Opulente Mahlzeiten (z. B. Bries, Leber, Gehirn) oder Fischessen (z. B. Ölsardinen) können aufgrund ihres hohen Puringehaltes zu einem Gichtanfall führen. Daher wird bei schweren Fällen von Hyperurikämie die tägl. Purinzufuhr auf 150 mg beschränkt.

B. Verminderte Ausscheidung durch die Niere. Durch Störungen im Sekretionsmechanismus des distalen Tubulus bei primären oder sekundären Nierenerkrankungen kommt es zu einer verminderten Ausscheidung harnpflichtiger Substanzen und damit auch zur Hyperurikämie.

C. Durch Enzymdefekte bzw. Änderung von Enzymaktivitäten im Purinstoffwechsel. Der erste geschwindigkeitsbestimmende Schritt in der Synthese der Purine wird von dem Enzym Phosphoribosylpyrophosphat-Amidotransferase katalysiert. Eine Aktivitätssteigerung dieses Enzyms führt folglich zu einer Steigerung der Purinsynthese.

Eine Aktivitätssteigerung der Phosphoribosylpyrophosphat-Amidotransferase ist auch dann zu beobachten, wenn ein Mangel der Nucleotide Guanosin-5-Phosphat, Adenosin-5-Phosphat und Inosin-5-Phosphat vorhanden ist. Die Nucleotide hemmen nämlich über einen feedback–Mechanismus die Aktivität des Enzyms. Ein verminderter Anfall dieser Nucleotide tritt in Erscheinung bei einem Mangel oder Defekt der beiden Enzyme Adenosin-Phosphoribosyltransferase und Hypoxanthin-Guanin-Phosphoribosyl-Transferase (HG-RPTase). Fehlt das Enzym HG–RPTase sogar vollständig, liegt das geschlechtsgebunden, rezessiv vererbte Lesh–Nyhan–Syndrom (schwere Gichtarthritis, Nephropathie, Choreathetose, Spastik und geistige Retardierung) vor.

1.1.2 Primäre Hyperurikämie

Die primäre Gicht ist eine erbliche Störung im Nukleinsäurestoffwechsel, die mit einer Erhöhung des Harnsäurespiegels einhergeht. Neben der genetischen Komponente spielen exogene Faktoren, wie purinreiche Kost, exzessiver Alkoholkonsum, Gelenktraumen, Infektionen, Unterkühlung und Operationen eine Rolle.

Folgende zwei endogene Faktoren sind wahrscheinlich für das Auftreten der Hyperurikämie, die zur Gicht führt, verantwortlich:

- Verminderte renale Ausscheidung von Harnsäure (90 bis 95 % der Gichtpatienten),
- Übermäßige Produktion von Harnsäure (5 bis 10 % der Gichtpatienten).
  Durch den erhöhten Harnsäurespiegel kommt es zum Ausfall von Mononatriumuratkristallen in bradytrophen Geweben (Schleimbeutel, Sehnen, Gelenkknorpel, Gelenkkapsel). Die klinische Symptomatik zeigt sich häufig in akuten Anfällen, die mit stark schmerzhaften Gelenkentzündungen einhergehen, und der Ausbildung von Nierensteinen. Die akute Gelenkentzündung neigt bei weiterer Ansammlung von Uraten zur Chronifizierung, in deren Verlauf es auch zur Zerstörung gelenknah gelegener Knochen kommen kann. Da die Harnsäure

vor allem in einem sauren Milieu ausfällt, scheint zur Voraussetzung einer Präzipitation von Harnsäure in der Gelenkflüssigkeit ein pH-Gradient zwischen Blut und Gewebe notwendig zu sein. Bei vermehrter Phagozytose durch Leukozyten bei kleinen Traumata der Gelenke fällt Milchsäure an. Dies hat einen Abfall des pH-Wertes zur Folge, Harnsäure kristallisiert aus, und es kommt zu einem akuten Gichtanfall.

1.1.3 Sekundäre Hyperurikämie

Sie tritt im Gefolge anderer Krankheiten auf:

- Bei hämatologischen Krankheiten mit Vermehrung der Harnsäure durch Kernzerfall (z. B. Leukämien, Polyzytämie).
- Bei einer Ketose kann es, da offensichtlich besonders β-Hydroxybutyrat mit Harnsäure um die Ausscheidung konkurriert, zu einem Harnsäureanstieg kommen.
- Bei hepatischem Glukose-6-Phosphatasemangel (Glykogenspeicherkrankheit), wo die im Überschuß vorhandene Milchsäure mit der Harnsäure ebenfalls um die Ausscheidung zu konkurrieren scheint.
- Durch erhöhten Zellkernuntergang bei Vergiftungen, schweren Infektionen, bei der Schuppenflechte und durch Zellabbau bei Hungerzuständen.
- Bei der zytostatischen Therapie kommt es ebenfalls zu einem erhöhten Zellkernzerfall und damit zur Hyperurikämie.
- Bei Störungen im Sekretionsmechanismus des distalen Tubulus wie sie bei primären oder sekundären Nierenschäden zu finden sind
- Bei der Gabe von **Diuretika** vom Typ der Benzothiazine wird die Sekretion von Harnsäure im distalen Tubulus vermindert.
- Bei katabolen Zuständen (z. B. post operationem) kann es bei der schnellen parenteralen **Fructosezufuhr** zu azidotischen Zuständen kommen. Diese Laktatazidose führt wiederum zu einer verminderten Harnsäureausscheidung. Für die Harnsäure-Clearance der Niere ist nämlich die Anwesenheit anderer organischer Säuren eine Vorraussetzung.
- Bei übermäßigem **Alkoholkonsum** vermindert die entstehende Lactatazidose ebenfalls die renale Harnsäuresekretion.
- Zu einem physiologischen Anstieg der Harnsäure kommt es beim Neugeborenen zwischen dem 2. und 4. Tag durch den vermehrten Untergang von fetalen Erythrozyten.

Die Symptome der sekundären Gicht sind ähnlich wie die der primären Gicht.

2. Stoffwechsel der Aminosäuren, Proteine

2.1 Angeborene und erworbene Störungen des Aminosäure- und Proteinstoffwechsels

Seit der Kenntnis über den Stoffwechsel der Aminosäuren ist die Voraussetzung für das Verständnis zahlreicher erblicher Stoffwechselkrankheiten geschaffen worden. Dadurch wurde es möglich, erbliche Aminosäure-Stoffwechselstörungen schon in den ersten Lebenswochen zu erkennen, frühzeitig eine adäquate Therapie einzuleiten und die zumeist irreversiblen, zerebralen Schäden zu vermeiden. Wir unterscheiden folgende Störungen des Aminosäure-Stoffwechsels:

A. Genetisch bedingte Störungen

- Störung aufgrund eines **Enzymdefekts**: Der Abbauweg der Aminosäuren ist blockiert und es kommt zur Akkumulation eines Zwischenprodukts, das wegen des Enzymdefekts nicht weiter umgesetzt werden kann.
- Störung der Aufnahme von Aminosäuren aus dem extrazellulären Raum in die Zellen aufgrund eines Transportdefekts. Dadurch sind möglicherweise intestinale Resorption, renale tubuläre Rückresorption und Proteinbiosynthese in der Körperzelle gestört.

B. Erworbene Störungen

- Bei Karzinoiden (z. B. Dünndarmkarzinoid, bei dem große Mengen von Serotonin produziert werden. Da für die Serotoninsynthese im Tumor Tryptophan benötigt wird, kann es zur Hypoproteinämie kommen).
- Bei Geschwülsten (z. B. Melaninsynthese durch malignes Melanom).
- Bei Leberparenchymschädigungen steigt die Menge der im Urin ausgeschiedenen Aminosäuren an, da sie von der Leber nicht mehr metabolisiert werden können.
- Bei destruktiven Prozessen im Bindegewebe, die sich häufig durch eine erhöhte Ausscheidung von Hydroxyprolin im Urin bemerkbar machen. Zu vermehrtem Umsatz von Bindegewebe kommt es beispielsweise bei Knochen- und Kollagenkrankheiten.

Genetisch bedingte Störungen sind direkte Ursache bestimmter Erkrankungen, während sich die erworbenen Störungen durch andere Krankheiten ergeben und sekundär ein neues Krankheitsbild liefern.

Phenylketonurie. Die Phenylketonurie ist eine weit verbreitete rezessiv vererbte Störung des Phenylalaninstoffwechsels. Die Erkrankungsfrequenz beträgt in allen Bevölkerungsgruppen der Erde etwa 1 : 10 000, die Zahl der Heterozygoten, d. h. der nicht erkrankten Defektträger wird mit 1 : 50 angenommen. Der zugrunde liegende Enzymdefekt betrifft die Phenylalanin-Hydroxylase, die bei den Erkrankten vollständig fehlt und so eine Umwandlung des Phenylalanins in Tyrosin im Intermediärstoffwechsel unmöglich macht. Als Folge akkumuliert des Phenylalanin im Blutplasma (20–60 mg/100 ml gegenüber Normalwerten von 1–4 mg/100 ml), und beträchtliche Mengen des Phenylalanins und seiner Stoffwechselprodukte werden im Urin ausgeschieden. Unter den desaminierten Stoffwechselprodukten, die in nachfolgender Tabelle zusammengestellt sind, nimmt die Phenylbrenztraubensäure den größten Anteil ein.

Die Phenylketonurie führt zu verzögerter geistiger Entwicklung und zum Schwachsinn. Bei der Entstehung dieser Symptome spielen nicht nur die erhöhte Konzentration der Phenylbrenztraubensäure, sondern möglicherweise weitere Faktoren eine Rolle. Dazu gehört die Beobachtung, daß bei Phenylketonurie im Blut ein erniedrigter Serotoninspiegel und im Urin eine verminderte 5-Hydroxyindolessigsäure-Ausscheidung vorliegen, vermutlich, weil die 5-Hydroxytryptophan-Decarboxylase, welche 5-Hydroxytryptophan in Serotonin überführt, durch die Phenylalaninmetaboliten gehemmt wird. Nach Beschränkung des Phenylalanins in der Diät steigt der Serotoninspiegel im Plasma signifikant an. Weiterhin wurde gefunden, daß Phenylalanin und Tryptophan in der Leber durch das gleiche Enzym hydroxyliert werden und daß bei erhöhtem Phenylalaninspiegel Phenylalanin einen Inhibitor der Tryptophanhydroxylierung darstellt, das dafür selbst (allerdings zum o-Hydroxyphenylalanin!) hydroxyliert wird.

Unbehandelt führt die Phenylketonurie zu schweren Intelligenzdefekten, die sehr häufig mit neurologischen Symptomen als Hinweis auf eine Schädigung des extrapyramidalen Systems vergesellschaftet sind.

Eine wirkungsvolle Therapie ist bei frühzeitiger Erkennung der Erkrankung die Diät mit phenylalaninarmer Nahrung.

Die Diagnose kann durch die wenig spezifische Ferrichloridprobe, besser jedoch durch den *Guthrie*-Test gestellt werden. Außerdem kommen für qualitative Bestimmungen die Dünnschichtchromatographie und für quantitative Bestimmungen die Säulenchromatographie nach *Stein* und *Moore* in Betracht.

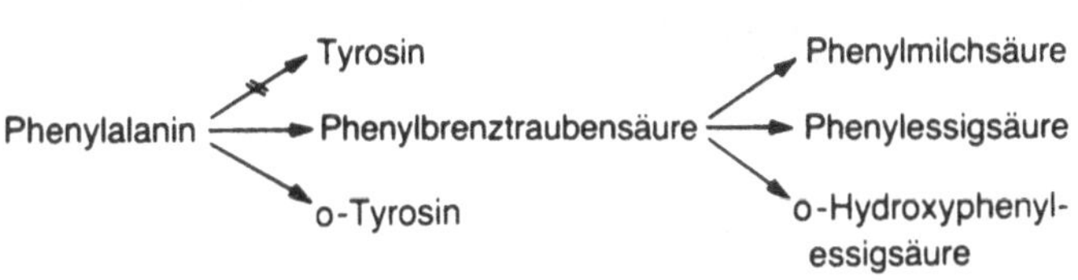

Stoffwechselnebenwege Da die Phenylalaninhydroxylase bei den Phenylketonurie-Erkrankten fehlt, kann Phenylalanin nicht auf normalem Weg zu Tyrosin, DOPA usw. abgebaut werden. Der Abbau erfolgt über Stoffwechselnebenwege.

Die Entstehung der klinischen Symptome wie Erbrechen extrapyramidale Störungen, Krampfanfälle sowie geistige und körperliche Fehlentwicklung beruht nicht allein auf der erhöhten Konzentration von Phenylbrenztraubensäure im Blut. Möglicherweise spielen die unter 1.4.3.2 dargestellten Einflüsse des Phenylalaninhydroxylasemangels auf den Stoffwechsel anderer Aminosäuren eine weitere Rolle.

Alkaptonurie. Bei der Alkaptonurie fehlt das Enzym **Homogentisinsäure-Oxydase**. Dadurch ist der Abbau des Tyrosins auf der Stufe von Homogentisinsäure zu Maleylacetoacetat blockiert. Die Homogentisinsäure, die vermehrt im Urin ausgeschieden wird, wandelt sich unter Luftzufuhr in das braun-schwarze Oxidationsprodukt Alkapton um, das dem Harn die charakteristische Farbe verleiht. Durch Ablagerungen des Oxidationsproduktes der Homogentisinsäure in Knorpel, Sehnen, Haut und Sklera entsteht das Bild der **Ochronose**.

Der Nachweis der Homogentisinsäure geschieht papierchromatographisch im Urin. Als Screening-Methode gelten positive Reduktionsproben mit Silber- und Kupfersalzlösungen.

Früherkennung. Zur Vermeidung schwerwiegender Folgen einer genetisch bedingten Störung des Aminosäurestoffwechsels, die irreversible Schäden (zerebrale Schäden, Intelligenzdefekte) nach sich ziehen kann, ist eine möglichst frühzeitige Diagnose erforderlich. Diese kann durch Untersuchungen von Blut und Urin auf erhöhte Spiegel von Aminosäuren und deren Stoffwechselprodukte gestellt werden. Eine sinnvolle und in vielen Fällen erfolgreiche Therapie besteht in der Durchführung einer Diät.

Stoffwechselprodukt	Ausscheidung im Urin (g/24h)	
	Normal	Phenylketonurie
Phenylalanin	0.03	0.3–1.0
Phenylbrenztraubensäure	–	0.3–2.0
Phenylmilchsäure	–	0.3–0.5
Phenylessigsäure	–	vermehrt
Phenylacetylglutamin	0.2–0.3	2.0–3.5

2.1.1 Genetische Aminosäure-Transportstörungen

Die Aufnahme von Aminosäuren aus dem extrazellulären Raum in die Zelle ist ein aktiver, von Stoffwechselleistungen der Zelle abhängiger Prozeß, der jeweils für eine Gruppe strukturverwandter Aminosäuren (saure, basische, neutrale Aminosäuren) spezifisch ist. Bei einigen erblichen Krankheiten liegt ein Defekt des aktiven Transports einer oder mehrerer Aminosäuren vor. Dies hat Störungen der intestinalen Resorption, der renalen tubulären Rückresorption und u. U. der Aufnahme in die Körperzelle zur Folge. Diese Art von Stoffwechselstörungen werden teils rezessiv, teils dominant vererbt.

Cystinurie. Bei der Cystinurie liegt ein angeborener Defekt im Tubulussystem der Niere vor. Dadurch ist die Rückresorption für Cystein gestört. Ist der Defekt homozygot vererbt, läßt sich außerdem eine Resorptionsstörung im Darm aufzeigen. Die Störung erstreckt sich bei Homozygotie zusätzlich noch auf die Aminosäuren Lysin, Arginin und Ornithin. Die Cystinurie allein macht sich klinisch nur durch eine **Steinbildung** in den ableitenden Harnwegen infolge einer Auskristallisierung des gering löslichen Cysteins bemerkbar. Als orientierender Schnelltest gilt die Cyanid-Nitroprussid-Probe im Harn. Eine Steinprophylaxe ist mit reichlicher Flüssigkeits- und Alkalizufuhr möglich, sowie mit Penicillamin, das mit Cystein Komplexe bildet.

2.1.2 Aminoazidurie

Der gesunde Organismus scheidet nur geringe Mengen von Aminosäuren im Urin aus. Zu einer Hyperaminoazidurie kommt es jedoch bei erhöhtem Serumwert, dem sogenannten Overflow-Mechanismus, oder bei Rückresorptionsstörungen im tubulären System der Nieren. Der generalisierten Hyperaminoazidurie mit erhöhter Ausscheidung aller Aminosäuren liegen meistens sekundäre (erworbene) Stoffwechselstörungen zugrunde:

- Ein massiver Gewebezerfall führt infolge Freisetzung der Aminosäuren aus den Zellen zu einem erhöhten Plasmaspiegel aller Aminosäuren. Die Folge ist eine erhöhte Ausscheidung im Urin.
- Bei Leberparenchymschäden im Rahmen von anderen Stoffwechselerkrankungen (zum Beispiel Galaktosämie, Morbus Wilson, hereditäre Fruktoseintoleranz) ist der Aminosäureum- und Abbau massiv gestört, so daß es ebenfalls zu einem Anstieg aller Aminosäuren im Plasma kommt mit erhöhter Ausscheidung im Urin.

2.1.3 Protein- und Aminosäuremangel

Proteinverlust. Ein Proteinverlust kann durch folgende Mechanismen eintreten:

A. Renaler Verlust. Schädigung und Erkrankung der Nieren geht häufig mit einer Schädigung des Glomerulumfilters einher, was zur Proteinurie führt, z. B. beim nephrotischen Syndrom.

B. Enteraler Verlust. Bei gesteigerter Permeabilität des Darmepithels, z. B. bei exsudativen Erkrankungen des Magen-Darmtraktes (Exsudative Enteropathie). Bei Veränderungen der Mucosazellen des Darmtraktes (Malabsorptionssyndrom) ist die Resorption gestört. Eine Resorptionsstörung findet sich ebenfalls bei operativer Entfernung großer Dünndarmanteile.

C. Verlust nach außen durch die Haut. Bei Verbrennungen, Blutungen und Sekretverlust (nässende Ekzeme und Dermatosen).

D. Erhöhter Verbrauch. Bei Infektionskrankheiten, Fieber und schnell wachsenden malignen Tumoren ist der Verbrauch an Proteinen gesteigert. Die katabole Lage des Proteinstoffwechsels läßt sich an der negativen Stickstoffbilanz ersehen.

E. Mangelhafte Protein- und Aminosäurezufuhr
Die qualitativ und quantitativ unzureichende Zufuhr von Aminosäuren und Proteinen kann zu Folgeerscheinungen unterschiedlichen Schweregrades führen:
Inanition: Dieser Hungerzustand entsteht durch völlige Nahrungsabstinenz. Klinisch imponieren Anämie, Kraftlosigkeit, aufgetriebener Leib und Hungerödeme.
Kachexie: Dieser schlechte Ernährungszustand, der gekennzeichnet ist durch Schwäche, Appetitlosigkeit, Eiweiß- und Fettverlust sowie Muskelatrophie, ist mit der Ausbreitung und dem Wachstum einer malignen Neoplasie vergesellschaftet.
Marasmus: Der allgemeine Verfall und Kräfteschwund ist gekennzeichnet durch eine charakteristische Reduktion des Muskel- und Fettgewebes ohne Auftreten von Ödemen.

Kwashiorkor. In den Gebieten von Afrika, Mittel-, Südamerika und Südasien tritt bei Kindern im Alter von 2 – 5 Jahren ein Krankheitsbild mit der Bezeichnung Kwashiorkor auf, das auf einem Eiweißmangel beruht bei gleichzeitig gesteigerter Zufuhr von Kohlenhydraten. Klinische Symptome sind Ödeme, Lebervergrößerung und allgemeine Entwicklungsstörungen. Histologisch zeigt die Leber das Bild der Verfettung, der Fibrose und oft sogar der Zirrhose.

2.1.4 Regulationsstörungen des Aminosäure- und Proteinstoffwechsels

In menschlichen Organismus unterliegen die meisten Proteine einem stetigen Auf- und Abbau. Dieses dynamische Gleichgewicht gewährleistet die quantitative und qualitative Anpassung an die jeweiligen aktuellen Bedürfnisse des Organismus. Eine Berechnung des Gesamtproteinumsatzes, der bei einem Menschen von ca. 70 kg Körpergewicht in einer Größenordnung von ca. 400 g Protein/24 h liegt, ist von folgenden Faktoren abhängig:

- Nahrungzusammensetzung und der ausreichenden Nahrungszufuhr
  Die für die Proteinsynthese benötigten Aminosäuren rühren nämlich zu etwa 20 % von den Nahrungsproteinen her, während ca. 80 % aus Reutilisation abgebauter Körperproteine resultieren.
- der anabolen und katabolen Hormone
  Anabolwirkende Hormone sind Androgene, Östrogene, Insulin und Somatotropin. Einen katabolen Stoffwechseleffekt haben Kortisol, Adrenalin und T_3–T_4.
- der körperlichen Aktivität
  Für den Proteinstoffwechsel spielt die körperliche Aktivität eine nicht unbedeutende Rolle. Proteine, die ihre eigentliche Funktion nicht mehr ausfüllen können, werden eingeschmolzen. Die Folge ist ein nicht unerheblicher Verlust an Muskelmasse im Laufe der Zeit (z. B. bei Bettruhe).

2.2. Plasmagesamtprotein

Hyperproteinämie. Eine Hyperproteinämie beruht in der Regel nicht auf der Vermehrung aller Serumproteine, sondern auf der selektiven Zunahme einer Proteinfraktion. Da häufig die Immunglobuline die Erhöhung der Serumproteine verursachen, liegt oft bei einer Hyperproteinämie gleichzeitig eine Dysproteinämie oder Paraproteinämie vor.

Eine **relative Vermehrung der Plasmaproteine** in Bezug zum Plasmavolumen kann vorliegen bei heftigen Diarrhöen, wiederholtem Erbrechen und im Rahmen einer Exsiccose. Hierbei liegt der Hyperproteinämie ein **Konzentrierungseffekt** infolge eines erhöhten Wasserverlustes zugrunde.

Hypoproteinämie. Ursachen:

A. Störung der Synthese von Plasmaproteinen bei Leberzirrhose.
Primär ist die Synthese von Albuminen betroffen. Trotzdem kommt es nicht zum Abfall des Gesamtserumproteinspiegels, da eine Hypalbuminämie in der Regel mit einer Hypergammaglobulinämie einhergeht, da in die Leber einwandernde Lymphozyten und Plasmazellen vermehrt Gammaglobuline synthetisieren.

B. Störung der Aufnahme von Aminosäuren in den Organismus.
Diese Störung kann verschiedene Ursachen haben:
- Eine operative Entfernung großer Dünndarmanteile schränkt eine ausreichende Resorption von Aminosäuren ein.
- Bei chronischer Pankreasentzündung ist keine ausreichende Produktion proteinspaltender Enzyme möglich.

- Weitere Resorptionsstörungen finden sich beispielsweise bei Veränderungen der Mukosazellen des Darmtrakts (Malabsorptionssyndrom).
- Hunger, Fehlernährung

C. Erhöhter Umsatz von Aminosäuren beispielsweise bei Nebennierenrindenüberfunktion (*M. Cushing*).

D. Verlust von körpereigenem Eiweiß bei:
- nephrotischem Syndrom
- Verbrennungen, nässenden Hauterkrankungen
- exsudativen Erkrankungen des Magen-Darmtraktes.

Proteinmangelzustände – besonders Mangel an Albuminen – haben einen Abfall des kolloidosmotischen Drucks in den Gefäßen zur Folge und führen infolgedessen zur Ödembildung.

Eine **relative Hypoproteinämie** kann auftreten bei einer vermehrten Wassereinlagerung infolge einer für den Bedarf des Organismus zu hoch berechneten Infusionsmenge oder bei der Abpunktion von eiweißreichen Flüssigkeiten sowie bei der Hämodilution mit synthetischen Plasmaexpandern.

2.3 Pathoproteinämien

2.3.1 Erbliche Anomalien

Zu den erblich bedingten Proteinanomalien werden die Plasmaproteinvarianten (z. B. Albuminvarianten) und die Defektdysproteinämien (z. B. A-Gammaglobulinämie, A-Transferrinämie) gezählt.

Von den Albuminen sind insgesamt 7 genetisch bedingte Plasmaproteinvarianten infolge des Gen-Polymorphismus in der Bevölkerung bekannt. Bei der rezessiv vererbten **Analbuminämie** sind keine Albumine bei der Elektrophorese nachweisbar. Klinisch fällt die Krankheit durch eine geringe Ödemneigung und eine Transportstörung für Thyroxin auf.

Defektdysproteinämien. Bei Defektdysproteinämien handelt es sich um die pathologische Zusammensetzung der Bluteiweißkörper mit fehlender bzw. zu geringer Bildung bestimmter Komponenten.

Als **primäre Defektproteinämien** werden Störungen der Bluteiweißsynthese bezeichnet, deren Ursache nicht in einer anderen Grunderkrankung begründet ist, während **sekundäre Defektproteinämien** als Folge anderer Krankheiten auftreten:
- α-1-Antitrypsin-Mangel hat bronchopulmonale Erkrankungen obstruktiven Charakters zur Folge.

- Hypocaeruloplasminämie führt zu Kupfereinlagerung in Leber, Gehirn, Nieren und Cornea. Daraus entwickelt sich Hepato- und Splenomegalie, Fieber und Ikterus. Häufig entsteht eine Leberzirrhose. In den Spätstadien der Krankheit entwickelt sich eine Degeneration der extrapyramidalen Kerne. Deshalb wird die Krankheit auch als hepatolentikuläre Degeneration bezeichnet.

Klinisch treten Defektdysproteinämien oft unter den Zeichen eines Antikörpermangelsyndroms mit Häufung rezidivierender bakterieller Infekte, die besonders die oberen Luftwege, Meningen und die Haut betreffen, in Erscheinung. Störungen der Abwehr gegen Virus- und Tuberkulose-Infekte treten jedoch nicht auf.

A. A-Gammaglobulinämie

▶ Die **angeborene A- Gammaglobulinämie** ist durch ein meist angeborenes, oft x-chromosomal-rezessiv vererbbares, nur beim männlichen Geschlecht beobachtetes Fehlen der γ- und einiger β-Globuline(β_{2A},β_{2M}) bedingt. Sie beruht wahrscheinlich auf angeborenen Defekten im lymphoretikulären Gewebe mit Verminderung der Plasmazellen und Ersatz durch Bindegewebszellen. Es kommt häufig zu einer Verminderung der Lymphozyten im Blut.

Folgeerscheinungen:
Auftreten von Symptomen nach Absinken der von der Mutter diaplazentar übertragenen Globuline im Laufe des zweiten Trimenons. Die daraus folgende extreme Resistenzlosigkeit (Antikörpermangel) führt zu häufigen bakteriellen Infektionen, besonders der Luftwege, des Magen-Darm-Trakts und seltener auch der Haut.

Die Infektanfälligkeit gegenüber Tuberkulose und Viren ist dagegen nicht gesteigert.

Nach den üblichen Impfungen kommt es überhaupt nicht oder nur zu einer geringen Bildung humoraler Antikörper.

▶ Die **erworbene A-Gammaglobulinämie** tritt im späteren Lebensalter auf. Als Ursache können u. a. proliferative Prozesse im Lymphsystem angesehen werden. Die aus dem Antikörpermangel resultierenden Folgen sind die gleichen wie bei der angeborenen A-Gammaglobulinämie.

▶ **B. Hypogammaglobulinämie**

Frühkindliche transitorische Hypogammaglobulinämie. Dabei handelt es sich um eine vorübergehende Verminderung der γ- und einiger β-Globuline (β_{2A}, β_{2M}), die durch eine verzögerte Ausreifung des produzierenden Organsystems bedingt ist. Als Folge tritt ein vorübergehender Antikörpermangel mit erhöhter Infektanfälligkeit auf.

▶ **Sekundäre Hypogammaglobulinämie**. Ihre Entstehung kann verschiedene Ursachen haben:

- Enterale und renale Proteinverluste

- Neoplastische Prozesse (Plasmozytom, chronisch-lymphatische Leukämie, Lymphosarkom)
- Iatrogen: Therapie mit Immunsuppressiva und ionisierenden Strahlen.

Folgeerscheinungen:
Je nach Ausmaß der auslösenden Ursachen kann es bis zu schweren Antikörpermangelsymptomen kommen.

► C. **Dysgammaglobulinämie**. Dysgammaglobulinämien werden auch selektive Immunglobulinmangel-Syndrome genannt, weil es bei diesen Erkrankungen zum Fehlen oder zu abnormen Spiegeln einzelner γ-Globulinfraktionen kommt.
Sie lassen sich in bestimmte Typen einteilen:

Typ			Folgeerscheinungen
Typ I –	Ig A: Ig G: Ig M:	Ø normal Ø	Antikörpermangel; sprueähnliche Erkrankungen
Typ II –	Ig A: Ig G: Ig M:	Ø Ø vermehrt	Antikörpermangel; gelegentlich Verminderung der Thrombozyten und neutrophilen Granulozyten
Typ III –	Ig A: Ig G: Ig M:	normal Ø normal	teilweise ohne Symptome
Typ IV –	Ig A: Ig G: Ig M:	Ø normal teilweise vermehrt	teilweise ohne Symptome, teilweise sprueähnliche Erkrankungen, autoimmunologische Prozesse oder Kollagenosen
Typ V –	Ig A: Ig G: Ig M:	normal normal Ø	Antikörpermangel oder auch symptomlos
Typ VI – Antikörpermangel trotz normaler Ig-Spiegel.			

D. Thymusaplasie
Thymusaplasie führt zum generellen Antikörpermangel und zur Lymphopenie.

E. A-Transferrinämie. Die angeborene A – Transferrinämie ist ein dominant vererbtes Leiden. Es ist gekennzeichnet durch das Fehlen des spezifischen Eisentransportproteins Transferrin, das zu den β-Globulinen gerechnet wird. Die klinische Symtomatik zeichnet sich durch eine Eisenmangelanämie und eine vermehrte Hämosiderinablagerung in Leber, Milz, Pankreas, Nieren und Herzmuskel aus. Insgesamt sind 18 verschiedene genetisch bedingte Varianten des Transferrins bekannt, die unterschiedlich schwere klinische Auswirkungen haben.

2.3.2 Dysproteinämien

Veränderungen der normalen Proportionen bei der Aufteilung der Eiweißanteile bei der Elektrophorese nennt man Dysproteinämie.

Außer den unter Punkt 2.2. aufgeführten Faktoren für sekundäre Veränderungen des Plasmaproteinverteilungsmuster gibt es noch andere Ursachen für die Veränderung der Globulin-Albumin-Relationen:

- Akute entzündliche Erkrankungen gehen mit der Erhöhung der α-Globuline, besonders der α_2- Globuline, einher. Vor allem sind Caeruloplasmin, Haptoglobin, α_1-Glykoprotein und Antitrypsin vermehrt. Außerdem findet sich das normalerweise nicht vorhandene C-reaktive Protein.
- Besonders α- und auch β-Globuline sind beim nephrotischen Syndrom bei meist gleichzeitiger Verminderung der γ-Globuline stark vermehrt, um die Albuminverluste auszugleichen. Dennoch ist meist der Gesamteiweißgehalt vermindert.
- Vermehrte Synthese der γ-Globuline
  - bei chronisch entzündlichen Prozessen. Meist sind die drei Immunglobulingruppen gleichmäßig erhöht.
  - bei immunologischen Prozessen und auch bei Autoimmunkrankheiten.
    Bei akutentzündlichen Erkrankungen und beim nephrotischen Syndrom geht die Vermehrung von Plasmazellen und Lymphozyten mit einer gesteigerten Synthese von Antikörpern (γ-Globulinen) einher.
  - bei chronischen Lebererkrankungen.
    Die dabei auftretende Hypergammaglobulinämie ist wahrscheinlich als Kompensation der verminderten Fähigkeit zur Synthese von Albuminen anzusehen.

2.3.3 Paraproteinämien

Paraproteinämien zeichnen sich aus durch eine vermehrte Plasmakonzentration von strukturell und immunologisch identisch zusammengesetzten Immunglobulinen bzw. Immunglobulin-Bestandteilen. Diese Homogenität beruht auf der Abstammung von nur jeweils einem Zellklon.

Paraproteine sind komplette Proteine oder einzelne Peptidketten der Immunglobulingruppe ohne nachweisbare Antikörperaktivität. Strukturell entspricht z. B. der sogenannte M-Typ kompletten γ-Globulinen, während z. B. das *Bence-Jones*-Protein aus einzelnen Peptidketten (kleinmolekulare L - Ketten) besteht. Man spricht von einem unvollständigen Paraprotein. Es können gleichzeitig vollständige und unvollständige Paraproteine synthetisiert werden. Sie werden in Begleitung neoplastischer Erkrankungen des plasmo-lympho-reticulären Systems (chronisch-lymphatische Leukämie, Lymphosarkom u. a.) angetroffen. Paraproteine treten auch bei malignen Tumoren, besonders im Bereich des Genital- und Intestinaltrakts, auf.

Klinische Symptomatik:

- Plasmozytom (syn. M. *Kahler*; multiples Myelom)
Beim Plasmozytom treten Paraproteine der Ig-Klassen A und G auf, die durch intramedullär diffus oder tumorartig wuchernde Plasmazellen des Knochenmarks gebildet werden. Die neoplastische Wucherung der Plasmazellen verdrängt das hämatopoetische Gewebe, worauf es zur Anämie kommt. Ferner wird auch der den Plasmazellnestern benachbarte Knochen zerstört. Daher werden anfangs häufig rheumatische Erkrankungen, Lumbago o. ä. bei den betreffenden Patienten fehldiagnostiziert.
Zur richtigen Diagnose kommt es möglicherweise erst durch die Feststellung einer erhöhten BKS oder anläßlich einer Spontanfraktur.
Gelegentlich kommt es im Krankheitsverlauf auch zu einer Leuko- und Thrombopenie.
Die Ausscheidung von *Bence-Jones*-Protein führt zur Nierenschädigung, an deren Ende die Ausbildung von Schrumpfnieren steht. Massive Zerstörung der Knochensubstanz führt gelegentlich zur Hypercalcämie. Die Prognose ist infaust.
- Makroglobulinämie (syn. *M. Waldenström*)
Dieses Krankheitsbild hat eine enge Beziehung zum Plasmozytom. Es handelt sich um neoplastische Wucherungen kleiner lymphoider Zellen, die nicht nur das Knochenmark (allerdings ohne Schädigung des Skeletts) sondern auch Lymphknoten, Leber und Milz betreffen. Die von den Lymphoidzellen synthetisierten Paraproteine sind der Ig-Klasse M zuzuordnen. Ihr Molekulargewicht beträgt über 1 000 000.
Die klinischen Folgen der Neoplasien sind ähnlich denen beim Plasmozytom, wobei aber zusätzlich noch eine Blutungsneigung auffällt, deren Ursache nicht ganz geklärt ist. Sie äußert sich besonders in Blutungen der Schleimhäute des Magen-Darm-Trakts, der Retina und der Gingiva.
Der Verlauf der Erkrankung ist im allgemeinen günstiger als beim Plasmozytom.

Einfluß auf die Viskosität des Blutes und ihre Folgen. Die Makroglobuline können bei einigen Formen der Paraproteinämien (wie z. B. beim multiplen Myelom und beim M. *Waldenström*) als Kryoglobuline auftreten. Diese Eiweißkörper haben die Eigenschaft bei einer Temperatur von unter 37 °C eine partielle oder komplette Gelierung des Blutes auszulösen. Die Folge dieser Viskositätserhöhung sind periphere Durchblutungsstörungen (z. B. Akrozyanose), da in diesen Körperarealen die lokale Temperatur unter 37 °C liegt.

3. Enzyme

3.1 Hereditäre Enzymopathien

Die Enzyme entstammen alle der Stoffklasse der Proteine. Sie haben ein aktives Zentrum, das für die katalytische Beschleunigung der chemischen Reaktion verantwortlich ist. Das aktive Zentrum ist entweder ein bestimmter Teil des Proteinmoleküls oder wird durch das Zusammenwirken mit einem Coenzym gebildet.

Die Geschwindigkeit einer enzymatischen Reaktion wird definiert als "Änderung der Substratkonzentration in der Zeiteinheit". Die Einheit für Enzyme beträgt U (Units) / l, wobei die Einheit U definiert ist als die Enzymmenge, welche die Umwandlung von 1µMol Substrat in 1 Minute unter Standardbedingungen (Temperatur von 25 °C, Einhalten des pH–Optimums, Vorliegen von Substratsättigung) katalysiert.

Folgende Mechanismen können einer Änderung der Enzymaktivität zugrundeliegen:

A. Enzympolymorphismus (Enzymvarianten). Der Enzympolymorphismus ist Folge des Vorhandenseins mehrer Proteinvarianten im menschlichen Organismus. Solche Strukturveränderungen von Proteinen werden ausgelöst, wenn von einem Gen, das die Information für die Synthese eines bestimmten Proteins codiert, mehrere Zustandsformen vorhanden sind. Diese verschiedenen Zustandsformen von Genen bezeichnet man auch als Allele.

Diese Enzymvarianten (z. B. die Isoenzyme der LDH, der MDH, der Glucose-6-P-Dehydrogenase) zeigen bezüglich ihrer katalytischen Aktivität alle Übergänge auf von normaler bis verminderter Aktivität. Der **Enzympoymorphismus** gilt als molekularbiologische Erklärung für die Tatsache, daß Menschen individuell unterschiedlich auf äußere Einflüsse (Nahrung, Infektionen, Medikamente und Gifte) reagieren. So sind z. B. infolge des Enzympolymorphismus in der Population zwei Formen der Acetyl-Transferase bekannt, die für die Inaktivierung des Tuberkulostatikums Isoniazid in der Leber verantwortlich ist. Da diese beiden Varianten, die sich nur in der Schnelligkeit der Inaktivierung des Medikaments unterscheiden, annähernd im Verhältnis 1 : 1 in der Bevölkerung vorkommen, muß man bei den „Langsam-Acetylierern" die therapeutische Dosis dementsprechend verändern, um eine Akkumulation zu vermeiden.

Ähnliche Enzymvarianten sind auch bei der Pseudocholinesterase, der Glucose-6-Phosphat-Dehydrogenase und der UDP-Glucuronyl-transferase bekannt.

B. Coenzymbedingte Enzymopathie. Coenzyme sind niedermolekulare organische Stoffe. Dadurch, daß sie mit dem Apoenzym eine nichtkovalente dissoziable Verbindung eingehen, entsteht das katalytisch aktive Holoenzym. Vereinfacht: Coenzym + Apoenzym = Holoenzym.

Da viele Coenzyme durch enzymatische Umwandlung aus Vitaminen gebildet werden, ist es verständlich, daß sowohl bei Vitaminmangel als auch bei einem Defekt des Umwandlungsenzyms die Aktivität der coenzymabhängigen Enzyme vermindert ist. Eine andere Ursache einer verminderten Aktivität eines coenzymabhängigen Enzyms liegt vor, wenn durch die strukturelle Veränderung des Apoenzyms die Affinität zum Coenzym vermindert ist. Einige Beispiele sind in der folgenden Tabelle aufgeführt:

Enzymdefekt	Coenzymvorstufe (Vitamin)	Stoffwechseldefekt
1. **Herabgesetzte Affinität des Apoenzyms zum Coenzym**		
Cystathioninsynthetase	Pyridoxin (B_6)	Homocystinurie
Cystathioninlyase	Pyridoxin (B_6)	Cystathioninurie
Glyoxylat-α-Ketoglutarat-carboligase	Pyridoxin (B_6)	Oxalose
α-Ketosäuredecarboxylase	Thiamin (B_1)	Ahornsirupkrankheit
Propionyl-CoA-Carboxylase	Biotin	Propionacidurie
2. **Defekt der enzymatischen Umwandlung von Vitamin zum Coenzym**		
5'-Desoxy-adenylcobalamin-synthese	Cobalamin (B_{12})	Methylmalonacidurie Methylmalonacidurie mit Homocystinurie
3. **Verminderte Bildung des Vitamins aus Vorstufen**		
Intestinaler Tryptophantransport	Nikotinamid	Hartnupsche Krankheit

aus: Buddecke, Pathobiochemie

C. Enzymdefekte. Kommt es aufgrund einer Mutation zu einer Genveränderung, so kann es zur Synthese von Enzymen mit fehlerhafter Struktur kommen. Die katalytische Aktivität dieser Enzyme kann bis zur vollständigen Inaktivität vermindert sein. Man zählt diese Erkrankungen, die ihre Ursachen in einem genetischen

Enzymdefekt haben, zu den primären Enzymopathien. Als Beispiele seien erwähnt die Galaktosämie und die Glykogenspeicherkrankheiten (siehe 5.2.1. und 5.2.2.)

3.1.1 Primäre Auswirkungen

Die unmittelbaren, möglichen Folgen eines metabolischen Blockes infolge eines Enzymausfalles sollen anhand eines vereinfachten Modells eines Stoffwechselweges dargestellt werden:
Normaler Stoffwechselweg

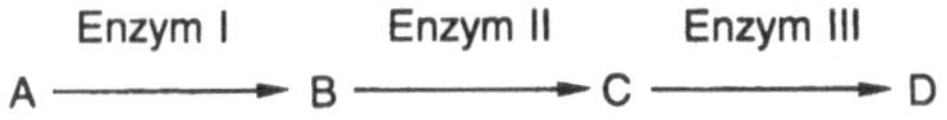

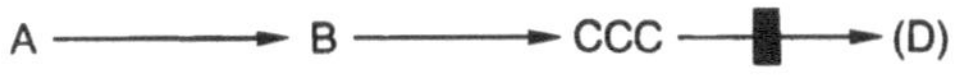

Durch den Defekt des Enzyms III bleibt die Verstoffwechselung des Substrates auf der Metabolitenstufe C stehen.

Die Bildung des spezifischen Endproduktes D ist vermindert oder fehlt (z. B. entsteht eine Form des **Albinismus** durch den Mangel des Enzyms Phenoxidase. Dadurch ist die Hydroxylierung des Tyrosins zu DOPA und die anschließende Hydrierung des DOPAs zu Dopachinon blockiert. Da das spezifische Produkt Dopachinon fehlt, können die weiteren nicht-enzymatischen Schritte zur Melaninsynthese nicht ablaufen). Gleichzeitig kommt es zur Anhäufung des Metaboliten bis zur toxischen Grenze (z. B. bei der Galaktosämie).

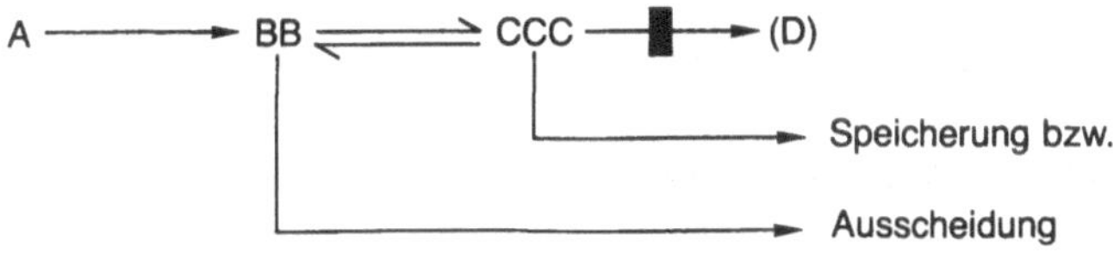

Durch den Konzentrationsanstieg des Metaboliten C, der von dem defekten Enzym nicht mehr umgesetzt werden kann, kann es je nach Reversibilität der Reaktionen C $\rightleftharpoons$ B und B $\rightleftharpoons$ A zu einer Akkumulation der Stoffwechselvorstufen **(Precursoren)** kommen. Diese akkumulierten Zwischenprodukte werden dann entweder gespeichert oder mit dem Harn ausgeschieden. (z. B. die Lipidspeicherkrankheiten, siehe 4.1.6.)

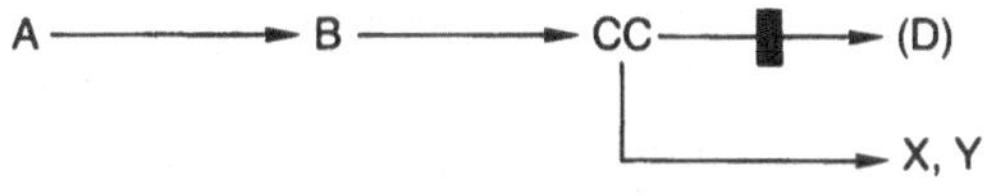

Durch die Akkumulation des Zwischenproduktes infolge der Störung des Stoffwechselweges wird über einen **Nebenweg** ein **atypisches Stoffwechselprodukt** gebildet. Dieser Nebenweg wird nur bei hoher Substratkonzentration eingeschlagen, da das Enzym, das diesen Nebenweg katalysiert, nur eine geringe Spezifität besitzt. (z. B. Phenylketonurie, siehe 2.1.)

3.1.2 Sekundäre Auswirkungen

Die klinische Symptomatik der Enzymopathien wird häufig erst durch die pathologischen Reaktionen des Organismus auf die Akkumulation der Metaboliten, der Precursoren oder der Nebenprodukte hervorgerufen. Die klinischen Erscheinungen sind oft somit nur mittelbare Folge der Enzymopathien.

Durch die erhöhte Ausscheidung normaler oder abnormer Metaboliten über die ableitenden Harnwege kann es nämlich sekundär zu Nierenschädigungen (z. B. Nephrolithiasis) kommen. Auch die Ablagerung und Speicherung von Metaboliten kann in einzelnen Geweben zu pathologischen Reaktionen führen, wie z. B. Fremdkörperreaktionen, Entzündungen und toxische Degenerationen. So verursacht die Ablagerung von Alkapton im Knorpel vermehrt Arthrosen der betroffenen Gelenke. Die pathologische Anreicherung von Sulfatiden (Stoffwechselmetabolit) im Gehirn ist bei der **metachromatischen Leukodystrophie** verantwortlich für die Gehirndegeneration.

3.2. Allgemeine Gesichtspunkte zu erworbenen Enzymaktivitätsveränderungen

3.2.1 Globalveränderungen

Werden Zellen oder Gewebeverbände durch Noxen geschädigt, so kann es zum Abfall der Enzymaktivitäten im geschädigten Organ kommen. Ursache für diesen Aktivitätsabfall kann eine verminderte Syntheseleistung der Zellen sein, da im geschädigten Zellverband ein Mangel an Sauerstoff, Substrat oder Coenzym vorliegt. Infolge des Enzymaktivitätsabfalles läuft die Aufnahme und der Umsatz von Substraten verlangsamt ab.

3.2.2 Selektive Veränderungen

Durch die Schädigung einer Zelle oder eines Zellverbandes muß es nicht zwangsläufig zum totalen Funktionsausfall der Zelle kommen, sondern der Funktionsausfall kann sich auf die Einschränkung spezifischer Zellfunktionen beschränken. Die

Zelle ist also bis zu einem gewissen Grade in der Lage einen **Erhaltungsstoffwechsel** (sog. Notstoffwechsel) aufrechtzuerhalten. Der Aktivitätsabfall der spezifischen Enzymaktivitäten in der Zelle stellt somit einen empfindlichen Indikator für eine Zellschädigung dar.

3.2.3 Reaktive Veränderungen

Toxische Einflüsse führen zwar auf der einen Seite zu einer verminderten Syntheseleistung an Enzymen in der Zelle, ihnen gegenüber steht aber gleichzeitig ein Aktivitätsanstieg von Enzymen, die zur Entgiftung der toxischen Noxe benötigt werden. In der Zelle kommt es daher zum Anstieg der lysosomalen Enzyme und der Enzyme des endoplasmatischen Retikulums.

Medikamente, wie Barbiturate (z. B. **Phenobarbital**), Psychopharmaka, Chlorphenothan, Hexachlorcyclohexan, Tolbutamid und Pyrazolderivate lösen im endoplasmatischen Retikulum der Leberzellen eine **Enzyminduktion** aus. Die Folge dieser Enzyminduktion ist ein beschleunigter Abbau der entsprechenden Pharmaka infolge einer gesteigerten Enzymaktivität. Betroffen von dieser Aktivitätssteigerung ist z. B. ein mischfunktionelles Oxydasesystem (u. a. Cytochrom P-450), das organische Verbindungen oxydiert. Die Enzyminduktion hat aber nicht nur Auswirkungen auf den gesteigerten Abbau der Pharmaka selbst, sondern ist auch für den beschleunigten Abbau von körpereigenen Stoffen wie Sexualhormonen und Vitamin D verantwortlich.

3.3. Enzymveränderungen im Serum (Plasma) und im Gewebe

Um Veränderungen der Gewebe und Plasma-Enzymmuster bei der Diagnostik von Organschäden richtig beurteilen zu können, muß man neben der Kenntnis des organspezifischen Enzymmusters noch zwei weitere Faktoren berücksichtigen:

- die 3 unterschiedlichen Gruppen von Enzymen
- die Verzerrungsfaktoren.

Gemäß ihrer Funktion und Bedeutung für die Enzymdiagnostik lassen sich 3 Gruppen von Enzymen unterscheiden:

Zellenzyme. Zellenzyme werden innerhalb der Zelle produziert und verbleiben auch dort. Sie sind teilweise strukturgebunden, teilweise in Zellkompartimenten lokalisiert. Die Zellenzyme sind sowohl Bestandteile von Multi-Enzymkomplexen als auch von Stoffwechselketten. Sie treten erst bei schweren Zellschäden in den Extrazellulärraum und in das Blutplasma über. Dabei ist der Aktivitätsanstieg der Zellenzyme im Plasma abgesehen von den Verzerrungsfaktoren ein Maß für die Schwere der Organschädigung.

Sekretionsenzyme. Einige Organzellen synthetisieren Enzyme, die erst nach aktiver Sekretion aus der Zelle ihren eigentlichen Wirkungsort erreichen. Zu diesen Enzymen gehören z. B. die Enzyme der exokrinen Drüsen von Pankreas und Parotis. Ihre Sekretenzyme sind zu jeder Zeit in kleinen Mengen im Blut nachweisbar. Erst bei schweren Organschädigungen oder Verschluß des Drüsenausführungsganges finden sich größere Konzentrationen im Blut.

Exkretionsenzyme. Die Enzyme der ableitenden Gallenwege, wie die alkalische Phosphatase, die Leucinaminopeptidase und die γ-Glutamyltranspeptidase werden physiologischerweise mit der Galle in den Intestinaltrakt ausgeschieden. Bei einem Verschluß des Gallenganges kommt es infolge eines Rückstaues zum Übertritt dieser sog. „**Cholestase-anzeigenden**" Enzyme in das Blut.

Verzerrungsfaktoren. Bei Organschädigungen findet man nicht immer das organspezifische Enzymmuster vor, wie man es erwarten würde. Die Verzerrung des Enzymmusters hat folgende Gründe:

- Enzyme mit einem niedrigen Molekulargewicht diffundieren schneller in das Plasma als Enzyme mit einem höheren Molekulargewicht.
- Enzyme, die intrazellulär eine höhere Aktivität aufweisen, zeigen außerhalb der Zelle z. B. einen rascheren Aktivitätsanstieg
- infolge der unterschiedlichen Lokalisation der Enzyme innerhalb der Zelle erscheinen zytoplasmatische Enzyme eher bei leichter Zellschädigung als mitoochondriale.
- nach dem Zellaustritt unterliegen die Enzyme einer unterschiedlich schnellen Inaktivierung im Serum, die abhängig ist von der Halbwertszeit dieser Enzyme im Plasma.

3.4. Enzymveränderungen in anderen Körperflüssigkeiten und im Stuhl

Der Nachweis von Enzymaktivitäten im Stuhl und Urin hat heutzutage in der Routinediagnostik nur noch Bedeutung für die Verlaufskontrolle der chronischen Pankreatitis. Man bestimmt bei der chronischen Pankreatitis die Aktivität des **Chymotrypsins im Stuhl**. Die Aktivitätsminderung dieses Enzymes (Normbereich 60 -100 U/g) korreliert mit der Schwere der exokrinen Insuffizienz und der damit verbundenen Maldigestion und Malabsorption.

Um **flüchtige Schübe** im Verlauf einer chronischen Pankreatitis zu erfassen, hat sich die Bestimmung der α-Amylase im Urin bewährt. Die α-Amylaseaktivität im Urin erreicht zwar ihr Maximum im Urin 6 -12h später als im Serum, ihr Aktivitätsanstieg bleibt jedoch längere Zeit im Urin erhalten, so daß auch kurzfristige Schübe sicher erfaßt werden können.

4. Stoffwechsel der Lipide

4.1 Lipoproteinstoffwechsel

Lipoproteine. Lipide sind wasserunlöslich. Sie können deshalb im Plasma nur durch Bindung an Eiweiß transportiert werden. Diese Transporteiweiße werden als Lipoproteine bezeichnet. Die zur Bestimmung und Charakterisierung der Lipoproteine benutzten Methoden stammen aus der Proteinchemie (z. B. Gel-Chromatographie, Fraktionierung durch Ammoniumsulfat, Elektrophorese, Ultrazentrifugation usw.). Zur Trennung der Lipoproteine dient in der Klinik vor allem die Elektrophorese, die Ultrazentrifugationstechnik hat mehr wissenschaftliches Interesse. Durch die Lipidelektrophorese lassen sich folgende 4 Gruppen auftrennen:

A. Chylomikronen.
Sie bleiben bei der Lipidelektrophorese an der Auftragsstelle liegen. Sie sind nach den Mahlzeiten besonders vermehrt im Blut anzutreffen, da sie die Nahrungstriglyceride transportieren. Ihr Proteingehalt ist niedrig, und somit haben sie eine geringe Dichte.

B. -β-Lipoproteine („Low-density“).
Sie haben eine Dichte zwischen 1,006 und 1,063. Sie enthalten 45 % Cholesterin und stellen damit die cholesterinreichsten Lipoproteine dar.

C. Prae-β-Lipoproteine („Very low density“).
Sie haben eine Dichte unter 1,006. Sie enthalten 50 % Triglyceride und stellen die Transportproteine für die von der Leber synthetisierten Plasmatriglyceride dar.

D. -α-Lipoproteine („High density“).
Ihre Dichte schwankt von 1,064 bis 1,210. Sie enthalten vor allem Phospholipide (30%). Aufgrund ihres hohen Proteinanteils von 45 % wandern sie in der Elektrophorese am schnellsten.

Die Einteilung der Lipoproteine erfolgt aufgrund ihrer Wanderungsgeschwindigkeit in der Elektrophorese. Chylomikronen wandern überhaupt nicht, α-Lipoproteine am schnellsten.

Die Lipoproteine setzen sich aus drei verschiedenen Proteinen zusammen (A, B, C). Der Proteinanteil der Lipoproteine wird als Apolipoprotein bezeichnet. Durch den Proteinanteil wird festgelegt, wieviel Prozent Triglyceride, Cholesterin und Phospholipide von dem jeweiligen Lipoprotein transportiert werden kann.

α-Lipoproteine enthalten vor allem das A-Lipoprotein, β-Lipoproteine dagegen das B-Apolipoprotein. Protein A, B und C findet man in den Prae-β-Lipoproteinen und in den Chylomikronen.

Löslichkeit. Durch Komplexbildungen mit Apolipoproteinen werden die an sich wasserunlöslichen Lipide transportfähig gemacht. Das geschieht zum größten Teil in der Leber, in geringem Maße jedoch auch schon im Dünndarm, wie durch den Nachweis kleiner Mengen der drei Apolipoproteine A, B und C in den Chylomikronen festgestellt werden konnte. Die aus Lipid und Protein entstandenen Komplexe bezeichnet man als Lipoproteine.

4.1.1 Absorptionsstörungen

Die Nahrungstriglyceride werden durch die Pankreaslipase in freie Fettsäuren und Monoglyceride aufgespalten. Unter Vermittlung der Gallensäuren werden die Produkte der Lipasewirkung als Komplexe (Mizellen) von der Mukosazelle resorbiert. In der Mukosazelle erfolgt eine Resynthese zu Triglyceriden. Zusammen mit Phospholipiden, Cholesterin und Cholesterinestern bilden sie die Chylomikronen, die über das Lymphsystem abtransportiert werden. Kurzkettige Fettsäuren (bis zu 10 C-Atomen) können nach der Resorption in freier Form direkt über die V. portae die Leber erreichen. Störungen der Fettresorption können auftreten bei:

A. Maldigestion. Hierbei liegt eine intakte Schleimhaut, aber ein Mangel an triglyceridspaltenden Enzymen vor. Die häufigste Ursache sind Pankreaserkrankungen, die mit einer Verminderung der Pankreasenzyme einhergehen (u. a. Triglyceridlipase, Phospholipase A_1,A_2 und B). Die Fettresorption ist auch gestört bei einem Verschluß des Gallenganges, weil dann keine Galle für die Resorption zur Verfügung steht.

B. Malabsorption. Bei defekter Schleimhaut (z. B. Atrophie, Enteritis, resezierte Darmabschnitte usw.) ist trotz funktionstüchtigem Pankreas sowohl die Fettspaltung im Darm als auch die Fettresorption gestört. Typisches Zeichen der gestörten Fettresorption ist das Auftreten von Fettstühlen. Liegt ein kompletter Verschluß des Choledochus vor, kann keine Galle in das Duodenum übertreten; deswegen können Fette und fettlösliche Vitamine nicht mehr resorbiert werden. Der Stuhl wird großvolumig und sieht lehmartig und schmierig aus.

4.1.2 Primäre Hyperlipoproteinämie

Einteilung. *Fredrickson* hat die Hyperlipoproteinämien in die Typen I-V eingeteilt. Die Einteilung richtet sich nach den Lipoproteinmustern, die sich durch die elektrophoretische Auftrennung der Plasmalipoproteine ergeben.

Lipoproteine im Blutplasma

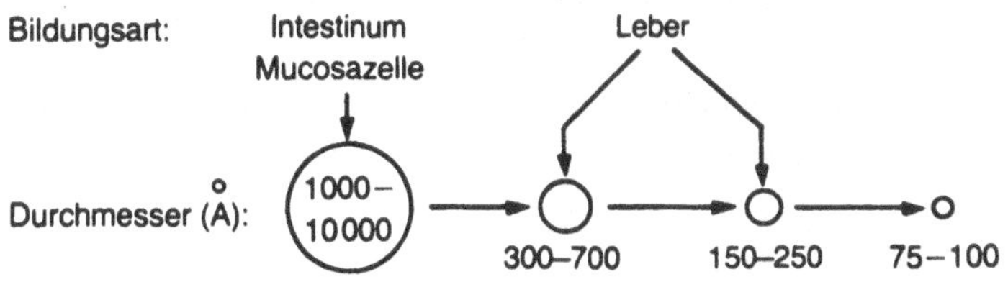

Lipoprotein (L) (Ultrazentrifuge)	Chylomikronen (VLDL)	VLDL (Very low density)	LDL (Low density)	HDL (High density)
Konzentration ♂ (mg/100 ml Plasma) ♀	15 5	130 60	440 390	300 460
Elektrophorese-Fraktion	keine Wanderung	Prä-β	β	α
Apolipoproteintyp	A, B, C	A, B, C	B(A)	A(B, C)
Chem. Zusammensetzung				
Apolipoprotein	1	10	20	50
Triglyceride	85–90	50	10	1–5
Cholesterin	6	19	45	18
Phospholipide	4	18	23	30

Schema nach Buddecke, Grundriß der Biochemie

Hyperchylomikronämie, Typ I. Diese Erkrankung (Typ I) wird autosomal-rezessiv vererbt. Der Defekt besteht in einem Mangel der Postheparin-Lipoproteinlipase. Die an die Lipoproteine gebundenen Triglyceride können somit nicht gespalten werden, und es kommt zu einer langanhaltenden Lipämie nach Nahrungsaufnahme. Das Serum dieser Patienten ist noch 12 Stunden nach Nahrungsaufnahme deutlich milchig getrübt.

Durch die ständig erhöhten Triglyceride im Serum treten in der Haut Xanthome auf, und es kommt zu einer Hepatosplenomegalie. Häufig bieten die Patienten auch die Symptomatik eines akuten Abdomens.

Hypercholesterinämie, Typ II. Es handelt sich hier um eine genetisch bedingte Hyper-β-Lipoproteinämie, wodurch es zu einem erhöhten Cholesterinspiegel kommt. Dieser stark erhöhte Cholesterinspiegel führt zu dem **hohen Arterioskleroserisiko** dieser Krankheit.

► Klinische Symptome:
Pektanginöse Beschwerden und Herzinfarkte bei jungen Patienten aufgrund der starken Arteriosklerose in den Koronarien. Tuberöse Xanthome an der Haut; Xanthome in den Sehnen, vor allem im Bereich der Strecksehnen; Xanthelasmen an den Augenlidern; Ablagerungen von Lipiden am Hornhautrand, genannt Arcus corneae.

Der im Gegenstandskatalog nicht verlangte Typ III der primären Hyperlipoproteinämien ist in seiner Pathogenese noch nicht geklärt. Eine familiäre Komponente scheint in den meisten Fällen beteiligt zu sein.
Charakteristische Befunde: Ein β-Lipoprotein, welches mit einer Dichte von 1,006 extrem niedrig liegt, sowie ein hoher Triglyceridgehalt. Cholesterin- und Plasmatriglyceridspiegel sind hoch.

Diese, wegen der breiten β-Bande auch als „broad-β-disease" titulierte Erkrankung zeigt klinisch in etwa 60 % einen insulinunabhängigen Diabetes, eine **Arteriosklerose**, die peripher lokalisiert ist und vor allem tuberöse und Sehnenxanthome. Durch Lipideinlagerungen bedingte Gelbfärbung der Handlinien ist ein ganz besonders wichtiger Hinweis auf diese Erkrankung.

Hypertriglyceridämie, Typ IV. Typ IV stellt die am häufigsten vorkommende Fettstoffwechselstörung dar. Bei ihr sind die Prae-β-Lipoproteine vermehrt, die sehr viele endogen gebildete Triglyceride enthalten. Diese werden in der Leber aus freien Fettsäuren und Kohlenhydraten gebildet. Die Ursache der Erkrankung ist nicht geklärt. Wichtig ist jedoch ihre Abgrenzung zur fettinduzierten Hyperlipämie (Typ I), die durch eine erniedrigte lipolytische Aktivität der Lipoproteinlipase verursacht wird. Die Differentialdiagnose zwischen Typ I und Typ IV wird durch die Lipidelektrophorese entschieden.

Typ I ist reich an Chylomikronen, Typ IV enthält im Nüchternzustand keine Chylomikronen. Typ IV wird auch als kohlenhydratinduzierte Hypertriglyceridämie bezeichnet.

Hyperlipoproteinämie Typ V (kalorisch induzierte). Es handelt sich um eine essentielle, familiäre Hyperlipidämie. Sie ist durch das gleichzeitige Auftreten von Hyperchylomikronämie und Hyper-Prae-β-Lipoproteinämie gekennzeichnet. (Die **Triglyceride** sind **stark**, das Cholesterin mäßig **erhöht** bis normal, Unterscheidung vom Typ I durch Nachweis der Hyper-Prae-β-Lipoproteinämie). Bei Patienten mit dieser Erkrankung findet man häufig neben Übergewichtigkeit auch einen Diabetes. Es empfiehlt sich zur Therapie eine Reduktionsdiät.

4.1.3 Sekundäre Hyperlipoproteinämien

Sekundäre Hyperlipoproteinämien treten als Folge oder Symptom anderer Erkrankungen auf und sind nicht durch primäre Störungen bedingt.

- Alkoholismus
  Es wird angenommen, daß es beim Alkoholismus zur vermehrten Bildung endogener Triglyceride bzw. Prae-β-Lipoproteine kommt, wobei eine vermehrte Fettsäuresynthese bei gleichzeitig verminderter Fettsäureoxidation und gesteigerter Lipolyse als ursächlich angesehen werden. Außerdem wird eine Herabsetzung der Aktivität der Lipoproteinlipase diskutiert.
- Diabetische Azidose
  Durch den Insulinmangel kommt es aufgrund der fehlenden Lipolysehemmung in der Peripherie zu einer gesteigerten Fettmobilisation. Die erhöhten freien Fettsäuren im Serum führen zu einer erhöhten Triglyceridsynthese in der Leber und damit zur Erhöhung der Prae-β-Lipoproteine.
- Hypothyreose
  Durch einen verminderten Katabolismus von Cholesterin kommt es zu einem Anstieg der β-, Prae-β-Lipoproteinfraktion und der Chylomikronen. Auch ein möglicherweise reversibler Defekt des Lipoproteinlipase-Systems wird diskutiert.
- Pankreatitis
  Die Prae-β-Lipoproteine sind vermehrt. Manchmal findet man auch einen Anstieg der Chylomikronen im Serum. Die genaue Pathophysiologie ist nicht bekannt.
- Lebererkrankungen
  Bei schweren Leberzellschädigungen sinken die α-Lipoproteine ab. Außerdem ist die Prae-β-Fraktion nicht mehr nachweisbar. Trotzdem ist der Triglyceridgehalt des Serums erhöht, da Lipoproteine mit sehr geringer Dichte im β-Bereich wandern. Außerdem tritt häufig bei Lebererkrankungen ein zusätzliches Lipoprotein mit hohem Triglyceridgehalt im Serum auf.
- Nephrotisches Syndrom
  Durch starken Eiweißverlust über die Niere kommt es zu einer vermehrten Proteinsynthese in der Leber als Ausgleich des Eiweißverlustes und damit auch zur erhöhten Lipoproteinsynthese. Außerdem ist die Triglyceridsynthese in der Leber gesteigert.
- Übergewicht
  Durch vermehrte Fettzufuhr kommt es zu einer starken Chylomikronämie mit langsamer Verwertung der Triglyceride.

Hypolipoproteinämie. Man findet Hypolipoproteinämien bei

A. Mangelzuständen: Mangelnde Zufuhr von Proteinen, besonders essentiellen Aminosäuren, die einmal durch Unterernährung, zum anderen aber auch durch Malabsorption bedingt sein kann, hat eine verminderte Bildung von Lipoproteinen zur Folge. Auch bei chronischen Anämien kommt es nach längerer Zeit zu

Gewichtsverlust und Unterernährung. Bei konsumierenden Erkrankungen wie z. B. Tuberkulose und Karzinomen führen Proteolyse und Inappetenz über eine negative Stickstoffbilanz zur Hypolipoproteinämie.

B. A-β-Lipoproteinämie, einer vererbten Störung der β-Lipoproteinsynthese. Der Erbgang ist autosomal-rezessiv. Durch die mangelhafte Bildung von Chylomikronen, Prae-β- und β-Lipoproteinen kommt es zu einer beträchtlichen Verminderung des Fett-Transports aus Darm und Leber. Die Triglyceride akkumulieren in der Darmmukosa. Klinisch äußert sich diese schwere Fettresorptionsstörung als Steatorrhoe.

C. An-α-Lipoproteinämie. Die An-α-Lipoproteinämie ist eine rezessiv vererbbare Krankheit, bei der α-Lipoproteine fehlen, was möglicherweise auf einem Mangel eines A-Proteins beruht. Die Bildung von Chylomikronen und der Triglyceridtransport sind nicht gestört.

4.1.4 Nicht veresterte Fettsäuren im Blut

Hyperlipidazidämie
Bei der Hyperlipidazidämie sind die unveresterten (freien) Fettsäuren im Blut vermehrt.

A. „Physiologische" Hyperlipidazidämie. Sie tritt auf, wenn bei bestimmten Zuständen der Energiestoffwechsel aufrechterhalten und gegebenenfalls weiter gesteigert werden muß. Solche Situationen sind gegeben bei Hungerzuständen, körperlicher Arbeit und auch im Streß. Auch Nikotin und Alkohol können eine Erhöhung der freien Fettsäuren bewirken.

B. Pathologische Hyperlipidazidämie tritt auf bei

- Insulin-Mangeldiabetes
  Durch das Fehlen des lipidanabolen Hormons Insulin setzt eine gesteigerte Lipolyse ein. Außerdem können durch die Störung im Glucosestoffwechsel (die Glykolyse ist herabgesetzt, und es kommt zu einem Mangel an Dihydroxyazetonphosphat) keine Triglyceride mehr in den Fettzellen synthetisiert werden.
- Schilddrüsenüberfunktion:
  Durch die Erhöhung von Thyroxin im Blut ist die Wirkung von Adrenalin und Noradrenalin auf die Lipolyse erhöht.
- Katecholamin-Überproduktion
  Beim Phäochromozytom tritt durch die erhöhte Konzentration von Adrenalin und Noradrenalin im Blut eine verstärkte Stimulierung des Adenylzyklase-Systems ein, dadurch wird die Fettgewebslipase aktiviert, und es kommt zu einer Freisetzung von Fettsäuren.

Organverfettung. Bei erhöhter Kalorienzufuhr, im Hungerzustand, bei chronischer Zufuhr toxisch wirkender Pharmaka (Barbiturate), bei chronischem Alkoholabusus und unter hypoxischen Bedingungen kommt es zur degenerativen Verfettung parenchymatöser Organe. Folgende Stoffwechsel-Regulations-Mechanismen sind bekannt:

A. Erhöhte Kalorienzufuhr. Bei Ansteigen der freien Fettsäuren im Blutplasma als Ergebnis einer Mobilisation von Lipiddepots (bei Hunger, Diabetes) oder bei sehr fettreicher Diät werden die freien Fettsäuren physiologischerweise vom Lebergewebe aufgenommen, verestert und als Plasmalipoproteine wieder an das Blut abgegeben. Übersteigt der Einstrom von freien Fettsäuren die Stoffwechselkapazität der Leber, reichern sich Triglyceride in den Leberzellen an.

B. Durch bestimmte **chemische Substanzen** wie z. B. Chloroform, Phosphor und Schlafmittel kann es bei chronischer Zufuhr zu einer toxischen Schädigung der Zelle kommen. Durch die gestörte ATP-Synthese sinkt die Protein-Synthese und damit auch die Lipoprotein-Synthese. Die synthetisierten Triglyceride können nicht mehr in die Transportform übergeführt werden und lagern sich in der Leber ab.

C. Leberverfettung bei **chronischem Alkoholismus**. Durch die direkte Schädigung des Alkohols auf die Mitochondrien kommt es zum Absinken der ATP-Synthese und damit ebenso zur mangelhaften Lipoprotein-Synthese. Der Abtransport der Fette aus der Leberzelle ist damit gestört. Durch Alkohol kommt es zu einer Freisetzung von Fettsäuren aus dem Fettgewebe. Der Alkohol stimuliert zusätzlich die Fettsäure-Synthese in der Leber.

D. Hypoxische Bedingungen. Bei Mangel an Sauerstoff, energiereichen Phosphaten, Vitaminen und speziellen Enzymen ist die Fettverbrennung eingeschränkt. Nicht umgesetzte Lipide akkumulieren.

4.1.5 Lipidzusammensetzung

Alle Störungen des Fettstoffwechsels sind mit Ausnahme der Speicherkrankheiten durch pathologisch veränderte Konzentrationen oder abnorme Relationen der Lipoproteinfraktionen zueinander bedingt. Man unterscheidet:

A. Fettstoffwechselstörungen, die primär (d. h. meistens genetisch bedingt) durch Anomalitäten der Lipoproteinfraktionen verursacht werden. Dazu zählen:
- Primäre Hyperlipoproteinämien (Typ I bis V nach *Fredrickson*)
- Primäre Hypolipoproteinämien
  - A-β-Lipoproteinämie
  - An-α-Lipoproteinämie

B. Fettstoffwechselstörungen, bei denen pathologische Veränderungen der Lipoproteinfraktion im Gefolge anderer Erkrankungen auftreten, zu deren Symptomen sie zählen:

- Sekundäre Hyperlipoproteinämien entstehen u. a. bei Lebererkrankungen, Alkoholismus, Ketoazidose,
- Sekundäre Hypolipoproteinämien entstehen u. a. bei Unterernährung, Malabsorption, Anämien, konsumierenden Erkrankungen.

4.1.6 Lipidspeicherkrankheiten

Lipidspeicherkrankheiten (Lipidosen) beruhen auf unterschiedlich genetisch determinierten Defekten der für den Aufbau der Lipide verantwortlichen Enzyme. Dadurch kommt es zur Lipidanreicherung in den einzelnen Organen. Der Nachweis erfolgt entweder durch die chemische Analyse des angereicherten Lipids oder durch die Aufdeckung des Enzymdefektes.

Die klinischen Symptome sind: Demenz, neurologische Ausfälle, Blindheit. Sie treten schon im Kindesalter auf und führen meist zum Tode.

Bei der **metachromatischen Leukodystrophie** (= Scholz'sche Erkrankung, fehlt das lysosomale Enzym Sulfatidase. Die Folge ist eine Anreicherung von Sulfatiden besonders im Gehirn und Rücken, aber auch in der Niere, der Harn- und Gallenblase. Die Sulfatide, die neben den Cerebrosiden Hauptbestandteil der Lipoide der Myelinsubstanz sind, akkumulieren und führen dadurch zur Gehirndegeneration. Klinisch imponieren zuerst Gangstörungen, Entwicklungsstillstand und Sprachschwierigkeiten, manchmal auch eine Cholezystolithiasis. Es folgen ein- und doppelseitige Lähmungen, verbunden mit schweren neurologischen Ausfällen. Unter dem Bilde einer Enthirnungsstarre mit Blindheit und Idiotie versterben die Patienten.

In der Regel tritt die Krankheit im frühen Kindesalter auf, gelegentlich auch erst später und führt innerhalb weniger Jahre zum Tode.

4.2. Adipositas

Von einer Adipositas spricht man, wenn die Überschreitung des Sollgewichtes 20 % beträgt. Die Fettsucht tritt immer dann auf, wenn die Nahrungsaufnahme den Stoffwechselbedarf überschreitet. Dabei führt ein Nahrungsüberschuß von ca. 42 Joule, (10 Cal.) der im Rahmen der Verstoffwechselung von Glucose oder Fettsäuren entstehen würde, zur Ablagerung von 1 g Depotfett. Nur in ca. 5 % der Fälle liegt der Adipositas eine endokrine Dysregulation zugrunde. Die Zunahme des Körpergewichtes bei Adipösen beruht auf einer Volumenzunahme der Fettgewebszellen infolge Triglycerid-Einlagerung. Eine Vermehrung der Fettzellen findet nicht statt.

Obwohl die Ätiologie und Pathogenese der Fettsucht in seinen Einzelheiten bisher nur unvollständig aufgeklärt ist, sind doch einige Faktoren, die die Entstehung der Fettsucht begünstigen, bekannt. Dazu gehören erhöhte Nahrungsaufnahme, Mangel an körperlicher Bewegung, Umwelteinflüsse, genetische Einflüsse (bei Kindern adipöser Eltern ist mit 80 % eine Fettsucht zu erwarten) sowie psychologische Aspekte. In seltenen Fällen liegt eine zerebral bedingte Adipositas vor, wie z. B. beim Hydrozephalus internus, dem *Laurence-Moon-Biedl*-Syndrom und den Hypothalamusschädigungen nach Infektionskrankheiten, Traumen oder Tumoren. Bekanntlich wird im lateralen Hypothalamuskern die Lage des sog. Hungerzentrums angenommen, das die Nahrungsaufnahme stimuliert.

Störungen des endokrinen Systems sind nicht Ursache der Adipositas, sondern treten meistens erst sekundär durch die Entwicklung der Fettsucht auf. Mit der Zunahme der Fettdepots tritt ein Hyperinsulinismus in Erscheinung, da das Insulin das lipogenetisch wirksamste Hormon darstellt. Unter dem Einfluß von Insulin wird nämlich Glucose zur Synthese von Triglyceriden benutzt. Ebenso wird die Umwandlung von Fettsäuren in Triglyceride, die in Fettdepots abgelagert werden, durch das Insulin stimuliert. Der erhöhte Insulinspiegel führt wiederum zu einer

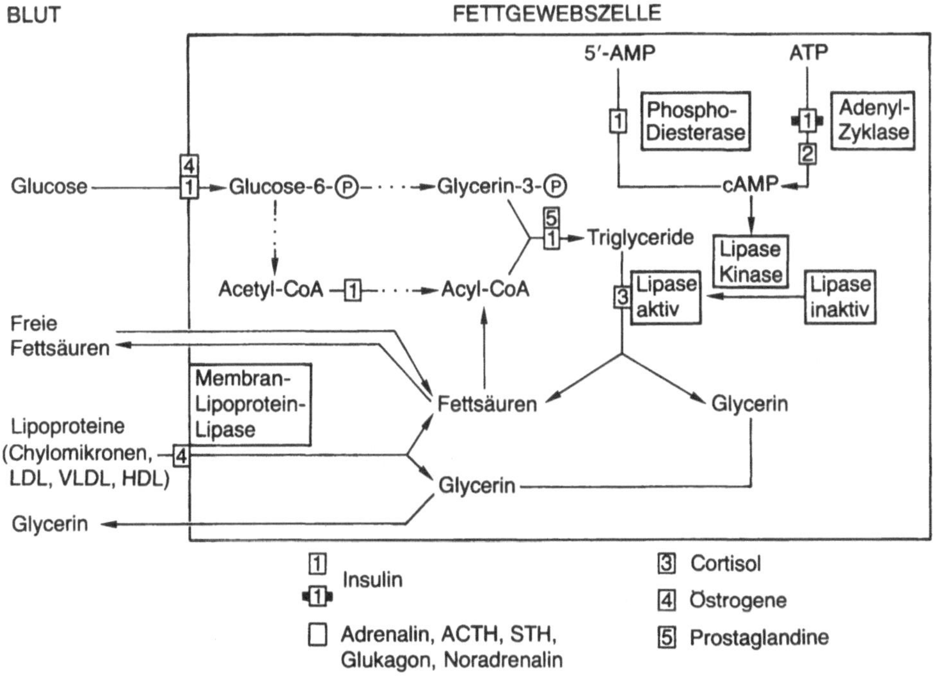

(modifiziert nach Buddecke, Pathobiochemie)

erhöhten Cortisonabgabe aus der Nebennierenrinde. Das Cortisol, das die Lipolyse des Fettgewebes stimuliert, fördert die Synthese von freien Fettsäuren.

Unter Östrogeneinfluß nimmt die Entwicklung des subkutanen Fettgewebes zu. Östrogene stimulieren die Synthese von Glucose zu Fettsäuren und verursachen einen Triglyceridanstieg im Blut.

Lipogenetisch und antilipolytisch wirken neben dem Insulin auch noch die Prostaglandine. Antagonistisch wirken, d. h. die Lipolyse fördernd, Adrenalin, Noradrenalin, ACTH, STH, Glucagon und das fat mobilizing hormone (FMS) aus dem Hypophysenvorderlappen.

5. Stoffwechsel der Kohlenhydrate

5.1. Absorptionsstörungen

Primäre Kohlenhydratmalabsorption tritt auf bei:
A. Störung der enzymatischen Spaltung aufgrund eines Enzymdefektes im Darmepithel

▶ Hereditäre kongenitale Laktoseintoleranz
Es liegt ein permanenter Mangel an β-Galaktosidase (Laktase) vor. Die Symptome beim Säugling sind unzureichende Gewichtszunahme und Diarrhoe.

▶ Saccharose-Isomaltose-Malabsorption
Bei dieser Krankheit besteht ein Enzymmangel von $Maltase_3$, $Maltase_4$ und $Maltase_5$, so daß Saccharose und Isomaltose nicht hydrolisiert und verwertet werden können. Klinisch kennzeichnend ist das Auftreten einer Diarrhoe nach Saccharose-Einnahme, die sich mit einer saccharosefreien Diät beheben läßt.

B. Störung des Transportmechanismus bei der Resorption

▶ Glucose-Galaktose-Malabsorption
Es handelt sich um eine hereditäre Resorptionsstörung, bei der vermutlich der aktive Transport von Glucose und Galaktose in das Darmepithel nicht funktioniert. Auch das Transportsystem zur Rückresorption von Glucose in der Niere ist oft gestört, was sich dann in einem renalen Diabetes zeigt.

▶ Störung der Galaktose-Resorption:
Die Aufnahme von Galaktose in das Darmepithel ist eingeschränkt, während Glucose normal resorbiert wird.

Die bei Resorptionsstörungen im Darmlumen verbleibenden Kohlenhydrate binden Wasser und führen häufig zur osmotisch bedingten **Diarrhoe.**

Selbstverständlich kann bei Störungen der enteralen Resorptionsmechanismen der Blutzuckerspiegel nach oraler Kohlenhydratzufuhr nur langsam oder auch gar nicht ansteigen.

Sekundäre Kohlenhydratmalabsorption. Bei Schädigungen der Darmschleimhaut (ideopathischer Sprue, Ileitis regionalis, Colitis ulcerosa, Schleimhautatrophie, Kwashiorkor etc.) tritt je nach Schwere der Erkrankung ein sekundärer Enzymmangel auf, der zu der entsprechenden Kohlenhydratmalabsorption führt.

Möglichkeiten der Differenzierung. Die Diagnose der Absorptionsstörungen wird durch die Blutzuckerbestimmung nach oraler Belastung mit dem jeweiligen Substrat gestellt. Liegt der Malabsorption ein Enzymdeffekt zugrunde, wie bei der Saccharose-Isomaltose-Malabsorption, bleibt der Blutzuckeranstieg nach Disaccharid-Belastung aus. Werden dagegen die Spaltprodukte (Monosaccharide) oral zugeführt, kommt es zum Blutzuckeranstieg. Beruht die Absorptionsstörung wie z. B. bei der Glukose-Galaktose-Malabsorption auf einem Defekt im Aktivtransportsystem des Darmes, so kommt es bei der Substratbelastung zur **Diarrhoe.** Bei alleiniger oraler Zufuhr von Glukose zeigt der Blutzucker entweder gar keinen oder nur einen geringen (durch passive Prozesse bedingten) Anstieg.

5.2. Enzymdefekte im zellulären System

5.2.1 Galaktosämie

Die kongenitale Galaktosämie ist ein angeborener Enzymdefekt mit Fehlen des Enzyms Uridyltransferase. Dadurch kann die exogene Galaktose nicht verwertet werden. Galaktose und Galaktose-1-Phosphat reichern sich im Blut und im Gewebe an. Durch eine unspezifische Aldosereduktase wird Galaktose zu Galaktit umgesetzt. Galaktose, Galaktose-1-Phosphat und Galaktit greifen direkt oder indirekt in den Stoffwechsel der Linse, des Gehirns und der Leber ein. Klinisch finden wir Dystrophie, Hepatosplenomegalie, Ikterus, Katarakt und Intelligenzstörungen. Bei galaktosefreier Ernährung ist die körperliche und geistige Entwicklung normal. Die Krankheit wird durch Bestimmung der Uridyltransferaseaktivität in Erythrozyten diagnostiziert.

Ein Mangel des Enzyms Galaktokinase liegt beim Galaktosediabetes vor. Galaktose kann nicht phosphoryliert werden und staut sich im Blut an. Durch den erhöhten Galaktosespiegel im Blut können ähnliche Symptome wie bei der Galaktosämie auftreten.

Hereditäre Fructoseintoleranz. Diese Kinder haben keine normale Leber-Phosphofructaldolase, so daß sich bei Zufuhr von Nahrungsfructose Fructose-1-Phosphat in der Leber anreichert. Fructose-1-Phosphat ist Ursache der Blockierung verschiedener Enzyme:

- Hemmung der Phosphorylierung von Fructose; dadurch erhöhte Fructosekonzentration im Blut mit Fructosurie.
- Hemmung der Neubildung von Fructose-1,6-diphosphat aus Dihydroxyacetonphosphat und Glycerinaldehydphosphat; dadurch Hemmung der Gluconeogenese.
- Hemmung der Leberphosphorylase; dadurch Hemmung der Glykogenolyse. Insgesamt kommt es also zu einer vollständigen Hemmung der Glucoseabgabe durch die Leber und damit zur Gefahr eines hypogläkämischen Schocks.

5.2.2 Glykogenspeicherkrankheiten

Glykogenspeicherkrankheiten oder Glykogenosen stellen Enzymmangelkrankheiten auf den verschiedenen Stufen des Glykogenabbaus dar. Je nach Enzymdefekt werden 6 verschiedene Typen unterschieden. Typisch für diese Krankheitsgruppe ist der starke Glykogengehalt in Muskulatur, in der Leber und in den Nierentubuluszellen. Diese pathologische Ablagerung von Glykogen in den parenchymatösen Geweben und im ZNS wird mit zunehmender Funktionseinschränkung der betreffenden Organe beantwortet. Klinisches Leitsymptom dieser hereditären Enzymopathien (mit Ausnahme des Typs IV) ist eine exzessive Hepatomegalie und häufig eine Muskelschwäche.

Glykogenose Typ I. Es liegt eine Verminderung der Enzymaktivität der Glucose-6-Phosphatase in Leber und Niere vor. Das Enzym setzt Glucose aus Glucose-6-Phosphat frei und steuert dadurch den Blutzuckerspiegel im nüchternen Organismus. Bei Enzymmangel kann Glucose-6-Phosphat nur in eingeschränktem Maß zu Glucose umgesetzt werden. Die überschüssige Menge wird in Glykogen umgewandelt und in Leber und Niere gespeichert. Die Folgen sind Lebervergrößerung und Einschränkung der Nierenfunktion, die im Nierenversagen enden kann.

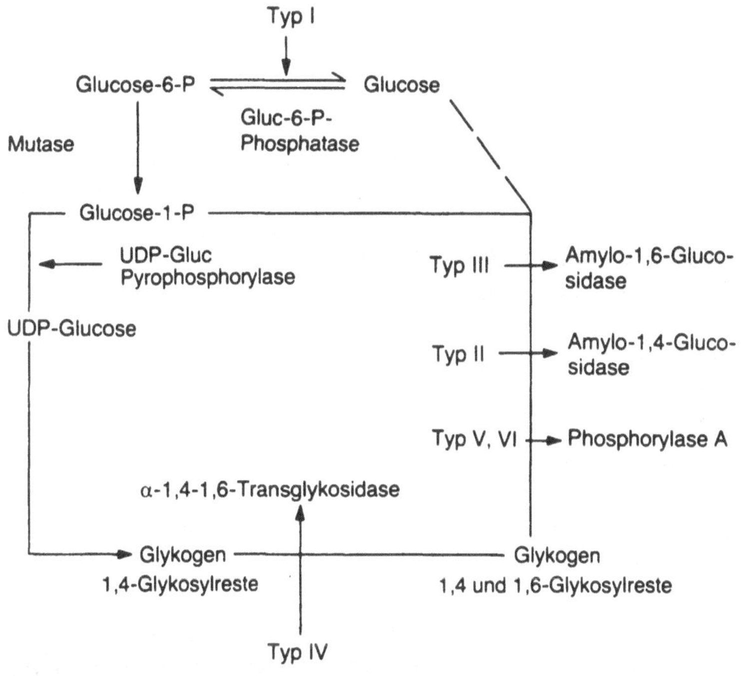

Schema nach Buddecke, Grundriß der Biochemie

Außerdem kann die verminderte Glucosefreisetzung beim Organismus im Hungerzustand eine Hypoglykämie verursachen. Weiter treten häufig Hyperlipämien und Laktazidosen auf. Der Cori-Zyklus ist gestört und die Leber kann das aus der Peripherie einströmende Laktat nicht mehr zur Gluconeogenese heranziehen.

Glykogenose Typ IV. Während die anderen Glykogenosetypen durch eine übermäßige Einlagerung normaler Glykogenmoleküle in verschiedene Organe hervorgerufen werden, können beim Typ IV keine normalen Glykogenmoleküle aufgebaut werden. Da das sogenannte „branching enzyme", die Amylo-1,4 – 1,6-transglucosidase, fehlt, ist die normalerweise stattfindende Verzweigung des Glykogenmoleküls nicht möglich. Da die beim Typ IV entstehenden Moleküle möglicherweise aufgrund veränderter physikalischer Eigenschaften offensichtlich nur schlecht verstoffwechselt werden können, kommt es bald zur Hepatosplenomegalie mit anschließender Leberzirrhose.

Glykogenolyse. Adrenalin und Glukagon aktivieren das Enzymsystem der Glykogenolyse. Durch einen Belastungstest mit diesen Hormonen kann die Funktion dieses Systems überprüft werden. Liegt eine Störung vor, zeigt der Belastungstest nicht die normale Reaktion, nämlich einen Glucoseanstieg im Blut an.

5.2.3 Melliturien

Unter Melliturie faßt man die Ausscheidung von nicht Glukose-Zuckern im Urin auf. Sowohl renale als auch nichtrenale Ursachen können zu der vermehrten Ausscheidung von diesen Kohlenhydraten im Urin führen.

▶ **Essentielle Fructosurie:** Angeborener Mangel an Fructose-Kinase.
Dadurch kann die Fruktose nicht abgebaut werden und es kommt zum Fruktoseanstieg im Blut. Da die Fruktose-Rückresorptionskapazität der Niere relativ niedrig liegt, wird vermehrt Fruktose im Urin ausgeschieden.

▶ **Renale Glucosurie:** Durch eine dominant vererbbare Störung der Glucoserückresorption im proximalen Tubulus der Niere tritt trotz normaler Glucosekonzentration im Blut eine Glucosurie auf. Dieser renale Diabetes läßt sich vom Diabetes mellitus abgrenzen:
- Glucosurie bei normalem Blutzuckerspiegel,
- Normales Blutzucker-Tagesprofil,
- Kein pathologischer Glucose-Belastungstest.

Eine Schädigung der renalen Rückresorption für Glucose, wie sie nach Nierenerkrankungen (Glomerulonephritiden, Pyelonephritis) oder nach Einwirkung nephrotoxischer Substanzen auftreten kann, führt zur renalen Glucosurie (renaler Diabetes).

5.3 Diabetes mellitus

Der Diabetes mellitus („Zuckerharnruhr") ist definiert als eine erbliche chronische Stoffwechselerkrankung, die durch einen relativen oder absoluten Mangel an Insulin verursacht wird. Symptome der klinisch manifesten Form sind Hyperglykämie und Glucosurie.

Pathogenetische Faktoren beim Diabetes mellitus. Als wesentliche Faktoren in der Pathogenese des Diabetes mellitus gelten:

A. Immunreaktionen
Es ist noch nicht ausdiskutiert, wie weit Autoimmunreaktionen als ursächlich für die Manifestation der Zuckerkrankheit angesehen werden können.

B. Erbanlagen
Es gilt als sicher, daß die Anlage zum Diabetes vererbbar ist. Über den Erbgang ist man sich noch nicht ganz im klaren. Es wird eine multifaktorielle Vererbung angenommen, wobei vier verschiedene Gene als diabetogen angesehen werden. Je nach Anzahl und Kombination der beim jeweiligen Individuum vorhandenen diabetogenen Gene scheint sich danach ein Diabetes früher oder später oder möglicherweise überhaupt nicht zu manifestieren.

C. Zusätzlich zu der genetisch festgelegten Disposition haben exogene **Faktoren** wesentlichen Einfluß darauf, ob die Zuckerkrankheit im Laufe des Lebens manifest wird oder nicht:

▶ Adipositas (Fettsucht):
Die zur Adipositas führende ständige übermäßige Kohlenhydratzufuhr übt eine starke Stimulation auf die Insulinsekretion des Pankreas aus.

Durch die lipidanabole Wirkung (Enzyminduktion) steigert Insulin die Synthese von freien Fettsäuren und Fett. Umgekehrt wirken die freien Fettsäuren insulinantagonistisch und setzen die Insulinempfindlichkeit der peripheren Gewebe herab, was eine verminderte Glucoseutilisation und damit eine verschlechterte Glucosetoleranz zur Folge hat. Diese Mechanismen führen dazu, daß auch im nüchternen Zustand vermehrt Insulin sezerniert wird.

▶ Schwangerschaft
Das von der Placenta gebildete Chorionsomatomammotropin (HCS) soll aufgrund einer insulinantagonistischen Wirkung beim sogenannten Schwangerschaftsdiabetes eine Rolle spielen.

▶ Infektionen, Streß-Situationen
Schwangerschaft und Infektionen stellen eine Belastung des Stoffwechsels dar, so daß in solchen Situationen ein latenter Diabetes manifest werden kann.

D. Diabetes mellitus anderer als unter A–C aufgeführter Genese:

- durch Schädigung des Pankreas (Pankreatitis, Trauma, Hämochromatose) oder Exstirpation bedingter Diabetes mellitus.
- durch Überfunktion endokriner Drüsen, die insulinantagonistische Hormone produzieren, bedingter Diabetes mellitus mit folgenden Krankheitsbildern: Akromegalie, Hyperthyreose, *Cushing*-Syndrom, Phäochromozytom.

▶ Akromegalie
Ursache der Akromegalie ist eine Überproduktion von STH. Es hemmt die Aufnahme von Glucose in einige Gewebe und erhöht die Freisetzung von Glucose aus der Leber. Durch die resultierende Hyperglykämie kommt es außerdem noch zu einer Stimulation des Pankreas, die möglicherweise eine Erschöpfung der β-Zellen zur Folge haben kann.

▶ Hyperthyreose
Thyroxin fördert die Resorption von Glucose aus dem Magen-Darm-Trakt und den Glykogenabbau in der Leber. Möglicherweise beschleunigt es auch den Insulinabbau. Der erhöhte Blutzuckerspiegel kann vor allem bei eingeschränkter Pankreasfunktion zur Erschöpfung der β-Zellen führen.

▶ *Cushing*-Syndrom
Glucocorticoide fördern die Gluconeogenese u. a. durch katabole Wirkung auf den Proteinstoffwechsel, wobei das Kohlenstoffskelett der freien Aminosäuren von der Leber in den Kohlenhydratstoffwechsel eingebracht wird. Das auf dem Wege der Gluconeogenese gebildete Glucose-6-phosphat wird sowohl für die Glykogensynthese verwendet als auch in Form von freier Glucose ins Blut abgegeben. Zudem wird die Abgabe der Glucose ins Blut dadurch begünstigt, daß die oxydative Decarboxylierung des Pyruvats zum Acetyl-CoA und damit der oxydative Endabbau der Glucose gehemmt ist. Da aber die Glucoseverwertung der peripheren Organe gehemmt ist, kommt es zu einem Anstieg des Blutzuckerspiegels. Dieses Phänomen wird auch als Steroiddiabetes bezeichnet. (Buddecke)

▶ Phäochromozytom
Adrenalin fördert durch Aktivierung der Phosphorylase in Leber und Muskel die Freisetzung von Glucose aus der Leber, was zur Hyperglykämie führt.

* = **Belastungsteste**

▶ Orale Glucosebelastung
Dem nüchternen Patienten werden in 5 bis 10 Minuten – in 250 ml Wasser aufgelöst – 100 g Glucose zu trinken gegeben. In den folgenden 2 Stunden werden jeweils nach 30 Minuten Blutproben entnommen und der Blutzuckerspiegel bestimmt. Sinkt der Spiegel nach einer Stunde nicht unter 160 mg% und nach 2 Stunden nicht unter 120 mg%, ist das ein Hinweis auf Diabetes mellitus.

▶ Cortison-Glucose-Toleranztest
Die Versuchsdurchführung und die Auswertung sind analog den anderen Glucosetoleranztesten. Lediglich $8^1/_2$ und 2 h vor der Glucosebelastung werden 10 mg Prednison gegeben.

► Tolbutamid-Test
Nach Überprüfung des Glucoseausgangswertes injiziert man 1 g Tolbutamid i. v. Zwischen 20. und 60. Minute wird alle 10 min. der Glucosespiegel im Blut bestimmt. Nach 30 min. muß der Blutzuckerspiegel auf 74% des Ausgangswertes gefallen sein und nach 45 min. wieder ansteigen.

A. Bei **latentem Diabetes mellitus** finden sich folgende Untersuchungsergebnisse: Glucose-Toleranztest normal, Cortison-Glucose-Toleranztest pathologisch, Tolbutamid-Test normal; Glucose-Toleranztest und Tolbutamid-Test unter Belastung pathologisch (z. B. während der Schwangerschaft, bei Fettsucht, Infektionskrankheiten usw.).

B. Asymptomatische Diabetes mellitus. Untersuchungsergebnisse: Nüchternblutzucker normal; Tolbutamid- und Glucose-Toleranztest pathologisch.

Einteilung des Diabetes mellitus nach Empfehlungen der WHO

Bezeichnung	Nüchternblutzucker mmol/l (mg %)	Diabetessuchtests	Harnglucose
Potentieller Diabetes	5,6 (100)	normal	∅
Latenter Diabetes	5,6 (100)	Cortison-Glucose-Toleranztest pathologisch Bei besonderer Belastung (Gravidität, Fettsucht, Infekt, Trauma, Streß) Glukose-Toleranztest u. Tolbutamidtest pathologisch	∅
Asymptomatischer (subklinischer) Diabetes	7,3 (130) nach kohlenhydratreichen Mahlzeiten	Glucose-Toleranztest Tolbutamidtest pathologisch	∅ (+)
Manifester (klinischer) Diabetes	5,6 (100)	Hyperglykämie, keine Suchtests erforderlich	+

Zu potentiellen Diabetikern zählt man den Personenkreis, bei dem folgende familiäre Konstellation besteht:
- eineiiger Zwilling eines Diabetikers
- beide Eltern Diabetiker
- wenn nur ein Elternteil Diabetiker ist, aber in der näheren Verwandtschaft eine familiäre Belastung existiert
- bei Müttern, die „big babies" (4500 g) geboren haben
- Frauen mit Inselzellhyperplasie

5.3.1 Störungen des Kohlenhydratstoffwechsels

Folgende Faktoren führen bei Insulinmangel zu einer Hyperglykämie:
- Verminderter Umsatz der Glucose in der Glykolyse (Leber), da Insulin seine Wirkung als Induktor der Schlüsselenzyme Glucokinase, Phospho-Fructokinase und Pyruvatkinase nicht mehr ausüben kann.
- Verminderter Glucoseumsatz im PPZ.
- Verminderte Permeabilität der Zellen in der Peripherie u. a. für Glucose.
- Erhöhte Gluconeogenese in der Leber, da Insulin als Repressor der Schlüsselenzyme Pyruvatcarboxylase, Phosphoenolpyruvatcarboxykinase und Fructose-1,6-diphosphatase ausfällt.
- verminderte Aktivität der Glykogensynthetase mit Abfall des Glykogenspiegels in Leber und Muskulatur.

Diese Mechanismen führen zu einem Anstieg des Glucosespiegels im Blut, wobei nach einiger Zeit das tubuläre Transportmaximum der Niere für Glucose (etwa 180 mg%) überschritten wird.

Das führt zur **Glucosurie.** Die Ausscheidung osmotisch aktiver Glucosemoleküle verursacht den Verlust großer Wassermengen (osmotische Diurese), so daß zusammen mit der Glucosurie noch eine **Polyurie** vorliegt.

Glucoseneubildung. Der Proteinstoffwechsel wird in Richtung Proteinabbau verschoben, da die Proteinsynthese durch den Insulinmangel gehemmt wird. Damit liegen in der Leber genügend glucoplastische Aminosäuren vor, die in die Gluconeogenese eingehen können. (Als Folge der Proteinstoffwechsellage liegt beim Diabetes mellitus auch eine negative Stickstoffbilanz vor.)

5.3.2 Störungen des Lipidstoffwechsels

Bei Insulinmangel entfällt die hemmende Wirkung des Insulins auf die Adenylzyklase, so daß die Fettgewebslipase durch zyklisches AMP aktiviert werden kann.

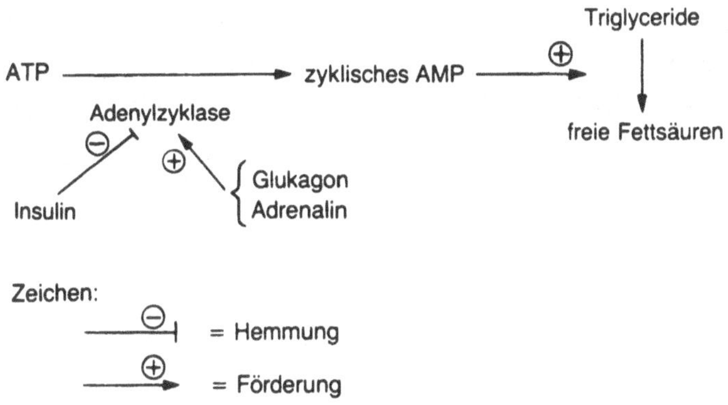

Eine weitere Förderung der Lipolyse ergibt sich durch die Blockierung der Fettsäuresynthese bei Insulinmangel, da einerseits durch den verminderten Glucoseumsatz im PPZ nicht genügend NADPH zur Verfügung steht, andererseits die Acetyl-CoA-Carboxylase durch die hohe Konzentration an Acyl-CoA-Verbindungen in der Leber gehemmt wird. Aufgrund der bei Insulinmangel verminderten Glucoseverwertung wird weniger Dihydroxyacetonphosphat gebildet, so daß nicht genügend Glycerin-1-Phosphat zur Verfügung steht, welches für die Triglyceridsynthese benötigt wird:

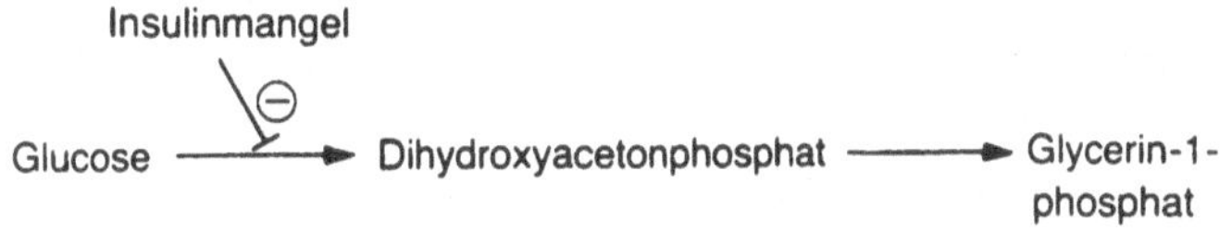

Utilisationsmöglichkeiten der freien Fettsäuren. Die bei Insulinmangel vermehrt anfallenden freien, nicht veresterten Fettsäuren werden zu großen Mengen von Acetyl-CoA abgebaut. Da das gebildete Acetyl-CoA aber wegen des Oxalacetatmangels im Citratzyklus nicht genügend verstoffwechselt werden kann, kommt es zum Anstieg der Zwischenprodukte des Fettsäureabbaus. Die Folge ist ein Ausweichen auf die Bildung von Ketonkörpern.

5.3.3 Stoffwechselentgleisungen im Coma diabeticum

Da beim Insulinmangel, wie oben dargestellt, die Glucoseverwertung gestört ist, müssen zur Deckung des Energiebedarfs Lipiddepots mobilisiert und die freien Fettsäuren abgebaut werden. Dieser Abbau der freien Fettsäuren führt zu großen Mengen an Acetyl-CoA. Die Verwertung von Acetyl-CoA im Citratzyklus ist gestört, da ein Mangel an Oxalacetat vorliegt. Oxalacetat wird normalerweise durch

Carboxylierung aus Pyruvat durch die Pyruvatcarboxylase synthetisiert. Es werden vermehrt Ketonkörper gebildet, da das anfallende Acetyl-CoA weder durch den Citratzyklus noch durch die eingeschränkte Fettsäuresynthese verwertet werden kann.

Acetoacetat und β-Hydroxybutyrat beanspruchen die Alkalireserve des Blutes und können so zur Ketoazidose führen.

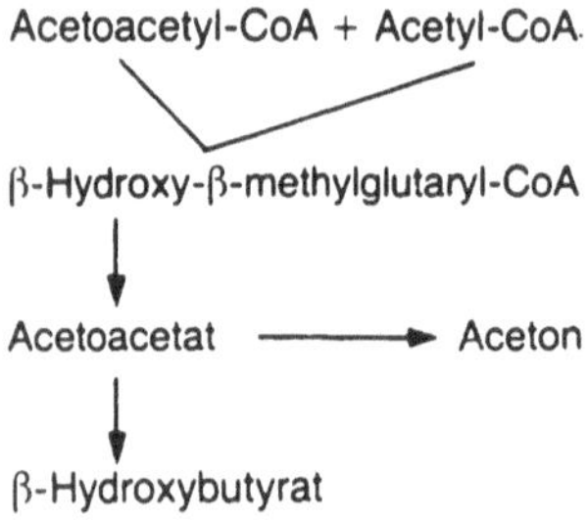

Ketoazidose, Elektrolytverlust. Die unter 5.3.3 dargestellte übermäßige Produktion von Ketonkörpern kann als kausaler Faktor für die Entgleisung des Wasser- und Elektrolythaushaltes angesehen werden:

- Neben dem hauptsächlichen Wasserverlust infolge der osmotischen Diurese führt die zur Kompensation der metabolischen Ketoazidose bestehende *Kussmaul*sche Atmung zu einem nicht zu unterschätzenden respiratorischen Wasserverlust.
- Die untere Grenze für den pH-Wert des Urins liegt bei 4,5–4, da die Niere nicht in der Lage ist, den Harn weiter anzusäuern. Noch vorhandene saure Valenzen eliminiert die Niere durch die Ausscheidung titrierbarer Säuren und den Ammoniak-Mechanismus. Da jedoch bei einem massiven Anfall von Ketonkörpern diese Eliminationsmechanismen nicht mehr ausreichen, werden sie teilweise als Salze ausgeschieden, wobei als Kationen hauptsächlich Natrium- und Kaliumionen verloren gehen (bis zu 600 mval).

Durch die massive Wasserausscheidung können bis zu 6 Liter Körperflüssigkeit verlorengehen. Dieser starke Flüssigkeitsverlust kann zu Nierenversagen und zur Kreislaufzentralisation führen.

5.3.4 Störung der Proteinbiosynthese

Wirkungen des Insulins auf den peripheren Proteinstoffwechsel:

A. Indirekte Wirkung

- Erhöhung der Zellpermeabilität für Aminosäuren

B. Direkte Wirkung
- Vermehrte m-RNS-Synthese.
- Erhöhter Einbau von Aminosäuren in Zellproteine.

Im Insulinmangel kommt es zu einer Hemmung der Proteinbiosynthese, da eine Einschränkung des Aminosäuretransports in die Zellen vorliegt und eine verminderte Ribosomenaktivität nachgewiesen werden kann.

5.3.5 Insulinsekretion

Das Insulin wird in den β-Zellen der Langerhansschen Zellen gebildet. Die Insulinspeicherung erfolgt in den β-Granula und beträgt bei einem Erwachsenen ca. 150–250 IE Insulin/Tag. Der übliche Tagesbedarf eines erwachsenen Menschen liegt hingegen nur bei ca. 40 IE. Die Insulinsekretion kann durch verschiedene in der Nahrung enthaltene Substanzen stimuliert werden. Dabei spielt sowohl die Glukosekonzentration der Pfortader und der Leber als auch ein enteroinsulärer Receptor-Mechanismus eine entscheidende Rolle.

Folgende Stimulatoren fördern physiologisch die Insulinsekretion:
- Glukose
- Leucin
- Aminosäuregemische
- Fettsäuren
- Ketonkörper
- Hormone, wie Glukagon STH und ACTH
- Enterohormone wie Pankreozymin, Sekretin und Enteroglukagon

Eine Hemmung der Insulinsekretion wird erreicht durch:
- Adrenalin und Noradrenalin
- Insulin
- Calcitonin
- Hypokaliämie

Beim juvenilen Diabetes liegt ein echter Insulinmangel-Diabetes vor. Daher ist die Insulinsekretion auf Glukosereiz im Vergleich zu gesunden Probanden erheblich verzögert und erreicht geringere Werte.

Beim Altersdiabetes im Frühstadium (Erwachsenen-Diabetes) finden wir eine sogenannte Insulin-Sekretionsstarre des Pankreas, d. h. eine verminderte Ansprechbarkeit der β-Zellen auf Sekretionsreize und ein herabgesetztes Ansprechen der Erfolgsorgane auf Insulin.

Beim Altersdiabetiker infolge Adipositas finden sich häufig erhöhte Insulinwerte im Nüchternzustand. Auch bei einer Glukosebelastung reagieren sie mit einem wesentlich erhöhten Anstieg des Serum-Insulinspiegels. Nach Gewichtsreduktion durch diätetische Maßnahmen ist eine vollständige Normalisierung der Stoffwechselsituation möglich.

Insulinhemmstoffe können einen latenten Diabetes mellitus zutage fördern sowie eine diabetische Stoffwechsellage weiter verschlechtern.

5.3.6 Glukagon-Insulin-Relation

Glukagon wird in der α-Zelle des endokrinen Pankreas gebildet und durch eine Hypoglykämie sowie durch Pankreozymin oder Aminosäuren freigesetzt. Glukagon fördert über eine Aktivierung der Phosphorylasekinase in der Leber den Glykogenabbau, außerdem stimuliert es in der Leber die Glukoneogenese. Durch beide Mechanismen kommt es zur raschen Hyperglykämie. Das Glukagon entfaltet seine insulinantagonistische Wirkung sowohl im Lipidstoffwechsel als auch im Proteinstoffwechsel. Im Lipidstoffwechsel kommt es über eine Aktivierung der Fettgewebslipase zu einer Erhöhung der freien Fettsäuren im Plasma. Die proteinkatabole Wirkung macht sich in einem Anstieg von Kreatinin, Harnstoff und Harnsäure im Blut bemerkbar.

In der Darmwand des Duodenums ist ein sogenanntes **Entero-Glukagon** nachgewiesen worden, das fast die gleichen chemischen, immunologischen und biologischen Eigenschaften wie das Pankreas-Glukagon aufweist. Entero-Glukagon hat lediglich keine glykogenolytische Wirkung. Das Entero-Glukagon wird während der Glukoseresorption im Darm freigesetzt und bewirkt in den Inselzellen des Pankreas ebenfalls wie das Pankras-Glukagon eine Insulinsekretion.

Trotz Vorliegen einer Hyperglykämie findet man bei der diabetischen Stoffwechsellage häufig eine **Hyperglukagonämie.** Der Hyperglykämie kann eine Überfunktion der α-Zellen zugrunde liegen. Sie kann ebenfalls entstehen durch eine Verschiebung des Insulin-Glukagon-Verhältnisses. Die Ursache der Hyperglukagonämie ist nicht geklärt. Es wird eine verminderte Empfindlichkeit der α-Zellen gegenüber Glukose vermutet. Dadurch soll bei Hyperglykämie die Hemmung der Glukagonfreisetzung gestört sein. Das Vorliegen einer absoluten oder relativen Hyperglukagonämie kann auf Grund der Stoffwechselwirkung besonders im Kohlenhydratstoffwechsel die Symptome eines Diabetes mellitus verstärken.

5.3.7 Diabetisches Spätsyndrom

Der Krankheitsverlauf beim Diabetes mellitus wird durch die auftretenden **vaskulären Komplikationen** bestimmt. Dabei unterscheiden wir zwischen einer **diabetischen Makro- und Mikroangiopathie.** Die Makroangiopathie, die keine Korrelation zur Dauer des Diabetes zeigt, entspricht dem klinischen Bild einer Arteriosklerose der großen Gefäße. Das diabetische Spätsyndrom, das eng mit der Dauer des Diabetes mellitus zusammenhängt, tritt ca. 10 bis 15 Jahre nach

Manifestwerden der Stoffwechselstörung auf. Man versteht unter dem diabetischen Spätsyndrom die Diabetesspezifische Mikroangiopathie, die gekennzeichnet ist durch Veränderungen an der Basalmembran der Kapillaren und die sich klinisch als **Retinopathie, Nephropathie, diabetische Gangrän und Neuropathie** manifestiert.

Der diabetischen Nephropathie (Glomerulosklerose Kimmelstiel-Wilson) liegt eine Störung des Basalmembranstoffwechsels der Niere zugrunde. Die verdickte Basalmembran enthält nämlich ein Kollagen, das sich durch seinen höheren Hydroxylysin und Kohlenhydratgehalt im Vergleich zu den übrigen Kollagentypen auszeichnet. Inwieweit das Enzym Glucosyltransferase oder andere Enzyme für die Regulationsstörung der Basalmembran-Biosynthese verantwortlich zu machen sind, ist nicht geklärt.

Bei der Entstehung der Mikroangiopathie, der diabetischen Retino- und Nephropathie wird dem Sorbitstoffwechsel eine entscheidende Rolle beigemessen. Sorbit und Fruktose können über den Sorbitstoffwechselweg in höheren Konzentrationen als sonst entstehen. Da Sorbit und Fruktose im Gegensatz zu Glukose im Linsen- und Nervengewebe nicht frei permeabel sind und auch nicht schnell abgebaut werden können, verursachen sie eine osmotische Schädigung dieser Gewebe. Die Folge ist eine Quellung und Trübung in den Linsenfasern des Auges sowie eine Herabsetzung der Nervenleitgeschwindigkeit an peripheren Nerven.

5.3.8 Weitere Diabetesformen

- durch Schädigung des Pankreas (Pankreatitis, Trauma, Hämochromatose) oder Exstirpation bedingter Diabetes mellitus.
- durch Überfunktion endokriner Drüsen, die insulinantagonistische Hormone produzieren, bedingter Diabetes mellitus mit folgenden Krankheitsbildern: Akromegalie, Hyperthyreose, *Cushing*-Syndrom, Phäochromozytom.

► Akromegalie
Ursache der Akromegalie ist eine Überproduktion von STH. Es hemmt die Aufnahme von Glucose in einige Gewebe und erhöht die Freisetzung von Glucose aus der Leber. Durch die resultierende Hyperglykämie kommt es außerdem noch zu einer Stimulation des Pankreas, die möglicherweise eine Erschöpfung der β-Zellen zur Folge haben kann.

► Hyperthyreose
Thyroxin fördert die Resorption von Glucose aus dem Magen-Darm-Trakt und den Glykogenabbau in der Leber. Möglicherweise beschleunigt es auch den Insulinabbau.

Der erhöhte Blutzuckerspiegel kann vor allem bei eingeschränkter Pankreasfunktion zur Erschöpfung der β-Zellen führen.

► *Cushing*-Syndrom
Glucocorticoide fördern die Gluconeogenese u. a. durch katabole Wirkung auf den

Proteinstoffwechsel, wobei das Kohlenstoffskelett der freien Aminosäuren von der Leber in den Kohlenhydratstoffwechsel eingebracht wird. Das auf dem Wege der Gluconeogenese gebildete Glucose-6-phosphat wird sowohl für die Glykogensynthese verwendet als auch in Form von freier Glucose ins Blut abgegeben. Zudem wird die Abgabe der Glucose ins Blut dadurch begünstigt, daß die oxydative Decarboxylierung des Pyruvats zum Acetyl-CoA und damit der oxydative Endabbau der Glucose gehemmt ist. Da aber die Glucoseverwertung der peripheren Organe gehemmt ist, kommt es zu einem Anstieg des Blutzuckerspiegels. Dieses Phänomen wird auch als Steroiddiabetes bezeichnet. (Buddecke)

► Phäochromozytom

Adrenalin fördert durch Aktivierung der Phosphorylase in Leber und Muskel die Freisetzung von Glucose aus der Leber, was zur Hyperglykämie führt.

5.4 Stoffwechsel im Hungerzustand

Die Stoffwechselsituation infolge totaler Nahrungskarenz ähnelt in einigen Punkten dem Diabetes mellitus. Bei einem totalen Kalorienentzug kommt es zu einem Absinken des Seruminsulinspiegels. Die Folge ist eine Blockierung der Glukoseaufnahme in Muskel- und Fettgewebe mit geringer bis mäßiger Hyperglykämie. Der Glukosebedarf des ZNS wird durch Mobilisierung der Glykogendepots aus der Leber aufrechterhalten. Die Glykogendepots sind aber bald erschöpft. Dank der erhöhten Ausschüttung von Glukokortikoiden im Hungerzustand werden die Schlüsselenzyme der Glukoneogenese in der Leber stimuliert. Der Proteinkatabolismus sorgt für die Bereitstellung der Aminosäuren zur Glukoneogenese.

Zusätzlich kommt es über die Hormonwirkung von Adrenalin, Noradrenalin, Glukagon und Glukokortikoiden zur Lipolyse mit vermehrtem Anfall von freien Fettsäuren und Bildung von Ketonkörpern.

Nach ca. 3 Wochen kommt es zu einer Umstellung im Energiestoffwechsel. Das Gehirn zieht jetzt die Ketonkörper bevorzugt als Energielieferanten heran. Im peripheren Gewebe erfolgt die Umschaltung von der Ketonkörperutilisation zur Oxidation der freien Fettsäuren für die Energiegewinnung. Die Glukoneogenese wird dadurch reduziert: Durch diesen Adaptationsmechanismus, dessen Regulation noch unbekannt ist, wird der Kohlenhydrat- und Proteinabbau gestoppt und der Energiebedarf aus dem Abbau der Triglyceride gedeckt.

5.5 Hyperlactatämie, Lactatazidosen

Bei Sauerstoffmangel wird im peripheren Gewebe zur Energiegewinnung auf die anaerobe Glykolyse umgeschaltet. Dabei fällt unter Gewinnung von ATP vermehrt

Lactat beim Abbau von Glucose an. Das Lactat wird wiederum unter Zufuhr von 3 ATP in der Leber zu Glucose umgewandelt. Dieser Stoffwechselweg, der als Cori-Zyklus bekannt ist, deckt den Energiebedarf der Muskulatur unter Ruhe-Nüchtern-Bedingungen. Die dabei auftretende Hyperlactatämie wird in der Regel vom Organismus ohne azidotische Erscheinungen vertragen, da ja Lactat wieder schnell in Glucose umgewandelt wird.

Bei **hypoxischen Zuständen** infolge eines Kreislaufkollapses fällt vermehrt Lactat im Gewebe aufgrund des oben geschilderten Mechanismus an. Da gleichzeitig auch die Sauerstoffversorgung der Leber ebenfalls herabgesetzt ist, ist die Leber nicht in der Lage, das Lactat in Glucose umzusetzen (durch Entkopplung der Atmungskette in der Leberzelle ist die NADH-Utilisation nicht möglich).

Beim **Diabetes mellitus** kann es gehäuft zum Auftreten von Hyperlactatämien kommen. Durch die Steigerung der Gluconeogenese fällt erheblich mehr Pyruvat an als im gesunden Organismus. Das Pyruvat wird zu Lactat reduziert, wenn genügend NADH aus dem Fettsäureabbau vorhanden ist. Treten beim Diabetiker jetzt noch zusätzliche metabolische Störungen auf (z. B. durch Alkoholgenuß oder Biguanidmedikation), so kommt es zur Entgleisung des Lactatstoffwechsels.

Bei **Lebererkrankungen** (z. B. Leberzirrhose) ist die Lactatverwertung gestört. Der Anstieg des Lactatspiegels kann zu schweren Lactatazidosen führen.

Bei der **Alkoholintoxikation** wird die Lactatverwertung in der Leber gehemmt. Ursache ist ein Überschuß an NADH, das bei der Entgiftungsreaktion anfällt. Für den Lactatabbau fehlt somit das NAD.

$$\begin{array}{lcl} \text{Äthanol} & \longrightarrow & \text{Acetaldehyd} \\ \text{NAD} & \xrightarrow[\text{Alkoholdehydrogenase}]{} & \text{NADH} + H^+ \end{array}$$

5.6 Hypoglykämie

Eine Hypoglykämie ist definiert durch das Absinken des Blutzuckerspiegels unter 50 mg%.

Verschiedene Ursachen. Man unterscheidet verschiedene Formen der Hypoglykämie:

A. Reaktiver Abfall des Blutzuckerspiegels bei überhöhter Insulinausschüttung

- Leucin-induzierte Hypoglykämie beim Kind.
  Bei dieser angeborenen Stoffwechselkrankheit handelt es sich um eine Überempfindlichkeit der B-Zellen auf die Aminosäure Leucin, die mit hoher Insulinausschüttung reagieren.

- Bei latentem Diabetes 3–4 Std. postprandial.
  Die Insulinreserve reicht nicht aus, den Blutzuckerspiegel nach dem Essen normal zu halten. Die verzögerte Anstrengung des Inselzellapparates, den Blutzuckerspiegel zu normalisieren, kann zu überschießender Insulinausschüttung führen.
- Bei vegetativ labilen Personen und bei Patienten mit Magengeschwüren nach Magenresektion.
  Nach rascher Nahrungsresorption kommt es zu einer überschießenden Freisetzung von Insulin.

B. Reaktiver Abfall des Blutzuckerspiegels bei normaler Insulinausschüttung

Hereditäre Fructoseintoleranz

Diese Kinder haben keine normale Leber-Phosphofructaldolase, so daß sich bei Zufuhr von Nahrungsfructose Fructose-1-Phosphat in der Leber anreichert. Fructose-1-Phosphat ist Ursache der Blockierung verschiedener Enzyme:

- Hemmung der Phosphorylierung von Fructose; dadurch erhöhte Fructosekonzentration im Blut mit Fructosurie.
- Hemmung der Neubildung von Fructose-1,6-diphosphat aus Dihydroxyacetonphosphat und Glycerinaldehydphosphat; dadurch Hemmung der Gluconeogenese.
- Hemmung der Leberphosphorylase; dadurch Hemmung der Glykogenolyse.

Insgesamt kommt es also zu einer vollständigen Hemmung der Glucoseabgabe durch die Leber und damit zur Gefahr eines hypoglykämischen Schocks.

► Galaktosämie

Es kommt zu einer intrazellulären Anhäufung von Galaktose-1-Phosphat, die auf ähnliche Art und Weise wie Fructose-1-Phosphat zu einer Senkung des Blutzuckerspiegels führt, wobei aber selten schwere hypoglykämische Zustände auftreten.

C. Abfall des Blutzuckerspiegels im nüchternen Organismus bei überhöhter Insulinausschüttung

► **Bei Neugeborenen von Diabetikerinnen** findet man häufig in den ersten Lebenstagen einen Hyperinsulinismus. Die Inselzellen weisen eine Hypertrophie auf, die vermutlich durch die Hyperglykämie der Mutter bedingt ist.

► **Inselzelladenom.** Die Ursachen diffuser Hyperplasien der β-Zellen bzw. der Ausbildung solider Inselzelladenome sind nicht geklärt. Das Auftreten solcher Tumoren wird von einer Dysregulation des Insulinregelkreises begleitet. Es kommt zu einer Steigerung der basalen Insulinsekretion und einer starken Vermehrung der Insulinfreisetzung nach Glucose- oder Tolbutamidgabe. Die Proinsulinwerte im Serum liegen über den Normalwerten. Zu Beginn der Erkrankung ist oft das Auftreten von Heißhunger (bedingt durch spontane Hypoglykämien) der mit Schweißausbrüchen einhergeht, symptomatisch. Wegen der erhöhten Nahrungsaufnahme nehmen die Erkrankten an Gewicht zu. Mehrstündiges Hungern führt im Spätstadium aufgrund von Hypoglykämie zur Bewußtlosigkeit. Als weitere Symptome wurden Tremor, Erschlaffung, Kopfschmerzen, Erbrechen und Paraesthesien beschrieben.

D. Abfall des Blutzuckerspiegels im nüchternen Organismus bei normaler Insulinausschüttung

- **bei unbehandelter NNR-Insuffizienz**
- **bei Einschränkung oder Versagen der Hypophysenfunktionen** bzw. bei hypophysären Zwergen.
  Glucocorticoide und das Wachstumshormon wirken als Insulinantagonisten. Je nach Einschränkung der Hypophysenfunktion ist die Ausschüttung der NNR-Hormone (abhängig von ACTH) oder des Wachstumshormons beeinträchtigt. Auch die Freisetzung der NNM-Hormone kann gestört sein.
- bei Glykogenose Typ I
  Durch das Fehlen der Glucose-6-Phosphatase kann Glucose-6-Phosphat nicht in Glucose umgewandelt werden. Hypoglykämie wird durch Verabreichung häufiger kleiner Mahlzeiten vermieden.
- bei **mangelnder Aktivität der Fructose-1,6-diphosphatase** und daraus resultierender Blockierung der Gluconeogenese in der Leber und in der Niere. Hypoglykämie tritt erst bei Erschöpfung der Glykogenvorräte der Leber auf.
- bei schweren Lebererkrankungen und Alkoholabusus
  Die Gluconeogenese und die Glucoseabgabe ist bei Zerstörung des Leberparenchyms nur noch geringfügig möglich. Auch bei **chronischen Alkoholikern** kommt es häufig zu einer Hypoglykämie, da auch Alkohol die Gluconeogenese und die Glucoseabgabe aus der Leber blockiert. Diese Hypoglykämien können für den Patienten schwere Folgen haben, da sie nicht immer erkannt und häufig auch nicht von einem Alkoholrausch unterschieden werden.

E. Abfall des Blutzuckerspiegels bei Tumoren. Bei bestimmten Tumoren, besonders bei retroperitoneal gelegenen, führt man die Hypoglykämie auf erhöhten Glucoseverbrauch der Tumoren zurück. Neuerdings hat man festgestellt, daß Stoffwechselprodukte aus dem Tryptophanabbau (z. B. Indolessigsäure, Indolbuttersäure) eine insulinähnliche Wirkung zeigen und den Blutglucosespiegel senken.

Symptome der Hypoglykämie

Die Symptome der Hypoglykämie sind durch mehrere pathophysiologische Mechanismen bedingt. Als Zeichen der **sympathischen Gegenregulation** mit erhöhter Adrenalinausschüttung sind Nervosität, Angstgefühl, Zittern, Heißhunger, Schweißausbruch und Tachykardien aufzufassen.

Zentralnervöse Symptome infolge des Mangels an Glucose im Gehirn sind Kopfschmerzen, Unruhe, Verwirrtheit, Doppelbilder und Parästhesien. Im Spätstadium treten Bewußtlosigkeit und Krämpfe auf.

6. Innere Sekretion

6.1 Endokrinopathien

6.1.1 Ursachen

Eine Unterbrechung in der Übertragung der Information von einer Drüse mit innerer Sekretion auf das Endorgan kann auf jeder Stufe Ursache einer endokrinen Störung sein:

- Störungen in der Biosynthese von Hormonen.
- Störungen in der Speicherung und Sekretion von Hormonen (z. B. Altersdiabetes).
- Störungen des Hormontransports:
  - einige wenig wasserlösliche Hormone benötigen Eiweiße als Carrier für den Transport im Blut.
- Störungen der Wirkung von Hormonen an der Zielzelle:
  - fehlende Umwandlung eines Prohormons in das aktive Hormon durch das Effektorgan, z. B. bei der testikulären Feminisierung, wo zwar eine normale Testosteronsekretion stattfindet, jedoch die Umwandlung **(Konversion)** in das aktive Dihydrotestosteron am Effektorgan ausbleibt.
  - Rezeptorendefekte; z. B. beim Pseudohypoparathyreodismus, wo bei normaler Parathormonsekretion die Rezeptoren des Knochens nicht auf das Hormon ansprechen.

    Vermehrtes oder vermindertes Ansprechen der peripheren Rezeptoren auf Androgene führt entweder zum Hirsutismus oder zu schwacher sekundärer Körperbehaarung.
  - Fehlen intrazellulärer Trägersubstanzen für Hormone; z. B. bei Hormonen, die kerngebunden sind und durch das Zytoplasma transportiert werden müssen.
- Störungen der Inaktivierung, des Abbaus und der Ausscheidung von Hormonen:
  - verminderter Abbau von Cortisol bei Hypothyreose und Lebererkrankungen; vermehrter Cortisolabbau bei Hyperthyreose. Aufgrund des intakten Rückkopplungsmechanismus ergeben sich jedoch keine endokrinen Störungen.
- Inaktivierung durch Bindung an Antikörper
  - Viele Diabetiker entwickeln im Laufe der Behandlung Antikörper gegen das Fremdinsulin. Die Folge ist eine Verschlechterung bzw. Aufhebung der Hormonwirkung des Fremdinsulins, die eine Erhöhung der Insulindosis nach

sich zieht oder aber den Wechsel auf Insuline anderer Tierspezies. Von einer Insulinresistenz infolge von Antikörpern spricht man, wenn der Insulinbedarf mehr als 200 IE/die beträgt.

Weitere Störungen der inneren Sekretion können hervorgerufen werden durch:
- Störungen im Reglermechanismus z. B. in der Rückkopplung
- autonome Hormonproduktion durch benigne und maligne Tumoren endokr. Drüsen (Phäochromozytom, tox. Adenom der Schilddrüse)
- autonome ektopische Hormonproduktion (*Cushing*-Syndrom bei Bronchus- und anderen Karzinomen)
- endokrine Unterfunktionssyndrome durch Zerstörung der endokr. Drüse
- endokrines Psychosyndrom; ein häufig vorkommendes psychisches Syndrom bei endokr. Krankheiten

Ein System ist natürlich um so störungsanfälliger, je mehr endokr. Drüsen und Steuerebenen in einem Gesamtregelkreis nachgeordnet sind.

6.1.2 Rückkopplung

Rückkopplungsmechanismus
D. h., der Mechanismus der Rückkopplung ist also der, daß ein Fühler dem Regler (Hypothalamus) den Zustand der Regelgröße mitteilt und die Aktivität des Reglers darauf einstellt.

Die Sekretion der hypophyseotropen Hormone wird über den Rückkopplungsmechanismus durch neurale und humorale Reize beeinflußt.

Es ist noch nicht genau gesichert, inwieweit die Releasing-Hormone in den Regelkreis eingeschlossen sind. Möglicherweise bewirken sie auch nur eine Steuerung des Hypophysenvorderlappens. Sie stellen aber ein Glied der Signalkette dar!

Störungen des Reglermechanismus
Beispiel einer Störung des hypothalamisch-hypophysär-peripheren Rückkopplungsmechanismus ist das hypothalamisch-hypophysäre *Cushing*-Syndrom mit bilateraler Nebennierenrinden-Hyperplasie. Hier handelt es sich um eine Fehlentwicklung des Reglers für das betreffende Corticotropin-Releasing-Hormon (CRF). In diesem Fall bleibt der Regler im Hypothalamus auch durch eine normale oder auch zu hohe periphere Plasmacortisolkonzentration (Regelgröße) unbeeinflußt und sezerniert weiter CRF, wodurch über eine erhöhte ACTH-Ausschüttung ein pathologisch erhöhter Cortisonspiegel aufrechterhalten wird. Der Rückkopplungsmechanismus ist zwar nicht gänzlich ausgeschaltet, reguliert jedoch auf einem weit höheren Niveau, d. h. der Regler wird erst durch eine größere Cortisolmenge gehemmt.

Schema eines Hormon-Regelkreises:

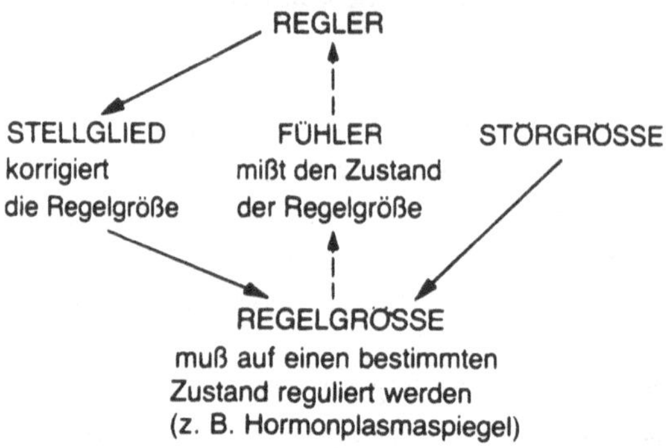

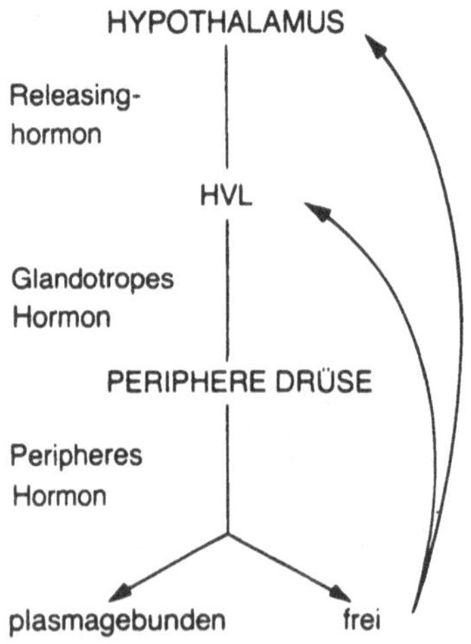

Pathologische Rückkopplung. Erfolgt eine therapeutische oder endogene Erhöhung der Blutspiegel von Hormonen, z. B. an Corticosteroiden, so wird über den Rückkopplungsmechanismus auf die Signale des Führens hin im regulierenden Zentrum die CRF-ACTH-Sekretion gedämpft. Nun kann es geschehen, daß bei einer Langzeittherapie mit Corticoiden durch die aufgrund der Dämpfung der CRF-ACTH-Sekretion blockierte bzw. verminderte Aktivität der Corticoidsezernierenden NNR-Zellen es nach längerer Zeit zu einer NNR-Insuffizienz kommen kann. In einem solchen Fall wäre es ein grober Fehler, die Steroidtherapie plötzlich abzusetzen; im Gegenteil ist es richtiger, durch eine langsame Absetzung der Therapie nach und nach eine Eigenaktivität der NNR-Zellen wiederherzustellen.

Hyperplasiogene Adenome. Hyperplasiogene Adenome entstehen wahrscheinlich auf dem Boden einer Hyperplasie. Bei ihnen tritt im Laufe der Zeit durch die Verselbständigung des Gewebes zum Adenom eine Rückkopplungsstörung auf. Bei der primären Hypothyreose z. B. kommt es infolge des verminderten Hormonspiegels im Blut über den hormonellen Regelkreis zu einer vermehrten Sekretion von TSH aus dem Hyphysen-Vorderlappen. Durch die dauernde Anregung des Hypophysen-Vorderlappens zur Mehrsekretion von TSH kann es dann über eine Hyperplasie wahrscheinlich durch Verselbständigung der hormonbildenden Zellen zur Bildung eines funktionell aktiven, hyperplasiogenen HVL-Adenoms kommen. Dieses »neu entstandene«, hyperplasiogene Adenom sezerniert nicht nur TSH, sondern ist manchmal auch in der Lage, andere HVL-Hormone auszuschütten.

Autonome Adenome. Das autonome Adenom (z. B. beim Morbus Cushing) unterliegt dem hormonellen Regelkreis nicht. Es läßt sich nicht vom übergeordneten Steuerungszentrum, dem Hypothalamus, von seiner Hormonproduktion beeinflussen, noch durch den negativen feedback-Mechanismus infolge des erhöhten Steroidhormonspiegels im Blut. Dem autonomen Adenom beim Morbus Cushing liegt ein raumfordernder, hormonproduzierender, aus basophilen Zellen bestehender Tumor zugrunde. Durch die vermehrte Ausschüttung seines glandotropen Hormons kommt es zur bilateralen Hyperplasie der Nebennierenrinde mit vermehrter Synthese und Ausschüttung der dort gebildeten Steroidhormone.

6.1.3 Hormonanaloga

Darunter versteht man künstlich hergestellte Stoffe, die sich chemisch von den Hormonen unterscheiden, jedoch im Organismus dieselbe biologische Wirkung entfalten.

Die Hormonanaloga haben sowohl in der Diagnostik als auch in der Substitutionstherapie endokriner Störungen ihren festen Platz. Folgende Hormonanaloge stehen stehen zur Verfügung:

- Dexamethason, Prednisolon usw. für die Gluco- und Mineralocorticoide
- Tetracosactrin (Synacthen®), ein aus 24 Aminosäuren synthetisch hergestelltes Polypeptid, für ACTH
- Pentagastrin für Gastrin
- Vasopressin für ADH

Funktionsteste

▶ ACTH-Stimulationstest

Mit ihm wird vor allem eine primäre oder sekundäre Nebennierenrindeninsuffizienz nachgewiesen.

Gibt man 1–2 Tage je 25 IE ACTH in achtstündiger Infusion, so zeigt sich normalerweise schon am ersten Testtag ein Anstieg der 17-Hydroxycorticosteroide, der mehr als das Zweifache des Ausgangswertes beträgt. Eine Erhöhung tritt bei der adrenal bedingten Insuffizienz nicht auf oder macht sich nur geringfügig bemerkbar, während bei der hypophysär verursachten Insuffizienz die Erhöhung niedriger ausfällt als beim gesunden Menschen. Dieser Test spielt in der Diagnostik des *Cushing*-Syndroms keine große Rolle.

- Dexamethason Hemmtest
  Das synthetische Cortisolderivat Dexamethason wirkt stark hemmend auf die Hypophyse. Führt man im Laufe von zwei Tagen 6stündlich 0,5 mg Dexamethason zu und steigert dann die Gabe während zwei weiteren Tagen auf 6stündlich 2 mg Dexamethason, dann fällt die Cortisolproduktion beim Gesunden auf Werte um 0 ab. Aufgrund der NNR-Hyperplasie geht die Cortisolproduktion bei Patienten mit *Cushing*-Syndrom nicht so stark zurück. Kranke mit durch NNR-Tumor bedingtem *Cushing*-Syndrom zeigen so gut wie keine Beeinflussung, da eine autonome Cortisolproduktion vorliegt.

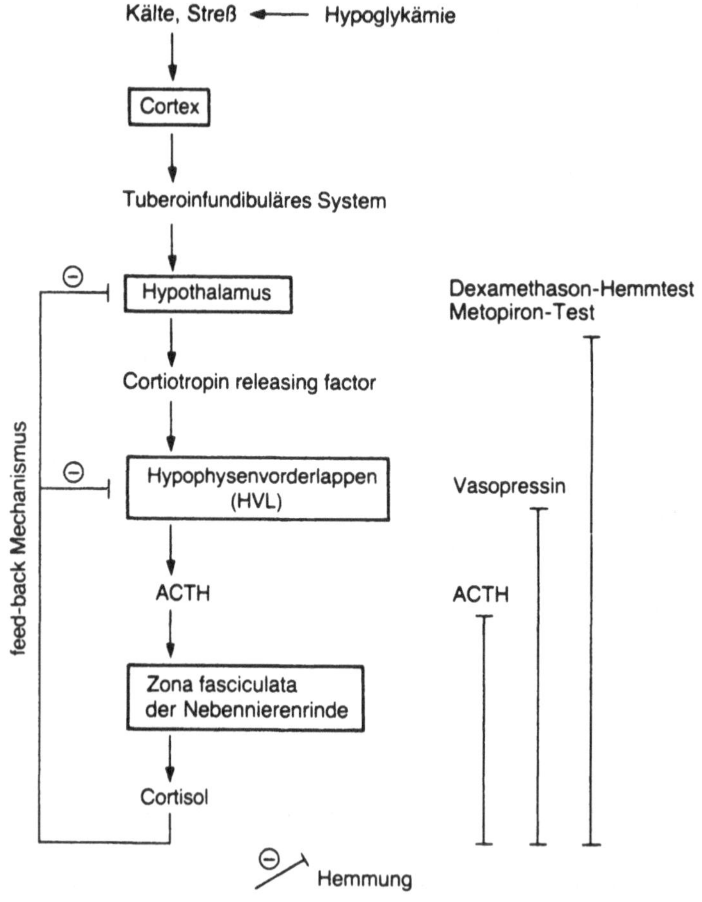

- Metopirontest
  Mit ihm läßt sich die Hypothalamus-Hypophysen-Achse überprüfen. Metopiron verhindert die 11-β-Hydroxylierung in der NNR und somit sinkt die Synthese der

11-Hydroxycorticosteroide, zu denen auch das Cortisol gehört, ab. Durch die fehlende negative Rückkopplung wird das Hypothalamus-Hypophysen-System stimuliert; unter der Wirkung von ACTH werden vermehrt Steroidhormone gebildet, so daß bei intaktem Hypothalamus-Hypophysen-NNR-System unter diesen Testbedingungen die Steroidausscheidung im Harn stark ansteigt. Der Anstieg bleibt bei Insuffizienz dieses Systems aus.

▶ Vasopressintest
Er wird zur Differenzierung zwischen hypothalamischer und hypophysärer Insuffizienz eingesetzt. Es soll damit die endogene ACTH-Synthese angeregt werden.

Die Plasmacorticosteroide werden vor und nach zweistündiger Infusion von 6–10 E Lysin-8-Vasopressin gemessen. Ist die Hypophyse intakt, zeigt sich ein Anstieg der Plasmacorticosteroide um mindestens das Zehnfache des Ausgangswertes.

Vasopressin kann auch zur Unterscheidung zwischen renalem und zentralem Diabetes insipidus eingesetzt werden (siehe 6.3.1.).

▶ Pentagastrin
Es wird bei der Magensaft-Sekretionsanalyse angewendet zur Nachahmung der Gastrinwirkung auf die Belegzellen. Als Dosis zur maximalen Stimulierung der Belegzellen werden 6 g/kg KG verwendet. (Genaueres siehe Rep. Humangenetik u. Klinische Chemie, De Gruyter Verlag).

▶ Hypoglykämischer Insulintest
Das *Cushing*-Syndrom mit bilateraler NNR-Hyperplasie weist im Streß (Insulinhypoglykämie) keinen weiteren Anstieg des Cortisolplasmaspiegels auf, während beim Gesunden eine Erhöhung des Cortisolplasmaspiegels zur Kompensation der Hypoglykämie beobachtet werden kann. Dieses Phänomen ist jedoch noch nicht aufgeklärt.

6.2 Hypothalamus-Hypophysenvorderlappenhormone

Releasing-Hormone. Die Hypophysenvorderlappen-Funktion wird ausschließlich chemisch durch sogenannte Releasinghormone kontrolliert, die aus dem Gebiet des Hypothalamus über das hypophysäre Pfortadersystem zum Hypophysenvorderlappen kommen. Bisher ist es gelungen, folgende Releasingfaktoren aus dem Hypothalamus zu extrahieren:

- Follicle-Stimulating-Hormon-Releasing-Factor (FSHRF); setzt FSH frei.
- Lutenizing-Hormon-Releasing-Factor (LHRF); setzt LH frei.
- Thyrotropin-Releasing-Factor (TRF); setzt TSH frei.
- Somatotropin-Releasing-Factor (SRF); setzt STH frei.
- Corticotropin-Releasing-Factor (CRF); setzt ACTH frei.
- MSH-Releasing-Factor (MSHRF); setzt das Melanozyten-stimulierende Hormon frei.

Außer diesen genannten Substanzen konnten noch ein Prolactin-Hormonfaktor sowie ein Somatotropin-Hormonfaktor nachgewiesen werden.

Die Releasing-Hormone sind in einen Regelkreis eingeschaltet und verhalten sich im gesunden Organismus nach dem Prinzip der negativen Rückkopplung. Werden die Releasing-Hormone unkontrolliert durch das Regelsystem in zu großer oder zu kleiner Menge sezerniert, so findet dieses seinen Ausdruck in einer Über- bzw. Unterfunktion der entsprechenden Organsysteme.

6.2.1 HVL-Insuffizienz

Eine HVL-Insuffizienz kann ihre Ursache haben in

- ▶ **Entzündungen** wie Hypophysitis, Meningitis und Encephalitis,
- ▶ **Tumoren** wie Adenom, Kraniopharyngiom, Hirntumoren,
- ▶ **Granulome** wie Tuberkulom, Gumma, bei Sarkoidose,
- ▶ **Regressive Veränderungen** wie Amyloid und Nekrosen,
- ▶ **Entwicklungsstörungen** wie Zysten, Hypoplasien,
- ▶ **Trauma** nach neurochirurgischen Eingriffen und offenen Verletzungen.

Die differentialdiagnostische Frage, ob eine hypothalamische oder eine hypophysäre Ursache für eine HVL-Insuffizienz vorliegt, ist im Prinzip durch Stimulation des HVL mit hypophyseotropen Hormonen (Releasing Hormone bzw. Inhibiting Hormone) zu beantworten. Man unterscheidet die HVL-Insuffizienz in einen

A. akuten Ausfall infolge von Traumen oder Operationen. Hier kommt es in der Hauptsache zum Auftreten einer sekundären Nebenniereninsuffizienz mit der klinischen Symptomatik von Streßintoleranz, Kollapsneigung, Neigung zu Hypoglykämien und Ermüdbarkeit.

B. chronischen Ausfall infolge eines HVL-Adenoms oder beim Sheehan-Syndrom. Hier tritt im allgemeinen zuerst ein sekundärer Hypogonadismus auf, der sich bei der Frau in einer sekundären Amenorrhoe ohne klimakterische Beschwerden, beim Mann in Form von Libido- und Potenzverlust äußert. Später kommt oft noch eine sekundäre Hypothyreose und eine sekundäre Nebenniereninsuffizienz hinzu.

Tritt während einer HVL-Insuffizienz eine Belastungssituation auf, so kann diese zu einem hypophysären Koma führen. Solche Patienten zeigen eine Hypothermie, Hypoventilation, Bradykardie, Hyperkapnie, Hypotonie und Hypoglykämie.

Funktionsteste

A. in vitro. Hier stehen Hypophysenhälften zur Verfügung, die man mit dem entsprechenden Releasing-Hormon inkubiert. Sodann bestimmt man nach einem definierten Zeitraum die Sekretion der HVL-Hormone in das betreffende Medium oder man mißt die Abnahme der Konzentration an HVL-Hormonen im Hypophysengewebe.

B. in vivo. Man injiziert den Releasing-Faktor und bestimmt vor und in einem definierten Zeitraum nach der Injektion den peripheren Plasmaspiegel des betreffenden HVL-Hormons (Beispiel: TRH-Test in der Schilddrüsendiagnostik).

6.2.2 Glandotrope Hormone

(siehe Zielorgane)

6.2.3 Wachstumshormon (GH, STH) und Prolactin (PRL)

Akromegalie. Die Akromegalie ist die Folge einer exzessiven Sekretion des Wachstumshormons (GH bzw. STH) im Erwachsenenalter. Dabei wird die Wachstumswirkung und ein Teil der Stoffwechselwirkungen nicht durch STH selbst, sondern über Somatomedin vermittelt, ein Polypeptid, das unter dem Einfluß von STH in Leber und Niere synthetisiert wird. Zu dieser unkontrollierten und ungesteuerten STH-Sekretion kann es kommen

- durch vermehrte autonome Bildung von STH, z. B. bei eosinophilen Tumoren der Hypophyse,
- durch vermehrte Bildung von Releasing-Hormonen.

Die lokalen Auswirkungen dieser Erkrankung sind Sellavergrößerung, Kopfschmerzen und Sehstörungen (Chiasmasyndrom).

Klinische Auswirkungen der Akromegalie:

A. Skelettveränderungen

- Rippenwachstum, Bandscheibenverkalkung durch eine Steigerung des enchondralen Knochenwachstums.
- Hyperostosen, Vergrößerung der Akren durch eine Steigerung des periostalen, appositionellen Knochenwachstums.
- Rückenschmerzen, Kyphose als Folge erhöhter Ca-Ausscheidung im Urin und erhöhten Knochenumbaus.
- Arthropathien.

B. Viszeromegalie (Vergrößerung innerer Organe)

- Steigerung des Herzgewichts auf bis zu 1000 g; die Folge sind Angina-pectoris-Anfälle und möglicherweise Herztod. Das kritische Herzgewicht liegt bei 500 g.
- Vergrößerung der Leber, wobei die Durchblutung relativ vermindert ist.
- Vergrößerung des Nierengewichts und der Nierendurchblutung sowie des Glomerulumfiltrats und des extrazellulären Wassers.
- die Haut wird dicker.
- Hypertrophie des Perineuriums; die Folge ist eine Medianuslähmung.

Wachstumshormon und Glucosespiegel. Neben seiner Wachstumswirkung zeigt das Wachstumshormon STH auch noch Stoffwechselwirkungen. An der Polypeptidkette des STH befinden sich zwei Wirkungszentren:

- ein N-terminales Teilstück mit Insulin-ähnlicher Wirkung; bestehend aus 22 Aminosäuren.
- ein C-terminales Teilstück mit Insulin-antagonistischer Wirkung; bestehend aus 23 Aminosäuren.

Die einzelnen Stoffwechselwirkungen sind:

A. auf den **Proteinstoffwechsel;** das STH wirkt hier proteinanabol. Es bewirkt eine beschleunigte Aminosäurereinkorporation in die Zelle und hat direkte Wirkung auf die Protein-Biosynthese.

B. auf den **Fettstoffwechsel;** hier wirkt das STH lipidkatabol. Auf der einen Seite nämlich wird die Fettsäuresynthese aus Acetyl-CoA herabgesetzt, auf der anderen Seite wird der Einbau der Fettsäuren in die Lipide gehemmt.

C. auf den **Kohlenhydratstoffwechsel;** hier herrscht die Insulin-antagonistische Wirkung des STH vor, d. h. die Glucoseutilisation ist gehemmt und der Wirkungsgrad des Insulins ist geringer. In dieser Situation muß es zu einer Hypoglykämie kommen. Es wird mehr Insulin benötigt, damit Glucose in die Zellen der verbrauchenden peripheren Organe eingeschleust werden kann. Dieser Zustand kann schließlich zur Erschöpfung der Inselzellen und zu einem Diabetes mellitus führen; in diesem Zusammenhang spricht man auch von einer diabetogenen Wirkung des STH. Zudem wird auch die Gluconeogenese gefördert, was in der Leber zu einem Anstieg des Glykogengehaltes führt. So ist zu sehen, daß die STH-Hyperglykämie durch zwei Komponenten bedingt ist, nämlich durch die gehemmte Glucoseaufnahme einerseits und die verstärkte Gluconeogenese andererseits.

Regulation der STH-Wirkung

In einem Regelkreis, der die STH-Wirkung reguliert, verhalten sich STH und Insulin antagonistisch. Wie oben auch beschrieben, kommt es unter STH-Einfluß zu einer Hyperglykämie, die wiederum einen adäquaten Reiz für die Produktion und Ausschüttung von Insulin darstellt. Die Folge ist eine Senkung des Blutzuckerspiegels, die die Bildung und Ausschüttung des STH-Releasing-Hormons stimuliert, was im Hypophysenvorderlappen zu einer vermehrten STH-Abgabe führt.

Eine Hemmung der Ausschüttung von STH erfolgt durch Somatostatin (STH-inhibiting factor des Hypothalamus). Das Somatostatin übt auch einen direkt inhibierenden Effekt auf die Sekretion von Glukagon und Insulin aus. Außerdem hemmt es die Freisetzung von TSH und Prolactin.

Ursachen einer verminderten STH-Sekretion sind:

- Kraniopharyngiome (Zerstörung der Hypophyse)

- Hypophysenhypoplasie
- Hyperglykämie oder Hyperkortizismus
- Hypothyreose
- Gravidität (HPL wirkt diabetogen durch Insulinantagonismus)
- Adipositas

Ein Mangel an STH im Kindesalter führt zum klinischen Bild des proportionierten Zwergwuchses (hypophysärer Minderwuchs).

Prolaktin. Prolaktin wird in den eosinophilen Zellen des Hypophysen-Vorderlappens gebildet. Es fördert die Entwicklung der Mammae in der Pubertät und ist an der Auslösung (Laktopoese) und Unterhaltung (Galaktopoese) der Milchsekretion beteiligt. Außerdem wird dem Prolaktin eine diabetogene Wirkung zugeschrieben.

Die Prolaktinsekretion wird aufrechterhalten durch den Saugakt des Säuglings an der Brustwarze (Oxytocin-Wirkung auf den HHL über das Zwischenhirn).

Eine verminderte Ausschüttung bis zum Fehlen von Prolaktin findet sich bei Tumoren des HHL (z. B. Kraniopharyngiom) und nach Hypophysektomie. Beim Sheehan-Syndrom fehlt die Prolaktinausschüttung vollständig.

Erhöhte Prolaktinspiegel werden bei eosinophilen Adenomen oder unter der Medikation von Psychopharmaka (z. B. Phenothiazinen) gefunden.

6.3 Hypophysenhinterlappenhormone

6.3.1 ADH-Mindersekretion

Diabetes insipidus. Unter dem Einfluß des ADH wird der nach isoosmotischer Rückresorption verbleibende Primärharn (15 l) im distalen Tubulusabschnitt und den Sammelröhrchen auf ein Volumen von etwa 1,5 l rückresorbiert. Beim Diabetes insipidus liegt entweder eine insuffiziente ADH-Wirkung oder ein ADH-Mangel vor, so daß es zu einer unvollständigen bzw. zu keiner Rückresorption des Primärharns kommt. 50% der Patienten scheiden 4–8 l, 25% mehr als 12 l pro 24 Std. aus. Der ausgeschiedene Harn ist hypoosmolar (isoosmolar bei 4 l), der Harnfarbstoff ist vermindert.

Renaler Diabetes insipidus – zentraler Diabetes insipidus. Beim renalen Diabetes insipidus reagieren die distalen Tubuluszellen auf endogen gebildetes oder exogen zugeführtes ADH nicht mit verstärkter Wasserrückresorption (ADH-refraktärer Pseudodiabetes insipidus). Die Krankheit liegt also nicht in einem ADH-Mangel begründet, sondern in einer fehlenden Ansprechbarkeit der distalen Tubuli auf ADH.

6.3.2 ADH-Ausschüttung (ADH-Mehrsekretion)

ADH-Sekretion gesteigert
- erhöhter effektiver osmotischer Druck des Plasmas
- vermindertes Extrazellulärflüssigkeitsvolumen
- Morphin, Nicotin, Barbiturate
- Schmerz, Emotionen, Streß, Muskelarbeit, Trauma

ADH-Sekretion vermindert
- verminderter effektiver osmotischer Druck des Plasmas
- vergrößertes Extrazellulärvolumen
- Alkohol, Coffein, Tein

6.4 Schilddrüsenhormone

6.4.1 Hypthalamisch-hypophysäre Regulation

Der hormonelle Regelkreis ist in der Abbildung (Pkt. 6.4.2.) dargestellt. Störungen können auf jeder Ebene des Regelkreises liegen. Folgende Funktionsteste stehen zur diagnostischen Abklärung zur Verfügung:

▶ Das Radiojodstoffwechselstudium

Dieser sog. Radiojod-Test gibt Aufschluß über zwei wichtige Phasen des Jodumsatzes der Schilddrüse:
- die Jodaufnahme (Jodidphase)
- die Jodabgabe in Hormonform (Hormonphase).

Die Jodaufnahme kann man bestimmen, indem man 2, 24, und 48 Stunden nach Verabreichung einer Testdosis Radiojod die Radioaktivität der Schilddrüse in Prozent dieser Dosis mißt.

Die Kontrolle der Hormonphase erfolgt so, daß man 48 Stunden nach Gabe der Testdosis das mit ^{131}J markierte und nun von der Schilddrüse sezernierte Hormon mit dem PB ^{131}J im Blut bestimmt.

▶ Der Suppressionstest

Mit diesem Test wird der Reglerkreis Hypophysenvorderlappen – Schilddrüse geprüft. Der Test besteht darin, daß man unter der Gabe einer bestimmten Menge Trijodthyronins für etwa eine Woche noch einmal die Jodidphase des Radiojodstoffwechselstudiums bestimmt. Normalerweise wird durch die Verabreichung von Schilddrüsenhormonen über den unter 6.4.2. gezeigten Regelmechanismus die TSH-Abgabe aus dem HVL gebremst, so daß die Jodaufnahme im Vergleich zum ursprünglichen Test bei 50% oder auch darunter liegt. So etwas nennt man dann einen positiven Testausfall. Beim autonomen Adenom sowie bei allen anderen Formen der Hyperthyreose, bei euthyreoten endokrinen Ophthalmopathien und einigen blanden Strumen kommt es zu einem negativen Testausfall, d. h. die thyreoidale Jodaufnahme ist in diesen Fällen nicht supprimierbar.

► Der TSH-Test
Dieser Test dient zur Abgrenzung einer primären von einer sekundären Hypothyreose. Ist eine Hypothyreose einmal festgestellt, injiziert man eine bestimmte Menge TSH, macht an zwei aufeinanderfolgenden Tagen einen Radiojodtest und bestimmt die Jodidphase. Ist kein Anstieg der ^{131}J-Aufnahme zu beobachten, so handelt es sich in einem solchen Fall um eine primäre Hypothyreose, d. h. die Störung liegt in der Schilddrüse. Eine sekundäre Hypothyreose liegt dann vor, wenn die ^{131}J-Aufnahme in die Schilddrüse um mehr als 10% zunimmt.

► Trijodthyronin–in–vitro–Test (T_3-Test; *Hamolsky*-Test)
Mit diesem Test kann man die latente Hormonbindungskapazität bestimmen. Ein Teil des von der Schilddrüse sezernierten Hormons T_4 ist bekanntlich an Plasmaeiweiße (Thyroxin-bindendes-Globulin = TBG) gebunden. Die nicht vom Hormon besetzten Plasmaeiweiße werden in vitro von zugegebenem, mit ^{131}J markiertem Hormon besetzt. Von diesem zugesetzten Hormon wird natürlich um so mehr vom Trägereiweiß gebunden, je weniger dieses durch inaktives Hormon besetzt ist. Eine bestimmte Menge des radioaktiven Hormons wird nicht von Eiweiß gebunden und kann aus dem Versuchsansatz wieder zurückgewonnen werden, wodurch sich auch der Index bestimmt (20–35% in der Norm). Bei Hyperthyreosen ist der Index erhöht, bei Hypothyreosen erniedrigt.

► Trijodthyroninaufnahme Test der Erythrozyten (in vitro)
Man versetzt Oxalatblut mit Trijodthyronin und bestimmt nach einem definierten Zeitraum die von den Erythrozyten aufgenommene Menge. Im Fall einer Hyperthyreose nehmen die Erythrozyten mehr Trijodthyronin, bei einer Hypothyreose weniger als im Normalfall auf.

► Lokalisationsdiagnostik (Szintigramm)
^{131}J und ^{125}J reichern sich ausschließlich in funktionell aktivem Schilddrüsengewebe an. So kann die Ausdehnung des aktiven Schilddrüsengewebes infolge der Gammaemission des Isotopes als Szintigramm aufgezeichnet werden.

Neben den oben geschilderten gibt es noch weitere Verfahren der Schilddrüsenfunktionsdiagnostik, man denke nur an die Bestimmung des Grundumsatzes oder an die Achillessehnenreflexzeit, an die TSH-Bestimmung im Serum sowie an die T_4-Bestimmung. In letzter Zeit sind noch die Bestimmung von Trijodthyronin im Serum mit Hilfe des Radio-Immun-Assays und der sog. TRH-Test, d. h. Bestimmung des Serum-TSH vor und 30 min. nach TRH-Injektion, hinzugekommen.

Euthyreote Struma. Unter einer blanden Struma versteht man eine sichtbare oder tastbare Vergrößerung der Schilddrüse bei normalem Schilddrüsenhormonspiegel. Die Volumenvermehrung der Schilddrüse ist weder entzündlich noch durch malignes Wachstum bedingt.

Der euthyreote Kropf entsteht ursächlich durch ein hormonelles Defizit in der Peripherie, das durch endokrine Belastungen, strumigene Noxen, Jodmangel oder Jodfehlverwertung ausgelöst worden ist. Über den Regelmechanismus kommt es daraufhin zur Steigerung der TSH-Ausschüttung im Hypophysenvorderlappen mit konsekutiver Volumenvermehrung des Schilddrüsengewebes. Dank der Hyperplasie der Schilddrüse ist bei diesen Patienten die Schilddrüsenfunktionslage wieder euthyreot.

6.4.2 Störung der Biosynthese von Schilddrüsenhormonen

Als Ursache für eine gestörte Biosynthese der Schilddrüsenhormone kann eine Jodfehlverwertung oder ein Jodmangel (s. endemischer Kretinismus in Entwicklungsländern mit Jodmangel) in Frage kommen.

Bei Hypothyreose ist z. B. der Hormon-Jodspiegel des Blutes erniedrigt (weniger als 4 μg/100 ml); im Radiojodtest zeigt sich eine stark verzögerte Jodaufnahme in die Schilddrüse. Auf der anderen Seite beobachtet man bei schwerer Hyperthyreose eine rasche Aufnahme von Radiojod in die Schilddrüse, aber auch eine rasche Abgabe.

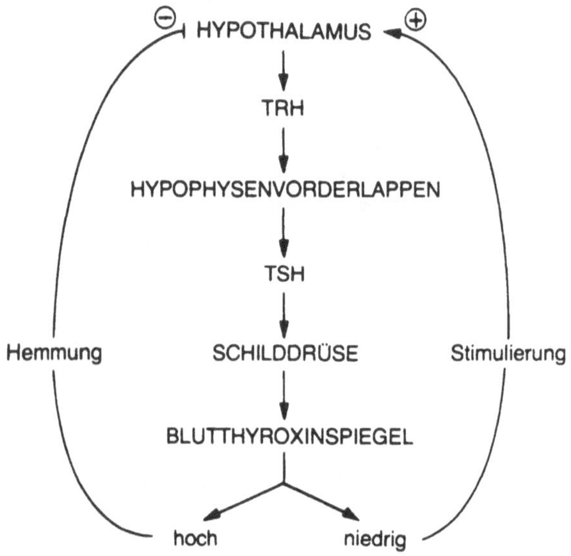

A. Unterfunktionssyndrome der Schilddrüse

► Jodmangelstruma und endemischer Kretinismus

Dieses Krankheitsbild wird durch Jodmangel verursacht. Dieser Jodmangel kann von der Mutter durch eine Vergrößerung der Schilddrüse (Jodmangelstruma) kompensiert werden, so daß sie enthyreot bleibt. Da die Mutter in dieser Weise den Jodvorrat des Körpers maximal ausnutzt, bleibt für den Fötus kein Jod mehr übrig, so daß dieser eine eigene Thyroxinsynthese nicht durchführen kann. Auf der anderen Seite kann das Thyroxin der Mutter nicht die Plazentarschranke durchdringen, so daß der Fötus einen endemischen Kretinismus mit der klinischen

Symptomatik wie Zwergwuchs, Schwerhörigkeit, Schwachsinn, greisenhaften Aussehen entwickelt.

Ein solcher endemischer Kretinismus ist als eine irreversible fetale Schädigung anzusehen. Die Jodmangelstruma allerdings geht bei genügender Jodzufuhr in den meisten Fällen wieder zurück.

▶ Sporadischer Kretinimus

Dieser Krankheit liegt eine heriditäre Synthesestörung des Thyroxins in den verschiedenen Syntheseabschnitten zugrunde. So kann die Jodidpumpe, die Oxidation des Jodid zum elementaren Jod, die Dejodierung des Mono- und Dijodthyronins und die Abspaltung des Thyroxins vom Thyreoglobulin betroffen sein. Aufgrund des resultierenden Thyroxinmangels bildet sich bei diesen Kindern eine Struma aus. Irreversible Schädigungen des ZNS und des körperlichen Wachstums setzen bei den Kindern erst nach der Geburt ein, so daß diesen Auswirkungen mit einer frühzeitig einsetzenden Thyroxintherapie entgegengewirkt werden kann.

▶ Myxödem (Hypothyreose)

Folgende Ursachen können zur Hypothyreose führen:

- Verminderung funktionstüchtigen Schilddrüsengewebes (Ektomie, Atrophie, Radiojodbehandlung)
- Ausfall der TSH-Stimulation (Hypophysentumor)
- Störung der T_4-Synthese (J-Mangel, Enzymdefekt)
- Autoimmunprozeß (Hashimoto-Strumitis)

Diese Krankheit erhält die Bezeichnung Myxödem deshalb, weil es durch vermehrte Einlagerung saurer MPS und H_2O in das subkutane Bindegewebe zu teigigen Schwellungen der Haut kommt.

Neben dem Myxödem zeigen sich noch weitere klinische Symptome wie Strumabildung, Übergewicht, Kälteempfindlichkeit (verminderter Grundumsatz), Libido- und Potenzverlust, Menstruationsstörungen, verminderte Konzentration, gesteigertes Schlafbedürfnis u. a. m.

B. Überfunktionssyndrome der Schilddrüse

▶ M. *Basedow*

Die gesamte Schilddrüse wird stimuliert durch ein sog. LATS (long acting thyroid stimulator), ein γ-Globulin der IgG-Klasse, das anscheinend kein TSH enthält. LATS stimuliert jedoch die Schilddrüse in gleicher Weise wie das TSH (noch nicht vollständig gesichert).

▶ Toxisches Adenom

Ein kleiner Teil der Schilddrüse übernimmt die Funktion des gesamten Organs und sezerniert autonom, d. h. unabhängig von der Stimulanz des TSH oder LATS, größere Mengen von Thyroxin.

Differentialdiagnose zwischen den beiden Formen der Schilddrüsenüberfunktion:

- keine Augensymptome (endokriner Exophthalmus, Augenlider folgen dem Bulbus nicht beim Blick nach unten) beim toxischen Adenom.

- gesteigerte Radiojodaufnahme bei M. *Basedow* in der gesamten Schilddrüse; beim toxischen Adenom jedoch nur in lokal begrenzten Abschnitten.

Allgemeine klinische Symptome
Erhöhter Grundumsatz (Thyroxin führt zu einer Entkopplung der oxydativen Phosphorylierung in den Mitochondrien), Schilddrüsenschwellung, Tachykardie, Gewichtsverlust, Nervosität, Schweißsekretion, Schlaflosigkeit, Diarrhoe, schlechter Appetit, Tremor, usw.

6.4.3 Immunpathogenese von Schilddrüsenkrankheiten

Bisher gilt es nur bei zwei Schilddrüsenkrankheiten als erwiesen, daß ihnen ein Immunpathomechanismus zugrunde liegt: das sind der Morbus Basedow und die chronische lymphomatöse Thyreoditis Hashimoto.

Beim **Morbus Basedow** wird die gesamte Schilddrüsenhormonüberproduktion durch den LATS, ein γ-Globulin der IgG-Klasse stimuliert. Man nimmt an, daß der LATS von den B-Zellen (Träger der humoralen Abwehr) gebildet wird und ihm ursächlich ein genetischer Defekt im Immunkontrollsystem zugrunde liegt.

Bei der **chronischen lymphomatösen Thyreoditis (Hashimoto)** ist der Reaktionsmechanismus, der zur Auslösung der Autoimmunreaktion führt, Gegenstand von Hypothesen. Die bei diesem Krankheitsbild auftretende lymphozytäre Infiltration, die zur Zerstörung des Schilddrüsengewebes unter dem klinischen Bilde einer Hypothyreose führt, wird als zelluläre Abwehrreaktion (T-Lymphozyten) gegen das eigene Schilddrüsengewebe (Antigenfunktion) aufgefaßt. Zusätzlich findet man im Serum von diesen Patienten einen Anstieg gegen Thyreoglobulin gerichteter humoraler Antikörper (Vermehrung der γ-Globuline).

6.4.4 Entwicklungsstörungen

Fetale Schilddrüsenaplasie. Der Entstehungsmechanismus der intrauterinen Entwicklungsstörung bzw. der postulierten Noxe ist nicht geklärt. Die klinischen Zeichen einer Schilddrüsenunterfunktion sind direkt nach der Geburt nicht nachweisbar. Sie entwickeln sich im Verlauf der ersten Lebenstage. Rückstand der Knochenentwicklung und intellektuelles Zurückbleiben weisen auf den Hormonmangel hin. Ohne rechtzeitige Substitutionstherapie entsteht das Vollbild des sporadischen Kretinismus. Trotz allem sind intellektuelle Störungen meist irreversibel.

Thyreostatika-Gabe. Die Zufuhr von Thyreostatika während der Schwangerschaft, die die Plazentarschranke passieren können, kann bei Neugeborenen in leichten Fällen nur zur Strumabildung führen. Es können aber auch schwere Formen des Hypothyreodismus auftreten.

Inwieweit sowohl die geistige als auch körperliche Entwicklung gestört wird, hängt von der Dosishöhe der Thyreostatikabgabe ab und dem Schwangerschaftszeitpunkt, zu dem die Thyreostatika gegeben worden sind. Nach der Geburt kann sich das supprimierte Schilddrüsengewebe erholen und im Laufe der Zeit dann eine normale Hormonproduktion aufnehmen. Manchmal bleibt jedoch eine Hypothyreose bestehen, die therapiert werden muß.

* Wirkung thyreostatischer Medikamente
Thyreostatische Medikamente greifen hemmend sowohl in die Synthese wie auch in die Sekretion von Schilddrüsenhormonen ein, und sind daher als symptomatische Therapeutika anzusehen. Aufgrund ihres Unterschieds in den Angriffspunkten unterscheidet man drei Gruppen:

A. Thyreostatika vom Perchlorattyp (anorganisch). Hier kommt es zu einer kompetitiven Hemmung der Jodaufnahme in die Schilddrüsenzelle (d. h. Hemmung der sog. Jodination); zudem wird der stets vorhandene Jodidvorrat der Schilddrüse ausgeschwemmt.

B. Thyreostika vom Thionamidtyp (organisch). Diese Verbindungen agieren als spezifische Fermentgifte, die den Einbau des akkumulierten Jodids in Tyrosin sowie die Kopplungsreaktion blockieren, die Monojodthyronin (MIT) und Dijodthyronin (DIT) in die Hormone T_3 und T_4 umwandelt; es werden Hemmungen der jodidoxydierenden Enzyme diskutiert.

C. Jodid. Erhöht man den Jodidserumspiegel, so wird mehr Jodid in die Zelle aufgenommen. Erreicht die Jodidkonzentration in der Schilddrüse jedoch eine gewisse Schwelle, hemmt es die proteolytischen Enzyme im Schilddrüsenfollikel, so daß kein Thyrosin aus Thyreoglobulin freigesetzt werden kann.

6.4.5 Stoffwechselwirkungen

Das Schilddrüsenhormon T_4 steigert den O_2-Konsum in Herz, Muskulatur, Leber, Niere und Haut. Gleichzeitig erhöht es die Wärmeproduktion über eine Steigerung der Stoffwechselvorgänge. Der Grundumsatz ist erhöht.

T_3 und T_4 üben einen Einfluß auf das Wachstum und die Zell- und Gewebeteilung aus. Ein Mangel dieser Hormone hat einen Wachstumsstillstand zur Folge. Da die epiphysären Ossifikationszentren nicht auftreten, ist das Knochenwachstum besonders davon betroffen.

Die Wirkung der Schilddrüsenhormone auf den Protein-, Kohlenhydrat- und Lipidstoffwechsel ist abhängig von ihrem Serumspiegel. Eine **Hyperthyreose** geht mit einer katabolen Stoffwechsellage einher, die sich ablesen läßt an der negativen Stickstoffbilanz und der erhöhten Kreatininausscheidung. Die Glucosetoleranz ist herabgesetzt durch eine vermehrte Resorption von Glucose, einen schnelleren Glykogenabbau und einer Aktivitätszunahme der Glucose-6-Phosphatase. Zusätzlich findet sich bei der Hyperthyreose eine erhöhte Adrenalinempfindlichkeit des Organismus. Die Lipiddepots werden eingeschmolzen. Es kommt jedoch nicht zu einer Erhöhung des Blutlipid- und Blutcholesterinspiegels sondern zu einem Absinken, da der Abbau der freigesetzten Fettsäuren noch rascher vonstatten geht und das anfallende Cholesterin vermehrt zu Gallensäuren umgewandelt wird.

Bei Vorliegen einer **Hypothyreose** laufen die obengenannten Stoffwechselprozesse verlangsamt ab. In schweren Fällen von Hypothyreose kommt es zur Ansammlung von pathologischen Mukopolysacchariden im Bindegewebe (Myxödem) und zu Störungen des Bindegewebsstoffwechsels.

Zerebral kommt es ebenso wie bei schwerer Hyperthyreose zum Erlöschen des Bewußtseins (Mechanismus nicht geklärt). Peripher ist bei Hypothyreose die Nervenleitgeschwindigkeit stark herabgesetzt. Die Sehnenreflexe sind träge.

Gestörte Konversion T_4 zu T_3. Das Schilddrüsenhormon T_3 im Blut stammt zur Hälfte aus der Hormonsynthese der Schilddrüse und zur anderen aus der extrathyreoidalen Dejodierung des T_4.

Während das T_4 den langfristigen Hormonbedarf des Stoffwechsels deckt, steht das T_3 aufgrund seiner höheren biologischen Aktivität und kürzeren Halbwertszeit für kurzfristige Bedarfsspitzen des Stoffwechsels zur Verfügung. Schwere klinische Auswirkungen einer gestörten Konversion von T_4 zu T_3 sind nicht bekannt. Inwieweit Stoffwechselstörungen auf molekularer Ebene dadurch hervorgerufen werden, ist noch nicht in allen Einzelheiten geklärt.

6.5 Testishormone

6.5.1. Hypophysäre Regulation

Biosynthese und Spermiogenese. Die Biosynthese der im Hoden produzierten Steroidhormone (Testosteron, Epitestosteron, Androstendion, Östradiol und Östron) geht von den Grundbausteinen Cholesterin und Acetat aus. Der Mechanismus der Biosynthese verläuft prinzipiell nach dem gleichen Muster wie bei den anderen Steroidhormonen in NNR und Ovarien. Das hypophysäre Gonadotropin, das sich aus den beiden Anteilen FSH und ICSH zusammensetzt, ist für die Regulation der testikulären Hormone verantwortlich; dabei greift FSH vor allem an den Tubuli seminiferi an, während ICSH die 20-α-Hydroxylierung des Cholesterins in den Leydigschen Zwischenzellen anregt. Durch diesen Schritt wird die Steroidbiosynthese stimuliert.

Um die Spermiogenese anzufachen und in Gang zu halten, müssen die Leydigschen Zwischenzellen Testosteron in physiologischen Konzentrationen produzieren. Für die Ausbildung reifer Spermatozoen wird zusätzlich zum Testosteron noch die FSH-Komponente des hypophysären Gonadotropins benötigt.

Ob ein Rückkopplungsmechanismus zwischen FSH und Spermiogenese existiert ist noch offen.

Reglermechanismus

A. Hypergonadotroper (primärer) Hypogonadismus. Es liegt eine Schädigung oder Funktionseinschränkung in den Testes vor. Der Versuch des regulierenden Systems, die Insuffizienz zu kompensieren, läßt sich oft an einer erhöhten Gonadotropinausschüttung nachweisen. In solch einem Fall ist auch durch Gabe von Gonadotropinen keine erhöhte Testosteronausschüttung zu erreichen.

B. Hypogonadotroper (sekundärer) Hypogonadismus. Dieses Krankheitsbild verursachen Prozesse, die eine Schädigung im Hypothalamus-Hypophysensystem hervorrufen, was eine erniedrigte Ausschüttung von Gonadotropinen zur Folge hat. Hier liegt also die Störung außerhalb der Testes, so daß durch Verabreichung von Gonadotropinen eine Steigerung der Testosteronausschüttung zu erreichen ist.

Spermaplasma. Bedeutung des Testosterons für die Zusammensetzung des Spermaplasmas: Das bei der Ejakulation abgegebene Spermaplasma setzt sich zusammen aus Sekreten des exkretorischen Hodenapparates, der Prostata und der Samenblase. Die normale Funktions- und Organentwicklung der Prostata und der Samenblase hängt von einer physiologischen Testosteronsekretion des inkretorischen Anteils des Hodens ab.

Die Schwankung eines Parameters des Spermaplasmas wie Fruktose, Zitrat, Inosit, saure Phosphatase und die Proteinzusammensetzung in Abhängigkeit vom Plasmatestosteronspiegels wird verständlich aus der Wirkung des Testosterons auf basale Stoffwechselvorgänge von Prostata und Samenblase. So verläuft z. B. die Synthese von Fructose, dem Hauptenergielieferanten für die Spermatozoen, in den Samenblasen von der aus dem Blut stammenden Glucose über Sorbitol. Die daran beteiligten Enzyme (Aldolasereduktase und Sorbitoldehydrogenase) unterliegen der Testosteronstimulation.

Störfaktoren der exkretorischen Hodenfunktion sind:
- Testosteronmangel
- Germinalzellaplasie (*Del-Castillo*-Syndrom: Isoliertes Fehlen der Spermatogonien mit Auskleidung der Hodentubuli mit *Sertoli*-Zellen).
- Strahlenschäden
- Agglutinierende Autoantikörper gegen Spermatozoen.

Funktionsstörung. Testes-Funktionsstörungen:

A. Im Bereich des **Hypothalamus-Hypophysensystems** als Störung der Gonadotropinbildung durch:
- Intra- bzw. extraselläre Tumoren oder Granulomatosen
- Idiopathischer Gonadotropinmangel evtl. durch den Ausfall des hypothalamischen Releasing-Factors.

B. Im Bereich der **inkretorischen Hodenfunktion** durch:
- präpuberale Kastration
- Kryptorchismus
- Orchitiden und Traumata
- *Klinefelter*-Syndrom.

C. Im Bereich des **Hormontransportes** durch:
- Störungen in der Biosynthese des „Testosteron-bindenden Globulins" (TeBG), die ihrerseits von der Testosteron- und Östradiolsekretion abhängig ist. Testosteron hemmt die TeBG-Synthese, Östrogen fördert sie.

D. Im Bereich des **Wirksamwerdens der Hormone an den Erfolgsorganen:** Nur das in freier Form im Plasma vorliegende Testosteron, d. h. das nicht an TeBG gebundene, kann in den Erfolgsorganen in die wirksame Form umgewandelt werden. Die aktive Form wird erreicht durch Hydrierung des Testosterons zu 5-α-Dihydroxytestosteron (DHT), das dann nach Reduktion durch eine 5-α-Reduktase an ein spezifisches Rezeptorprotein gekoppelt wird. Jetzt kann das Kopplungsprodukt im Kern seine Wirkung entfalten. Störfaktoren in diesem Bereich kommen vor, wenn
- zu wenig freies Testosteron vorhanden ist,
- die Kopplung mit dem Rezeptorprotein durch antiandrogene Substanzen (z. B. Cyproteron) verhindert wird.
- Defekte der an den weiteren Reaktionen des Testosterons an den Erfolgsorganen beteiligten Enzyme (Hydroxylase, Reduktase) vorliegen,
- Nichtansprechbarkeit der Körperzellen in der Peripherie auf Testosteron (sog. Androgenresistenz) wie z. B. beim Syndrom der testikulären Feminisierung besteht.

6.5.2 Hypogonadismus

A. Primärer (hypergonadotroper) Hypogonadismus
- Kryptorchismus
- Anorchie
- Funktionelle und präpuberale Kastration

- Orchitiden und Traumata
- *Klinefelter*-Syndrom

B. Sekundärer (hypogonadotroper) Hypogonadismus
- Intra- oder extraselläre Tumoren oder Granulomatosen
- Idiopathischer Gonadotropinmangel

Bei totalem Ausfall der Hoden, z. B. nach Kastration (= Eunuchoidismus), kommt es noch zu einer meßbaren Testosteronausscheidung im Urin. Dieses Phänomen resultiert aus dem Umstand, daß größere Mengen des ausgeschiedenen Testosterons von anderen Vorläufern aus der NNR synthetisiert werden. Aufgrund dieser Tatsache läßt die Messung der 17-Ketosteroide und Östrogene keine sichere Beurteilung eines Androgenmangels zu.

6.6 Ovarialhormone

6.6.1 Regulation und Funktion

Das Ovar hat zwei miteinander zusammenhängende Funktionen:
- die generative Funktion, d. h. die Bereitstellung reifer und befruchtungsfähiger Eizellen
- die vegetative Funktion, d. h. die Bildung von Sexualsteroiden wie Östrogene, Progesteron und Androgene

Die für die Funktion der Genitalorgane und die Fortpflanzungsfähigkeit der Frau notwendigen Steroidhormone werden in den Follikeln und Gelbkörpern der Ovarien gebildet. Schon im intrauterinen Leben sind ca. 200 000–400 000 Follikel (sog. **Primordialfollikel**) angelegt. Sie wachsen nach einer ersten Ruheperiode im Kindesalter über das Stadium eines Sekundärfollikels zum Tertiär-Bläschenfollikel heran. Da es nicht zur Eireifung kommt, fallen diese Tertiär-Bläschenfollikel der Atresie anheim. Diese Follikel haben jedoch schon frühzeitig eine konstante Östrogenproduktion, auf der die vegetative Funktion beruht. Nach Ablauf einer zweiten Ruheperiode folgt dann die Geschlechtsreife in der Pubertät mit dem Auftreten von zyklischen Veränderungen der Ovarien.

Um die Bildung der Steroidhormone (Östrogene, Progesteron und Gestagene) im Verlauf der zyklischen Veränderungen im Ovarium (Follikelreifung, Ovulation und Corpus-luteum-Bildung) und ihre zeitliche und mengenmäßige Anpassung an den jeweiligen Bedarf verstehen zu können, muß man das Ovarium als Glied eines Regelkreises verstehen. Dieser Regelkreis besteht aus den 3 Gliedern:
- den Ovarien
- dem Hypothalamus
- dem Hypophysenvorderlappen (HVL)

Das Wesen des Funktionskreises besteht darin, daß seine Glieder sich durch Rückkopplungsmechanismen gegenseitig steuern.

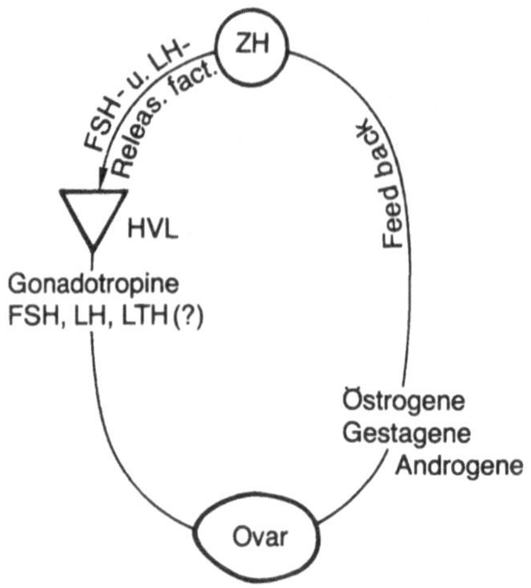

(aus Pschyrembel, Praktische Gynäkologie)

In der Geschlechtsreife stimuliert die Ausschüttung des Gonadotropins FSH (Follikelstimulierendes Hormon) aus dem HVL das Wachstum und die Reifung des Follikels zum Graafschen Follikel (Tertiärfollikel). Durch die Zunahme der Östrogenproduktion des größer werdenden Tertiärfollikels wird über einen negativen feedback-Mechanismus die FSH-Aktivität des HVL vermindert. Gleichzeitig wird die Ausschüttung von LH in Gang gesetzt, da der Follikel in der Entwicklung stehen bliebe, wenn nicht das LH dazukäme. Inwieweit dem Östrogenanstieg ein positiver feedback-Mechanismus auf die Produktion von LH zuzubilligen ist, ist noch nicht geklärt. Unter dem Einfluß von LH, das in der Mitte des Zyklus einen Gipfel aufweist, kommt es zur Ovulation und gleichzeitig zur Induktion der Progesteronbildung. Der bei der Ovulation gesprungene Follikel bildet sich zum Corpusluteum um. Unter dem Einfluß des LH synthetisiert der Gelbkörper große Mengen von Progesteron. Hat das Progesteron einen bestimmten Serumspiegel erreicht, hemmt es die Ausschüttung (negativer feedback-Mechanismus) des LH.Ca. 4–5 Tage nach der Ovulation kommt es parallel zum Anstieg des Progesterons auch wieder zum Anstieg des Östrogenspiegels. Bleibt die Befruchtung der Eizelle aus, setzt ca. 10–12 Tage nach der Ovulation die Umbildung des Corpus luteum in das Corpus albicans (Atresieform) ein. Der Abfall der Corpus luteum-Steroidbildung bewirkt im HVL wiederum die Produktion von FSH, wodurch erneut ein Follikelwachstum angeregt wird.

Die Hypophyse produziert außerdem noch Prolaktin (LTH). Die Bedeutung des Prolaktins bei der Steuerung der Ovarialfunktion ist bisher nicht geklärt.

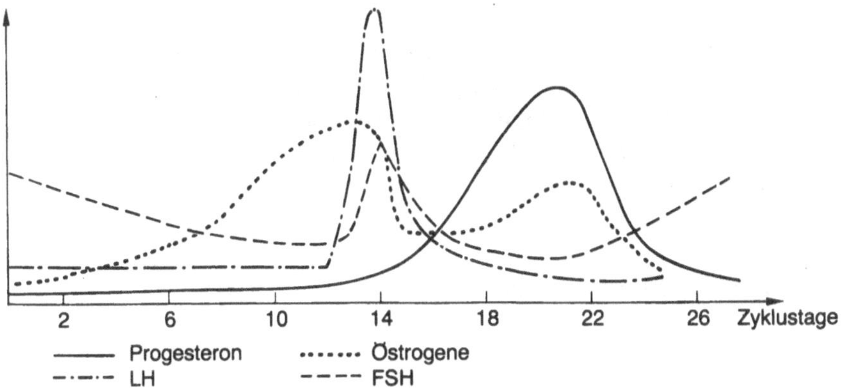

(modifiziert nach Pschyrembel, Prakt. Gynäkologie)

Wirkungen der Östrogene und Gestagene an den Organen

Östrogene

- lösen die Regeneration und Proliferation des Endometriums in der ersten Hälfte des Zyklus aus
- steigern während der Follikelphase die Zervixsekretion, setzen die Viskosität des Sekretes herab. Trocknet man das Sekret ein, entsteht das sog. Farnkrautphänomen, ein Kristallmuster das im Aussehen dem Farnkraut ähnelt.
- fördern an der Vaginalhaut die Epithelproliferation und halten gleichzeitig das normale Vaginalmilieu aufrecht
- sind für die Ausbildung der sekundären Geschlechtsmerkmale und die typisch weibliche Lokalisation des subkutanen Fettpolsters (z. B. an der Hüfte) verantwortlich
- am Knochen bewirken sie die Schließung der Epiphysenfugen und fördern die Mineralisation des Knochens

Gestagene (z. B. Progesteron)

- löst die sekretorische Transformation des proliferierenden Endometriums aus und schafft die Voraussetzung für die Nidation
- an der Zervix kommt es zur Viskositätserhöhung des Sekretes bei gleichzeitiger Abnahme der Sekretmenge. Das Farnkrautphänomen ist nicht mehr nachweisbar
- am Uterus sorgen sie für eine Herabsetzung des Tonus des Myometriums. Gleichzeitig wird auch der Tonus der glatten Muskulatur von Ureter und Venen vermindert (Gefahr von Pyelitis und Varizenbildung)
- an der Brustdrüse bilden sich die Acini aus
- üben einen thermogenetischen Effekt aus. Demzufolge kommt es zu einem Anstieg der Körpertemperatur von 0,4–0,6 °C.

Klimakterium. Bei Frauen im Klimakterium (45–50. Lebensjahr) erlöschen die Funktionen der Ovarien, wobei die generativen Funktionen eher nachlassen als die vegetativen. Infolge des niedrigen Östrogen- und Gestagenspiegels kommt es durch den nachlassenden feedback-Mechanismus zu einem starken Anstieg der FSH-Ausschüttung und einem weniger deutlichen Anstieg der LH-Sekretion (sog. Enthemmung des Regelkreises).

6.6.2 Primäre Funktionsstörungen

Gesamt- oder Teilinsuffizienzen der Ovarien, die eine Amenorrhoe zur Folge haben, werden zu den primären Funktionsstörungen des Genitalapparates gerechnet.

Die **Amenorrhoe** gilt als eines der führenden Symptome einer Ovarialinsuffizienz. Definiert ist sie als Ausbleiben der periodischen Regelblutung für mehr als 3 Monate.

Folgende Ursachen können eine Ovarialinsuffizienz auslösen:

Gonadendysgenesie. Unter der Gonadendysgenesie verstehen wir einen Defekt der Keimdrüse, bei dem die Ovarien entweder überhaupt nicht angelegt sind oder aber nur als Rudiment vorhanden sind. Die Gonadendysgenesie beruht auf einem Defekt der Geschlechtschromosomen, ist also angeboren. Zu den Gonadendysgenesien ist auch das Turner-Syndrom (Geschlechtschromosomenstatus: X/O) zu rechnen. Aufgrund des Östrogenmangels findet sich eine erhöhte Gonadotropinausscheidung.

Primäre Hypoplasie des Ovars. Dieses Krankheitsbild ist streng von der Gonadendysgenesie zu trennen, da bisher keine Chromosomenstörung gefunden worden ist. Je nach Schwere der Ovarialhypoplasie verbrauchen sich die Ovarien früher oder später vorzeitig. Sie sprechen dann auf die Gonadotropinausschüttung nicht mehr an. Wir finden ebenfalls eine stark erhöhte Gonadotropinausschüttung. Klinisch tritt die Störung als **Klimakterium praecox** in Erscheinung.

Pseudohermaphroditismus masculinus mit totaler Verweiblichung. Dieses Krankheitsbild, das auch als **testikuläre Feminisierung** bezeichnet wird, entsteht durch einen angeborenen Mangel eines zytoplasmatischen Androgenrezeptors. Deshalb kann das biologisch aktivere Umwandlungsprodukt von Testosteron, das Dihydrotestosteron, nicht wirksam werden. Die Individuen sind chromosomal und gonadal männlich, phänotypisch jedoch weiblich. Der Östrogenspiegel ist niedrig, die Ausschüttung der Gonadotropine ist erhöht.

Tumoren der Ovarien. Ovarialtumoren können durch ihr Wachstum das gesamte Ovarialparenchym zerstören und so in seltenen Fällen auch die Ursache einer

Amenorrhoe sein. Wir unterscheiden zwischen hormonell inaktiven Tumoren und hormonell aktiven.

Bei dem **Arrhenoblastom,** das Androgene produziert, führt die erhöhte Synthese von Testosteron zur zentralen Bremsung der Gonadotropinausschüttung. Die Folge ist eine Amenorrhoe.

Bei den **östrogenbildenden Tumoren** (Thekazell- und Granulosazelltumor) tritt nur dann eine Amenorrhoe auf, wenn der Östrogenspiegel so hoch liegt, daß eine Durchbruchsblutung verhindert wird.

Entzündung der Ovarien. Entzündliche Prozesse an den Ovarien führen nur dann zur Amenorrhoe, wenn das Ovarialparenchym zum großen Teil destruiert worden ist. Solche schweren Entzündungen sind ganz selten.

Teilinsuffizienz der Ovarien beim Stein-Leventhal-Syndrom. Dieses Syndrom ist gekennzeichnet durch das Vorliegen polyzystischer Ovarien. Diese Ovarien, die enorm vergrößert sind, weisen keine Follikelsprungnarben auf. Unter der fibrotisch verdickten Ovarialkapsel finden sich zahlreiche Tertiärfollikel. Eine einheitliche Ätiologie dieses Syndroms ist bis heute nicht erwiesen. Man nimmt an, daß durch die Nichtausbildung des Corpus luteum bei diesen Frauen der zentral hemmende Einfluß des Progesterons fehlt und es damit zu einer dauernden vermehrten Sekretion von LH aus dem Hypophysenvorderlappen kommt. Durch die Dauerstimulierung des Ovars kommt es über die Entgleisung der Östrogensynthese zu fermativen Störungen im Ovarium mit der vermehrten Bildung von Androgenen (vor allem Testosteron) als Folge. Der Östrogenspiegel selbst weist normale Werte auf.

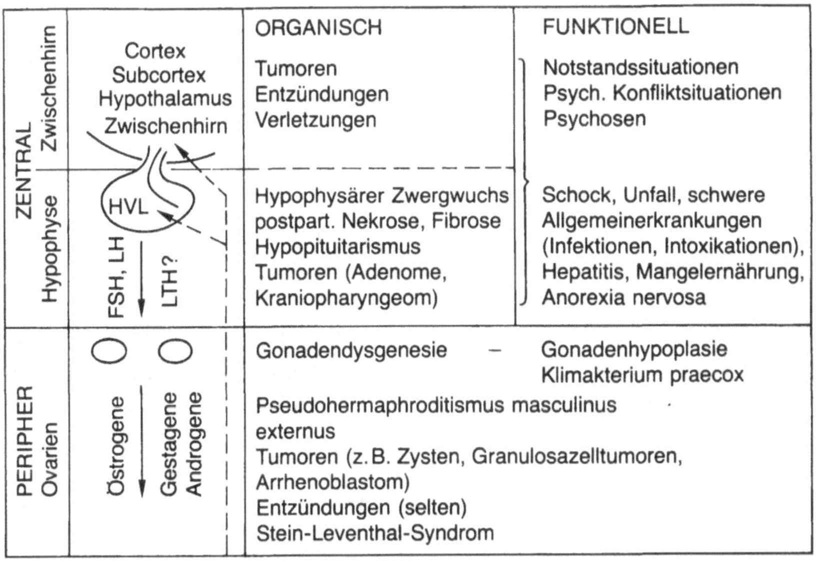

Ursachen der Amenorrhoe (aus Pschyrembel, Prakt. Gynäkologie)

6.6.3 Sekundäre Funktionsstörungen

Organische und funktionelle Störungen im hormonellen Regelkreis führen am häufigsten zu sekundären Funktionsstörungen der Ovarien. Wir unterscheiden:

Störungen im Hypothalamus. Die weitaus häufigste Ursache einer zentral bedingten Amenorrhoe sind in psychoreaktiven Störungen zu suchen.

Ungünstige Milieufaktoren, psychische Krankheiten (Depressionen, Schizophrenie usw.), Katastrophensituationen, Mangelernährung (Anorexia nervosa) und Erschöpfungszustände können über das limbische System eine Betriebsstörung im Hypothalamus hervorrufen. Die Folge ist eine Synthesestörung und verminderte Abgabe des LH-Releasingfaktors mit Verminderung der Gonadotropinausschüttung in der Hypophyse.

Psychopharmaka, wie vor allem die Gruppe der **Phenothiazine,** können über eine Beeinflussung des Hypothalamus ebenfalls eine zentrale Amenorrhoe auslösen. Da diese Medikamentengruppe zusätzlich noch den prolaktininhibierenden Faktor hemmt, tritt eine **Hyperprolaktinämie** mit evtl. Galaktorrhoe in Erscheinung. Organische Ursachen für eine hypothalamisch bedingte Amenorrhoe sind selten. Neben Tumoren (Kraniopharyngeom), entzündlichen Prozessen (z. B. Meningoenzephalitis) können noch Mißbildungen ursächlich in Frage kommen.

Störung in der Hypophyse. Hypophysär bedingte Amenorrhoen haben fast ausschließlich organische Ursachen. Tumoren wie Kraniopharyngeom, chromophobes Adenom, basophiles Adenom (Morbus Cushing) und eosinophiles Adenom (Akromegalie) führen über eine Zerstörung des Hypophysengewebes zum partiellen oder totalen Ausfall des Hypophysenvorderlappens. Bei Teilausfällen des HVL kann die basale FSH-Produktion bestehen bleiben. Im Ovar kommt es dann zwar noch zur Stimulierung einer Follikelgeneration, aber die Ovulation bleibt wegen des fehlenden LH-Peaks aus. Die Entwicklung des Gelbkörpers kommt nicht zustande. Die Folgen dieser **Corpus luteum-Insuffizienz** ist eine sog. Progesteronentzugsblutung.

Neben den vorher genannten Ursachen einer hypophysär bedingten Amenorrhoe ist noch die postpartale ischämische Nekrose des Hypophysenvorderlappens **(Sheehan-Syndrom)** zu nennen. Sie beruht auf einer Blutung oder Thrombose des hypophysären Venensystems unter der Geburt. Da der HVL am Ende der Schwangerschaft und unter der Geburt ganz besonders empfindlich auf Kreislaufstörungen reagiert, sind solche Kreislaufstörungen in der Lage, eine ischämische Totalnekrose des HVL hervorzurufen. Das Vollbild des Sheehan-Syndroms zeigt folgende Symptome:

- Amenorrhoe infolge Ausfalles von FSH und LH
- Ausfall der Laktation infolge LTH (Prolaktin) Mangels
- Kraftlosigkeit durch Ausfall von ACTH

- Myxödematöse Züge durch TSH-Ausfall
- Pigmentschwund infolge MSH-Mangels

6.6.4 Störungen der Geschlechtsentwicklung

A. Testikuläre Feminisierung (siehe 6.6.2.)

B. Kongenitales adrenogenitales Syndrom (siehe 5.6.7.)

C. Hermaphroditismus verus. Bei diesen Individuen ist sowohl Ovarial- als auch Testesgewebe vorhanden. Es handelt sich um eine chromosomale Störung. Man findet meistens die Geschlechtschromosomenkonstellation (X/X), (X/Y) oder aber Mosaike. Phänotypisch treten diese Individuen als Intersextypen in Erscheinung. Im allgemeinen überwiegen aber die weiblichen Erscheinungsformen. (Weiteres siehe Rep. Humangenetik u. Klinische Chemie, de Gruyter Verlag.)

6.7 Nebennierenrindenhormone

6.7.1 Angeborene Biosynthesestörungen

Biosynthese der NNR-Hormone
Die Hormone der Nebennierenrinde sind allesamt Steroidhormone und lassen sich biogenetisch vom Progesteron ableiten. Dieses entsteht entweder aus dem Cholesterin oder aber direkt aus Acetyl-CoA. Die einzelnen Hormone bilden sich in der Weise, daß durch besondere Hydroxylasen eine Hydroxylierung des Progesterons an den Positionen 11, 17, 18 und 21 stattfindet.

Die im Stoffwechsel wichtigsten Hormone der Nebennierenrinde sind die Glucocorticoide (Cortisol, Corticosteron) und die Mineralocorticoide (Aldosteron) sowie die Androgene.

Schematische Darstellung der Biosynthese der NNR-Hormone
Die einzelnen Reaktionsschritte werden von Enzymen katalysiert, so daß ein Mangel bzw. Fehlen eines Enzyms an einer bestimmten Stelle zu einer Blockierung der Reaktionskette an diesem bestimmten Punkt führt, wodurch es zu einer Anhäufung der bis hierhin gebildeten Reaktionsprodukte kommt. Einige Beispiele solcher Blocks aufgrund kongenitaler Enzymdefekte in der Steroidbiosynthese (siehe Schema):

1. Störung der **20, 22-Desmolase;** hier ist der Schritt vom Cholesterin zum Pregnenolon gehemmt. Die Folge ist eine vollständige NNR-Insuffizienz, so daß keine Steroide mehr produziert werden.

2. Das **adrenogenitale Syndrom (AGS);** hier liegt die Störung im wesentlichen bei drei Enzymen:
   a) **3-Dehydrogenase;** der Weg von Pregnenolon nach Progesteron ist blokkiert.
   b) **21-Hydroxylase;** der Weg von Progesteron nach 11-Desoxycorticosteron sowie von Hydroxyprogesteron nach Desoxycortisol ist blockiert.
   c) **11-β-Hydroxylase;** die Blockade liegt im Reaktionsschritt von Desoxycorticosteron nach Corticosteron und von Desoxycortisol nach Cortisol.

   Bei diesem Syndrom ist die Produktion von Cortisol, Corticosteron und Aldosteron vermindert. Die Folge ist eine latente Nebenniereninsuffizienz mit Salzverlust. In dieser Situation reagiert der Regelkreis mit einer erhöhten ACTH-Ausschüttung, wodurch es zur beidseitigen NNR-Hyperplasie kommt.

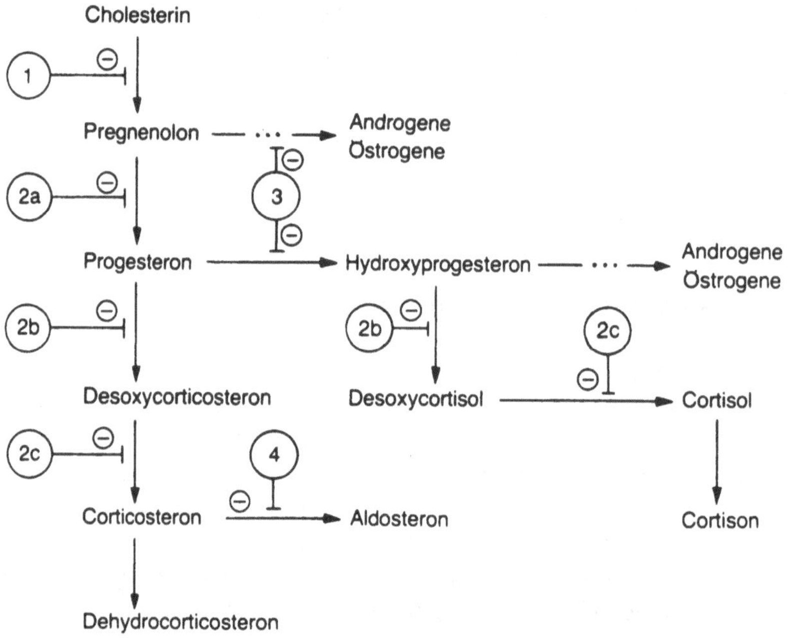

Diese erhöhte ACTH-Ausschüttung kann die durch Enzymdefekte gestörte Synthese von Cortisol, Corticosteron und Aldosteron natürlich nur in Grenzen beeinflussen. Es kommt jedoch zu einer ungehemmten Androgenproduktion, da ihre Synthese durch die Enzymdefekte nicht betroffen sind. Die Überproduktion von Androgenen erklärt die bekannten Erscheinungsformen dieses Syndroms, wobei das Genitale und der Gesamtkörperbau vermännlicht werden.

3. Störung der **17-α-Hydroxylase,** wobei der Weg von Pregnenolon zu den Androgenen sowie von Progesteron nach Hydroxyprogesteron blockiert ist. Die Folge dieses Defektes ist eine Störung der Androgen- und Cortisolproduktion.

4. Störungen der **18-Hydroxylase** bzw. **18-Dehydrogenase,** die die Reaktion vom Corticosteron nach Aldosteron enzymatisch beeinflussen. Klinische Folge ist ein Hypoaldosteronismus mit Salzverlust.

Plasmaspiegel der einzelnen Hormone:

Aldosteron	↑ 2–15 μg/100 ml
Cortisol	↑ 5–25 μg/100 ml
Corticosteron	↑ 1,0 μg/100 ml

Ausscheidung der einzelnen Hormone
Die Steroide werden im allgemeinen nicht chemisch abgebaut, sondern sie werden in der Leber infolge Konjugation mit Glucuronsäure oder Sulfat inaktiviert. Diese Konjugationsprodukte – bei den Glucocorticoiden sind das 17-Hydroxysteroide, bei Androgenen 17-Ketosteroide – erscheinen zu ca. 70% im Harn; der Rest wird über die Faeces (20%) und die Haut (8%) ausgeschieden.

Die ausgeschiedene Menge an 17-Hydroxysteroiden im 24 Std.-Urin beträgt beim Mann 10 ± 4, bei der Frau 7 ± 3 mg.

Aldosteron wird im Urin als 18-Aldosteron-Glucuromid (5–25 μg/24 Std.) und als Tetrahydroaldosteronglucuronid (15–75 μg/24 Std.) ausgeschieden. Die Ausscheidung von 17-Ketosteroiden liegt beim Mann bei 10–20 mg/24 Std., bei der Frau bei 5–15 mg/24 Std.

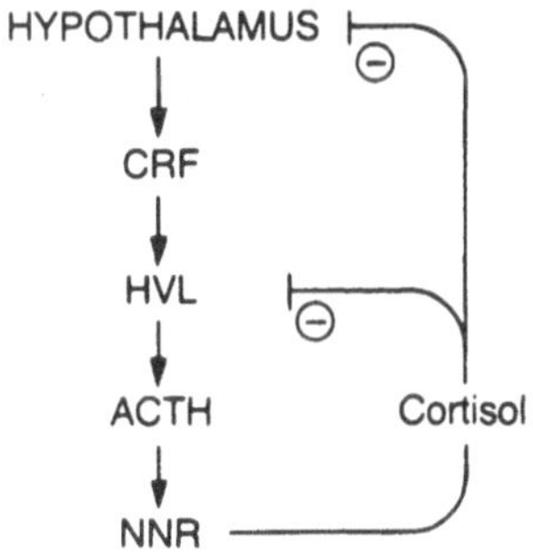

Reglermechanismus
Bei einer Hemmung der 11-Hydroxylase kann kein Cortisol mehr gebildet werden, so daß es über die fehlende Rückkopplung zu einer erhöhten Ausschüttung von CRF und ACTH kommt. Durch orale Zufuhr von Metopiron kann die 11-Beta-Hydroxylase blockiert werden, so daß die Cortisolsynthese absinkt. Durch die fehlende Rückkopplung wird das Hypothalamus-Hypophysensystem stimuliert und unter Wirkung von ACTH werden vermehrt Steroid-Hormone gebildet, so daß bei intaktem Hypothalamus-Hypophysen-Nebennierenrindensystem bei diesem klinischen Metopiron-Test die Steroid-Ausscheidung im Harn stark ansteigt.

6.7.2 Cushing-Syndrom

Die Symptome des *Cushing*-Syndroms können bedingt sein durch

A. eine **ungehemmte ACTH-Produktion,** die
- hypothalamisch ausgelöst sein kann und zu beidseitiger NNR-Hyperplasie führt,
- durch ein autonomes Hypophysenadenom,
- durch extrahypophysäre maligne ACTH-produzierende Tumore (Bronchial-, Thymus-, Parotis-, Pankreastumor) ausgelöst sein kann.

B. eine **ungehemmte, ACTH-unabhängige Produktion** von Corticosteroiden
- durch autonome NNR-Adenome.

Die Symptome der NNR-Überfunktion sind:
Osteoporose, Hyperglykämie (Steroiddiabetis), Muskelschwund, Stammfettsucht, Hypertonie, Akne, bei Frauen Hirsuitismus, Striae rubrae am Abdomen, Vollmondgesicht, Störungen des Wasserhaushaltes.

Kausale Pathogenese

Beim *Cushing*-Syndrom liegt eine vermehrte Synthese besonders der Glucocorticoide vor. Es ist aber aus dem Erscheinungsbild der Krankheit nicht möglich, die kausale Störung des Systems zu lokalisieren, sondern es bedarf verschiedener Funktionstests, um die Ebene der Störung im Regelkreis Cortex – Hypothalamus – HVL – NNR zu erfassen.

► ACTH-Stimulationstest
Mit ihm wird vor allem eine primäre oder sekundäre Nebennierenrindeninsuffizienz nachgewiesen.

Gibt man 1–2 Tage je 25 I.E. ACTH in achtstündiger Infusion, so zeigt sich normalerweise schon am ersten Testtag ein Anstieg der 17-Hydroxycorticosteroide, der mehr als das Zweifache des Ausgangswertes beträgt. Eine Erhöhung tritt bei der adrenal bedingten Insuffizenz nicht auf oder macht sich nur geringfügig bemerkbar, während bei der hypophysär verursachten Insuffizienz die Erhöhung niedriger ausfällt als beim gesunden Menschen. Dieser Test spielt in der Diagnostik des *Cushing*-Syndroms keine große Rolle.

► Dexamethason Hemmtest
Das synthetische Cortisolderivat Dexamethason wirkt stark hemmend auf die Hypophyse. Führt man im Laufe von zwei Tagen 6-stündlich 0,5 mg Dexamethason zu und steigert dann die Gabe während zwei weiteren Tagen auf 6-stündlich 2 mg Dexamethason, dann fällt die Cortisolproduktion beim Gesunden auf Werte um 0 ab. Aufgrund der NNR-Hyperplasie geht die Cortisolproduktion bei Patienten mit

Cushing-Syndrom nicht so stark zurück. Kranke mit durch NNR-Tumor bedingtem *Cushing*-Syndrom zeigen so gut wie keine Beeinflussung, da eine autonome Cortisolproduktion vorliegt.

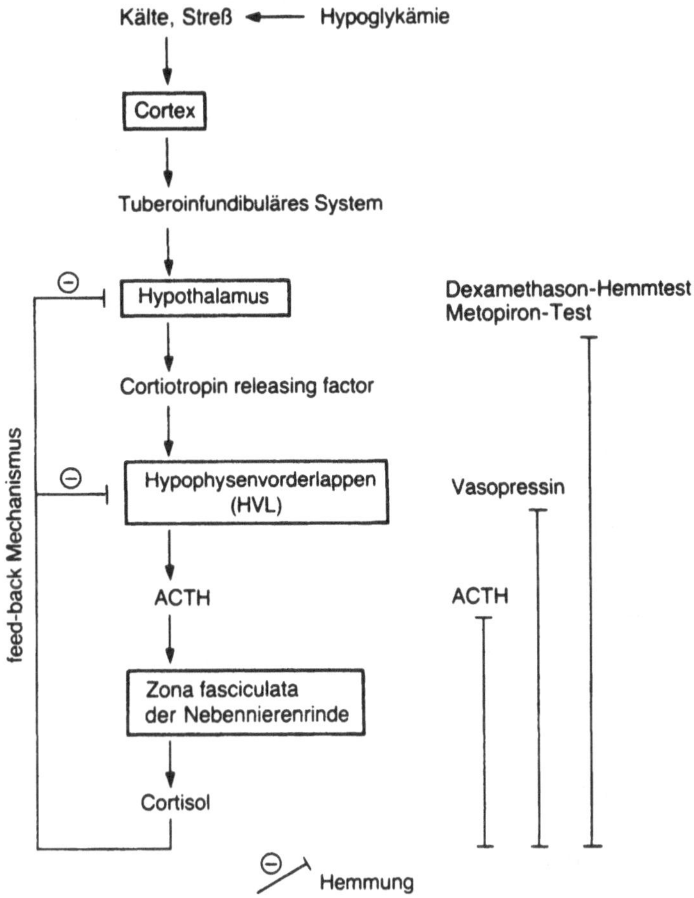

▶ Metopirontest
Mit ihm läßt sich die Hypothalamus-Hypophysen-Achse überprüfen. Metopiron verhindert die 11-β-Hydroxylierung in der NNR und somit sinkt die Synthese der 11-Hydroxycorticosteroide, zu denen auch das Cortisol gehört, ab. Durch die fehlende negative Rückkopplung wird das Hypothalamus-Hypophysen-System stimuliert; unter der Wirkung von ACTH werden vermehrt Steroidhormone gebildet, so daß bei intaktem Hypothalamus-Hypophysen-NNR-System unter diesen Testbedingungen die Steroidausscheidung im Harn stark ansteigt. Der Anstieg bleibt bei Insuffizienz dieses Systems aus.

► Vasopressintest
Er wird zur Differenzierung zwischen hypothalamischer und hypophysärer Insuffizienz eingesetzt. Es soll damit die endogene ACTH-Synthese angeregt werden.

Die Plasmacorticosteroide werden vor und nach zweistündiger Infusion von 6–10 E Lysin-8-Vasopressin gemessen. Ist die Hypophyse intakt, zeigt sich ein Anstieg der Plasmacorticosteroide um mindestens das Zehnfache des Ausgangswertes.

► Hypoglykämischer Insulintest
Das *Cushing*-Syndrom mit bilateraler NNR-Hyperplasie weist im Streß (Insulinhypoglykämie) keinen weiteren Anstieg des Cortisolplasmaspiegels auf, während beim Gesunden eine Erhöhung des Cortisolplasmaspiegels zur Kompensation der Hypoglykämie beobachtet werden kann. Dieses Phänomen ist jedoch noch nicht aufgeklärt.

Überfunktion und Stoffwechsel
Physiologische Wirkung des Cortisols

A. Stoffwechsel
- Kohlenhydrat-Stoffwechsel:
  Stimulierung der Gluconeogenese
  Hemmung der Glucoseutilisation in der Peripherie
  Anstieg des Blutzuckerspiegels
- Eiweißstoffwechsel:
  Stimulierung des Proteinabbaus
  Negative Stickstoffbilanz und erhöhte Harnstoffkonzentration.
- Lipidstoffwechsel:
  Abbau des Lipiddepots
  Erhöhung der Freien Fettsäuren
  Abnorme Verteilung des Körperfettes

B. Elektrolyt- und Wasserhaushalt
- Hemmung der Natrium- und Wasser-Rückresorption, besonders bei geringer Dosierung des Cortisols.
- In höherer Dosis kommt es dagegen zu einer verstärkten Rückresorption von Natrium und Wasser mit gleichzeitiger Verschiebung des Kaliums vom Intra- in den Extrazellulärraum, was zu einer metabolischen Alkalose führen kann.
- Infolge einer Vitamin-D-antagonistischen Wirkung Hemmung der enteralen Calciumresorption.

C. Hämopoetisches System
- Leukozytose mit Eosinopenie und Lymphozytopenie
- Erhöhung der Erythrozytenzahl
- Verminderung des lymphatischen Gewebes

D. Bindegewebe
Antiphlogistische, antirheumatische und antiallergische Wirksamkeit durch Hemmung der Proliferation des Bindegewebes und aller Reaktionen des mesenchymalen Systems (Mesenchymbremse).

E. Blutdruck
Erhöhung des Blutdruckes. Sie beruht wahrscheinlich darauf, daß durch Cortisol, u. a. wegen seiner mineralocorticoiden Wirkung, vermehrt NaCl in die Gefäße eingelagert wird, was deren Reaktionsbereitschaft auf Katecholamine steigert.

F. Magen-Darm-Trakt
- Stimulation der HCl- und Pepsinproduktion des Magens
- Förderung des Gallenflusses
- Negative Beeinflussung der Schutzwirkung des Magenschleimes auf die Magenschleimhaut
  Aus diesen physiologischen Wirkungen des Cortisols werden auch folgende pathophysiologischen Erscheinungen bei Hypercortisolismus verständlich:
- Steroiddiabetes
- Fettstoffwechselstörung mit Stammfettsucht und Vollmondgesicht
- Osteoporose
- Proteinmangel mit Atrophie aller Organe
- Störungen im hämopoetischen System
- Bluthochdruck
- Neigung zu Magenulzera

Steroid-Diabetes. Durch die Auswirkungen eines Hypercortisolismus auf den Kohlenhydratstoffwechsel
- Stimulierung der Gluconeogenese
- Hemmung des oxydativen Endabbaues der Glucose
- Gehemmte periphere Glucoseverwertung

kommt es zu einer Erhöhung des Blutzuckers. Man nennt diese Erscheinung Steroiddiabetes.

ACTH-Spiegel beim Cushing-Syndrom. Das *Cushing*-**Syndrom** mit bilateraler Nebenniereninsuffizienz ist eine hypothalamisch-hypophysäre Erkrankung, die mit Hilfe der Messung des ACTH-Spiegels in drei Stadien eingeteilt werden kann:
- Der ACTH-Plasmaspiegel und ebenso der Cortisolplasmaspiegel sind leicht erhöht. Ein 24-Std.-Rhythmus der Cortisolsekretion ist nicht mehr zu sehen.
- Der ACTH-Spiegel ist nun deutlich erhöht. Ebenso beobachtet man eine proportionale Steigerung der Cortisolsekretion.
- Der ACTH-Spiegel ist nun stark erhöht, ohne daß es zu einer weiteren Steigerung der Cortisolsekretion kommt. Dieser exzessiv hohe ACTH-Spiegel stimuliert die

Nebenniere zu vermehrter Produktion von Mineralocorticoiden, so daß es hier noch zu einem Mineralocorticoidsyndrom kommt.

Der Morbus *Cushing* im eigentlichen Sinne wird durch selten vorkommende, basophile HVL-Adenome bedingt, die ACTH sezernieren.

CRF-ACTH-Sekretionsstimulierung. Ursachen, die zu einem Hypocortisolismus und damit zu regulatorischer Steigerung der CRF- und ACTH-Ausschüttung führen können, sind:

- generalisierte NNR-Insuffizienz,
  - o durch verkäsende NNR-Tuberkulose,
  - o durch Autoimmunentzündung,
- Nebennierenentfernung (Adrenalektomie),
- Hypoplasie, Atrophie, Aplasie der Nebenniere,
- Kongenitale Enzymdefekte in der Biosynthese der Steroidhormone in der Nebennierenrinde,
- metabolische Beeinflussung der Cortisolsynthese durch Metopiron-, Aminoglutethimid- und Amphenonwirkung.

Aldosteron. Bei der Steuerung der Aldosteronproduktion spielt der Renin-Angiotensin-Mechanismus im juxtaglomerulären Apparat der Niere die Hauptrolle. ACTH und $K^{\oplus}$, die mit ihrer Wirkung direkt an der NNR ansetzen, üben dabei keinen wesentlichen Einfluß aus.

Störungen im Elektrolythaushalt, wie z. B. $Na^{\oplus}$-Änderungen, vielleicht auch Volumen- und Druckverschiebungen führen über die Stimulation von Chemo-,

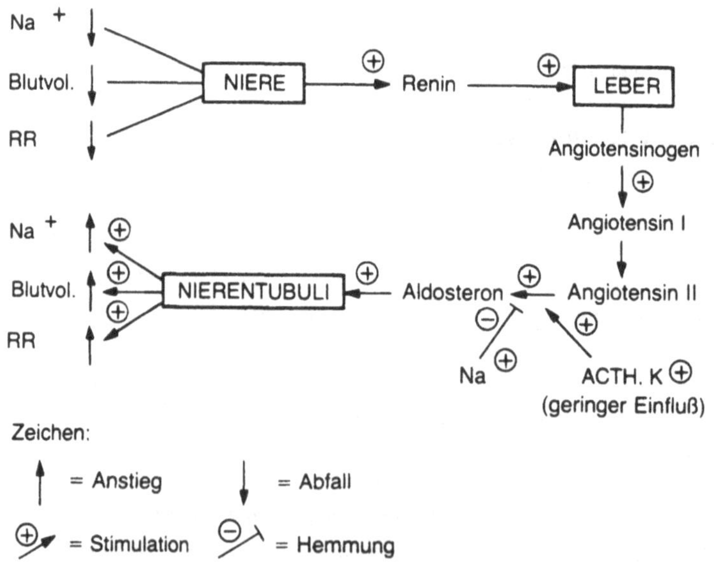

Volumen- und Barorezeptoren zu vermehrter Ausschüttung von Renin und somit über das beschriebene Renin-Angiotensin-System auch zu vermehrter Produktion und Ausschüttung von Aldosteron.

6.7.3 Hyperaldosteronismus

Physiologische Wirkungen des Aldosterons:
- Verstärkte Rückresorption von Na^+ im Austausch gegen K^+- bzw. H^+- oder NH_4^+-Ionen im distalen Tubulus.
- Entsprechende Regulation des Wasserhaushaltes aufgrund der Elektrolytverschiebungen.
- Stimulation der MG^{2+}-Ausscheidung.

Die erhöhte Sekretion von Aldosteron hat eine Hypernatriämie, Hypokaliämie, Hypomagnesämie und Alkalose zur Folge.
Klinische Symptome dieser Hormonstörung sind:
- Paroxysmale Lähmungen, Muskelschmerzen, -schwäche, Obstipation.
- Tetanische Erscheinungen und Parästhesien weisen auf die Hypomagnesämie und die bestehende Alkalose hin.
- Renal äußert sich die Hypokaliämie in Polyurie, Nykturie und Proteinurie. Wegen der Hypernatriämie treten Hypervolämie und Hypertonie auf.

Hyperaldosteronismus primär, sekundär. Der primäre Hyperaldosteronismus (*Conn*-Syndrom) ist in der Regel auf ein aldosteronproduzierendes Adenom zurückzuführen, gelegentlich findet man auch ein Malignom der NNR mit vermehrter Aldosteronsekretion. Aufgrund des Rückkopplungsmechanismus in der Aldosteronregulation ist die Plasmareninaktivität bei erhöhtem Aldosteronspiegel vermindert. Dem sekundären Aldosteronismus liegt keine endokrine Erkrankung zugrunde, sondern er hat extrarenale Ursachen. Der juxtaglomeruläre Apparat der Niere wird bei Hyponatriämie und Hypovolämie aufgrund der Verminderung des effektiven renalen Plasmadurchflusses zu erhöhter Reninausschüttung stimuliert, wodurch es auf dem bekannten Weg zum Hyperaldosteronismus kommt. Auch bei organischen Läsionen (z. B. durch Hypertonie) oder funktionellen Veränderungen (z. B. Hyperplasie oder Hypertrophie) am juxtaglomerulären Apparat kommt es zu einer vermehrten Reninsekretion.

Dem sekundären Hyperaldosteronismus bei K^+- bzw. ACTH-Überschuß liegt keine erhöhte Plasmareninaktivität zugrunde, da K^+ und ACTH mit ihrer Wirkung direkt an der NNR ansetzen.

Hypoaldosteronismus. Beim Hypoaldosteronismus unterscheiden wir zwei Typen, nämlich den primären, bei dem die Störung in der NNR selbst liegt und den sekundären, dessen Ursachen extraadrenal liegen. Zu der primären Form des Hypoaldosteronismus gehören die generalisierte NNR-Insuffizienz bei Morbus

Addison, der primär isolierte Hypoaldosteronismus sowie die recht seltenen Syndrome von *Biglieri* und *Ulick* und einige Formen des kongenitalen adrenogenitalen Syndroms. Die letztgenannten Krankheiten weisen einen angeborenen Enzymdefekt in der Steroidsynthese auf.

Sekundäre Formen des Hypoaldosteronismus findet man bei Hypernatriämie, Hypervolämie, K^+- und ACTH-Mangel sowie beim Syndrom von *Liddle*. Nach Resektion eines Aldosteron produzierenden Tumors tritt ebenso wie nach Gabe von Hemmstoffen der Aldosteronsynthese (z. B. Metopiron) ein sekundärer Hypoaldosteronismus auf.

Klinisch bemerkt man den Aldosteronmangel durch die auftretende Hyperkaliämie, Hypermagnesämie, Hyperchlorämie mit Azidose sowie – infolge des Na^+- und H_2O-Verlustes – an einer Hyponatriämie und Hypovolämie.

6.7.4 Nebennierenrindeninsuffizienz

Das klassische Krankheitsbild der primären NNR-Insuffizienz stellt der Morbus *Addison* dar. Als Ursache der Zerstörung der NNR kommen in Frage:
- Autoimmunreaktion (am häufigsten)
- Tuberkulose
- Verschiedene Ursachen wie Karzinommetastasen, Tumore u. a.

Die NNR-Insuffizienz hat eine reduzierte oder fehlende Produktion aller NNR-Hormone zur Folge. Das zeigt sich sowohl in einem gestörten Elektrolyt- und Wasserhaushalt, als auch in einem veränderten organischen Stoffwechsel.

Das Fehlen der Mineralcorticoide führt zu einer Hyponatriämie und Hypochlorämie, die sich klinisch in Übelkeit und allgemeiner Schwäche bemerkbar machen. Neigung zu orthostatischen Kollapszuständen und Tachykardie sind auf die extrazelluläre hypotone Dehydratation zurückzuführen. Hingegen führt die intrazelluläre Hydratation zu Kopfschmerzen und Bewußtseinsstörungen. Für die auftretenden Muskelkrämpfe und die motorische Schwäche ist die Hyperkaliämie verantwortlich. Die gleichzeitig bestehende Azidose kann eine Hyperventilation und komatöse Zustände auslösen. Das Fehlen der Glucocorticoide zeigt sich am Kohlenhydratstoffwechsel durch ein Absinken des Blutzuckerspiegels. Es treten Erscheinungen wie Hunger, Schweiß, Atemstörungen, sowie Bewußtseinsstörungen bis hin zum Koma auf. Nach Einnahme kohlenhydrathaltiger Mahlzeiten können aufgrund des Glucocorticoidmangels reaktive Hypoglykämien auftreten. Auch die starke Insulinempfindlichkeit wird damit erklärt.

Nachdem die Kohlenhydratreserven verstoffwechselt worden sind, werden Proteine und Fette für den Intermediärstoffwechsel herangezogen. Folgen sind atrophische Organe sowie eine Hypercholesterinämie mit Ketoazidose. Am hämatopoetischen System macht sich der Hypocortisolismus durch Anämie, Leukopenie und Lymphozytose bemerkbar. Die verminderte Stimulation von HCl und Pepsin im Magen führt zu Sub- oder Anazidität. In der Haut, z. B. über den Fingerknöcheln, sowie in den Schleimhäuten, tritt eine fleckige Pigmentierung auf, die durch die verstärkte Produktion von ACTH und MSH ausgelöst wird. Psychisch fallen die Kranken durch ihre leichte Reizbarkeit auf. Der Mangel an Androgenen verursacht die geringe Ausprägung der sekundären Geschlechtsmerkmale, verbunden mit Impotenz und Amenorrhoe.

6.8 Katecholamine

Störungen in der Biosynthese der Katecholamine Adrenalin und Noradrenalin:

Ungenügende Biosynthese
- Ein Katecholaminmangel wurde bis jetzt erst bei schwersten, sehr protrahiert verlaufenen Schockzuständen beobachtet.

Vermehrte Biosynthese
- Beim Phäochromozytom, einem Tumor, der sich in 80% der Fälle in der Nebenniere, selten in lumbalen oder thorakalen Paraganglien befindet.
- Bei verschiedenen anderen Tumoren des adrenosympathischen Systems.

Die Hormonabbauprodukte sind das Adrenochrom und die Vanillinmandelsäure.

Die vermehrte Biosynthese der Katecholamine ist klinisch durch eine erhöhte Ausscheidung von Methoxy-Hydroxy-Mandelsäure (= Vanillin-Mandelsäure) erfaßbar.

Überfunktion. Die vermehrte Ausschüttung von Katecholaminen beim Phäochromozytom hat folgende klinische Auswirkungen:

A. Hypertonie. Je nachdem, ob es sich um eine dauernde oder anfallsartige erhöhte Ausschüttung von Katecholaminen handelt, kommt es jeweils in der Hälfte der Fälle zur persistierenden Hypertonie bzw. zu zeitweiligen Blutdruckkrisen.

B. Gesteigerte Glykogenolyse. Das beim Phäochromozytom vermehrt ausgeschüttete Adrenalin zeigt eine glykogenolytische Wirkung und kann eine diabetische Stoffwechsellage mit erhöhtem Blut- und Harnzucker hervorrufen.

C. Lipolyse. Hier kommt es zu einer Erhöhung der freien Fettsäuren im Blut.

Die unter B. und C. genannten Erscheinungen des Phäochromozytoms, nämlich die gesteigerte Glykogenolyse sowie Lipolyse, sind auf das Adrenalin zurückzuführen. Es kommt in diesem Zusammenhang zu einer Stimulierung der Adenylzyklaseaktivität und dadurch zu einer vermehrten Bildung von zyklischem AMP aus ATP.

6.9 Parathormon, Vitamin D

(siehe Punkt 12.5)

6.10 Gastrointestinale Hormone

(siehe Punkt 8.3.3)

6.11 Pankreashormone

(siehe Punkt 5.3)

6.12 Gewebshormone und biogene Amine

6.12.1 Kinin-System

Das Enzym Kallikrein aktiviert aus der α_2-Globulinfraktion des Blutplasmas die Plasmakinine Bradykinin und Kallidin. Biochemisch handelt es sich bei ihnen um Oligopeptide mit niedrigem Molekulargewicht. Kallikrein selbst muß vorher aus seiner inaktiven Vorstufe, die im Pankreas, in den Speicheldrüsen und im Blutplasma zu finden ist, durch den Hagemann-Faktor und durch einige andere Aktivatoren in den Speicheldrüsen und im Pankreas in die aktive Form überführt werden.

Biologische Wirkungen der Plasmakinine
Sie rufen eine Kontraktion der Bronchial-, Darm- und Uterusmuskulatur hervor. An den Gefäßen führen sie zu einer Vasodilatation mit Absinken des TPR. Außerdem ist eine Erhöhung der Gefäßpermeabilität zu beobachten.

Das hereditäre angioneurotische Ödem weist hohe Plasmakininkonzentrationen auf. Die Ursache ist ein Mangel an C-1-Esterase-Inhibitor, der u. a. auch die Aktivierung des Kallikrein aus dem Praekallikrein blockiert. Kininbildende Enzyme werden lokal aktiviert bei Entzündungen und der Pankreatitis infolge einer Selbstverdauung des Pankreas. Treten Kininogenasen und plasmakallikreinaktivierende Enzyme infolge einer Autolyse aus geschädigten Zellen (z. B. bei einer Pankreatitis) in die Blutbahn über, so kann das zu einer globalen Freisetzung von Kininen führen.

6.12.2 Serotonin (Hydroxytryptamin)

Serotonin entfaltet biologische Wirkungen auf das Gehirn sowie auf die glatte Muskulatur von Gefäßen, Respirations- und Gastrointestinaltrakt. Im Gehirn führt ein Serotoninüberschuß zu erhöhter Aktivität, ein Mangel zu Depressionen. An den Gefäßen wirkt Serotonin dosisabhängig vasokonstriktorisch oder -dilatorisch. Es greift in die Tonusregulation der Bronchialmuskulatur ein und beeinflußt die Darmperistaltik. Auch die beiden letztgenannten Wirkungen sind dosisabhängig.

Eine vermehrte Bildung von Serotonin ist mit Sicherheit nur bei der neoplastischen Entartung enterochromaffiner Zellen (z. B. benignes oder malignes Karzinoid) zu finden.

Aus den oben erwähnten physiologischen Serotonin- und Kininwirkungen erklären sich die klinischen Symptome wie passagere Blutdruckkrisen mit Blutandrang im Kopf, therapieresistente Durchfälle mit wechselnder Intensität, z. T. Bronchospasmen.

Beim Abbau des Serotonins zu 5-Hydroxyindolessigsäure werden zwei Enzyme gebraucht:
- Monoaminooxydase (MAO)
- Aldehydoxydase.

Beim Karzinoidsyndrom ist die Ausscheidung von 5-Hydroxyindolessigsäure im Urin stark erhöht.

6.12.3 Histamin

Histamin wird durch Decarboxylierung aus Histidin gebildet. Es ruft eine Kontraktion der glatten Muskulatur des Respirations-, des Magen-Darm-Traktes und des Uterus hervor. An der glatten Muskulatur der Gefäße kommt es dagegen zur Erschlaffung. Folge ist ein Absinken des totalen peripheren Widerstandes (TPR); außerdem steigert es die Gefäßpermeabilität. Auf die Magensäuresekretion wirkt Histamin stimulierend. Das in den metachromatischen Granula der Mastzellen in biologisch inaktiver Form vorliegende Histamin wird z. B. bei Verletzungen des Gewebes freigesetzt. Ebenso werden bei anaphylaktischen Reaktionen die Mastzellen degranuliert, teilweise sterben sie ab, so daß das darin befindliche Histamin aktiviert wird. Dadurch kommt es zum Auftreten von Quaddeln mit daran angrenzenden Erythemen. Auch der beim anaphylaktischen Schock bestehende Blutdruckabfall ist auf die Wirkung des Histamins zurückzuführen; außerdem ist Histamin für eine Vielzahl anderer allergischer Reaktionen (Heuschnupfen, Asthma) verantwortlich.

6.12.4 Prostaglandine

Prostaglandine zählen zu den Gewebshormonen, die in allen Organen und Zellverbänden des Organismus vorkommen. Sie werden dort aus Vorstufen von langkettigen ungesättigten Fettsäuren (z. B. Arachnidonsäure) gebildet. Die Synthese und Sekretion von Prostaglandinen kann durch Histamin, Acetylcholin und

Bradykinin gesteigert werden. Folgende biologische Wirkungen von Prostaglandinen sind bekannt:

- PG-E und PG-F_2 lösen in der Frühphase von entzündlichen Reaktionen eine Erhöhung der Kapillarpermeabilität aus. Gleichzeitig sind sie an der Freisetzung von lysosomalen Enzymen beteiligt.
- Prostaglandine sensibilisieren die Schmerzrezeptoren. Die analgetische Wirkung von Acetylsalicylsäure beruht u. a. auf der Hemmung der Prostaglandinsynthese in der Peripherie
- Prostaglandine beeinflussen das Adenyl- und Guanylzyklase-System in bezug auf Steigerung als auch Hemmung
- Prostaglandine hemmen nicht nur die Spontanlipolyse sondern auch die durch Katecholamine, Glukagon oder Theophyllin induzierte Lipolyse.
- Außerdem fördern sie den Aufbau von Triglyceriden.
- PG-E und PG-A_1 fördern an der Niere die Ausscheidung der Elektrolyte (Na und K)
- PG-E_1 und PG-E_2 wirken an der Lunge bronchodilatatorisch, während PG-F_2 eine Konstriktion auslöst.
- PG-F_2 und PG-E lösen bei schneller i. v.-Dauerinfusion oder direkter Gabe in die Gebärmutter rhythmische Kontraktionen des graviden Uterus aus (Anwendung z. B. bei Wehenschwäche)
- Prostaglandine vom E-Typ vermindern die Magensekretion und führen über eine Dilatation der Gefäße zu einer Blutdrucksenkung.

6.12.5 Renin-Angiotensin-System

(s. Punkt 10.3.1 u. 6.7.3)

7 Vitamine

7.1 Avitaminosen

In der jetzigen Zeit sind Avitaminosen in unserem Lebensbereich kaum noch, wie in vielen tropischen Ländern, durch Fehl- bzw. Mangelernährung bedingt, sondern haben folgende Ursachen:

- Resorptionsstörungen infolge Erkrankungen im Magen-Darm-Bereich.
- Acholie (= mangelhafte Gallenbildung).
- Aktivitätsänderung intestinaler Bakterien; z. B. bei bestimmter Antibiotikatherapie.
- Verschlußikterus; durch einen Mangel an Gallensäuren wird hier die Resorption fettlöslicher Vitamine beeinträchtigt.
- Chronische Lebererkrankungen.

Man kann die Vitamine einteilen in:

- fettlösliche Vitamine A, D, E, K;
- wasserlösliche wie die Vitamine B, C.

Der Organismus benötigt die Vitamine zwar nur in kleinsten Mengen, kann diese jedoch selbst nicht bilden, so daß sie von außen aufgenommen werden müssen. Als Teile von Enzymsystemen spielen die Vitamine eine entscheidende Rolle im geregelten Ablauf von Organismusfunktionen. So führen Avitaminosen zu tiefgreifenden Veränderungen im Intermediärstoffwechsel, was zu neurologischen Schäden, Anämien, Wachstumshemmung, eingeschränkter Teilung von Zellen, in besonders schweren Fällen sogar zum Tod des Organismus führen kann.

Chemotherapeutika und besonders Antibiotika beeinträchtigen bei längerer Applikation die intestinale Bakterienflora. Ihre Reduktion jedoch ist mit mangelhafter Bildung und Resorption von Vitaminen verbunden. Avitaminosen sind die Folge.

Mangelerscheinung z. B. von Vit. B_1 (Thiamin) wird Beriberi genannt und ist in der „trockenen Form“ gekennzeichnet durch Muskelschwäche, Parästhesien, Paresen und paralytischen Erscheinungen. In der „feuchten Form“ wie bei Alkoholikern kommt es infolge der einseitigen Ernährung zur Kardiomyopathie und Dilatation des rechten Ventrikels.

7.2 Vitamin A

Bedeutung von Retinol für den Organismus:

A. Sehvorgang. Die Funktion der Stäbchenzellen, die für das skotopische Sehen (Dämmerung und Nacht) verantwortlich sind, hängt von ihrem Gehalt an dem lichtempfindlichen Pigment Rhodopsin ab. Dieses ist zusammengesetzt aus einer Proteinkomponente Opsin und dem Vitamin-A-Aldehyd 11-cis-Retinal.

B. Einfluß auf das Wachstum. Ein im Wachstum befindlicher Organismus wird in seiner Proteinbiosynthese, Zelldifferenzierung und Teilungsrate epithelialer und mesenchymaler Gewebe beeinflußt. Zudem greift es in die Regulation der Osteoblasten- und Osteoklastentätigkeit ein.

C. Schleimhäute. Vitamin A gilt als Schutzstoff für das gesamte Ektoderm; es spielt eine wichtige Rolle bei der Bildung von Zellen, die mucoprotein- und mucopolysaccharidhaltigen Schleim sezernieren.

So zeigt sich ein Vitamin-A-Mangel in Störungen des Nacht- und Dämmerungsehens; der Ausfall der Epithelschutzfunktion äußert sich in Xerosis und Keratinisierung der Cornea des Auges, sowie der Haut und der Schleimhäute (Hyperkeratosis). Bei Jugendlichen werden Störungen des Wachstums und der Knochenbildung beobachtet.

Überdosierungserscheinungen sind starke Kopfschmerzen, Zeichen des Hirndrucks, Übelkeit, Erbrechen. Chronische Überdosierungserscheinungen gehen einher mit Schlafstörungen, Anorexie, Haarausfall, Pruritus, Papillen-Ödem, Diplopie und Rhagaden. Gleichzeitig treten Knochen- und Gelenkschmerzen auf. Röntgenologisch wird das Bild der Hyperostosis corticalis und der vorzeitige Epiphysenschluß beobachtet.

7.3 Vitamin D

Die beiden wichtigsten Vertreter der D-Vitamine sind das Vitamin D_2 = Ergocalciferol und das Vitamin D_3 = Cholecalciferol, aktive Metaboliten sind: 25-Hydroxycalciferol und 1,25-Dihydroxycalciferol. Die Bedeutung des Calciferols:

A. Förderung der intestinalen Resorption von Calcium und Phosphat. Über den Mechanismus der Phosphatresorption ist noch wenig bekannt. Durch Wirkung von C-25-Hydroxycalciferol und C-1,25-Dihydroxycalciferol wird ein Carrierprotein synthetisiert, das den aktiven Transport des Calciums vom Darm- oder Nierenlumen ins Gefäßsystem ermöglicht.

B. Förderung des enchondralen Wachstums der Röhrenknochen und der Mineralisation. Kommt es in der Wachstumsphase des Skeletts zu einem Mangel an Vitamin D, so führt dieses zur Rachitis. Als Ursache hierfür ist in erster Linie ein Ausbleiben der Mineralisation des neugebildeten Knochens anzusehen. In den Symptomen der Rachitis kommt jedoch eine generalisierte Störung des Calcium-, Phosphat- und Zitronensäurestoffwechsels zum Ausdruck, die sich folgendermaßen ableiten:

Durch die gestörte intestinale Resorption von Calcium fällt der Serumcalciumspiegel ab, was über eine Gegenregulation mit Hilfe von Parathormon eine Mobilisierung des Skelettcalciums zur Folge hat. Dieses ist auch der Grund dafür, daß bei manifester Rachitis der Serumcalciumspiegel häufig noch in Normalbereichen zu finden ist. Im Zusammenhang mit der erhöhten Parathormonausscheidung und -aktivität kommt es aufgrund erhöhter renaler Ausscheidung zu einem Absinken des Serumphosphatspiegels. PTH kann ohne D-Vitamine seine volle Wirkung nicht entfalten.

Cholecalciferol wird im Organismus aus **7-Dehydrocholesterin** in der Haut unter der Einwirkung von UV-Strahlen gebildet. Auf die gleiche Weise wird Ergosterin in Ergocalciferol (D_3) umgewandelt. – Die wirksame Form ist wahrscheinlich 1,25-Dihydroxycholecalciferol. Die Hydroxylierung in Position 25 findet in der Leber, die in Position 1α wahrscheinlich in der Niere statt.

Auf der einen Seite findet bei Vitamin-D-Mangel eine progressive Entmineralisierung statt, auf der anderen Seite ist eine mangelnde oder fehlende Verknöcherung der Knorpelmatrix des Knochens zu beobachten. Dieses führt zur Knochenerweichung mit den charakteristischen Deformierungen des Skeletts: Auftreibung der Knorpel-Knochen-Grenze (Rosenkranzphänomen) und Verformung der Kopfknochen. Ein frühes Zeichen ist der Anstieg der alkalischen Phosphatase im Serum.

Eine Rachitisprophylaxe ist durch Sonnen- bzw. Quarzlampenbestrahlung oder täglicher Verabfolgung von 400 I. E. Vitamin D möglich. Bei ausgeprägter Rachitis und Osteomalazie sind Tagesdosen von 3000 I. E. Vitamin D nötig.

Überdosierungserscheinungen äußern sich in uncharakteristischen Beschwerden wie Kopfschmerzen, Anorexie, Schwäche, Gewichtsverlust und Magen-Darmstörungen. Es kommt dabei zum Anstieg des Calciums im Plasma und Urin, sowie Kalkablagerungen im Gewebe insbesondere in den Gefäßen und den Nierentubuli. Typische Zeichen einer Calciumnephrose ist der Anstieg des Rest-Stickstoffs im Blut, Albuminurie, Hämaturie und Zylinder im Sediment.

► **Vitamin E.** Über die Vitamin E-Wirkung gehen die Meinungen z. Z. noch auseinander. Gesichert ist, daß Vitamin E bestimmte ungesättigte Verbindungen vor der Oxydation schützen kann, wie z. B. ungesättigte Fettsäuren und Vitamin A. Bei der Oxydation dieser Substanzen würden dem Körper wichtige Verbindungen verloren gehen, außerdem würden Peroxyde entstehen, die außerordentlich toxisch für die Zelle sind. Durch Vitamin E als Antioxydans wird die Peroxydbildung verhindert. Je höher der Gehalt der Nahrung an ungesättigten Fettsäuren ist, desto größer ist der Vitamin E-Bedarf.

7.4 Vitamin K

Die Biosynthese der natürlichen K-Vitamine ist ausschließlich Pflanzen und Bakterien vorbehalten. Während in den Pflanzen sowohl Vitamin K_1 als auch Vitamin K_2 gefunden werden, bilden Bakterien (auch Darmbakterien) nur Vitamin K_2.

Der Grundkörper aller Phyllochinone ist das Methylnaphthochinon. An diesem befindet sich eine verschieden lange Seitenkette.

Vitamin K ist notwendig für die normale Synthese von Prothrombin und der Faktoren II, VII, IX und X. Es bildet mit dem entsprechenden Apoenzym ein wirksames Ferment.

Dicumarole können nun das Vitamin K aus diesem Fermentkomplex verdrängen, was auch ihren gerinnungshemmenden Effekt erklärt. Umgekehrt kann auch Vitamin K das Dicumarol aus dem Fermentkomplex verdrängen, und macht so seine Anwendung als Antidot in der Dicumarolbehandlung möglich. Klinische Zeichen des Vitamin-K-Mangels sind Störungen der Blutgerinnung und Hämorrhagien, da, wie oben beschrieben, die Bildung des Prothrombin-Systems gestört ist.

Alimentär bedingter Vitamin-K-Mangel tritt kaum auf; ein auftretender Mangel kann jedoch begründet sein in

- biliärer Verschlußkrankheit
- Malabsorptionszuständen
- hepatozellulären Leberschädigungen
- eine Gabe von Vitamin-K-Antagonisten.

* **Vitamin-B-Komplex.** Der Vitamin-B-Komplex besteht aus den wasserlöslichen Vitaminen Thiamin (B_1), Riboflavin (B_2), NSA, Folsäure, Pantothensäure, Pyridoxin (B_6), Cobalamin (B_{12}) und Pangaminsäure (B_{15}).

Mangelerscheinungen der Vitamine B_1, B_2, NSA und B_6 treten nur bei extremen Kostformen oder in Zuständen völliger Unterernährung auf, da dieser Vitaminkomplex in den für unsere Breitengrade normalen Lebensmitteln in ausreichender Menge vorkommt.

Vorkommen der einzelnen Vitamine:

B_1	B_2	NSA	B_6
Hefe	Hefe	Hefe	Hefe
Milch	Milch	Fisch	Milch
Getreide	Eier	Getreide	Fleisch
Leber	Leber	Leber	Gemüse
Gemüse		Gemüse	
Früchte		Fleisch	
Niere			

Bedeutung und Mangelerscheinungen der einzelnen Vitamine:

A. **Thiamin (B_1).** Bedeutend für alle jene Organe, die Pyruvat und Lactat als Energiequelle verwenden (Herzmuskel) bzw. einen hohen Kohlenhydratumsatz oder einen hohen Bedarf an Acetylgruppen haben (Nervenzellen).

▶ **Mangelerscheinungen:** Beri-Beri
- Neurologische Störungen durch degenerative Veränderungen der zentralen und peripheren Nerven
- Störungen der Herzmuskeltätigkeit mit Herzinsuffizienz, Tachykardie und histologisch nachweisbare Ödemen
- Ödeme an Rumpf, unteren Extremitäten und serösen Höhlen.

B. **Riboflavin (B_2).** Bedeutung: Prosthetische Gruppe zahlreicher Enzyme, die an Oxydoreduktionsvorgängen beteiligt sind.

▶ **Mangelerscheinung:** Vorwiegend in Geweben ektodermalen Ursprungs, wie Vaskularisierung und Entzündung der Cornea, Linsentrübung, Entzündungen an den Schleimhäuten des Mundes und des Verdauungstraktes.

C. **NSA (Nicotinsäureamid).** Bedeutung: Beteiligung an der Synthese von NAD bzw. NADP in allen Organen

▶ **Mangelerscheinungen** (Pellagra):
- braune Hautpigmentierungen an Gesicht, Hals und Extremitäten
- chronische Entzündungen der Schleimhäute des Verdauungstraktes (z. B. Enteritis, Gastritis, etc.)
- Störungen des ZNS mit Degeneration der Hinter- und Seitenstränge
- Wachstumsstillstand, Gewichtsverlust, Anämie, Exsiccose.

D. **Pyridoxin (B_6).** Bedeutung: Als Pyridoxalphosphat Coenzymform von u. a. Transaminasen, Aminosäuredecarboxylasen und Racemasen.

▶ **Mangelerscheinung:**
- bei Kindern: eleptiforme Krämpfe und Übererregbarkeit
- bei Erwachsenen: Dermatosen, Anämie, Muskeldystrophie, Neuritis.
- in der Schwangerschaft: Übelkeit, Erbrechen.

Pantothensäure und Biotin. Infolge ihres weit verbreiteten Vorkommens und einer reichlichen Versorgung durch die Darmflora sind echte Mangelzustände für Pantothensäure und Biotin noch nicht beobachtet worden.

Ein Biotinmangel läßt sich jedoch experimentell erzeugen. Füttert man ein Tier mit rohem Hühnereiweiß, so bildet das in diesem Hühnereiweiß befindliche „Avidin" einen stöchiometrischen Komplex mit Biotin. Dieser Komplex wird weder resorbiert noch von proteolytischen Enzymen angegriffen. Solch ein Prozeß kann natürlich auch beim Menschen experimentell erzeugt werden. 5–7 Wochen Ernährung mit einer Diät, die zu ca. 30% aus rohem Hühnereiweiß besteht, genügen, um Biotinmangelsymptome wie Dermatitis, Schwellungen von Haut und Schleimhäuten, Abgeschlagenheit, Somnolenz, Übelkeit und Muskelschmerzen hervorzurufen.

7.5 Folsäuren und Vitamin B_{12}

Folsäure. Die biologisch aktive **Tetrahydrofolsäure** ist Coenzym bei der enzymatischen Aktivierung der Einkohlenstoffeinheiten, bei ihrer oxydativen bzw. reduktiven Umwandlung ineinander und ihrer Übertragung auf verschiedene Akzeptoren.

Mögliche Ursachen des Folsäuremangels beim Menschen:

- Dünndarmerkrankungen mit Resorptionsstörungen (bes. einheimische und tropische Sprue).
- Hemmung einer Folsäuredeconjugase in der Mukosa der Dünndarmschleimhaut (z. B. Epilepsiebehandlung mit Hydantoinpräparaten wie Epanutin®, Zentropil®, etc.).
- Therapie mit Folsäureantagonisten, z. B. in der Leukämiebehandlung (Methotrexat, Aminopterin).

Von den klinischen Symptomen eines Folsäuremangels sind in erster Linie Veränderungen der Hämatopoese auf Grund von Störungen der DNS-Synthese zu nennen. In diesem Zusammenhang kann es zum Auftreten einer hypochromen, makrozytären Anämie, einer megaloblastären Dysplasie im Knochenmark, einer Leuko- und Lymphopenie sowie zum Auftreten einer Thrombozytopenie kommen. Weiterhin kann ein Folsäuremangel seinen klinischen Ausdruck finden in einer Stomatitis, Glossitis, sowie in einer Atrophie des lymphatischen Gewebes und in Störungen des Knochenwachstums.

Vitamin B_{12}. Ein Mangel dieses Vitamins kann resultieren aus:

- einer mangelhaften Zufuhr mit der Nahrung; dieser sehr seltene Fall ist nur bei konsequenten Vegetariern möglich, die selbst Molkereiprodukte und Eier meiden.
- Mangel an Intrinsic-Faktor, für den eine vollständige Resektion des Magens, eine chronisch atrophische Gastritis oder in den seltensten Fällen eine autosomal rezessiv vererbte Störung ursächlich sind.
- einer Malabsorption im Dünndarm, die in sehr seltenen Fällen Folge einer autosomal rezessiven Anomalie ist. In der überwiegenden Zahl der Fälle handelt es sich jedoch um eine erworbene Störung (Sprue, Ileitis, Jejunitis, Zöliakie u. a. m.).
- konkurrierender Resorption durch den Fischbandwurm oder durch Bakterien, die unphysiologischerweise in den Dünndarm gelangt sind (z. B. bei Darmdivertikulose oder bei einer blinden Darmschlinge).

Vitamin B_{12} ist zusammen mit der Folsäure am Stoffwechsel der C_1-Fragmente beteiligt, wie z. B. Methylgruppenübertragungen. Weiterhin beeinflußt es Wachstums- und Ernährungsprozesse, die Hämatopoese, sowie die Bildung epithelialer Gewebe und des Myelins. Verschieden Enzymreaktionen werden durch Vitamin B_{12} katalysiert:
(siehe Abbildung)

Resorption. Die Resorption von Vitamin B_{12} aus dem Intestinaltrakt ist an die Anwesenheit des „intrinsic-factor" (ein sialinsäurehaltiges Glykoprotein) gebunden. Dieser ist ein physiologischer Bestandteil des Magensaftes und wird in den Parietalzellen des Fundus-Corpus-Bereiches der Magenschleimhaut gebildet. Seine Fähigkeit zur Bindung des Vitamin B_{12} und seine Resistenz gegen Pepsin und Trypsin sind die Voraussetzung für die Bildung eines Vitamin B_{12}-intrinsic-factor-Komplexes, der im Ileum resorbiert wird. Mögliche Ursachen eines Vitamin-B_{12}-Mangels:
- operative Entfernung des Magens oder von Teilen des Magens (Ausfall des „intrinsic factor")

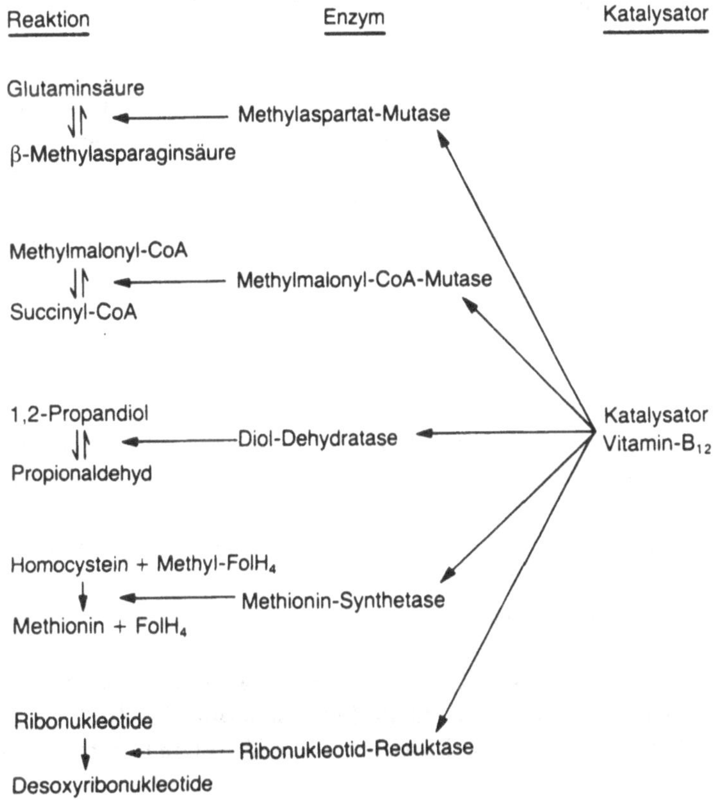

- schwer intestinale Resorptionsstörungen
- Befall durch Fischbandwurm, der das Vitamin B_{12} selbst aufnimmt und es somit dem Wirtsorganismus vorenthält.

Mangel. Wie vorher erwähnt, ist Vitamin B_{12} u. a. an der Synthese von Nucleoproteinen beteiligt, wodurch es zu einem wesentlichen Faktor der Zellerneuerung bei der Hämatopoese, Neubildung epithelialer Gewebe und Myelinbildung in Nervengeweben wird.
Symptome des Vitamin-B_{12}-Mangels:
- Störung der Erythrozytenreifung (perniziöse Anämie).
  Vermutlich durch Hemmung der Ribonukleotid-Reduktase; es entwickelt sich eine megalozytäre Anämie (perniziöse Anämie).
- Störungen im Nervensystem (funikuläre Myelose).
  Degeneration der Hinter- und Seitenstränge des Rückenmarks mit peripheren Empfindungsstörungen (Parästhesien, Störungen im Berührungs-, Bewegungs- und Vibrationsempfinden), abgeschwächte oder erloschene Eigenreflexe, Tonusherabsetzung in der Muskulatur, Ataxie.

Unbehandelt führt ein Vitamin-B_{12}-Mangel zum Tode.

* **Vitamin C.** Der unter Vitamin-C-Mangel auftretende Skorbut galt lange als die typische Avitaminose schlechthin.

Bei monatelanger Vitamin-C-Mangelernährung, wie sie z. B. bei Seefahrern üblich war, kam es zu Blutungsneigungen unter die Haut (Kapillarfragilität), in das Zahnfleisch, die Muskulatur, das Fettgewebe und in die inneren Organe. Die Zähne wurden locker und fielen aus, es kam zu Veränderungen im Knochenaufbau und zu subperiostalen Blutungen, zudem wurde die Haut rauh und rissig, was alles auf Störungen des Kollagenstoffwechsels beruht. Eine Vitamin-C-freie Ernährung führt unbehandelt zum Tode.

Die Störungen im Kollagenstoffwechsel sind darauf zurückzuführen, daß unter Vitamin-C-Mangel die Hydroxylierung von Prolin nach Hydroxyprolin beeinträchtigt ist.

Weiterhin ist Vitamin C an der Synthese interzellulärer Grundsubstanz (MPS) beteiligt, die die Funktion hat, zusammen mit der Kittsubstanz Zellen mesodermaler Gewebe, wie Kapillaren, Zähne, Knochen und Bindegewebe zu verbinden und abzudichten. Im Vitamin-C-Mangel kommt es hier zu Knochenwachstumsstörungen; das Lockern der Zähne ist durch einen Mangel an Zementsubstanz begründet. Auch die Kapillarblutungen entstehen als Folge unzureichender Kittsubstanz. Zudem ist noch die Gerinnung beeinträchtigt.

Antibiotika und Vitamine. Chemotherapeutika und besonders Antibiotika beeinträchtigen bei längerer Applikation die intestinale Bakterienflora. Ihre Reduktion jedoch ist mit mangelhafter Bildung und Resorption von Vitaminen verbunden. Avitaminosen sind die Folge.

8. Gastrointestinaltrakt

8.1 Ösophagus

Die Muscularis mucosae des Ösophagus ist gegen die Muskularis verschieblich. Letztere zeigt eine scherengitterartige Anordnung; nur am Ösophagusmund und an der Kardia findet man zirkulär angeordnete Muskelfasern. An diesen Stellen ist der Ruhetonus erhöht, wodurch ein Verschlußmechanismus zustande kommt. Dieser ist mit einem Druckunterschied von 30 mmHg gegenüber dem Magenfundus an der Kardia am ausgeprägtesten und verhindert so einen gastroösophagealen Reflux. Unterstützend bei dieser Funktion wirken einerseits die sich bei Inspiration verengenden Hiatusschenkel des Diaphragmas, andererseits die Magenfornixinzisur durch ihren spitzen Winkel.

8.1.1 Dysphagie

Als Dysphagie bezeichnet man eine Passagebehinderung von Nahrung während des Schluckaktes. Sie ist mit einem vorübergehenden Druckgefühl und dem Gefühl des Steckenbleibens verbunden. Bei organische Erkrankungen tritt sie zunächst während der Passage fester, später auch breiig-flüssiger Speisen in Erscheinung. Die Stagnation erzeugt Druck- und Völlegefühl in Höhe des unteren Sternumendes. Bei Stenose in der Pars cervicalis ist die Dysphagie von Husten, in der Pars thoracalis von Oppressionsgefühl und Atembehinderung begleitet. Die häufigsten Ursachen der Dysphagie sind:

Phase I **Mund-Oesophagus:**
Neuromuskuläre Erkrankungen

Phase II **Im Oesophagus:**
Oesophagitis, Divertikel, Ulkus, Tumoren, Gefäßanomalien, Aortenaneurysmen, Strukturen, Verätzungen, Spasmen

Phase III **Distaler Oesophagus-Magen:**
Achalasie, peptische Stenose, Narbenstriktur, tiefsitzender Tumor (DD: Cardiacarcinom)

8.1.2 Ösophagealer-gastraler Verschlußmechanismus

Der gastroösophageale Verschlußmechanismus kann beeinträchtigt werden durch:
- das Hochdrängen des Fornix, für welches eine Muskelschwäche des Zwerchfells, ein weiter Hiatus und eine intraabdominelle Drucksteigerung verantwortlich gemacht werden müssen.
- eine paraösophageale Hernie, die zwar die Speiseröhrenfunktion zumeist nicht beeinträchtigt, jedoch zu Einklemmungen mit hämorrhagischer Infarzierung und Blutungen führen kann.
- eine Hiatusgleithernie, bei der die Kardia axial verlagert ist und der terminale Ösophagus sich nach kranial verschiebt. Diese Hernie ist oft inkonstant; sie ist sowohl von der Lage des Patienten abhängig (horizontal verstärkt als auch vom intrabdominellen Kompressionszustand. Die Verlagerung des unteren Ösophagus in den Thoraxraum reicht nicht aus, einen gastroösophagealen Reflux auszulösen. Hierzu bedarf es der Unwirksamkeit des unteren Ösophagussphinkters, die auch isoliert (ohne Bestehen einer Hernie) zum gastroösophagealen Reflux führen kann.
- eine Achalasie, bei der, im Gegensatz zu den oben beschriebenen Verhältnissen, die reflektorische Erschlaffung des unteren Ösophagussphinkters (Öffnungsreflex) ausbleibt. Dysphagie, Schmerzen und Regurgitation sind die Folgen.
- Infolge Nahrungsstagnation und Reflux gastrointestinaler Hormone kommt es im präsenotischen Anteil des Oesophagus zu Erosionen und Ulcerationen, gelegentlich mit Blutungen, freier Perforation und Perioesophagitis.

8.2 Magen

8.2.1 Ulkus

Kommt es in bestimmten Gebieten des Intestinaltraktes, die mit Magensaft benetzt werden, zu unspezifischen, benignen Ulzerationen, so handelt es sich um ein Ulcus pepticum.

Entscheidend für die Entstehung eines Duodenalulkus ist die Dauerberieselung mit Magensaft; diese wiederum scheint durch vagale Übererregbarkeit, unterstützt von anderen Reizmechanismen, die zur Antrumstimulation führen, während der digestiven sowie der interdigestiven Phase ausgelöst zu werden. Für die hohe Sekretionsleistung und die stark gesteigerte Basalsekretion, muß die Zunahme der Belegzellmasse mitverantwortlich gemacht werden.

Für das Magengeschwür sind ebenfalls mehrere Ursachen im Gespräch:
- Durch eine Stase vor dem Pylorus (primär = hypotoner Angelhakenmagen; sekundär = Ulkus duodeni) kann eine gesteigerte und verlängerte antrale

(humorale) Stimulierung der Magensaftsekretion ausgelöst werden. Der distale Antrumanteil wird mit den Speisen ausgefüllt, während der proximale Abschnitt der peptischen Einwirkung unvermindert ausgesetzt sind.)
- Ein Zusammenbruch der Mukosabarriere, der zur Gewebsschädigung und im Extrem zur Ulkusbildung führt, kann auch durch einen chronischen Reflux von Gallensäuren in das Antrum ausgelöst werden.

Gastrin. Die Funktionen des Gastrins sind die Stimulation von Säure- und Pepsinsekretion einerseits, sowie die Beeinflussung der Motilität des Magens andererseits. Die Gastrinausschüttung ist erhöht bei:
- starken vagalen Reizen
- Zollinger-Ellison-Syndrom
- retiniertem Antrum nach Magenresektion
- hypertrophischer Pylorusstenose
- Hypercalcämie (wird noch diskutiert)

Beim Ulcus duodeni lassen sich in der Nüchternphase bei basaler Hyperchlorhydrie keine erhöhten Gastrinspiegel nachweisen; das bedeutet, daß der Hemmechanismus für die Gastrinsekretion durch Säureproduktion im Antrum ventriculi nicht gestört ist. Gastrin scheint deshalb beim Duodenalulkus keine Rolle zu spielen.

Anders sind die Verhältnisse, wenn durch das Duodenalulkus eine Pylorusstenose verursacht wird; dann sammelt sich nämlich der Speisebrei vor der Stenose, also im Antrum und diese wird längere Zeit mit der Nahrung kontaktiert. Reflektorisch wird dadurch eine Dauersekretion von Gastrin ausgelöst, die wiederum zur anhaltenden Berieselung des Antrums mit Magensäure führt. Folge ist die Entstehung eines „*Dragstedt*-Ulkus“, d. h., es bildet sich sekundär ein prästenotisches, im Antrum oder im Pylorus lokalisiertes Ulkus des Magens.

Mukosabarriere. Zur Mukosabarriere gehören Oberflächenepithel, Schleimdrüsen sowie der Magenschleim; dieser wird von mehreren Zellpopulationen sezerniert: Pylorusdrüsen, Nebenzellen im Halsteil der Hauptdrüsen und Epithelzellen der Schleimhautoberfläche. Der Schleim besteht aus Glykoproteiden, die ihm Zähigkeit und Haftfähigkeit verleihen. Er besitzt einen alkalischen pH-Wert und überzieht die Schleimhaut in einer Dicke von 1–1,5 mm. Seine Funktion besteht im Schutz der Schleimhaut vor Selbstverdauung durch das Magensäure-Pepsin-Gemisch, indem er die Rückdiffusion, von H-Ionen in die Mukosa verhindert. Der Schutz ist sowohl physikalischer als auch chemischer Art (100 ml Schleim neutralisieren 40 ml 0,1n HCl). Wird die Mukosabarriere wegen Beeinträchtigung des Schleims durchbrochen, diffundieren die H-Ionen in die Mukosa zurück, lösen dort eine Azidose aus, die wiederum eine Gewebsschädigung zur Folge hat. Es resultiert eine Gastritis. Mukosabarriere durchbrechende Noxen sind:
- Glucocorticoide
- Acetylsalicylsäure

- Indometazin
- Phenylbutazon
- Äthanol
- Koffein
- Alkohol
- Nikotin

Vagotomie. Aufhebung der vagalen Belegzellreize und Erniedrigung der Belegzellempfindlichkeit auf humorale Reize in der kephalen Phase der Magensekretion. Gleichzeitige Motilitätserniedrigung des Magens.

8.2.2 Hypo- und Achlorhydrie

Eine Magenoperation führt zu schwerwiegenden Störungen der Verdauungsfunktion; diese Störungen sind:

A. mechanischer Art, wie:
- das Syndrom der zuführenden Schlinge, bei dem innerhalb ½–3 h nach Entleerung des operierten Magens Druck-, Völlegefühl und Schmerzen im rechten Oberbauch verspürt werden. Diesen Symptomen schließt sich dann typischerweise ein explosionsartiges **Erbrechen** großer Mengen Mageninhaltes und Gallensaftes an; dabei ist es gleichgültig, ob die Magen-Darm-Anastomose ante- oder retrokolisch angelegt wurde. Zu erklären sind diese Symptome einerseits durch die Behinderung des Abflusses von Gallen- und Pankreassaft aus dem afferenten Anastomosenschenkel, andererseits durch eine von vornherein falsch angelegte Anastomose, bei der die Nahrung zuerst in den afferenten Schenkel gelangt.
- die Beschwerden des kleinen Magens, die sich postprandial oder während der Mahlzeit als Völle- und Druckgefühl darstellen.
- das Dumping-Frühsyndrom, auch postalimentäres Frühsyndrom genannt. Bei ihm treten nach ungefähr 30 min. neben Stuhldrang, Nausea und Druckgefühl plötzlich Zeichen einer Zentralisation (Schwäche, Blässe, Schweißausbruch, Tachykardie) auf. Ursächlich hierfür scheint die plötzliche Dehnung der Dünndarmschlingen durch die schnelle Entleerung des verkleinerten Magens auf der einen Seite und andererseits die Hyperosmolarität des Nahrungsbreies zu sein. Durch letztere schrumpft das Plasmavolumen um etwa 10–30%, das sind im Extremfall bis zu 1000 ml! Daher erklärt sich auch die Kreislaufzentralisation bei diesen Patienten.

B. hormoneller Art, wie:
- das Dumping-Spätsyndrom, bei dem mit einer Latenz von 1½ bis 3 h die typischen Symptome und Hypoglykämie mit Heißhunger, Müdigkeit, Schwäche

und Schweißausbruch auftreten. Die Senkung des Zuckerspiegels wird durch die verstärkte postprandiale Insulinsekretion verursacht, die wiederum Folge des zu schnell in den Dünndarm gelangten KH-reichen Nahrungsbreies ist.

C. resorptiver Art, wie:
- die Anaemia perniciosa. Sie beruht auf einem Vitamin B_{12}-Mangel. Durch eine sich sekundär entwickelnde chronisch atrophische Stumpfgastritis wird das Vitamin malabsorbiert.
- die hypochrome Anämie. Sie wird durch einen Eisenmangel ausgelöst, der einerseits durch Blutverluste vor, während und nach der Operation, andererseits durch Eisenresorptionsstörungen auf Grund des HCl-Mangels und der schnellen Magen-Darm-Passage hervorgerufen wird.
- Vitamin D- und Calciummangel, der ebenfalls wegen schlechter Resorption durch die veränderte Dünndarmschleimhaut und die schnelle Darmpassage entstehen kann. Dieser Mangel führt zur Osteomalazie.

Magenschleimhautatrophie: hier hat sich die Magenschleimhaut in unspezifische oder unter Umständen aus dem Dünndarm stammende Zellelemente (Intestinalisation) umgewandelt. Es kommt zum kompletten oder inkompletten Sistieren der Intrinsic-factor und Säureproduktion. In 80–90% sind Antikörper gegen Parietalzellen und in 50% gegen den Intrinsic-factor nachgewiesen. Fehlende Vitamin B_{12}-Resorption bewirkt nach Verbrauch der körpereigenen Depots eine megaloblastäre Anämie.

8.2.3 Chronisch atrophische Gastritis

Der chronische Entzündungsprozeß der atrophischen Gastritis, die normalerweise mit einer entzündlichen Infiltration des Interstitiums beginnt, dehnt sich über Jahre aus. Im Verlauf dieses Prozesses gehen die Fundusdrüsen bis auf wenige Reste zugrunde.

Die Säure-, Intrinsicfactor- und Pepsinsekretion sinkt stark ab bzw. sistiert, wie die Refraktärität gegenüber Histaminstimulation bei manchen Formen der chronisch atrophischen Gastritis zeigt. Selbst auf diesen starken Reiz hin wird keine Säure sezerniert. Gemäß der Ausprägung des Krankheitsbildes unterscheidet man zwei Formen der chronisch atrophischen Gastritis:
- Der für die Vitamin B_{12}-Resorption mit ausschlaggebende Intrinsicfaktor wird gerade noch in ausreichender Menge produziert; auch sehr geringe Mengen von H-Ionen sind vorhanden, die vom Nicht-Parietalzellsekret neutralisiert werden.
- Säure- und Intrinsicfaktorproduktion erlöschen völlig. Es handelt sich um eine komplette Atrophie der Magenschleimhaut, an deren Stelle jetzt unspezifische Zellen oder Zellen aus dem Intestinaltrakt treten (Intestinalisation).

8.3 Darm

8.3.1 Malabsorption

Der gestörte Mukosatransport kann durch

a) entzündliche Erkrankungen entstehen wie:
   Zöliakie, Ileitis regionalis, Strahlenenteritis, trophische Sprue, Amyloidose, Sklerodermie, Parasiteninfiltration der Mukosa, generalisierte Mastozytose, Antibiotika- oder Zytostatikagabe
b) oder durch spezifische Enzymdefekte wie z. B. Glucose-Galactose-Malabsorption oder
c) durch Darmresektion bedingt sein.
   - Die Resektion des Dickdarms wird im wesentlichen unter Verlust von Na^+ und H_2O sowie Vitaminmangelsymptomen (Vit. B und K) toleriert.
   - Je nach reseziertem Anteil des Dünndarms wird die resorptive Potenz mehr oder minder stark eingeschränkt:

Duodenum: Proteinmangel sowie Mangel an Vitaminen wie A oder D
Jejunum-proximal: d. h. etwa 250 cm Verlust führt lediglich zu einer abgeflachten Glucosebelastungskurve, während Vitamin B_{12} und Folsäureresorption und Fettausscheidung normal sind.
distal: fehlt die distale Hälfte, so sind Störungen in der Resorption von Ca, Mg, Fe, fettlöslichen und wasserlöslichen Vitaminen, Proteinen und Fetten zu beobachten.
Ileum: Gestörte Resorption von Vitamin B_{12} und Gallensalzen. Es kommt zur Störung im enterohepathischen Kreislauf → Steatorrhoe/Diarrhoe/perniciöse Anämie

Steatorrhoe. Mitentscheidend für die Fettverdauung ist die Mizellenbildung im Duodenum; durch sie wird die Arbeit der Pankreaslipase erleichtert und die vollständige Resorption durch den jetzt guten Kontakt mit der Darmschleimhaut ermöglicht. Die Mizellen bestehen aus gallensauren Salzen, Fettsäuren und Glyceriden; sie besitzen eine vorzügliche Emulgatorwirkung, die Voraussetzung für die Resorption von freien Fettsäuren und Monoglyceriden als Endprodukten der Pankreaslipasewirkung ist.

Wird das Fett nicht gespalten, kommt es zum fettigen Stuhl, der Steatorrhoe. Sie ist gekennzeichnet durch die Ausscheidung großer Mengen ungespaltenen Fettes als flüssige, beim Abkühlen erstarrende Masse. Mögliche Ursachen dafür sind:

- Pankreasinsuffizienz oder -ektomie. Es fehlt einerseits die Pankreaslipase, zum anderen das vom Pankreas durch Natriumbicarbonatausscheidung erzeugte alkalische Milieu; dieses dient der Neutralisation der Magensäure. Der Einbau von Fettsäuren in die Mizellen ist im sauren Milieu nicht möglich.

- Erkrankungen von Leber und Gallenblase, die zu einer verminderten Konzentration von Gallensäuren im Duodenum führen.
- Eine pathologische Darmflora, z. B. beim blind-loop-Syndrom, die die Gallensäuren dekonjugiert. So wird ebenfalls die Mizellenbildung verhindert.

Zöliakie. Viele Getreidekörner enthalten Gluten, dessen alkohollösliche Fraktion Gliadin eine Substanz beherbergt, die, falls sie nicht enzymatisch abgebaut wird, zu einer toxischen Schädigung der Darmschleimhaut führt. Als Ursache wird das Fehlen eines noch unbekannten Enzyms im Dünndarm postuliert. Außer der Schleimhautschädigung entwickelt sich unter Glutenbelastung ein komplexes Malabsorptionssyndrom.

Die Fettresorption ist besonders stark betroffen (idiopathische Steatorrhoe). In ihrem Gefolge entstehen Avitaminosen der fettlöslichen Vitamine A, D, E und K und die damit verbundenen krankhaften Erscheinungen:
- Störungen des Kalium- und Calciumhaushaltes (Seifenbildung mit Fetten, Vitamin D-Mangel) führen zu tetanischen Anfällen bzw. gegenregulatorisch über Parathormon zu Osteomalazie und -porose.
- Störungen des hämatopoetischen Systems durch Mangel an Vitaminen B_{12}, K und Folsäure. Vitamin B_{12} und Folsäure sind notwendig zur Nucleoproteidsynthese. Der zusätzliche Eisenmangel führt zu einem polymorphen Bild der hämatologischen Veränderungen.
- Periphere und zentrale neurologische Ausfälle, sowie bukkale Schleimhautentzündungen.

8.3.2 Diarrhoen

Die gehäufte Entleerung von Stühlen mit einem Wassergehalt über 83% wird als Diarrhoe bezeichnet. Sie kann durch viele Faktoren verursacht werden:

A. Die **aktiven Transportvorgänge** können **gestört** sein oder darniederliegen. Verantwortlich hierfür können sein:

- Vergiftungen mit Schwermetallen wie Arsen, Blei, Quecksilber, Chrom oder mit Medikamenten wie Herzglykosiden, Drastika, Antibiotika, Zytostatika und Alkoholika.
- Parasitenbefall, z. B. durch Askariden, Hakenwürmer, Amöben, Lamblien oder
- Bakterieninfektionen mit Shigellen, Salmonellen, Tuberkelbakterien oder Staphylokokken.
- Infektionen mit Viren, z. B. Enteroviren.
- Pilzinfektionen (Candida albicans u. a.).
- Schäden durch Bestrahlung mit Röntgen- oder radioaktiven Strahlen.

B. Es sind **zu hohe Konzentrationen osmotisch wirksamer Bestandteile im Darm.** Therapeutisch wird dieser Effekt durch die bei der Obstipation eingesetzten osmotischen Abführmittel genutzt.

C. Die **Motilität des Darms** kann durch diverse Noxen **beeinträchtigt** werden. Ihre Funktion besteht vor allem in Durchmischung und Weitertransport der Nahrung. An der Störung können sich wiederum viele Faktoren beteiligen wie Infektionen, Operationen, Hormonstörungen, Neoplasmen u. a. m.

8.3.3 Gastrointestinale Hormone

siehe unter 8.2.1.

8.4 Exokriner Anteil des Pankreas

8.4.1 Akute Pankreasnekrose

Galle und Pankreas sind über die Ausführungsgänge miteinander verbunden. Letztere münden in der Papilla vateri ins Duodenum. Physiologischerweise ist der Druck, mit dem das Pankreas sezerniert, höher als der der Galle. Ist nun die Papilla vateri durch Stein (häufigste Ursache), Entzündung oder Spasmus verlegt, gelangt Pankreassaft in die Gallenblase. Dieser enthält die Phospolipase A die das in der Galle vorhandene Lecithin in Lysolecithin umwandelt, welches toxisch wirkt. Ein Auspressen der Gallenblase bei Erhöhung des intraabdominellen Druckes bringt das Pankras-Galle-Gemisch in die Gänge der Bauchspeicheldrüse. Die in diesem Gemisch enthaltenen Gallensalze schädigen die Azinuszellen mit dem Ergebnis der Koagulationsnekrose; dabei werden geringe Mengen Trypsin frei und aktiviert. Das Enzym wiederum aktiviert:

- Phospholipase-A, die toxisches Lysolecithin bildet (erzeugt Parenchymnekrosen und Fettgewebsnekrosen).
- Elastase, welche die elastischen Fasern der kleinen Gefäße destruiert.
- Kallikrein, das Bradykinin und Kallidin freisetzt. Diese Kinine erzeugen Plasmaverlust, Ödeme, entzündliche Infiltrationen und Schmerzen.

Gallenblasen- und Gallengangssteine fördern durch die Abflußbehinderung ganz besonders die Entstehung einer Pankreatitis. Sie hat als pathogenetisches Prinzip die Selbstverdauung durch die eigene Enzyme.

8.4.2 Chronische Störungen der Pankreasfunktion

Der exokrine Anteil des Pankreas sezerniert nahezu das gesamte Spektrum der für die Aufspaltung des Speisebreis erforderlichen Verdauungsfermente. Es wirken dabei amylolytisch die Amylase und Maltase, lipolytisch die Lipase und Phospolipase, proteolytisch als Vorstufen von Trypsin und Chymotrypsin, Trypsinogen und Chymotrypsinogen (werden im Dünndarm durch Enterokinase bzw. Trypsin aktiviert), weiterhin Carboxypeptidasen, Elastase und Kollagenase; mukolytisch wirken Cholinesterase, Ribonuclease und Desoxyribonuclease.

Es ist leicht einzusehen, daß ein Ausfall oder eine Beeinträchtigung der exokrinen Pankreasfunktion schwerwiegende Auswirkungen auf die Verdauung hat. Maldigestion und Malnutrition sind die Folgen. Durch die mangelnde Fettverwertung entstehen voluminöse Stühle, die außerdem einen hohen Proteingehalt aufweisen. Ihre Farbe ist lehmig. Neben dieser Steatorrhoe kommt es auch zur Ausscheidung geringer Mengen von Pankreasenzymen wie Trypsin und Chymotrypsin.

9. Leber

9.1 Leberinsuffizienz und hepatische Enzephalopathie

9.1.1 Leberinsuffizienz

Das Leberzerfallskoma, z. B. bei maligner Hepatitis oder Amanitinvergiftung ist dadurch gekennzeichnet, daß durch hepatotoxische Substanzen die Proteinsynthese im Hepatozyten drastisch gestört ist. Die Synthese von Strukturproteinen und Stoffwechselenzymen ist vermindert (Folge: Senkung des ATP-Gehaltes). Es kommt zu einer Änderung der Permeabilität der Zellmembran, und es können unter anderem auch Enzyme austreten. Der auftretende Albuminmangel ist für die peripheren Ödeme verantwortlich, während die erhöhte Blutungsneigung auf das Absinken der Gerinnungsfaktoren zurückzuführen ist.

Da die Proteinsynthese eng mit anderen Stoffwechselvorgängen in der Leberzelle verknüpft ist, findet sich auch eine Störung des Aminosäure-, Kohlenhydrat- und Fettstoffwechsels sowie des Harnstoffzyklus.

► 9.1.2 Hepatische Enzephalopathie

Coma hepaticum. Darunter versteht man Zustände bei Leberkranken, die von Bewußtseinsstörungen bis zum Bewußtseinsverlust reichen. Sie sind die Folge von Störungen der Gehirnfunktion durch toxische Substanzen, die entweder im Magen-Darm-Trakt entstanden oder durch die Nahrung dorthin gelangt sind. Bei diesen toxischen Substanzen handelt es sich um Ammoniak sowie um Amine und Phenole, die im Darm unter Einwirkung von Bakterien aus proteinhaltigen Substanzen freigesetzt werden. Die geschädigte Leber ist nicht mehr in der Lage, diese toxischen Substanzen unschädlich zu machen. Über den großen Kreislauf gelangen sie ins Gehirn und führen dort zu einer Störung des Gehirnstoffwechsels (protosystemische oder portokavale Enzephalopathie).

Der schädigende Einfluß des Ammoniak auf den Hirnstoffwechsel wird wie folgt angenommen: Steigt die Ammoniakkonzentration im Gehirn auf Werte von etwa 1 γ/ml, so wird die Glutaminsynthese aus Ammoniak und Glutaminsäure angeregt. Die für die Synthese von Glutaminsäure benötigte α-Ketoglutarsäure wird dem Citratzyklus entnommen, der dadurch aus dem Gleichgewicht gebracht wird. Die daraufhin eintretende Störung des oxydativen Gehirnstoffwechsels macht sich in einem verminderten Sauerstoff- und Glucoseverbrauch bemerkbar. Verstärkt wird die Störung der Energiebilanz der Gehirnzellen noch dadurch, daß die Ammoniakintoxikation zu einem sehr hohen Verbrauch an ATP führt, das demnach zum Ablauf anderer Hirnstoffwechselprozesse fehlt. Außerdem löst Ammoniak durch Reizung des Atemzentrums eine respiratorische Alkalose aus. Das Ammoniak liegt nunmehr als NH_3 vor und kann besser durch die Blut-Liquor-Schranke diffundieren, was ionisiertem NH_4 nicht möglich ist.

Pathogenese des Leberkomas:

A. Endogenes Koma durch Leberzellzerfall:
- bei fulminant verlaufender Virushepatitis,
- bei Pilzvergiftungen (Amanita muscaris, -phalloides),
- bei Vergiftungen mit chlorierten Kohlenwasserstoffen (Narkotika) und mit metallischen Verbindungen.

Das im Darm entstehende Ammoniak kann die insuffiziente Leber nicht mehr im Harnstoffzyklus entgiften.

B. Exogenes Koma durch Zerstörung von funktionstüchtigen Leberparenchym (portokavale Enzephalopathie)
Die Leberdurchblutung ist auf Grund eines portokavalen Umgehungskreislaufes vermindert. Dieser Kollateralkreislauf hat sich entweder spontan (als Caput medusae bzw. Ösophagusvarizen) gebildet oder ist künstlich durch eine portokavale Shunt-Operation angelegt worden. Somit können Ammoniak und andere toxische Substanzen unter Umgehung der Leber das Gehirn erreichen.

9.2 Ikterus und Cholestase

Bilirubinstoffwechsel

Transport, Aufnahme, Konjugation und Ausscheidung

Der Gallenfarbstoff Bilirubin entsteht als Abbauprodukt des Hämoglobins. Der Hb-Abbau findet vorwiegend in der Leber statt, ebenso noch im Knochenmark und in der Milz, kann aber auch überall im Organismus erfolgen.

Das extrahepatisch gebildete Bilirubin wird wegen seiner Wasserunlöslichkeit im Blut an Serumalbumin gebunden („indirektes Bilirubin") und von der Leber aufgenommen. Dabei erfolgt die intrazelluläre Aufnahme des Bilirubins nach einem Absorptionsgleichgewicht zwischen dem unspezifischen bilirubinbindenden Serumalbumin und zwei spezifischen bilirubinbindenden Trägerproteinen x und y des Leberzellzytoplasmas. Die Konjugation des Bilirubins an die Glucuronsäure („direktes Bilirubin") geschieht mit Hilfe der Uridyl-Glucuronyl-Transferase, einem Lipoproteinenzym. Durch diese Kopplung ist das lipidlösliche Bilirubin

Hämoglobin

↓ Ringöffnung des Häms durch oxydative Spaltung unter CO_2-Elimination

Verdoglobin

↓ Spontane Abspaltung von Globin und Fe^3

Biliverdin

↓ enzymatische Hydrierung

Bilirubin

nunmehr wasserlöslich. Der aktive Transport des gekoppelten Bilirubins vom glatten endoplasmatischen Retikulum in die Gallenkapillaren soll durch ein spezifisches Transportprotein, Ligandin, erfolgen. Das an Glucuronsäure gekoppelte Bilirubin kann auch durch die Niere ausgeschieden werden, falls der physiologische Ausscheidungsmechanismus gestört ist.

9.2.1 Bilirubinstoffwechsel bei Erkrankungen

Steigt aufgrund einer Störung im Bilirubinstoffwechsel der Gesamtbilirubingehalt im Serum auf mehr als 2 mg/100 ml an, so bildet sich ein manifester **Ikterus** aus. Eine Hyperbilirubinämie und somit ein Ikterus entstehen also infolge einer Störung des Verhältnisses von Bilirubinanfall zu Bilirubinsekretion. Man unterscheidet folgende Ikterusformen:

A. Überproduktionsikterus. Erhöhtes Bilirubinangebot an die Leberzelle.

B. Transportikterus. Gestörter Bilirubintransport von den Blutgefäßen zu den Lebermikrosomen.

C. Konjugationsikterus. Gestörte Konjugierung des Bilirubins in der Leberzelle.

D. Exkretionsikterus. Störung in der Ausschleusung des Bilirubins in die Gallenkapillaren.

E. Retentionsikterus. Mechanischer Verschluß der Gallenwege.

zu A. **Überproduktionsikterus**

- Hämolytischer Ikterus

Der erhöhte Abbau des Hämoglobins führt zu einer Erhöhung des Bilirubins im Serum, da die Leistungsfähigkeit der Leber zur Bilirubinglucuronidbildung überfordert wird. Das vermehrt anfallende indirekte, nicht an Glucuronsäure gekoppelte Bilirubin ist wasserunlöslich, so daß beim hämolytischen Ikterus das Bilirubin nicht über die Niere entfernt werden kann. So reichert sich das freie Bilirubin aufgrund seiner Lipidlöslichkeit auch im Gehirn in den Basalganglien an. Es entsteht der gefürchtete Kernikterus bei Kindern.

- Sogenannte Shunthyperbilirubinämie

Der erhöhte Bilirubinanfall ist bei diesem recht seltenen familiären Syndrom die Folge eines Zerfalls von Erythrozytenvorstufen im Knochenmark. Wie beim hämolytischen Ikterus ist auch hier nur das freie Bilirubin erhöht.

zu B. **Transportikterus.** Das nicht konjugierte Bilirubin übersteigt Werte von 5 mg/100 ml so gut wie gar nicht. Im Harn sind keine Gallenfarbstoffe nachweisbar. Die wahrscheinliche Bilirubinaufnahmestörung liegt in einem Defekt der Trägerproteine, die für den intrazellulären Transport ausschlaggebend sind. Dieses Krankheitsbild findet man bei der Virushepatitis und der ikterischen Leberzirrhose.

zu C. **Konjugationsikterus.** Beim Neugeborenen und insbesondere beim Frühgeborenen ist die Aktivität des Enzyms UDP-Glucuronylsäure-Bilirubin-Transferase herabgesetzt. Die Folge ist ein Anstieg des freien Bilirubins. Bei dem Krankheitsbild der Erythroblastose bei Neugeborenen kann es durch das Fehlen des Enzyms Glucuronyl-Transferase zu einer Erhöhung des freien Bilirubins auf Werte von mehr als 20 mg/100 ml kommen. Die zytotoxische Wirkung des freien Bilirubin ist die Ursache der häufig dabei auftretenden Gehirnschäden mit tödlichem Ausgang.

Ein völliges Fehlen oder aber ein relativer Mangel der Glucuronyl-Transferase-Aktivität werden beim Najjar-Crigler-Syndrom, einem erblichen Enzymdefekt, beobachtet.

zu D. **Exkretionsikterus.** Die Ausscheidungsstörung von Bilirubin in die Gallenkapillaren wird verursacht durch einen Defekt, der irgendwo auf der Strecke des konjugierten Bilirubins jenseits des glatten endoplasmatischen Retikulums liegen muß. Zu dem Exkretionsikterus muß man die intrahepatische Cholestase, den Arzneimittelikterus und seltene Syndrome wie z. B. das Dubin-Johnson-Syndrom und das Rotorsyndrom zählen. Gerade die intrahepatische Cholestase und der Arzneimittelikterus sind außerordentlich wichtig, da eine kontinuierliche Zunahme dieser Krankheitsbilder zu verzeichnen ist. Arzneimittel, die eine intrahepatische Cholestase verursachen, sind zum Beispiel: Chlorpromazin, Phenothiazine, Antibiotika, Sulfonamide und Tuberkulostatika. Gerade im Hinblick auf die steigende

Einnahme der Psychopharmaka ist die Kenntnis einer Leberschädigung mit intrahepatischer Cholestase durch diese Medikamente sehr wichtig.

zu E. **Retentionsikterus.** Der Verschlußikterus entsteht auf dem Boden einer mechanischen Abflußbehinderung durch Steine, Tumoren des Pankreaskopfes oder Entzündungen in den Gallenkapillaren. Die im Blut auftretenden Gallenfarbstoffe werden teilweise renal entfernt. Urobilinogen und Urobilin, die sekundär im Darm aus Bilirubin entstehen, fehlen bei dieser Ikterusform fast vollständig.
Die Folgen eines kompletten Gallengangsverschlusses sind:
- Anstieg des Lipidspiegels (bes. des Cholesterins).
- Retention der Gallensäuren im Blut.
- Resorptionsstörung fettlöslicher Vitamine, da diese nur in Anwesenheit von ausreichender Gallenmenge resorbiert werden können. Als Beispiel könnte man hier einen Vitamin-K-Mangel mit resultierender Blutungsneigung nennen.

Komplexe Ikterusformen (Mischformen). Eine Virushepatitis oder eine dekompensierte Leberzirrhose, die eine diffuse Leberschädigung hervorrufen, weisen in der Regel einen parenchymatösen (hepatozellulären) Ikterus auf. Pathopyhsiologisch findet sich eine komplexe Störung, von der die Bilirubinaufnahme sowie der Konjugations- und Exkretionsvorgang betroffen sind. Kompliziert wird dieses Bild durch eine zusätzlich auftretende Hämolyse.

9.2.2 Bilirubin-Transportstörungen

Die **Interaktion zwischen Bilirubin und anderen Substanzen,** die eine intrahepatische Cholestase bewirken, kann primär die Folge einer Störung des gallesezernierenden Apparates der Leberzelle sein, aber auch durch die Wirkung exogener Stoffe hervorgerufen werden. So ist zum Beispiel von dem Tuberkulostatikum Rifampicin bekannt, daß es die Bilirubinausscheidung sehr stark kompetitiv hemmt. Schon bei einer Dosis von 1 g/Tag entwickelt sich beim Lebergesunden eine Hyperbilirubinämie. Ebenfalls eine starke kompetitive Hemmung der Bilirubinausscheidung verursachen die Röntgenkontrastmittel zur Darstellung der Gallenwege. Weitere Medikamente, die eine intrahepatische Cholestase hervorrufen, sind unter 9.2.1 D zu finden.

9.2.3 Enterohepatischer Kreislauf des Bilirubins und der Urobilinogene

Das an Glucuronsäure gekoppelte Bilirubin gelangt als Gallenfarbstoff in den Darm. Da die Glucuronsäurekopplung bis ins Kolon bestehen bleibt, kann eine Rückresorption des wasserlöslichen Bilirubins durch das Darmepithel nicht stattfinden.

Unter dem Einfluß der Bakterienflora wird im Kolon das Bilirubin dekonjugiert und in einer Reihe von Schritten zu unstabilen Metaboliten wie Mesobilirubin, Mesobilinogen (Urobilinogen) und Sterkobilinogen reduziert. Zum Teil wird das Bilirubin schon in der Leber zu Mesobilinogen umgewandelt, so daß schon etwa 10% des Bilirubins als Mesobilinogen in der Galle erscheinen. Die Bildung von Sterkobilinogen vollzieht sich jedoch erst im Dickdarm durch die Darmbakterien. Infolge der Oxydation mit Sauerstoff wandeln sich Mesobilinogen und Sterkobilinogen zu den gelbbraunen Produkten Mesobilin und Sterkobilin, die mit dem Kot den Darm verlassen, um. Sterkobilin und Mesobilifuscin sind für die Farbe des Stuhls verantwortlich.

Spuren von Mesobilinogen erscheinen normalerweise im großen Kreislauf und werden renal ausgeschieden (weniger als 4 mg/Tag). Jedoch findet sich in der Leber gebildetes Mesobilinogen vermehrt im Urin, wenn eine Störung der Exkretionsfunktion der Leber vorliegt.

Ausgeschiedenes Mesobilinogen (Urobilinogen) wird zum Teil im Dünndarm resorbiert und dann über den Pfortaderkreislauf wieder in die Leber transportiert (enterohepatischer Kreislauf). Ein Teil des Mesobilinogens wird mit der Galle ausgeschieden, ein Teil fällt dem Abbau zu Dipyrolen anheim. Daher ist Urobilinogen in der Regel weder im Körperkreislauf noch im Urin nachzuweisen. Im Dickdarm, wo faktisch kein Mesobilinogen mehr auftaucht, wird ausschließlich Sterkobilinogen resorbiert, das über den Plexus haemorrhoidales direkt in den großen Kreislauf gelangt, ohne die Leber zu berühren. Die Ausscheidung des Sterkobilinogens erfolgt renal.

9.2.4 Cholestase

Die Bestandteile der **Gallenflüssigkeit** sind: Wasser, Gesamtlipide (Phosphatide, Cholesterin, Fettsäuren), konjugierte Gallensäuren, direktes Bilirubin, Proteine, anorganische Bestandteile (K, Na, Ca, Mg).

Da es sich bei der **Cholestase** um eine generelle Ausscheidungsstörung aller Gallenfraktionen handelt, steigen auch Cholesterin und Phosphatide im Plasma an. Die klinische Symptomatik der Cholestase zeigt sich in einem Ikterus (Hyperbilirubinämie) und in einem Pruritus (Hautjucken durch Anstieg der Gallensäurekonzentration in der Haut).

Cholesterinester. Da sich sowohl der Cholesterinabbau als auch die Ausscheidung nur in der Leber vollziehen, kann man mit einer Bestimmung des Gedamtcholesterins die Exkretionsfunktion der Leber kontrollieren.

Bei einem Verschlußikterus findet man einen Anstieg des Gesamtcholesterins, der aus folgendem pathogenetischem Mechanismus resultiert:

Der beim Verschlußikterus erhöhte Gallensäuregehalt im Blut übt sowohl auf die Eigensynthese als auch auf die Cholesterinbildung in der Leber einen hemmenden

Einfluß aus. Da jedoch die Cholesterinausscheidung durch die Galle praktisch gleich Null ist, ist die Konzentration des Cholesterins in der Leber trotzdem erhöht. Hinzu kommt noch, daß die Hemmung auf die Cholesterinsynthese im Darm wegfällt, da keine Gallensäuren mehr in den Dünndarm ausgeschieden werden. Die Folge ist ein Anstieg des Gesamtcholesterins.

Ungefähr 65% des Gesamtcholesterins liegen im Blut mit Fettsäuren verestert vor. Nach älterer Lehrmeinung ist die Veresterung eine Funktion der Leber, so daß eine Verminderung der Cholesterinesterquote (sog. Estersturz) auf einen Leberzellschaden zurückzuführen ist.

Andere Autoren wie Siegenthaler nehmen an, daß die Cholesterinveresterung vor allem im Darmepithel und im Serum vor sich geht. Ein Absinken der Esterquote tritt nach ihrer Meinung bei jedem schweren Ikterus auf. Beim Verschlußikterus soll der Estersturz darauf zurückzuführen sein, daß der Anstieg der Gallensäuren im Blut die Funktion der Transesterase vermindert.

Während der Ikterus das klinische Symptom einer primären Hyperbilirubinämie ist, handelt es sich bei der Cholestase um eine generelle Ausscheidungsstörung aller Gallefraktionen. Folgende Bestandteile der Galle werden retiniert:
- Bilirubin
- Gallensäuren
- Cholesterin
- alkalische Phosphatase

Ursachen sind:

A. Intrahepatische Cholestase
Ähnelt dem klinischen Bild eines Verschlußikterus mit und ohne Ikterus und kann ausgelöst sein durch: Hepatitis, Cholangitis, medikamentöse Einflüsse, Schwangerschaft

B. Extrahepatische Cholestase
Intracanaliculärer Verschluß der Gallenwege bedingt durch Cholelithiasis, Parasiten, narbige Strikturen, Gallengangskarzinom und Karzinom der Papilla Vateri;

Gallengangskompression durch extrakanaliculäre Prozesse wie z. B. Pankreaskopfkarzinom

9.3 Stoffwechselstörungen bei Lebererkrankungen

9.3.1 Kohlenhydratstoffwechsel

Im Kohlenhydratstoffwechsel nimmt die Leber eine zentrale Stellung ein, was sich bei Störungen des Kohlenhydratstoffwechsels im Hepatozyten bemerkbar macht, wie z. B. bei der Galaktosämie, der Fruktoseintoleranz und den Glykogenspeicherkrankheiten. Diese Krankheitsbilder haben alle Auswirkungen auf den Gesamtorganismus. Im einzelnen hat die Leber folgende Funktionen:

- Speicherung und Abbau des Glykogens und damit Gewährleistungen einer gleichmäßigen Glucoseversorgung des Organismus trotz unregelmäßiger Aufnahme von Nahrungsglucose.
- Aufrechterhaltung des Pentosephosphatzyklus (PPZ) für die Fettsäure-, NADPH- und Pentosephosphatsynthese.
- Verstoffwechselung von Fructose, Galaktose und Sorbit.
- Überführung von Glucose in andere Monosaccharide.
- Gluconeogenese, vor allem Resynthese von Glykogen aus Laktat (sog. Cori-Zyklus).
- Transformation von im Überschuß aufgenommenen Kohlenhydraten in Lipide.

Primäre Störungen im Kohlenhydratstoffwechsel

▶ **Galaktosämie.** Diese angeborene Stoffwechselkrankheit entsteht durch das Fehlen des Enzyms Galaktose-1-Phosphat-Uridyltransferase, die folgende Reaktion in der Leber katalysiert:

Galaktose-1-Phosphat + UDP-Glucose
$\gtrless$ UDP-Galaktose + Glucose-1-Phosphat

Bei Enzymmangel kommt es zur Anreicherung von Galaktose-1-Phosphat im Blut und im Gewebe. Folgen für die Leber:

Lebervergrößerung mit Fettinfiltration in den Zellen, Ikterus, Übergang in eine portale Leberzirrhose.

▶ **Glykogenspeicherkrankheiten.** Eine Übersicht über die einzelnen Glykogenspeicherkrankheiten ist im Kapitel „Stoffwechsel" unter 5.2.2. zu finden. Bei folgenden Glykogenspeicherkrankheiten spielt die Schädigung der Leber die wesentliche Rolle:

Typ V: Lebervergrößerung infolge übermäßiger Glykogenspeicherung.

Typ IV: Auftreten einer ikterischen Leberzirrhose, da das aufgebaute Glykogen eine Fremdkörperreaktion hervorruft.

Typ VI: Nur geringgradig ausgeprägte Lebervergrößerung durch Speicherung von Glykogen.

▶ **Hereditäre Fructoseintoleranz.** Bei dieser Krankheit ist wie bei der Galaktosämie ein Enzymfehler vorhanden. Der Mangel an Phosphofructaldolase führt zu einer gehemmten Spaltung von Fructose-1-Phosphat in Dihydroxyacetonphosphat und Glycerinaldehyd, so daß sich Fructose-1-Phoshat ansammelt. Auswirkungen auf die Leber:

Verfettung der Leber, die bei stärkerem Ausmaß zu einer Leberzirrhose führen kann.

Sekundäre Kohlenhydratstoffwechselstörungen. Bei Leberschäden ist die präzise Feinregulation des Blutzuckerspiegels gestört, so daß Hyper- und Hypoglykämien auftreten können. Ursache der mangelnden Feineinstellung durch die Leber ist die teilweise verringerte Glykogenspeichermöglichkeit sowie die eingeschränkte Gluconeogenese. Die Folge sind Hyper- und Hypoglykämien, wobei auffällt, daß Hypoglykämien sogar bei schwerstem Leberparenchymschwund so gut wie nicht zu sehen sind.

Wenn alle Glykogenreserven verbraucht sind, zieht die Leber Aminosäuren und Fettsäuren zur Glucosebildung heran. Bei ausgeprägten Leberschäden häufen sich infolge ungenügender Verstoffwechselung Metaboliten des Kohlenhydratstoffwechsels (besonders Pyruvat und Lactat) im Blut an. Der Anstieg des Pyruvats, der Werte von 3 mg/100 ml erreichen kann, stört erheblich die Synthese von Fettsäuren, Cholesterin, Harnstoff und Proteinen.

Fructose- und Galaktosestoffwechsel

► **Essentielle Fructosurie.** Angeborener Mangel an Fructose-Kinase. Diese Stoffwechselstörung ruft keine Krankheitssymptome hervor.

► **Hereditäre Fructoseintoleranz** (siehe auch 9.2.2.). Es liegt ein Mangel des Enzyms Phosphofructaldolase vor, was eine gehemmte Spaltung von Fructose-1-Phosphat in Dihydroxyacetonphosphat und Glycerinaldehyd zur Folge hat. Durch die intrazelluläre Akkumulation von Fructose-1-Phosphat in der Leber werden verschiedene andere Enzyme in ihrer Wirkung blockiert:

- Hemmung der Fructose-Kinase, wodurch es zur Fructosurie kommt.
- Hemmung der Diphosphofructaldolase, so daß die Rekondensation von Triosen zu Fructose-1,6-Diphosphat in der Leber (also die Gluconeogenese) nicht möglich ist.
- Hemmung der Phosphorylase, d. h. Hemmung der Glykogenolyse, wodurch es zu einem hypoglykämischen Schock kommen kann.

► **Galaktosämie** (siehe auch 5.2.1). Diese kongenitale Stoffwechselstörung beruht auf dem Fehlen der Galaktose-1-Phosphat-Uridyltransferase. So ist die Reaktion

$$\text{Galaktose-1-Phosphat} + \text{UDP-Glucose}$$
$$\gtrless \text{UDP-Galaktose} + \text{Glucose-1-Phosphat}$$

gestört, so daß als Folge exogenes Galaktose-1-Phosphat nicht verstoffwechselt werden kann und sich im Blut die Konzentrationen an freier Galaktose und Galaktose-1-Phosphat erhöhen. Klinisch treten folgende Symptome auf:

Hepato-Splenomegalie, Ikterus vom Typ der intrahepatischen Cholestase, Zirrhose, Katarakt, Dystrophie und Intelligenzdefekte.

► **Galaktosediabetes.** Bei dieser Stoffwechselkrankheit fehlt das Enzym Galaktokinase in der Leber, so daß die Nahrungsgalaktose nicht verstoffwechselt werden kann und sich im Blut anreichert. Die klinische Symptomatik entspricht derjenigen der Galaktosämie.

Hypoglykämie

▶ **Tumorhypoglykämie.** Leberzellkarzinome können im Endstadium fulminante Hypoglykämien auslösen, die zum Tode führen. Die genaue Pathogenese ist hier nicht bekannt.

Große mesenchymale Tumoren wie Fibrome und Fibrosarkome sowie Leberzellkarzinome in frühen Stadien rufen ebenfalls Hypoglykämien hervor. Obwohl auch hier der pathogenetische Mechanismus nicht restlos aufgedeckt ist, weiß man, daß die großen Tumoren Glucose sowohl für ihren Eigenbedarf als auch für ihr Wachstum benötigen. Der erhöhte Glucosebedarf des Muskelgewebes läßt sich durch die Hemmung der Lipolyse in diesem Gewebe erklären.

▶ Durch schwere **Leberzellschäden,** wie z. B. nach Hepatitis, wird die Gluconeogenese und die Glucoseabgabe so stark vermindert, daß hypoglykämische Reaktionen infolge einer mangelhaften Regulation der Glucosehomöostase auftreten.

9.3.2 Aminosäuren, Proteine

In der Leber laufen Transaminierungs- und Desaminierungsreaktionen von Aminosäuren ab. So geschieht der Aufbau nichtessentieller Aminosäuren über die Transaminierung von Aminosäuren wie Alanin, Glutaminsäure und Asparaginsäure. Außerdem werden Aminosäuren nach ihrer Desaminierung zu Glucose und Ketosäuren umgewandelt. Die bei der Desaminierung abfallenden Aminogruppen werden zur Harnstoffsynthese benutzt.

Die durch die Nahrung in den Körper gelangten Aminosäuren werden in der Leber zur Synthese sowohl von Serumproteinen, Enzymproteinen und Gerinnungsfaktoren als auch von Strukturproteinen der Leberzelle mitverwandt. Auf die Steuerung des dynamischen Gleichgewichts zwischen Plasma- und Zellproteinen hat die Leber entscheidenden Einfluß.

Folgende Plasmaproteine werden in der Leber synthetisiert:
Serumalbumin, die Gerinnungsfaktoren Prothrombin, Fibrinogen sowie die Faktoren V, VII, IX und X. Ebenso wirkt die Leber an der Synthese der α- und β-Globuline mit.

AS-Stoffwechsel. Bei schweren Leberschäden ist die Synthese von Glutamin, Plasmaproteinen und besonders von Harnstoff gestört. Die Folge ist eine Erhöhung des Aminosäurespiegels im Blut, verbunden mit einer Aminoazidurie. Dabei besteht die Gefahr einer Auskristallisierung der schwerlöslichen Aminosäuren Cystin und Tyrosin im Urin.

Die Diagnose einer Aminoazidurie wird chromatographisch gestellt. Während teilweise die isolierte Ausscheidung von Cystin und Prolin im Urin bei sehr schweren Leberparenchymschäden gefunden worden ist, zeichnet sich die subakute gelbe Leberatrophie durch eine Erhöhung von Leucin und Tyrosin aus.

Störungen im Protein- und Aminosäurestoffwechsel. Die Synthesestörung einzelner Proteine infolge von Lebererkrankungen führt zu einer Verminderung von Albumin, Transferrin und den Gerinnungsfaktoren V, VII und X sowie Prothrombin und Fibrinogen im Plasma.

Bei schweren Leberparenchymschäden kommt es zu einer zusätzlichen Abnahme der Vitamin-K-unabhängigen Gerinnungsfaktoren Fibrinogen und Faktor V. In der Elektrophorese zeigt sich als Reaktion des RES eine Erhöhung des γ-Globulinpeaks, der vor allem durch vermehrtes IgG bedingt ist.

Je nach dem Ausmaß der Leberzellinsuffizienz findet man eine Vermehrung der Aminosäuren Methionin, Tyrosin, Phenylalanin, Prolin, Citrullin und α-Aminobutyrat. Außerdem kreisen im Blut atypische Aminosäuren, die normalerweise darin nicht vorkommen. Hinweisend auf einen schweren Leberparenchymschaden ist eine sehr starke Aminoazidurie. Da die Leber auch ihre Entgiftungsfunktion nicht mehr voll erfüllen kann, finden sich erhöhte Werte von Ammoniak und Phenolen im Blut.

Folgen der Dysproteinämie
Der onkotische Druck fällt infolge des Albuminmangels ab, so daß die Gefahr einer peripheren Ödembildung besteht. Ein Mangel an Gerinnungsfaktoren führt zu einer erhöhten Blutungsneigung.

Die Folgen des Proteinmangels sind: Ein über längere Dauer bestehender Eiweißmangel führt zu einem Abbau des Proteins in verschiedenen Organen. Die Leber, die über einen höheren Bestand von überschüssigem Protein verfügt, ist davon in viel stärkerem Maße betroffen als zum Beispiel das Gehirn. In den Gebieten von Afrika, Mittel-, Südamerika und Südasien tritt bei Kindern im Alter von 2–5 Jahren ein Krankheitsbild mit der Bezeichnung Kwashiorkor auf, das auf einem Eiweißmangel beruht. Klinische Symptome sind Ödeme, Lebervergrößerung und allgemeine Entwicklungsstörungen. Histologisch zeigt die Leber das Bild der Verfettung, der Fibrose und oft sogar der Zirrhose.

Trifft ein Proteinmangel mit einem alkoholtoxischen Leberschaden zusammen, so wird der Prozeß einer Fettleber beschleunigt, weil es beim Alkoholiker auf Grund ungenügender Eiweißaufnahme zu einem Mangel an lipotropen Substanzen wie Cholin und Methionin kommt.

9.3.3 Lipid- und Gallensäurenstoffwechsel

Funktionen der Leber

- Verlängerung bzw. Verkürzung der Fettsäureketten der Nahrung.
- Synthese von Fettsäuren aus Kohlenhydraten.
- Bildung, Abgabe und Regulation der Blutplasmalipide.
- Kurzzeitige Lipidspeicherung.

- Verstoffwechselung von freien Fettsäuren, die aus den Lipidspeichern an das Blut abgegeben worden sind.
- Synthese von Ketonkörpern, die durch unvollständigen Fettsäureabbau bzw. gestörte Fettsäuresynthese verursacht wird.
- Bildung von Cholesterin sowie Versorgung der Organe mit Cholesterin, die über keine ausreichende Eigensynthese verfügen.
- Synthese von primären Gallensäuren, deren Kopplung an Taurin und Glycin sowie deren Ausscheidung in Form von Na- und K-Salzen.

Lipoproteinfraktionen. Mit Hilfe der Elektrophorese lassen sich vier verschiedene Lipoproteinfraktionen unterscheiden:
- α-Lipoprotein (high-density)
- β-Lipoprotein (low-density)
- Prä-β-Lipoprotein (very low density)
- Chylomikronen

Bei verschiedenen Lebererkrankungen wie akuter Hepatitis, mechanischem Ikterus, Leberkoma und xanthomatöser, biliärer Leberzirrhose sinkt die α-Lipoproteinfraktion ab oder verschwindet sogar vollkommen. Möglicherweise liegt hier die Ursache in einer Synthesestörung durch die Leber begründet.

Man beobachtet zudem bei Leberparenchymschäden ein vollständiges Fehlen der Präß-β-Fraktion sowie einen erhöhten Triglyceridgehalt in der β-Fraktion. Ursache dieser Veränderung im Lipoproteinmuster soll eine verringerte Lipidbindungsfähigkeit der α-Apolipoproteine sein.

Beim cholestatischen Syndrom tritt eine Hypercholesterinämie und Hyperphosphatidämie auf, die zusätzlich mit einer Erniedrigung der α-Lipoproteine und einer Erhöhung der β-Fraktion einhergehen. Meist läßt sich außerdem in der β-Fraktion ein Lipoprotein mit abnormen Eigenschaften nachweisen.

Störungen des Lipid- und Gallensäurenstoffwechsels. Bei einer schweren Insuffizienz des Leberparenchyms wird zur Energiedeckung das Depotfett herangezogen. Im Blut treten demzufolge vermehrt freie Fettsäuren auf. Die Synthese der Serumlipide ist hingegen verringert. Auch sinken im Blut die Konzentrationen der Triglyceride und Phosphatide ab. Das Cholesterin zeigt einerseits durch sein Absinken, andererseits durch seinen Estersturz den schweren Leberparenchymschaden an. Bei primären und manchen sekundären biliären Zirrhosen steigen trotz Leberzusammenbruchs die Cholesterin- und Phosphatidwerte sehr hoch an. Einen Anstieg des Cholesterins und der Gallensäuren findet man auch bei einem Gallengangsverschluß.

Hyperlipidämie. Die Hyperlipidämien sind gekennzeichnet durch eine erhöhte Konzentration der Blutfette im Nüchternserum. Die Konzentrationserhöhung kann sowohl eine als auch mehrere Blutfettfraktionen betreffen.

Die Plasmalipide (hauptsächlich Triglyceride, Cholesterin und seine Ester,

Phospholipide) sind nicht wasserlöslich und werden deshalb an Apolipoproteine (Trägerproteine) gekoppelt.

Zu den **primären Hyperlipidämien** (syn. Hyperlipoproteinämien) zählt man alle Fettstoffwechselstörungen, die genetisch determiniert sind.

Sekundäre Hyperlipidämien dagegen sind Fettstoffwechselstörungen, die im Gefolge von zahlreichen Organ-, Stoffwechsel- und endokrinen Erkrankungen gesehen werden.

Beim **Typ IV der primären Hyperlipoproteinämie** (syn.: endogene Hypertriglyceridämie), deren Ursache noch nicht geklärt ist, wird vermutet, daß die Triglyceridsyntheseleistung der Leber die Aufnahmekapazität des Fettgewebes übersteigt.

Sekundäre Hyperlipidämien sind auch oft die Folge von Lebererkrankungen. Dabei zeigen die Blutfettfraktionen bei schweren Leberparenchymschäden folgende charakteristische Abweichungen:

- Absinken der α-Lipoproteine auf Grund einer verringerten Lipidbindungsfähigkeit der α-Lipoproteine.
- Erhöhter Triglyceridgehalt der β-Fraktion.

Beim cholestatischen Syndrom macht sich die Änderung im Lipoproteinmuster durch eine Hyperphosphatämie und eine Hypercholesterinämie bemerkbar. Zusätzlich ist die α-Lipoproteinfraktion abgesunken, während die β-Fraktion einen Anstieg zeigt.

Diabetes und Fettleber. Zusammenhänge zwischen Diabetes mellitus, Fettleber und Adipositas: Bei der Entstehung der Adipositas spielen genetische und psychologisch-soziale Aspekte mit sowie eine erhöhte Nahrungszufuhr und eine verminderte körperliche Bewegung. Die auftretenden Veränderungen im Kohlenhydratstoffwechsel sind eine Folge der Adipositas und nicht umgekehrt. Fettsüchtige weisen hohe Insulinspiegel auf, da das Insulin auf Grund seiner lipidanabolen Wirkung für den Aufbau von Fettdepots notwendig ist. Auf die Dauer kommt es jedoch zu einer Erschöpfung der insulinproduzierenden Zellen des Pankreas. Die Folge ist das Auftreten eines Diabetes mellitus, der sehr häufig bei Adipösen anzutreffen ist.

Beim Diabetes mellitus tritt infolge des Insulinmangels eine Störung der Glucoseutilisation auf. Der Organismus versucht seinen Energiehaushalt durch Steigerung der Lipolyse und β-Oxidation aufrechtzuerhalten. Die im Blut ansteigenden freien Fettsäuren (FFS) werden von der Leber verestert und als Plasmalipoproteine wieder an das Blut abgegeben. Übertrifft der Ansturm der FFS die Stoffwechselleistung der Leber, so lagern sich Triglyceride in den Hepatozyten ein, und es entsteht das Bild einer Fettleber.

Leberverfettung. Schon die gesunde Leberzelle hat ungefähr 2–4% des Leberfeuchtgewichts als Strukturfett (besonders Lecithine) eingelagert. Bei der Verfettung hingegen enthält die Leberzelle das Neutralfett in Tropfenform.

▶ Definition der Fettleber

Während man eine mäßige Fettleber bei einem Fettanteil von 10–15% ansiedelt, spricht man bei einem Neutralfettanteil von 50% und darüber von einer ausgeprägten Fettleber. Man teilt die Fettleber in drei Stadien ein:

Stadium I: Verfettung der Leberzellen ohne Anzeichen einer entzündlichen Reaktion.

Stadium II: Fettleber, verbunden mit einer entzündlichen Reaktion in den Periportalfeldern; die Bindegewebsreaktion ist nicht sehr ausgeprägt.

Stadium III: Ausbildung einer vollständigen Fettzirrhose.

Folgende pathogenetische Mechanismen führen zur Ausbildung einer Fettleber:
- Blockierung der Fettutilisation infolge einer Störung von Oxydationsprozessen (Mangel an O_2, ATP, Vitaminen und spezifischen Enzymen).
- Stimulierung der Triglyceridsynthese durch gesteigerte Aufnahme von Kalorienträger aus dem Darm oder aus Fettdepots des eigenen Organismus (Hunger, Diabetes mellitus).
- Verminderung des Fetttransportes aus der Leber aufgrund einer Störung der intrahepatischen Umwandlung von Neutralfetten in ihre Transportform (Phosphatid-, Cholinmangel).

Ursachen der Fettleber

Chronischer Alkoholabusus, Diabetes mellitus, Über- bzw. Fehlernährung, Porphyria cutanea tarda, Hypoxie der Leberzelle, chronische Intoxikation, chronische Infekte, Pankreasinsuffizienz, endokrine Störungen, chronische Magen-Darm-Erkrankungen, Steroidbehandlung.

Bei der durch Alkohol hervorgerufenen Leberverfettung sind folgende pathogene Mechanismen bekannt:
- Erhöhung der Fettsäuresynthese in der Leber.
- Gesteigerte Lipolyse in der Peripherie; vermehrter Einstrom und Synthese von Triglyceriden in der Leber.
- Beeinträchtigung der Proteinbiosynthese, damit gestörte Synthese von Lipoproteinen; die Folge ist eine vermehrte Ausschleusung der Triglyceride aus der Leber.
- Absinken der mitochondrialen Fettsäureoxydation.
- Vermehrte Triglyceridsynthese in der Leber gegenüber einer verringerten Phospholipidsynthese.

* **Eisenstoffwechsel.** Die Leber speichert das aus dem Hb-Abbau anfallende Eisen (2–3 g) in Form von Ferritin, einer Eisen-Eiweißverbindung. Dieser Vorrat wird erst nach größeren Blutverlusten angebrochen; wahrscheinlicher Reiz ist der Eisenspiegelabfall im Serum. Physiologische Eisenverluste werden dagegen durch die tägliche Eisenzufuhr mit der Nahrung gedeckt.

Der bei einem Großteil der Patienten mit Leberzirrhose (starker Zelluntergang) und Virushepatitis auftretende Anstieg des Serumeisens (Hypersiderinämie) scheint die Folge des Eisenaustritts aus den nekrotischen Leberzellen und der gestörten Aufnahmekapazität zu sein (Hb-Eisen aus der Blutmauserung wird nicht genügend gespeichert).

Große differentialdiagnostische Bedeutung hat der Serumeisenspiegel bei der Beurteilung eines hepatozellulären bzw. mechanischen Ikterus. Der Verschlußikterus ist nämlich durch normale oder – bei gleichzeitigem Bestehen einer Anämie – erniedrigte Eisenwerte gekennzeichnet; demgegenüber zeigt eine cholestatische Hepatitis meistens erhöhte Eisenwerte.

Beurteilungskriterien des Eisenstoffwechsels sind:

- die Bestimmung des Eisenspiegels im Serum,
- die Bestimmung der Eisenbindungskapazität,
- die Bestimmung des Sättigungsgrades von Transferrin.

9.4 Leberenzyme und Enzymdiagnostik

9.4.1 Einteilung der Enzyme, Enzymmuster

Dank des Enzymreichtums der Leber sind die Lebererkrankungen zum Hauptanwendungsgebiet der Enzymdiagnostik geworden. Ein weiterer Grund ist die Möglichkeit durch Kenntnis der Ultrastruktur der Leberzelle beim Auftreten einzelner Enzyme oder Enzymketten eine Lokalisation und eine Abschätzung über die Schwere der Leberzellschädigung vorzunehmen.

Unmittelbare Indikatioren der Zellschädigung. Durch Bestimmung folgender Enzyme kann man die Stabilität von Membranen und Organellen des Hepatozyten abschätzen:

GOT, GPT, SDH, alkalische Phosphatase, GLDH, γ-GT, Aldolase.

Bei Leberschädigungen sind die Aktivitäten dieser Enzyme in der Regel erhöht.

Eine hohe Leberspezifität weisen SDH, GLDH, Isocitrat-DH, Isoenzym 5 der LDH und die Aldolase auf.

GOT und GPT sind auch in anderen Organen, wie z. B. im Herzen vorhanden. Sie sind deswegen nicht sehr leberspezifisch.

Um Erkrankungen der Leber differentialdiagnostisch noch weiter abzuklären, bietet sich die Bestimmung der membrangebundenen γ-GT an. Das Enzym ist außerordentlich empfindlich, aber nicht leberspezifisch, da es auch in Pankreas, Milz, Niere und Dünndarm vorkommt.

Intrazelluläre Lokalisation

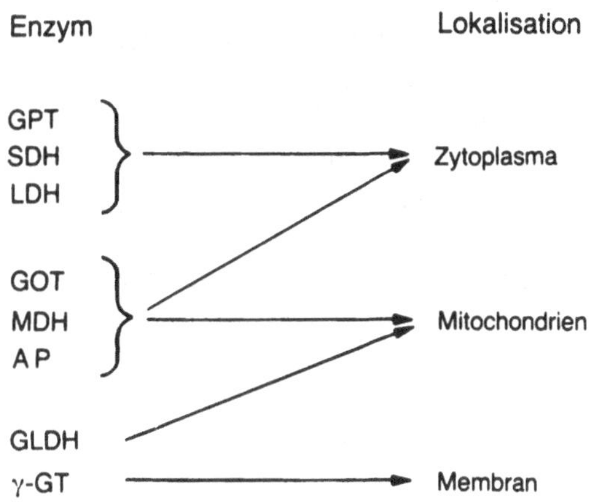

Da die Enzyme der Leber innerhalb der Zellen an verschiedenen Orten lokalisiert sind, findet man nicht bei jeder Form der Zellschädigung das exakte Enzymmuster im Plasma wieder. Die veränderte Enzymrelation ist darauf zurückzuführen, daß Enzyme, die im Zytoplasma lokalisiert sind, schon bei kleinen Leberzellverletzungen im Plasma auftreten, während mitochondriale Enzyme infolge der größeren Widerstandskraft der Mitochondrien erst bei schweren Schäden im Plasma vorkommen.

Ausmaß der Zellschädigung	Aktivität der Enzyme im Plasma
geringer Zellschaden (Veränderung der Membranpermeabilität)	GPT besonders erhöht, GOT schwach und GLDH kaum bzw. gar nicht erhöht
schwerer Zellschaden (bei zirrhotischen Parenchymveränderungen)	alle drei Enzyme erhöht, besonders GOT

Enzymspektrum. Das für die Diagnostik von Lebererkrankungen zweckmäßig erscheinende Enzymmuster enthält folgende Enzyme:

GOT, GPT, GIDH, LDH, AP, LAP, γ-GT, ChE.

Dieses Enzymmuster gibt Auskunft über:
- das Herkunftsorgan, ablesbar an den Relationen überall verbreiteter Zellensysteme zueinander, sowie an Veränderungen von organ- oder gruppenspezifischen Enzymen.

- das Ausmaß der gegenwärtigen Zellschädigung. Ausschlaggebend hierfür ist die Relation von Enzymen, die leicht ins Plasma übertreten, wie GPT und LDH, zu Enzymen, die fester in der Zelle verankert sind (GLDH).
- die akute Erkrankungsphase, ausgedrückt durch das Verhältnis von langlebigen (GPT) zu kurzlebigen (GOT, LDH_5) Enzymen im Plasma.
- das chronische Erkrankungsstadium, da es Enzyme gibt, die im Krankheitsverlauf vom betroffenen Organ weniger oder verstärkt synthetisiert werden oder deren Aktivität sich ändert (ChE, GPT) und andere, bei denen das kaum oder gar nicht der Fall ist (GOT, LDH). Auch hier ist die Relation entscheidend.
- eine toxische Schädigung, das Cholestaseausmaß oder einen raumfordernden Prozeß. Hier ist das Verhältnis von„cholestaseanzeigenden" Enzymen zu anderen Zellenzymen entscheidend.
- die Erkrankung mehrerer Organe, wenn ungewöhnliche Enzymmuster auftreten (Überlagerungen von Enzymmustern verschiedener Organe).

Verzerrung. Das o. g. Enzymmuster der verschiedensten Organe findet sich in verzerrter Weise im Serum wieder; dadurch können pathophysiologische Vorgänge gut interpretiert werden. Die Bestimmung des Herkunftsorgans selbst wird jedoch durch die Verzerrung erschwert. Eine echte Verzerrung wird einer scheinbaren gegenübergestellt. Bei der echten Verzerrung stören vor allem die unterschiedlichen Eliminationsgeschwindigkeiten, während intrazelluläre und enzymeigene Ursachen weniger bedeutsam sind. Die scheinbare Verzerrung betrifft das enzymatische Muster des Organs selbst, d. h. durch pathologische zelluläre und enzymatische Zusammensetzung tritt eine Veränderung im Enzymmuster des Organs auf, die sich dann auch im Plasma widerspiegelt.

Ursachen für echte Verzerrung können sein:
- unterschiedliche Enzymlokalisation in der Zelle,
- Unterschiede in den Diffusionsgeschwindigkeiten,
- unterschiedliche Aktivitätsänderungen der Enzyme beim Austritt aus der Zelle,
- Unterschiede in der Eliminationsrate der Enzyme aus dem Plasma.

Mögliche Ursachen für eine scheinbare Verzerrung können sein:
- durch eine Noxe ausgelöste veränderte Zellzusammensetzung des Organs,
- durch eine Noxe ausgelöste Änderung des Organenzymmusters,
- Überlagerung von Enzymmustern verschiedener Organe im Serum.

Absolute Höhe der Enzymaktivitäten im Serum. Nicht nur die Relationen der einzelnen Enzyme und Enzymmuster zueinander, sondern auch die Kenntnis der absoluten Höhe von Aktivitäten ist von großer diagnostischer Bedeutung.

So findet man große Unterschiede der absoluten Enzymaktivitäten bei den verschiedenen Formen von Lebererkrankungen:

Bei einer akuten Hepatitis findet man Aktivitätserhöhungen von GOT um das

50fache, von GPT um das 100fache; demgegenüber steigen die Aktivitäten von GOT und GPT bei chronischer Hepatitis um das 3–15fache. Bei Vergiftungen mit organischen Lösungsmitteln u. ä. toxischen Substanzen kann man Transaminaseaktivitäten von mehreren Tausend mU/ml nachweisen.

9.4.2 Diagnostik

Halbwertszeiten von Enzymen im Plasma. Zunächst seien kurz einige diagnostisch wichtige Enzyme mit ihren Halbwertszeiten vorgestellt:

– Alkalische Phosphatase (AP)	3–7 Tage
– Cholinesterase (ChE)	etwa 10 Tage
– α-Hydroxybutyratdehydrogenase (LDH_1)	113 ± 60 Stunden
– Glutamat-Oxalacetat-Transaminase (GOT)	17 ± 5 Stunden
– Glutamat-Pyruvat-Transaminase (GPT)	47 ± 10 Stunden
– Lactat-Dehydrogenase (LDH_5)	10 ± 2 Stunden
– Glutamat-Dehydrogenase (GLDH)	18 ± 1 Stunden
– Amylase	3 – 6 Stunden
– Lipase	3 – 6 Stunden
– Creatin-Phosphokinase (CPK)	etwa 15 Stunden
– γ-Glutamyl-Transpeptidase (γ-GT)	3–4 Tage

Bedeutung der Kenntnis von HWZ für die Diagnostik von Lebererkrankungen:
- Der Genauigkeit wegen muß der sich aus der HWZ ergebende Rückrechnungsfaktor bekannt sein, damit man die Enzymaktivitäten zum Zeitpunkt der Blutentnahme bestimmen kann.
- Auf Grund der verschiedenen HWZ ändern sich im Verlauf einer Krankheit die Enzymaktivitäten.

Bei einem ungezielten Screening auf Leberschäden und -erkrankungen sind folgende Enzymbestimmungen angezeigt:

γ-GT, GOT, GPT und ChE

Liegt bereits eine Verdachtsdiagnose vor, so kann gezielt gemessen werden mit folgenden Enzymbestimmungen:

Verdacht auf akute Virus-Hepatitis:	GPT und GOT
Verdacht auf alkoholische Leber-Schäden:	γ-GT
Verdacht auf Fettleber:	GPT und ChE
Verdacht auf Leberentzündung:	GOT und ChE
Verdacht auf Verschluß-Ikterus:	GPT, GLDH und AP
Verdacht auf Leber-Tumoren:	GOT, GLDH und γ-GT

Intrazelluläres Verteilungsmuster

Gemäß ihrer Lokalisation in der Zelle unterscheidet man:

- **zytoplasmatische Enzyme.** Sie sind im Zellplasma höher konzentriert, haben ein niedrigeres Molekulargewicht und verlassen im Falle einer Zellschädigung die Zelle schneller und in höheren Konzentrationen. Beispiele sind GPT und LDH_5.
- **mitochondriale Enzyme,** die ein hohes Molekulargewicht besitzen, in den Mitochondrien lokalisiert sind und eine geringere intrazelluläre Konzentration aufweisen; zu ihnen gehören GLDH und GOT.

Aus dem Konzentrationsverhältnis von leicht in das Plasma übertretenden zu langsam übertretenden Enzymen läßt sich das Ausmaß der gegenwärtigen Zellschädigung ablesen. Für die Leberdiagnostik ist der „De-Ritis-Quotient" wichtig, der das Verhältnis von GOT zu GPT angibt. Als Normalwert gilt GOT/GPT = 1,3; dieser Faktor liegt bei akuter, nicht nekrotisierender Hepatitis unter 1, nach Nekrotisierung über 1.

Das Verhältnis „diffuse Permeabilitätsstörung/ nekrobiotische Zellschädigung" läßt sich auch an den Quotienten GOT + GPT/GLDH und GPT/GLDH ablesen.

Einzelzellschädigung. Schon bei geringer Schädigung der Zelle können Enzyme aus derselben austreten. In diesen Zellen, die regenerationsfähig sind, erfolgt sogar eine vermehrte Enzymsynthese. Aus diesem Grunde ist ein Aktivitätsanstieg von Zellenzymen kein unbedingter Parameter für eine Zellnekrose.

Das Zellgefüge wird durch das energetische Potential der Zelle aufrechterhalten. Eine den Zellstoffwechsel beeinflussende Noxe führt zu einem Austritt von Zellenzymen. Man kann deshalb den Enzymaustritt als Folge eines Mißverhältnisses zwischen Energieaufwand und Zelleistung, welches durchaus reversibel sein kann, werten.

Diese allgemeinen Ausführungen erklären die häufig auftretenden Diskrepanzen zwischen morphologischem Bild und Aktivitätsanstieg von Enzymen im Serum. Als Beispiele seien die akute Virushepatitis oder die akute Hypoxie der Leber angeführt, die durch hohe Enzymanstiege im Serum bei geringer Nekroserate in der Leber gekennzeichnet sind.

Sogenannte cholestaseanzeigenden Enzyme. Es handelt sich um Enzyme, die nicht nur eine Störung der Exkretionsfunktion der Leber anzeigen, sondern auch reaktive Vorgänge auf eine Zellschädigung hin (Virushepatitis, alkoholische Fettleber, Arzneimittelabusus, bakterielle Infekte u. a. m.). Cholestraseanzeigende Enzyme sind die **Alkalische Phosphatase,** die **γ-GT** und die **Leucinaminopeptidase (LAP).**

Gamma-Glutamyl-Transpeptidase. Die γ-GT ist ein membrangebundenes Enzym, welches eine hohe diagnostische Empfindlichkeit besitzt. Seine diagnostische

Spezifität ist allerdings gering, da es hochaktiv in Leber, Pankreas, Milz, Niere und Dünndarm vorkommt. Großen diagnostischen Wert hat es für die Verlaufskontrolle von Lebererkrankungen, da es sich von allen bisher untersuchten Enzymen zuletzt normalisiert.

Plasma-spezifische Enzyme. Im Gegensatz zu den zellständigen Enzymen der Leber werden hier Enzyme zusammengefaßt, die im Organ gebildet und von ihm sezerniert werden. Sie entfalten ihre Wirksamkeit erst im Plasma; dazu gehören die **ChE, Prothrombin** und die **Gerinnungsfaktoren V, VII, VIII, X.** Da ihre Aktivität erst bei schweren und schwersten Leberzellschäden abnimmt, sind sie als empfindliche Indikatoren ungeeignet. **Zellständige Enzyme dagegen zeigen schon Störungen an, wenn die Exkretionsfunktion der Leber noch nicht beeinträchtigt ist** (z. B. Störungen der Membranpermeabilität: Anstieg von GPT u. γ-GT).

Cholinesterase im Serum. Da die ChE zu den in der Leber gebildeten plasmaspezifischen Enzymen gehört, sinkt ihre Konzentration erst bei schwerem Zellschaden oder Parenchymverlust ab. Akute oder leichtere Formen der Hepatitis lassen sie unbeeinträchtigt, während eine chronische Leberentzündung sie an die untere Grenze absinken läßt. Bei einer Zirrhose beträgt ihre Aktivität nur noch 70% der Norm, bei akuten Schüben oder im finalen Stadium sinkt sie sogar bis auf 20% ab.

Glutamat-Dehydrogenase. Für die Differentialdiagnose des Ikterus ist die Änderung der Enzymaktivitäten ein wichtiger Parameter. Die Ikterusformen zeigen unterschiedliches Enzymaktivitätsverhalten:

- Beim praehepatischen Ikterus sind entweder alle Enzyme im Normbereich (funktioneller Ikterus) oder die LDH steigt stark an, während die Transaminasen sich kaum verändern (hämolytischer Ikterus).
- Ein hepatischer Ikterus ist mit einem deutlichen Anstieg der Transaminasen verbunden. Die Aktivitäten von AP und GLDH dagegen sind nur mäßig erhöht. ChE und γ-GT werden unter Beachtung der Enzymrelationen zur Differentialdiagnose herangezogen.
- Der posthepatische Ikterus (mechanischer Verschlußikterus) ist charakterisiert durch ein eklatantes Ansteigen der Aktivitäten von γ-GT (bis 30fach), GLDH (20fach) und AP (10fach). Die Transaminasen sind entweder von Anfang an gering erhöht oder sie zeigen nach anfänglich hohen Aktivitäten einen raschen Aktivitätsabfall.

Verschlußikterus. Beim frischen Verschlußikterus fallen die anfangs hohen Aktivitäten von Transaminasen und GLDH steil ab; sie steigen erst bei Auftreten sekundärer Leberzellschäden wieder an.

γ-GT, LAP und AP zeigen dagegen weiterhin die hohen Anfangsaktivitäten bzw. steigen noch weiter an.

Zirkulationsstörungen. Kommt es bei kardialer Insuffizienz zu einer akuten Leberstauung, findet man im Serum ein Enzymmuster, welches kaum verzerrt ist. Die Aktivität der LDH übertrifft jene der Transaminasen, der De-Ritis-Quotient bewegt sich um 1 und die Aktivität der GLDH erreicht Werte bis zu 1000 mU/ml.

Ist die Leber chronisch gestaut, sind uncharakteristische oder überhaupt keine Aktivitätssteigerungen der Transaminasen zu verzeichnen, LAP und LDH sind inkonstant erhöht, ChE ist inkonstant erniedrigt.

Kardiale Zirrhosen sind durch ein ebensolches Enzymmuster mit geringen Aktivitätsanstiegen gekennzeichnet wie andere chronische Leberentzündungen.

9.5 Biotransformation und Extraktionsfunktion

9.5.1 Belastbarkeit

Der Begriff „Biotransformation" bezieht sich auf mikrosomale Vorgänge im glatten endoplasmatischen Retikulum, die der Entgiftung, sowie der Ausscheidung körpereigener und -fremder Stoffe dienen. Das an die Membranen des glatten endoplasmatischen Retikulums gebundene Fermentsystem bringt durch Oxydation, Reduktion, Hydroxylierung und Kopplung an Sulfate, Glucuronsäure und Aminosäuren lipidlösliche Stoffe in die wasserlösliche Form.

Komposition und Lokalisation. Die wesentlichen Komponenten des Biotransformationssystems sind das glatte ER und die an seine Membranen gebundenen Fermentketten. Besonders hervorzuheben ist die Fähigkeit dieses Systems, lipidlösliche in wasserlösliche Stoffe umzuwandeln. Durch den Verlust der Lipidlöslichkeit vermögen diese Stoffe die Membranen des glatten ER nicht mehr zu penetrieren; sie müssen deshalb vom glatten ER direkt in die Galle oder in das Blut transportiert werden. Die Ausscheidung erfolgt dann via Galle oder Niere.

Prüfung der Biotransformation und Exkretion. Die Biotransformationskapazität kann bestimmt werden durch quantitative Zunahme des an das glatte ER gebundene Häminferments Cytochrom P 450. Eine Vermehrung der Membranen des glatten ER findet bei der Enzyminduktion statt. Dieses Phänomen wird bei einigen Stoffen beobachtet, z. B. bei Barbituraten, Sexualhormonen, Phenylbutazon, DDT, die nach häufigerer Einnahme schneller abgebaut werden.

Die Entgiftungsfähigkeit der Leber kann überprüft werden durch:

- Verabreichung von Benzoesäure und anschließende Messung von Hippursäure,
- Messung des Gehaltes an Glucuronsäure im Serum sowie im 24 h-Urin,

- die Bromsulfphtaleinprobe bei der die Glucuronidierungskapazität mitbestimmt wird.

Überprüfung der Exkretionsfähigkeit der Leberzelle:
Prinzipiell werden Substanzen zugeführt, die praktisch ausschließlich über die Leber ausgeschieden werden. Messung der Größe und des zeitlichen Ablaufs der Elimination aus dem Blut gibt Auskunft über die Leberfunktion. Die gesunde Leber scheidet die entsprechenden Substanzen schnell aus, während sich deren Ausscheidung bei einer kranken Leber mehr oder weniger verzögert.

Als Methoden können herangezogen werden:

- Farbstoffbelastungstests wie die Bromsulfophthaleinprobe:
  Vor und 60 Minuten nach Injektion von 5 mg/kg Körpergewicht Bromsulfophthalein wird der im Blut retinierte Farbstoff gemessen.
- Belastung mit körpereigenen, gallepflichtigen Substanzen:
  Spezifische Funktionsprüfung des Leberepithels mit der Bilirubinbelastungsprobe.
- Galaktosebelastungstest:
  Galaktose in Glucose umzuwandeln ist eine spezifische Leistung der Leberzelle. Eine gesunde Leber verwertet innerhalb von 2 h 40 g Galaktose. Pathologische Werte deuten auf chronische Hepatitis oder Leberzirrhose hin.

Farbstoffbelastung. Mit der BSP wird gleichzeitig neben der Prüfung der Exkretionsleistung der Leberzelle auch deren Glucuronidierungskapazität getestet.

Der Farbstoff wird bis zur Sezernierung in der Galle mehreren Einflüssen unterworfen:

- Die Leberdurchblutung ist ein wichtiger Faktor für den Farbstofftransport in das Organ.
- Die Farbstoffaufnahme in die Leberzelle ist außerdem ein mitbestimmender Prozeß. Hierbei handelt es sich nicht um einen aktiven Transport, sondern gemäß einem Dialyseprozeß um eine membranspezifische Eigenschaft. Der Farbstoff wird hauptsächlich an Glutathion, zu einem geringen Anteil auch an Cystein und Glycin gekoppelt. Bei normaler Leberfunktion wird Bromsulfophthalein sowohl in gekoppelter als auch in freier Form in die Galle sezerniert.
  Eine Aussage über die Exkretionsfunktion der Leberzelle kann demnach nur dann gemacht werden, wenn der Transport des Farbstoffes in die Leberzelle und seine metabolische Umwandlung keinen Störungen unterliegen.

9.5.2 Medikamente, Einflüsse und Interaktionen

Adaptation. Wie oben ausgeführt, sind einige Substanzen in der Lage, bei längerer Applikation eine Enzyminduktion auszulösen. Das ist morphologisch nachweisbar an der Vermehrung der Membranen des glatten ER. Die entsprechenden Stoffe

(z. B. Meprobamat, Barbiturate, Phenylbutazon) werden beschleunigt und verbessert ausgeschieden.

Phenobarbital verbessert nachweislich die Elimination körpereigener Stoffe wie Bilirubin; durch Glucuronsäurekopplung wird die Ausscheidung des Bilirubins verstärkt.

Praktisch bedeutsame Folge der Enzyminduktion ist die Gewöhnung an Arzneimittel und Gifte.

Interaktionen. Bestimmte Stoffe, wie z. B. Salicylate, verdrängen Bilirubin aus seiner Albuminbindung, was eine extrahepatische Elimination des Stoffes bedeutet. Das Bilirubin diffundiert nun in das Gewebe.

Auf dieselbe Art verdrängen Sulfonylharnstoffe wie Carbutamid und Tolbutamid so wie auch Sulfisoxazol Bromsulfophthalein aus der Albuminbindung. Der Farbstoff diffundiert ins Gewebe und man erhält deshalb falsch negative oder falsch normale Ergebnisse.

9.5.3 „Giftung“

Am Beispiel der Umwandlung von Methanol in das giftige Formaldehyd wird die Fähigkeit der Leberzelle deutlich, Substanzen erst im Organismus zu Giftstoffen werden zu lassen. Dieser Vorgang heißt „Giftung“.

9.6 Leberdurchblutung, Pfortaderhochdruck, Aszites

9.6.1 Durchblutungsstörungen der Leber

Eine Rückstauung im großen Kreislauf wirkt sich über eine Erhöhung des Venendrucks auf Leber, Magen, Darmsystem und Niere mit entsprechenden Funktionseinschränkungen dieser Organe aus. Der Venendruck beträgt normalerweise 5–13 cmH_2O. Der Stauungsdruck vor dem rechten Herzen ist schon bei der Inspektion dadurch zu erkennen, daß die Halsvenen und Armvenen bei erhobenem Arm stärker gefüllt bleiben. Bei Trikuspidalinsuffizienz pflanzt sich der systolische Druckanstieg der rechten Kammer auf das zuführende Venensystem rückläufig fort, und es entsteht das Zeichen des positiven Venenpulses mit systolischer Pulsation der Leber.

Eine Leberstauung führt zu palpatorisch nachweisbarer Lebervergrößerung, Druckgefühl durch Kapselspannung, Funktionseinschränkung, Urobilinogenurie und evtl. Erhöhung des Bilirubinspiegels im Blut.

Eine chronische Leberstauung kann zum sog. portalen Stauungstyp mit Aszites und zur Stauungszirrhose mit der Symptomatik der Lebercirrhose führen (cirrhose cardiaque).

Der Aszites wiederum kann durch die Erhöhung des intraabdominalen Druckes eine Einengung der Beckenvenen und eine dadurch bedingte zusätzliche Rückflußbehinderung aus den unteren Extremitäten auslösen.

Im Schock werden neben Stoffwechselstörungen Organfunktionsstörungen manifestiert, die den Verlauf und die Prognose des Schocks in wesentlichem Umfang mitbestimmen.

Über die Funktionsänderung der Leber im Schock ist wenig bekannt, da geeignete Funktionstests fehlen. Anzunehmen ist, daß die Leber als zentrales Stoffwechselorgan und als maßgebliches Organ für die Infektabwehr sowie als **Clearance-Zentrum** (RES) für Toxine und für intermediäre Gerinnungsprodukte eine verlaufbestimmende Rolle spielt.

Irreversible Läsionen sind dann zu vermuten, wenn die GLDH ansteigt. Morphologisch finden sich perizentrale Parenchymnekrosen mit Verfettung, eine hydropische Schwellung der Hepatocyten und vereinzelte Mikrothromben in den Sinusoiden und Zentralvenen.

9.6.2 Pfortaderhochdruck

Der Begriff Pfortaderhochdruck bedeutet, daß der Druck in der Pfortader oder in ihren Ästen über den Normaldruck von 3,5–13,5 mmHg (5–18 cmH_2O) erhöht ist.

Die Pfortader wird von ca. 1000–1200 ml/min Blut aus Zuflüssen aus der Milzvene und den Mesenterialvenen gespeist. Etwa 3/4 der totalen Blutversorgung der Leber erfolgt über die Pfortader, 1/4 über die Leberarterie. Gleichzeitig wird der O_2-Bedarf der Leber zu 70% über die Pfortader gedeckt, das sind ca. 40 ml/min O_2.

Bei der pathologisch portalen Hypertension kann vorliegen:

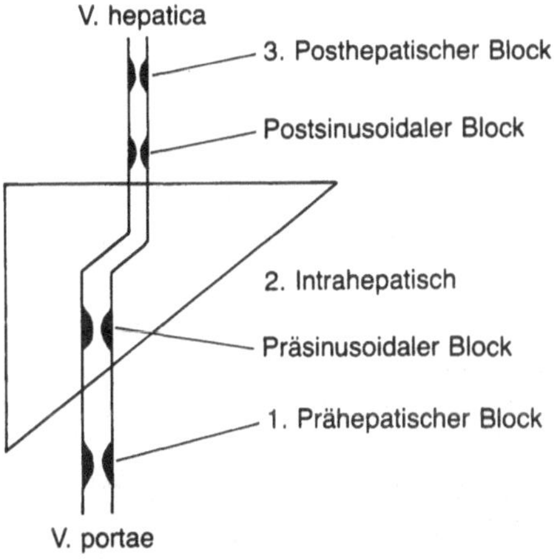

A. Prähepatischer Block: Thrombosierung oder kavernomatöse Umwandlung im Quellgebiet der V. portae.

Thrombosierungen können bei gesunder oder zirrhotischer Leber vorkommen.

B. Intrahepatischer Block:
a) Präsinusoidaler Block: Sarkoidose, granulomatöse Lebererkrankungen, Fettleber, kongenitale Fibrose,
b) Postsinusoidaler Block; Leberzirrhose, Venenverschlußkrankheit

C. Posthepatischer Block: Thrombose der Lebervenen (z. B. Budd-Chiari-Syndrom)

Die Zerstörung des Läppchenaufbaues ist das Hauptkennzeichen der Leberzirrhose. Durch die Regeneratbildung kommt es zu einer erheblichen Veränderung der Gefäßstruktur mit Behinderung des normalen Durchflusses und einer Verminderung des Gesamtgefäßquerschnittes in der Leber. Die veränderte Gefäßstruktur hat eine Erhöhung des Pfortaderdruckes zur Folge und verhindert durch Umwegsbildung die ausreichende Versorgung der Leberzellen.

Die Kollateralen finden sich im Verdauungskanal überall dort, wo mehrschichtiges und einschichtiges Epithel zusammenkommen. Das wäre z .B.
- an der Kardia des Magens (Oesophagus-Varizen),
- am Enddarm (Hämorrhoiden),
- in der Bauchwand (Caput medusae-1%-) und spricht für das Offensein der V. umbilicalis. In diesem Fall ist über der Nabelvene ein venöses Geräusch (Nonnensausen) zu hören.

Durch den Kollateralkreislauf können etwa bis zu 85% des Pfortaderblutes an der Leber vorbei geführt werden. Gleichzeitig kommt es zum Hypersplenismus mit Leukozytopenie, Anämie, Thrombopenie sowie Meteorismus und Aszites. Allerdings ist die Ausbildung eines Aszites nicht allein die Folge der portalen Hypertension.

9.6.3 Aszites

Im fortgeschrittenen Stadium der Leberzirrhose kommt es zu einer Störung der Wasserausscheidung, frühzeitig erkennbar an Schwellungen
- an den Beinen
- manchmal im Gesicht
- später als Flüssigkeitsansammlung im Pleuraraum.

Das Ausmaß und die Lokalisation bestimmen vier Faktoren:

A. Die Hypoalbuminämie als Folge der gestörten Leberfunktion. Sie bewirkt eine Verminderung des onkotischen Druckes. Dieser wird im wesentlichen vom

Albumingehalt im Serum bestimmt. Der Wert von 3g% gilt als kritischer Wert. Sinkt er darunter, so muß mit Ödemneigung gerechnet werden.

Im Gegensatz zum entzündlichen Aszites liegt hier das spez. Gewicht unter 1012 (Rivalta negativ). Der Proteingehalt beträgt 0,5–3 g%.

B. Der Pfortaderhochdruck bestimmt die Lokalisation der Flüssigkeitsansammlung vorwiegend in der Bauchhöhle. Durch den erhöhten Druck im Pfortadereinzugsgebiet ist der hydrostatische Druck > der onkotische Druck.

C. Der sekundäre Hyperaldosteronismus, der eine vermehrte Rückresorption von Natrium in die Nierentubuli bedingt. Aldosteron wird bei chronisch Leberkranken vermehrt produziert und verzögert abgebaut. Der Grund der gesteigerten Aldosteronproduktion ist noch ungeklärt.

D. Die vermehrte Lymphproduktion, die normalerweise 1–3 l/die beträgt und bei Lebercirrhose bis auf 7–11 l/die gesteigert werden kann. Es kommt zum Lymphstau und je nach Lokalisation des Staues tropft Lymphflüssigkeit von der Leberoberfläche mehr oder minder stark in den Bauchraum.

9.7 Galle

9.7.1 Störungen der Bildung

Lithogene (Steinbildende) Galle. Bestandteile der Galle siehe unter 9.2.4. Die Konzentration des wasserunlöslichen Cholesterins in der Galle ist sehr hoch. Normalerweise würde das Cholesterin auskristallisieren, wenn es nicht durch Gallensalze und Lecithin in Form von Mizellen in Lösung gehalten würde. Den Aufbau der Mizellen stellt man sich so vor, daß die hydrophilen Komponenten (Gallensalze und Lecithin) das in der Mitte liegende Cholesterin umhüllen. Das Cholesterin liegt somit in Form einer übersättigten Lösung in der Galle vor. Für eine optimale Löslichkeit des Cholesterins ist nicht so sehr seine absolute Konzentration in der Galle ausschlaggebend, als vielmehr das Verhältnis von Cholesterin zu Gallensalzen und Lecithin. Den Quotienten Cholesterin: Gallensalze bezeichnet man auch als lithogenen Index. Er ist bei Cholesterinsteinträgern immer erhöht.

Hauptfaktoren der Lithogenese:
- Gallenstauung (Stase)
- Entzündungen und Infektionen
- Dyscholie (Veränderung in der Zusammensetzung der Galle)
- hormonale Einflüsse (z. B. Hypothyreose, Diabetes mellitus, etc.).

Die Dyscholie findet sich unter anderem bei Fettsucht, Schwangerschaft und Nephrose. Beim funktionellen hämolytischen Ikterus können reine Bilirubinsteine

(Pigmentsteine) auftreten. Der pathogenetische Mechanismus, der für die Präzipitation des vermehrt ausgeschiedenen Bilirubindiglucuronids verantwortlich ist, ist nicht bekannt. Das gehäufte Auftreten von Steinen nach Hepatitis ist auf die während der Krankheit bestehende anomale Gallensekretion zurückzuführen. Sie ruft immer eine Dystonie der Gallenblase hervor.

9.7.2 Störungen der Sekretion

Siehe die Ausführungen unter 9.2.1 und 9.2.2.

9.7.3 Extrahepatische Faktoren der Gallensteinbildung

Begünstigende Faktoren zur Bildung von Gallensteinen, die sich je nach Sitz des Konkrements in der Gallenblase oder im Ductus choledochus befinden, sind:

A. Stoffwechselstörungen wie Hypercholesterinämie, essentielle oder symptomatische Unterfunktion der Thyreoidea, Hyperfollikulie in der Schwangerschaft, Diabetes mellitus sowie überkalorische Ernährung, die über eine vermehrte Cholesterinausscheidung das Lösungsgleichgewicht der Gallenflüssigkeit stört. Gallensäure als auch Phosphatide halten das wasserunlösliche Cholesterin in Emulsion.

Das Verhältnis liegt dabei zwischen 1:20 und 1:30, bei einem Verhältnis von <1:13 kommt es zur Ausfällung von Cholesterin. Dabei hängt die Menge des Cholesterins, die gelöst werden kann, von der relativen Konzentration der Gallensäure und des Lezithins ab.

B. Lange Gallenstauung führt durch Wasserabsorption zu einer Eindickung der Gallenflüssigkeit und damit zur Störung des Lösungsgleichgewichtes.

C. Entzündung führt durch vermehrte Insudation von Calcium und Protein in Verbindung mit einer Änderung des Gallensäuremusters zu veränderten Löslichkeitsbedingungen. Das wiederum begünstigt die Steinentstehung.

Dabei hängen Entzündung und Stauung als lithogene Faktoren eng zusammen. Die Stauung begünstigt das Entstehen von Gallensteinen wie Gallensteine eine chron. Entzündungsreiz bewirken können.

Die akute Cholezystitis wird in den meisten Fällen von Gallensteinen (Cholelithiasis) ausgelöst. Die Entzündung entsteht meist durch einen cholelithiasisbedingten Zystikusverschluß, viel seltener im Verlauf einer akut aufsteigenden Cholangitis. Zu 3/4 besteht anfänglich keine bakteriell pathologische Entzündung. – Durch den eingeklemmten Stein ist die Durchblutung in der Gallenblasenwand vermindert. Dadurch entsteht eine Gangrän, die sich secundär bakteriell infizieren kann.

Häufig treten nach Cholezystektomie erneut Beschwerden auf, diese sind meist Ursachen von zu spät durchgeführten Operationen. Es ist zu Veränderungen der Nachbarorgane gekommen (sekundäre biliäre Zirrhose, chronisch-rezidivierende Pankreatitis); andererseits liegt eine Fehldiagnose vor bzw. die Gallenblasenoperation wurde aus falscher Indikation durchgeführt. Nur selten werden die Beschwerden durch übersehene Steine im Choledochus, durch eine Striktur bzw. Sklerosierung des Sphincter Oddi erklärt.

9.7.4 Gallensäurenverlustsyndrom

Bei Erkrankung der Hepar und der abführenden Gallenwege kommt es zu qualitativ und quantitativen Änderungen der Gallenflüssigkeit und damit einhergehender Steatorrhö und Diarrhö.

Infolge Erkrankung des Ileums bzw. Resektion kommt es zur Störung des enterohepatischen Kreislaufes der Gallensäuren. Die Gallensäuren werden zu wenig zurückgewonnen, so daß sie vermehrt ins Kolon gelangen, wo sie durch die bakterielle Flora hydrolysiert werden und infolge ihrer laxierenden Wirkung durch Störung der H_2O- und Na-Absorption Diarrhöen verursachen. Bedingt durch den Gallensäurenverlust kommt es zur verstärkten Syntheserate. Die Diarrhoe wird verstärkt, das führt zu weiteren fäkalen Gallensäureverlusten mit Verminderung des Gallensäurepools und Auftreten einer Steatorrhoe infolge einer Maldigestion der Lipide.

10. Salz-Wasser-Haushalt und Säure-Basen-Haushalt

10.1 Störungen des Wasser-Natrium-Haushaltes

10.1.1 Isotone Dehydratation

Unter Isotoner Dehydratation versteht man:

A. den **Verlust von Salz und Wasser in einer der extrazellulären Flüssigkeit isotonen Zusammensetzung.** Infolge extrazellulärer Flüssigkeitsverluste kommt es also zu einer Verkleinerung des extrazellulären Raumes, wobei sich die Osmolarität jedoch nicht verändert.

B. den **Verlust von Plasma, ebenfalls unter den bei (A) genannten Bedingungen.** Die Laborwerte sind dann folgende:
- HKT steigt
- Hb steigt
- Na^+ normal
- osm. Druck normal
- Urinvolumen erniedrigt

C. den **Verlust von Blut;** dann sind jedoch Hb und HKT (= Hämatokrit) normal bis erniedrigt.

EZR = Extrazellulärraum
IZR = Intrazellulärraum

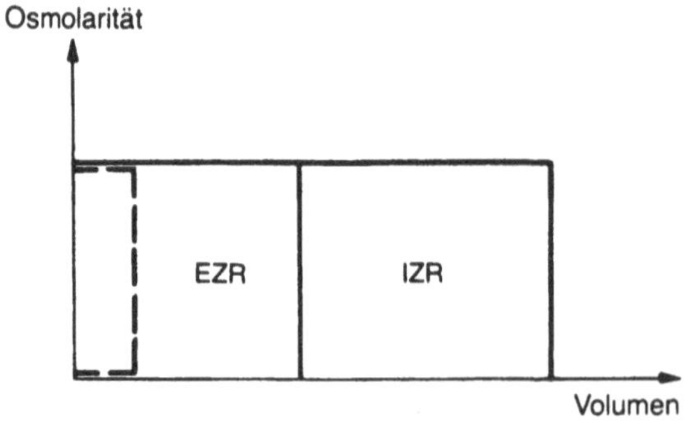

Labor: Na^+: unverändert
Hb: erhöht
HKT: erhöht
osm. Druck: unverändert
V (Urinvolumen): erniedrigt

Ursachen eines isotonen Flüssigkeitsverlustes können sein
- Erbrechen, Fisteln, verstärkte Diurese, Durchfälle, Aszitespunktion und Plasmaverluste bei Verbrennungen, Hitzschlag, Intoxikation mit Schlafmitteln und CO, sowie bei Pankreatitis und Peritonitis.

Durch die Verkleinerung des Extrazellulärraumes wird auch das Herz-Minuten-Volumen verändert, so daß es klinisch zu Kreislaufsymptomen kommt. Man beobachtet Kollapsneigung mit Tachykardie, Übelkeit, Erbrechen und Müdigkeit. Weiterhin sinkt das Harnvolumen ab; in diesem Zusammenhang steigt der Rest-N-Gehalt im Blut, während der Natrium- und Chloridgehalt im Urin vermindert ist.

Tritt der extrazelluläre Flüssigkeitsverlust sehr rasch ein, z. B. bei starken, ständigen Durchfällen, kann es sogar zu einem hypovolämischen Schock kommen.

10.1.2 Isotone Hyperhydratation

Bei der Zufuhr isotoner Flüssigkeit kommt es zu einer Vergrößerung des extrazellulären Raumes; da sich die Osmolarität jedoch nicht ändert, verändert sich das Volumen der intrazellulären Flüssigkeit auch nicht.

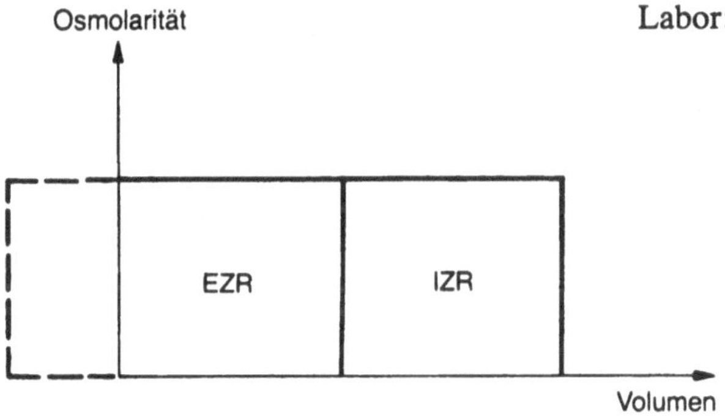

Labor: Na^+: unverändert
Hb: erniedrigt
HKT: erniedrigt
osmot. Druck: unverändert
Urinvolumen: unverändert bzw. leicht erhöht

Eine isotone Hyperhydratation kann ausgelöst werden:
- im Zusammenhang mit einer generalisierten Bildung von Ödemen, wie sie bei Zuständen einer Herzinsuffizienz, dekompensierter Leberzirrhose, nephrotischem Syndrom, eiweißverlierender Enteropathie etc. auftreten können.
- bei großen isotonen Infusionen, die bei Zuständen von Oligo- bzw. Anurie verabreicht werden.

Das typische Symptom bei der isotonen Hyperhydratation ist das Ödem. Durch die Vergrößerung des extrazellulären Raumes kommt es:
- zu einer Erhöhung des hydrostatischen Drucks,

- zu einer Abnahme des kolloidosmotischen Drucks (Verdünnung des vorhandenen Eiweißes durch isotone Flüssigkeit).

Je nach Pathogenese des Ödems sind unterschiedliche Kräfte dieses den kapillären Flüssigkeitsaustausch regulierenden Systems verändert. Eine Ödembildung kann dementsprechend zustande kommen:

- durch eine **Erhöhung des hydrostatischen Druckes** wie bei Herzinsuffizienz und Leberzirrhose.
- durch eine **Erniedrigung des onkotischen Druckes** wie beim nephrotischen Syndrom mit Hypoproteinämie oder anderen Eiweißmangelödemen.
- durch **Erhöhung der Kapillarpermeabilität** (z. B. Kapillaritis bei Glumerulonephritis).
- bei einer **Insuffizienz des Lymphsystems** zur Drainage des Interstitiums.

10.1.3 Hypertone Dehydratation (Wassermangel)

Bei diesem auch als Durstexikkose bezeichneten Zustand beobachtet man eine Abnahme der extra- und intrazellulären Flüssigkeit; gleichermaßen steigt die Osmolarität in beiden Räumen an.

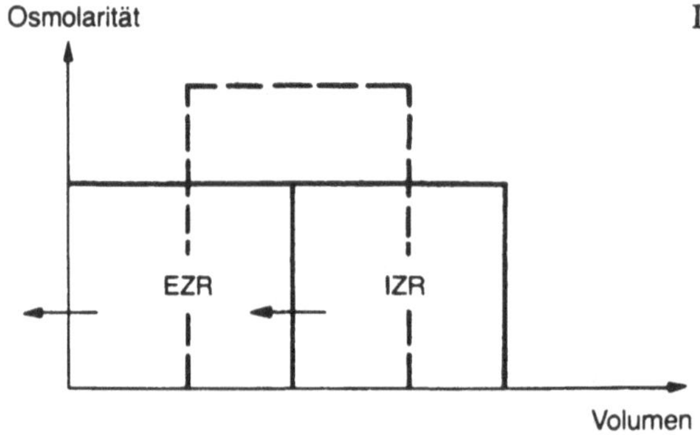

Labor: Na^+: erhöht
Hb: erhöht
HKT: erhöht
osmot. Druck: erhöht
Urinvolumen: erniedrigt

Die Ursachen eines solchen Wassermangels können liegen:

- in einer ungenügenden Wasserzufuhr,
- in einem starken Wasserverlust durch die Haut (Schwitzen), Lunge (Hyperventilation), Niere (chron. Nephropathien, osmotische Diurese, Diabetes mellitus, Diabetes insipidus) und Darm (enteraler Wasserverlust).

10.1.4 Hypertone Hyperhydratation

Wird mehr Natrium als Wasser zugeführt bzw. zurückgehalten, steigt der osmotische Druck im Extrazellulärraum an, so daß es zu einer Störung des osmotischen

Gleichgewichts zwischen Extra- und Intrazellulärflüssigkeit kommt. Als Folge dieses ungleichgewichtigen Zustandes fließt nun intrazelluläre Flüssigkeit in den Extrazellulärraum, bis der osmotische Druck in beiden Räumen wieder gleich ist, d. h. bei der hypertonen Hyperhydratation vergrößert sich der Extrazellulärraum, während sich der Intrazellulärraum verkleinert (zelluläre Exikkose).

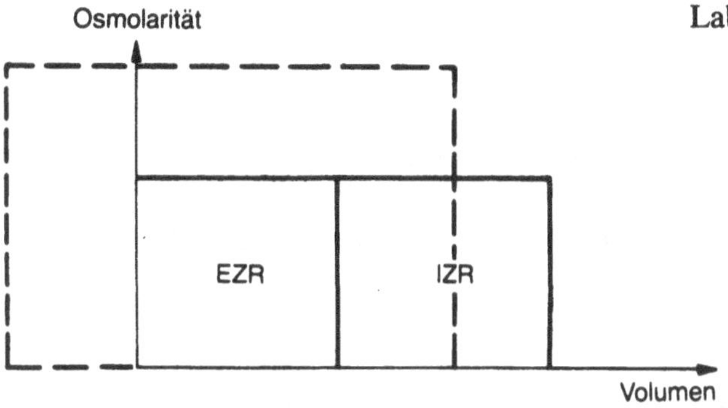

Labor: Na^+: erhöht
Hb: erniedrigt
HKT: erniedrigt
osmot. Druck: erhöht
Urinvolumen: erhöht

Folgende Ursachen können zu einer hypertonen Hyperhydratation führen:

A. Zufuhr von mehr Natrium als Wasser, d. h. hypertonen Lösungen:
- hypertonische Kochsalzinfusionen,
- Trinken von Meerwasser (Schiffbrüchige),
- Natrium-Überladung Bewußtloser und Schwerkranker bei Sonderernährung.

B. Rentention von mehr Natrium als Wasser:
- zerebrales Salzspeichersyndrom,
- Kochsalzinfusion bei Nierenkranken,
- Nebennierenrindenüberfunktion, z. B. beim *Conn-* oder *Cushing*-Syndrom.

Im klinischen Bild beobachtet man vorwiegend Schädigungen im ZNS, eine Erhöhung des Blutdruckes aufgrund der extrazellulären Volumenvergrößerung, wodurch es zur Gefahr des Lungenödems kommt.

10.1.5 Hyportone Dehydratation (Natriummangel)

Wird dem Extrazellulärraum mehr Natrium als Wasser entzogen, kommt es hier zu einem Absinken des osmotischen Drucks, d. h. zum Ausgleich der nun unterschiedlichen osmotischen Druckverhältnisse im Extra- und Intrazellulärraum kommt es nun zu einem Einstrom von extrazellulärer Flüssigkeit in den Intrazellulärraum.

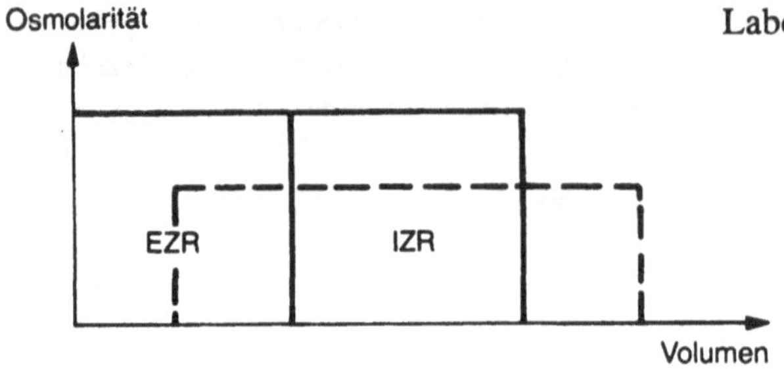

Labor: Na^+: erniedrigt
Hb: erhöht
HKT: erhöht
osmot. Druck: erniedrigt
Urinvolumen: erniedrigt

Ursachen eines solchen Zustandes: Erhöhter Natriumverlust bei:
- starkem Schwitzen,
- Störungen in der NNR (Aldosteronmangel bei NNR-Insuffizienz, Adrenalektomie),
- zerebralem Salzverlustsyndrom,
- schweren Durchfallerkrankungen,
- elektrolytischen Störungen (Kaliummangel, Hemmung der Natrium-Pumpe bei schweren Erkrankungen),
- chronischer Niereninsuffizienz mit Salzverlust.

Klinische Symptome sind u. a. Schwindel und Kollapsneigung als Ausdruck des verminderten HMV und des verminderten Blutdruckes, Fieber, Kopfschmerzen, Übelkeit, Erbrechen und zerebrale Symptome.

10.1.6 Hypotone Hyperhydratation (Wasservergiftung)

Die hypotone Hyperhydratation ist vorwiegend durch einen Wasserüberschuß gekennzeichnet, der mit einer Vergrößerung sowohl des extrazellulären als auch des intrazellulären Flüssigkeitsraumes und entsprechender Herabsetzung der Osmolarität einhergeht.

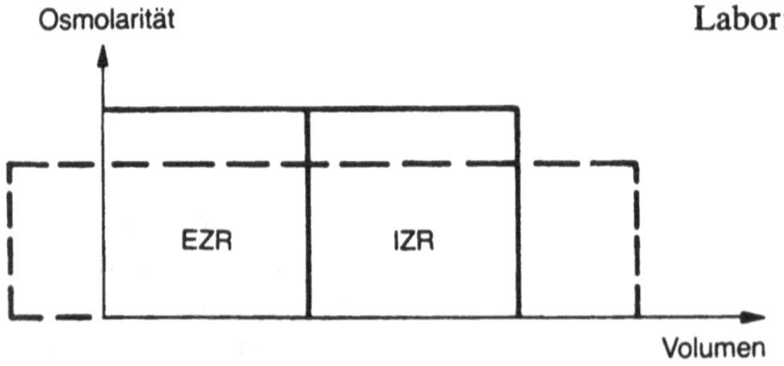

Labor: Na^+: erniedrigt
Hb: erniedrigt
HKT: erniedrigt
osmot. Druck: erniedrigt
Urinvolumen: erhöht

Ursachen:
- übermäßige Wasserzufuhr (Magenspülung, Infusion salzfreier Lösungen),
- übermäßige Retention von Wasser (z. B. bei erhöhter ADH-Tätigkeit),
- Zufuhr isoosmotischer Glucoselösung.

Die bei der Wasserintoxikation bestehende Volumenüberlastung ist oft begleitet von einer Hirnschwellung, vom Lungenödem durch eine akute Herzinsuffizienz und damit verbundener Dyspnoe.

10.1.7 Infusionslösungen

Störung	Osmolarität der kompensierenden Infusionslösung
isot. Dehydratation	isot. Kochsalzlösung
hypert. Dehydratation	hypot. Kochsalzlösung
hypot. Dehydratation	hypert. Kochsalzlösung

10.2 Störungen des Kaliumhaushaltes

10.2.1 Hypokaliämie

Eine Hypokaliämie liegt vor, wenn die Kaliumkonzentration kleiner als 3,5 mval/l beträgt.

Ursachen für einen Kaliumverlust:
- Kaliumarme Ernährung
- enteraler Kaliumverlust
  - o chronische Diarrhoe
  - o chronisches Erbrechen
  - o Abführmittelabusus
  - o Darmfistel, Ileus
- renaler Kaliumverlust
  - o Saluretika-Therapie bei Hypertonie und Herzinsuffizienz,
  - o bestimmte Nierenerkrankungen mit tubulären Resorptionsstörungen,
  - o Kortikoid- und ACTH-Therapie.
- parenteraler Kaliumverlust
  - o Hämodialyse,
  - o übermäßige Kaliumaufnahme durch die Zellen, wie es z. B. bei Insulinfusionen mit Glukose vorkommen kann.

Symptome der Hypokaliämie

- **Ausbildung einer Alkalose.** Im Kaliummangel kommt es zum Auftreten einer intrazellulären Acidose, wodurch es zu vermehrter H^+-Ausscheidung in den Harn kommt; d. h. unter erhöhter Rückresorption von HCO^- wird vermehrt H^+ vom Körper abgegeben. Das Ergebnis eines solchen Vorganges ist eine Extrazelluläre Alkalose.
- **Verminderung der neuromuskulären Erregbarkeit.** Extrazellulärer Kaliummangel hat zur Folge, daß vermehrt Kalium aus der Zelle in den Extrazellulärraum strömt. Diese aus der Zelle in den extrazellulären Raum gerichtete Kaliumverschiebung bewirkt eine Hyperpolarisation der Membran und damit eine verminderte Erregbarkeit derselben.
- **Muskelschwäche.** Evtl. liegt hier eine schlaffe Lähmung der Muskeln vor.
- **Herzmuskelschwäche.** Kaliummangel bewirkt eine Verkürzung des Plateaus und somit eine Verkürzung der Erregungsdauer.
- **Müdigkeit, Apathie, evtl. Bewußtlosigkeit** (Coma hypocalämicum).
- **Polyurie.** Der Natrium-Kaliumaustausch ist gestört.

10.2.2 Hyperkaliämie

Man spricht von einer Hyperkaliämie, wenn die Kaliumkonzentration im Plasma mehr als 5,5 mval/l beträgt.

In den meisten Fällen liegt die Ursache einer solchen Hyperkaliämie in einer renalen Ausscheidungsstörung, die:

A. organisch bedingt sein kann, wie bei
- akutem Nierenversagen mit Anurie bzw. Oligurie,
- chronischem Nierenversagen, wenn es in sein Endstadium getreten ist.

B. funktionell bedingt sein kann, wie bei
- Hypoaldosteronismus,
- *M. Addison,*
- Gabe von bestimmten Diuretika (Spironolacton, Triamteren),
- Nekrosen großer Zellverbände.

Klinische Symptome

Diese treten vor allem am neuromuskulären System, besonders am Myokard, auf. Durch eine erhöhte Kaliumkonzentration nimmt der Konzentrationsgradient für Kalium von innen nach außen ab, d. h. das Ruhemembranpotential wird in Richtung einer Depolarisation verschoben. Das Aktionspotential verläuft flacher und wird langsamer fortgeleitet. Am Herzen kann bei Erhöhung der Kaliumkonzentration die physiologische Verminderung der Erregungsleitung im AV-Knoten noch verstärkt werden und evtl. zu einem AV-Block führen. Zudem ist die Vordepolarisation verlängert, was sich in einer Bradykardie ausdrückt.

10.3 Störungen der Volumenregulation und Osmoregulation

10.3.1 Renin-Angiotensin-Aldosteron-System

Die Volumenregulation erfolgt vorwiegend über die Regulation des Blutvolumens, wobei man hiermit weniger die Konstanterhaltung des Blutvolumens meint, sondern vielmehr die reziproke Anpassung des Blutvolumens an die jeweilige Kapazität des Gefäßsystems.

Ein in dieser Regulation des Blutvolumens aktives System ist das Renin-Angiotensin-Aldosteron-System. Es besteht folgende Kausalkette:

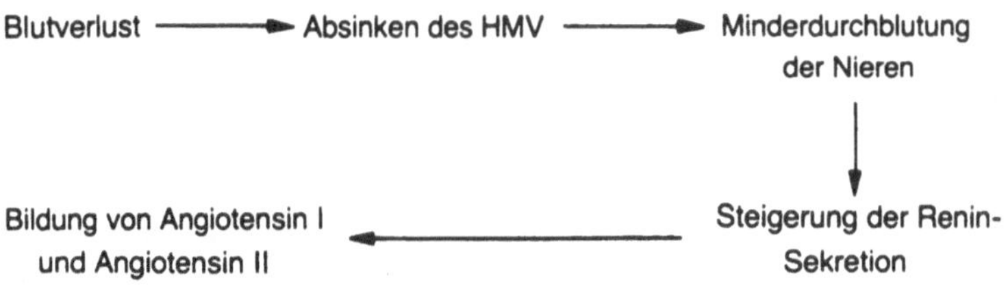

Angiotensin II ist die stärkste vasopressorische Substanz und bewirkt durch Konstriktion der Arteriolen (TPR ↑) einen Anstieg des systolischen und des diastolischen Blutdruckes. Eine weitere wichtige Wirkung von Angiotensin II ist die Stimulierung der Adlosteronsekretion, wodurch es zu einer erhöhten Na- und Wasserretention kommt, so daß über diesem Weg das Volumen wieder aufgefüllt wird.

10.3.2 Aldosteron

Aldosteronmangel. Bei einem Aldosteronmangel (z. B. *M. Addison* nach tuberkulöser Zerstörung der Nebennieren) kommt es zu Störungen der Na- und Wasserreabsorption. Man beobachtet einen Natriumverlust, Kaliumretention, H_2O-Verlust aufgrund osmotischer Diurese, so daß es zur Hypovolämie und aufgrund des Na-Verlustes auch zu einer Hypotonie kommt (Na^+ ist für etwa 90% des osmotischen Druckes verantwortlich!!!).

Aldosteronüberschuß
Man unterscheidet:

A. primärer Hyperaldosteronimus
– adrenale Genese (*Conn*-Syndrom)

B. sekundärer Hyperaldosteronismus

- extraadrenale Genese (K^+-Überschuß, Anstieg der ACTH-Konzentration, Stimulierung des Renin-Angiotensin-Systems).

Es kommt zu vermehrter Na- und damit auch H_2O-Reabsorption unter Vergrößerung des Extrazellulärraumes und Ausbildung von Ödemen, da es aufgrund der Volumenzunahme zu einem Anstieg des hydrostatischen Druckes kommt. Die vermehrte Na-Rückresorption steigert die Empfindlichkeit der Arteriolen für Adrenalin, so daß es durch vermehrte Vasokonstriktion zu einem Hypertonus kommt.

Die erhöhte Na-Retention hat durch den Kationenaustauschmechanismus eine erhöhte Sekretion von K^+ und somit die allgemeinen Erscheinungen einer Hypokaliämie zur Folge!

10.3.3 Antidiuretisches Hormon (ADH)

Das antidiuretische Hormon (ADH) oder Vasopressin wird im HVL gebildet und fördert die Wasserrückresorption im distalen Tubulus der Niere. Es schränkt die Wasserausscheidung von ca. 15 l/24 h auf ca. 1–1,5 l/24 h ein. Der physiologische Reiz für die Ausschüttung des ADH ist der osmotische Druck des Plasma. Damit ist ADH ein wichtiger Regulator des Wasser- und Elektrolyt-Haushaltes.

ADH-Überproduktion

Infolge ADH-Hypersekretion oder bei Tumoren mit Produktion ADH-ähnlicher Substanzen können hypotone Hyperhydratationszustände auftreten.

Ein Beispiel ist das Schwartz-Bartter-Syndrom, das man unter anderem bei malignen Tumoren, vorwiegend kleinzelligen Bronchuskarzinomen, findet. Möglicherweise produzieren die Tumoren selbst ADH oder eine ihm ähnliche Substanz.

ADH-Mangel. Die fakultative Wasserrückresorption im distalen Tubulus ist nur möglich mit Hilfe der permeabilitätsverändernden Wirkung des ADH. Bei mangelnder ADH-Produktion bzw. -sekretion (Hypothalamustumor, Zerstörung des Hypophysenstiels, Tumor im HHL) bzw. bei fehlender Wirkung des vorhandenen ADH auf die Tubuluswand (evtl. durch Fehlen von Rezeptoren) ist diese fakultative Wasserrückresorption nicht oder nur in Grenzen möglich. Es kommt dann zum Erscheinungsbild des Diabetes insipidus, d. h. zur hypertonen Dehydratation infolge eines Wasserverlustes von bis zu 20 l täglich.

10.3.4 Ödemkrankheiten

Zum Verständnis der Ödementstehung ist es sinnvoll, sich noch einmal die normalen Druckverhältnisse in den Kapillaren klarzumachen.

Das Kapillarsystem kann unterteilt werden in:

A. einen **arteriellen Abschnitt** mit folgenden Druckverhältnissen:
- hydrostatischer Druck = + 40 bis + 45 mmHg
- onkotischer Druck + − 24 bis − 30 mmHg
- Gewebedruck + − 2 bis − 5 mmHg.

Aus diesen Verhältnissen resultiert ein effektiver Filtrationsdruck von ca. +10 bis +15 mmHg, d. h. es tritt kapilläre Flüssigkeit in den interstitiellen Raum über.

B. einen **venösen Abschnitt,** wo folgende Druckverhältnisse herrschen:
- hydrostatischer Druck = + 10 bis + 15 mmHg
- onkotischer Druck + − 25 bis − 30 mmHg
- Gewebedruck + − 2 bis − 5 mmHg.

Hier herrscht demzufolge ein effektiver Filtrationsdruck von ca. −10 bis −15 mmHg.

Die im arteriellen Abschnitt herausgepreßte Kapillarflüssigkeit wird im venösen Abschnitt wieder in die Kapillaren aufgenommen. Das System befindet sich also im Gleichgewicht.

Beim Ödem liegt eine lokale oder generalisierte Vermehrung des interstitiellen Flüssigkeitsvolumens über die physiologische Schwankungsbreite hinaus vor.

Mögliche Ursachen einer Ödementstehung:

A. eine **Erhöhung des mittleren hydrostatischen Kapillardruckes** bei Herzinsuffizienz, Leberzirrhose, *Cushing, Conn*-Syndrom

Im venösen Schenkel der Kapillaren liegt der hydrostatische Druck normalerweise bei +10 bis +15 mmHg. Diesem Druck aus der Kapillare hinaus wirken jedoch der kolloidosmotische Druck mit −25 bis −30 mmHg sowie der Gewebedruck mit −2 bis −4 mmHg entgegen, so daß im Endeffekt ein effektiver Resorptionsdruck von −10 bis −15 mmHg resultiert, d. h. unter diesen geschilderten Umständen kommt es nicht zum Austritt von Kapillarflüssigkeit in den interstitiellen Raum. Erhöht sich jedoch bei den oben angeführten Zuständen der hydrostatische Druck in den Kapillaren in der Weise, daß er den ihm entgegengerichteten Gesamtdruck – bestehend aus der Summe von kolloidosmotischem und Gewebedruck – übersteigt, kommt es in diesem Bereich zum Austritt von Kapillarflüssigkeit bzw. kann die im arteriellen Teil der Kapillare ausgetretene Flüssigkeit nicht mehr in genügendem Maße in den venösen Abschnitt zurückströmen. Das Resultat ist dann ein Ödem.

B. eine **Erniedrigung des kolloidosmotischen Druckes im Plasma** z. B. beim nephrotischen Syndrom mit Hypoproteinämie

Der dem hydrostatischen Druck entgegenwirkende kolloidosmotische Druck von −25 bis −30 mmHg wird durch die Plasmaproteine, in der Hauptsache durch Albumin, aufrechterhalten. Beim nephrotischen Syndrom kommt es infolge Proteinverlust durch den Harn zu einer Hypoproteinämie, so daß der kolloidosmotische Druck entsprechend verringert wird.

C. eine **erhöhte Permeabilität der Kapillaren für Proteine** (Abnahme des onkotischen Druckes bei EW-Verlust)
Hier kommt es infolge des Übertritts der für den kolloidosmotischen Druck verantwortlichen Proteine vom intrakapillaren Raum in den interstitiellen Raum zu folgender Situation: Im intrakapillaren Raum nimmt der kolloidosmotische Druck ab, während er im interstitiellen Raum in gleichem Maße zunimmt, d. h. der kolloidosmotische Druck ist nun teilweise mit dem hydrostatischen Druck gerichtet.

D. ein **verminderter Lymphabfluß**
Eine Steigerung des hydrostatischen Druckes in den großen Venen wirkt sich über den Ductus thoracicus auch auf das Lymphgefäßsystem in der Weise aus, daß der Lymphabfluß behindert ist, d. h. das Lymphsystem nicht mehr in gewohnter Weise die interstitielle Flüssigkeit drainieren kann.

10.4 Störungen des Säure-Basen-Haushaltes

10.4.1 Nichtrespiratorische (metabolische) Azidose

Status einer metabolischen Azidose:

pH < 7,34
Standardbikarbonat < 21 mval/l.

Die häufigste und klinisch wichtigste Störung des S-B-Haushaltes ist die metabolische Azidose, welche durch eine verstärkte Produktion bzw. verminderte Ausscheidung von H-Ionen bedingt ist. Auch ein Basenverlust führt zu einer metabolischen Azidose, da er entsprechend der *Henderson-Hasselbalch*-Gleichung:

$$pH = pK + \log \frac{[HCO_3]}{[H_2CO_3^-]}$$

zu einer Zunahme der Dissoziation von H-Ionen aus H_2CO_3 führt. Außerdem ist Basenverlust gleichbedeutend mit einer Minderung der Pufferkapazität gegenüber weiter anfallenden Wasserstoffionen. Entstehung einer metabolischen Azidose als Folge:

– **einer endogenen Mehrbildung fixer Säuren;** hierunter fällt sowohl die Mehrbildung von Milchsäure, wie sie bei schwerer körperlicher Arbeit, beim Schock, bei

Hypoxie und bei bestimmten Leberfunktionsstörungen auftritt, als auch die Ketoazidose beim Diabetes mellitus und im Hunger
- **einer verminderten renalen H-Ionenausscheidung** beim akuten Nierenversagen, bei chronischer Glomerulonephritis, bei Pyelonephritis sowie bei allgemeiner chronischer Niereninsuffizienz
- **eines renalen bzw. extrarenalen Basenverlustes** in Form eines Bikarbonatverlustes.

10.4.2 Respiratorische Azidose

Status einer respiratorischen Azidose:

ph < 7,34
P_{CO_2} > 46 mmHg.

Aus der H-H-Gleichung geht hervor, daß bei einer Hypoventilation mit ungenügender CO_2-Abatmung oder bei Störungen des pulmonalen Gasaustausches der daraus folgende Anstieg des P_{CO_2} zu einer pH-Verschiebung in saure Bereiche führen muß (besser gesagt azidotische Bereiche), wenn HCO^- konstant bleibt.

Ursachen der respiratorischen Azidose:
Hypoventilation infolge Pneumonie, Asthma, Schlafmittelvergiftung und allen anderen respiratorischen Störungen, die eine normale, den Stoffwechselbedürfnissen entsprechende Ventilation unmöglich machen.

10.4.3 Nichtrespiratorische (metabolische) Alkalose

Status einer metabolischen Alkalose:

pH > 7,45
Standardbikarbonat > 25 mval (bei einigen Autoren > 28 mval).

Ursachen einer metabolischen Alkalose:
- **erhöhte Zufuhr von Na,** z. B. in Form von Natriumbikarbonat bzw. -lactat. Unter diesen Bedingungen entwickelt sich jedoch zumeist keine länger dauernde metabolische Alkalose, da über die Niere dreimal soviel Bikarbonat wie H-Ionen ausgeschieden werden kann.
- **erhöhter Verlust von CL^-,** wie beim Erbrechen, Absaugen von Magensaft, Diarrhoe, Laxantienabusus und bei Gabe bestimmter Diuretika (z. B. Hg-Diuretika).
- **Kaliummangel,** wobei H^+ in die Zelle verschoben wird. Zur Kompensation einer extrazellulären Hypokaliämie wird intrazelluläres Kalium in den Extrazellulär-

raum transportiert. Für 3 Kaliumionen, die so die Zelle verlassen, kommen 2 Na^+- und 1 H-Ion in die Zelle, wodurch eine metabolische Alkalose im Extrazellulärraum entsteht.
- **Nebennierenrindenüberfunktion.**

Wie zu sehen ist, kann eine metabolische Alkalose grundsätzlich zwei Entstehungsbedingungen haben:
- Verlust von H-Ionen
- Retention von Basen.

10.4.4 Respiratorische Alkalose

Status einer respiratorischen Alkalose:

pH > 7,45
P_{CO_2} < 34 mmHg (bzw. 20–51 mbar)

Ursachen einer respiratorischen Alkalose:
- **Psychogene Hyperventilation,** z. B. bei Angst oder emotionaler Belastung. Das vermehrt entstehende OH^- bindet das ionisierte Ca in $Ca(OH)_2$, wodurch aufgrund dieser Verminderung der Plasmacalciumkonzentration die Gefahr von tetanischen Krämpfen besteht.
- **Hyperventilation aufgrund pulmonaler Störungen z. B. Hamman-Rich-Syndrom, wo durch Verdickung der Kapillarwand der Gasaustausch, besonders die Sauerstoffdiffusion, herabgesetzt ist.**

Weiterhin kommt es zu forcierter Hyperventilation bei:
- **Fieber**
- **hohen Außentemperaturen**
- **medikamentöser Stimulierung des Atemzentrums,** z. B. bei Einnahme von Natriumsalizylat.

10.4.5 Folgen

Kaliumaustausch. Es besteht eine enge Beziehung des Kaliums zum S-B-Haushalt. Im Hinblick auf die Tatsache, daß je drei in die Zelle eintretende Kaliumionen durch zwei Na^+- und ein H-Ion im Extrazellulärraum ersetzt werden, ist es verständlich, daß die Alkalose im Extrazellulärraum die Hypokaliämie und umgekehrt die Hypokaliämie die Alkalose fördert. Da nun bei der metabolischen Alkalose vermehrt H-Ionen aus der Zelle herausdiffundieren, tritt vermehrt Kalium in die Zelle ein. Umgekehrt wird bei der metabolischen Azidose vermehrt Kalium aus der Zelle ausgeschleust.

Kaliumüberschuß. Bei einem Mangel an Mineralocorticoiden, z. B. bei der *Addison*schen Erkrankung, kommt es auf Grund der verminderten Na-Rückresorption zu einer Hyponatriämie und einer Hyperkaliämie. Dieser Kaliumüberschuß hat folgende Wirkung auf das neuromuskuläre System:

Durch die Vergrößerung der Kaliumkonzentration im Extrazellulärraum kommt es zu einer Verminderung des Kaliumkonzentrationsgradienten, d. h., das Ruhemembranpotential wird in Richtung Depolarisation verschoben. Beim Eintreffen einer Erregung stehen nun nicht mehr so viele Na-Carrier zur Verfügung, so daß das Aktionspotential kleiner wird und einen flacheren Verlauf nimmt. Die Folge ist eine verlangsamte Weiterleitung der Erregung und eine reduzierte Sensibilität des Systems auf einen Reiz. Die Verschiebung des Ruhemembranpotentials in Richtung Depolarisation kann sogar soweit gehen, daß zur Auslösung eines Aktionspotentials nicht mehr genügend Na-Carrier zur Verfügung stehen, so daß sich das System refraktär zeigt.

So kann der Kaliumüberschuß klinisch in Form von Paraesthesien und eventuell Paresen seinen Ausdruck finden.

10.4.6 Kompensationsmechanismen

Allgemein kann man sagen, daß respiratorische Störungen metabolisch und umgekehrt metabolische Störungen respiratorisch kompensiert werden.

A. Kompensation einer metabolischen Azidose

- Respiratorisch durch Hyperventilation, da der Anstieg der H-Ionen im Plasma über die Chemorezeptoren und das Atemzentrum die Ventilation anregt.
- Renal durch Bikarbonatrückresorption und Ausscheidung von H-Ionen, an Phosphat oder an Ammoniak gebunden (titrierbare Azidität).

B. Kompensation einer metabolischen Alkalose

- Respiratorisch durch Hypoventilation.
- Renal durch Bikarbonatausscheidung.

C. Kompensation einer respiratorischen Azidose

- Renal (metabolisch) durch erhöhte Bikarbonatrückresorption. Je mehr CO_2 nämlich für die Bildung von H_2CO_3 in den Zellen verfügbar ist, desto größer ist die H-Menge, die sezerniert wird. Weiter wird das Innere der meisten Zellen sauer, wenn P_{CO_2} erhöht ist. Bei respiratorischer Azidose ist daher die tubuläre H-Sekretion erhöht und H^+ wird aus dem Körper entfernt.

D. Kompensation einer respiratorischen Alkalose

- Renal, indem der niedrige P_{CO_2} die renale H-Sekretion hemmt, so daß die Bikarbonatrückresorption vermindert ist und Bikarbonat vermehrt ausgeschieden wird.

Infusionen. Durch Verabreichung von Infusionen kann ein gestörter Säure-Basen-Haushalt weitgehend korrigiert werden. Bei Alkalose werden säurehaltige, bei Azidose basenhaltige Infusionen zugeführt. Die zur Korrektur einer Säure-Basenstörung des Gesamtorganismus zugeführte Menge an Säure bzw. Base entspricht 20% des Körpergewichts (in kg) mal Blutbasenüberschuß pro Liter.

	bei nichtrespiratorischer metabolischer Acidose	bei nichtrespiratorischer metabolischer Alkalose
Substitution mit	Na-Bicarbonat Na-Lactat (Na-Citrat) Tris-Puffer	NaCl KCl (HCl)

11. Niere

11.1 Glomberuläre Filtrationsrate (GFR)

Zur klinischen Beurteilung der Nierenfunktion werden vor allem die Methoden herangezogen, welche die glomeruläre Filtration messen. Definitionsgemäß entspricht die GFR der Inulinclearance, da Inulin nicht durch die Tubuluswand transportiert wird. Sie beträgt im Normalfall 124 ± 26 ml/min.

$$GFR = C_{In} = \frac{V_u \times [In]_u}{[In]_{Plasma}}$$

C_{In} = Inulinclearance
V_u = Urinvolumen
$[In]_u$ $[In]_P$ = Konzentration von Inulin im Urin (U) oder im Plasma (P)

Diese glomeruläre Filtration kann verändert werden durch:
- strukturelle Veränderungen im filtrierenden System
- einen Abfall des effektiven Filtrationsdruckes in den Glomerulumkapillaren.

Effektiver Filtrationsdruck	=	hydrost. Druck	–	onk. Druck	–	Druck in *Bowman*-Kapsel
25 mmHg	=	70 mmHg	–	25 bis 30 mmHg	–	10 bis 20 mmHg

11.1.1 Einschränkung der GFR

Ursachen für den Abfall des effektiven Filtrationsdruckes
Die GFR ist herabgesetzt bei:
- Hypotonie und Hypovolämie. Es tritt eine Veränderung des hydrostatischen Druckes in den Nierenkapillaren, z. B. im Schock ein. Wenn der Kapillardruck stark absinkt, (< 40 mmHg) kann es zu einer groben Einschränkung, im Extremfall sogar zum Sistieren der glomerulären Filtration kommen. Allerdings wird über den weiten Bereich des arteriellen Blutdrucks von ca. 90–180 mmHg die Durchblutung der Nierenrinde autoregulatorisch konstant gehalten, so daß nur extreme Blutdruckveränderungen zu Änderungen des hydrostatischen Druckes führen.

- bei Einsetzen des Macula-densa-Mechanismus, ein intrarenaler Rückkopplungsmechanismus, der den Körper vor zu großem Natriumverlust bewahrt. Er setzt dann ein, wenn der Na-Gehalt im distalen Tubulus eine gewisse Höhe erreicht hat. Von den epitheloiden Zellen des Vas afferens wird gegenüber der Macula densa Renin freigesetzt. Dies aktiviert das aus der Leber kommende an α_2-Globulin haftende Angiotensin I (inaktiv), das wiederum zum aktiven Angiotensin II überführt wird und als stärkste bekannte gefäßverengende Substanz eine Verengung des Vas afferrens bewirkt. Es sinkt der effektive Filtrationsdruck im Glomerulum und damit die GFR. – Gleichzeitig wird die Aldosteronproduktion stimuliert, was die Rückresorption von Na^+ mit Cl^- und H_2O zur Folge hat.
- erhöhtem Tubuluslumendruck, der eine Veränderung des Kapseldruckes bewirkt. Sind z. B. die ableitenden Harnwege verlegt, steigt der Druck an, so daß sogar die glomeruläre Filtration versiegen kann.

Da Harnstoff und Kreatinin das Blut ausschließlich über den Weg des Glomerulumfiltrats verlassen können (beide Substanzen werden nicht sezerniert), führt eine Störung der glomerulären Funktion zur Retention von Harnstoff und Kreatinin. Allerdings muß gesagt werden, daß die Serumkonzentrationen an Harnstoff und Kreatinin auch noch von extrarenalen Faktoren abhängig sind, z. B. erhöhte Muskelmasse, Ernährung, usw.

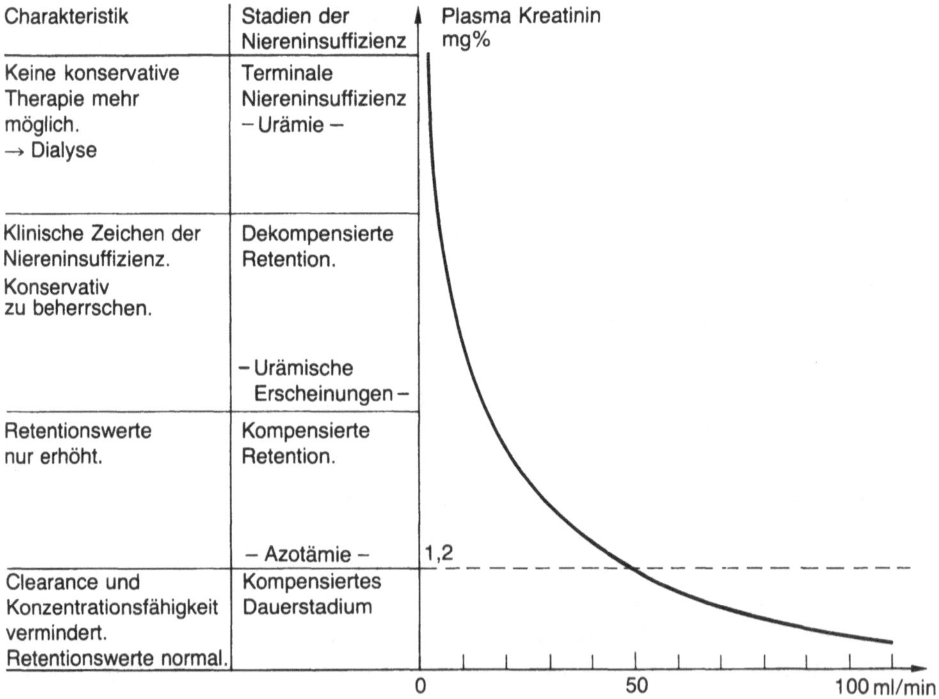

Stadien der chronischen Niereninsuffizienz

- **Abnahme von filtrierender Oberfläche.** Pathologische morphologische Veränderungen an der glomerulären Membran führen zu einer Einschränkung der filtrierenden Oberfläche. Es kann hierdurch zu einer Verminderung der glomerulären Filtration kommen, die jedoch teilweise wieder kompensiert werden kann. Selbst wenn ca. 50% der filtrierenden Oberfläche ausfallen, kann in vielen Fällen eine normale glomeruläre Filtrationsrate (GFR) durch Hypertrophie der Restmembran und durch eine erhöhte Durchlässigkeit aufrechterhalten werden. Diese Vorgänge beobachtet man bei einer einseitigen Nephrektomie, bei membranöser Glomerulonephritis oder bei Amyloidnephrose.

11.2 Proteinurie

11.2.1 Verschiedene Formen

Proteinurie physiologischer Eiweiße. Eine Zunahme der Filterpermeabilität führt zu einer Proteinurie, d. h. es sind Proteine im Harn nachweisbar. Normalerweise treten nur kleine Mengen von Albumin durch den glomerulären Filter, welche allerdings tubulär vollständig rückresorbiert werden.

Permeabilitätserhöhungen mit vermehrter Eiweißfiltration müssen allerdings eine Proteinurie zur Folge haben, wenn die Resorptionskapazität der Tubuli für Proteine überschritten wird.

Verschiedene Formen der **Proteinurie:**
- erhöhte Durchlässigkeit des Glomeruluskapillarfilters (selektive Proteinurie) mit Verlust niedermolekularer Proteine (z. B. nephrot. Syndrom)
- tubuläre Proteinurie durch Störung der Proteinresorption (unselektiv) wie bei membranöser Glomerulonephritis
- extrarenal bedingte Proteinausscheidung (orthostatische und Marsch-Hämoglobinurie) bei einer Proteinurie von > 3,5 g/24 h.

Proteinurie pathologischer Eiweiße. Ohne krankhafte Veränderung der Glomerula können u. a. folgende Eiweiße im Harn auftreten:
- Hämoglobin nach massiver Hämolyse oder schweren Verbrennungen,
- Myoglobin nach umfangreichen Muskelquetschungen,
- *Bence-Jones*-Eiweiß bei multiplem Myelom.

Die Ausscheidung dieser Eiweiße ist deshalb ohne krankhafte Veränderungen der Glomerula möglich, weil das Molekulargewicht dieser Eiweißarten klein ist.

Eine Proteinurie pathologischer Eiweiße wird zudem noch bei Fieber, schwerem Schock, Nephrosen, Nephrosklerosen und Schwermetallvergiftungen beobachtet.

11.2.2 Nephrotisches Syndrom

Chronischer Proteinverlust. Bei einer Proteinurie von über 3,5 g/24 Std. auf Grund einer glomerulären Permeabilitätserhöhung spricht man von einem nephrotischen Syndrom. Es kommt hierbei zu folgenden Symptomen:

- **Proteinurie** und dadurch zur Hypoproteinämie, besonders für Albumine.
- **Vermehrung der α_2- und β-Globuline:** α_2 durch vermehrte Bildung von Haptoglobulin.
- **Lipämie** (Hypercholesterinämie bzw. Hyper-β-Lipoproteinämie). Man muß dieses als Kompensationsversuch der Leber sehen, den Abfall des kolloid-osmotischen Druckes infolge des Albuminverlustes in der Niere durch Erhöhung anderer Proteine im Serum (β-Proteine als Träger für Cholesterin) auszugleichen.
- **Ödembildung** infolge der Abnahme des kolloid-osmotischen Druckes in den Kapillaren (Albuminverlust!) und des sekundären Hyperaldosteronismus bei vermindertem Blutvolumen.

Der sekundäre Aldosteronismus darf nicht als endokrine Krankheit verstanden werden, sondern ist die endokrine Antwort auf ein vermindertes Plasmavolumen. Auch beim nephrotischen Syndrom liegt aufgrund der Ödembildung ein vermindertes Plasmavolumen vor. Der Versuch des Organismus, dieses Plasmavolumen durch erhöhte Ausschüttung von Aldosteron wieder aufzufüllen, schlägt fehl. Im Gegenteil begünstigt dieser sekundäre Hyperaldosteronismus die schon vorliegende Ödembildung. Durch die Verminderung des effektiven Plasmavolumens kommt es unter anderem auch zu verstärkter ADH-Ausschüttung, wodurch eine weitere Na-Wasserretention und eine Verstärkung des Ödems entsteht.

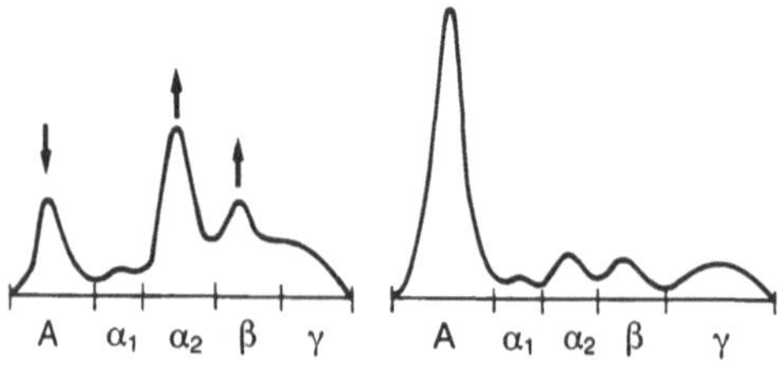

Elektrophoresediagramm bei nephrotischem Syndrom (links) und normalem Serum (rechts)

11.3 Akutes Nierenversagen

11.3.1 Charakterisierung

Im Gefolge eines Schocks tritt eine Minderdurchblutung der Kreislaufperipherie ein. Der Organismus versucht durch Zentralisierung die Funktion lebenswichtiger Organe zu erhalten (Herz, Gehirn, Lunge). Die Zentralisation wird durch eine kompensatorische Vasokonstriktion als Antwort auf den durch Volumenmangel abfallenden Perfusionsdruck bewirkt.

Dabei kommt es in 85–90% der Fälle zu einer Oligo-Anurie und zum Anstieg der Retentionswerte wie Harnstoff, Kreatinin, Harnsäure, Guanidine etc., zur Acidose und oft zur Hyperkaliämie. Weiterhin kommt es zum plötzlichen Ausfall der Nierenfunktion durch Erkrankung der Niere selbst oder durch Obstruktion der ableitenden Harnwege.

11.3.2 Formen

Als Ursache des ANV lassen sich 3 Gruppen bilden, und zwar

I. Prärenal (zirkulatorisches NV)

– Zirkulatorisch

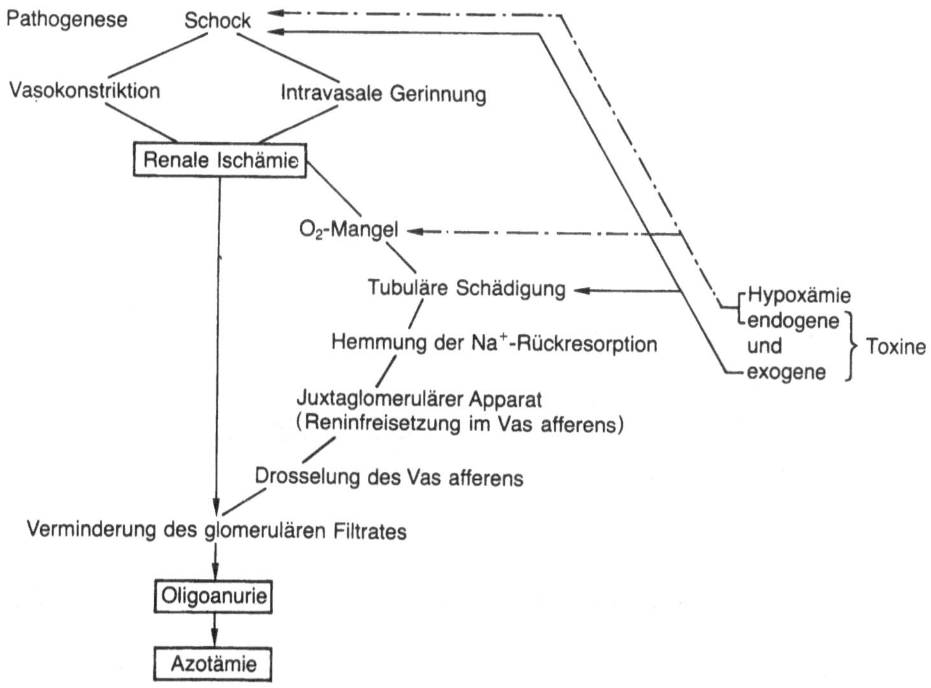

- Hypotensiv
- Kardial
- **Toxische Ursachen**
- Endogene Toxine (Hämolyse)
- Exogene Toxine (Medikamente)
- Immunologische Ursachen

II. Renal (Glomeruläre Erkrankung usw.)
III. Postrenal (Tumore, Ureterdurchtrennung usw.)

11.3.3 Verlauf und

11.3.4 Gefahren

Nach einer nur kurz anhaltenden Schädigungsphase tritt die Reparationsphase ein. In der Schädigungsphase und/oder im Beginn der Reparationsphase kommt es zu einem oligo-anurischen Stadium, das nach einigen Tagen bis Wochen in ein polyurisches Stadium übergeht. Nach einigen Tagen schließt sich darauf das normurische Stadium mit noch eingeschränkter GFR an.

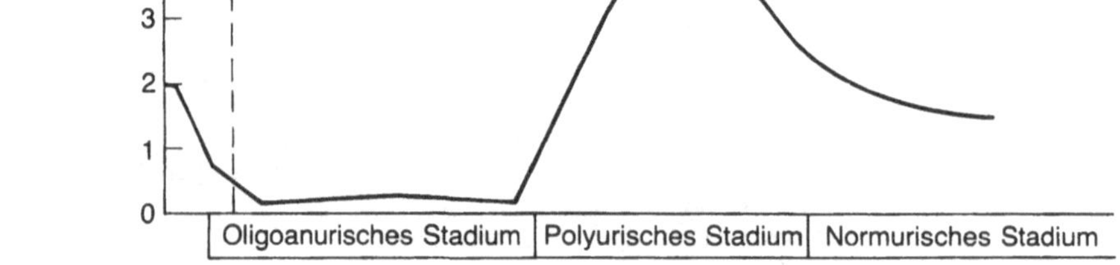

Verlauf des akuten Nierenversagens

In der **oligo-anurischen Phase** beträgt die Harnmenge 500 ml– < 100 ml/die. Eine totale Anurie ist für das ANV nicht typisch und spricht eher für eine Nierenarterienthrombose, Rindennekrose oder Obstruktion der ableitenden Harnwege.

Es kommt zu folgenden Veränderungen:
- Hypervolämie mit Flüssigkeitseinlagerung in Lunge (fluid lung) und Gehirn (Hirnödem)
- dadurch bedingt kommt es zur Hypertonie → Linksherzinsuffizienz und konsekutivem Lungenödem → Pneumonie.
- gleichzeitig steigt der Kaliumspiegel, bei > 6 mval/l treten Veränderungen der elektrischen Erregbarkeit des Herzens ein, die im Extremfall zum Herzstillstand in der Diastole führen. Eintritt der nichtrespiratorischen Acidose.
- täglich steigt der Harnstoff im Serum um ca. 60 mg/100 ml an, bei Fieber, Trauma usw. allerdings bis zu 200 mg/100 ml. Gleichzeitig kommt es zum Anstieg von Kreatinin und Harnsäure usw., klinisch kommt es nach einer Latenz von 1–5 Tagen zur Urämie mit Erbrechen, Diarrhoen, intestinalen Blutungen, Somnolenz und Übererregbarkeit des neuromuskulären Systems sowie kürzerer Lebensdauer der Erythrozyten.

Die **polyurische Phase,** die gekennzeichnet ist durch ein Ansteigen der täglichen Harnausscheidung bis auf 4 Liter, hat folgende Ursachen:
- Man nimmt an, daß eine vorübergehende Refraktärität von Tubulusepithelzellen gegenüber AHD eine Rolle spielt (Na^+, K^+ und H_2O-Verlust)
- Da sich offensichtlich noch nicht genug Natrium im Mark angereichert hat, kann aufgrund fehlender Markhypertonizität kein ausreichender Gradient im Gegenstromsystem aufgebaut werden.
- In Nephren, die kompensatorisch überfundiert und in ihrer Transportfunktion gehemmt sind, findet eine osmotische Diurese statt.
- Durch Lösung von Arteriolenspasmen werden Nephren perfundiert, deren Resorptionsfähigkeit eingeschränkt ist.
- Schließung von Nekrosen.
- Störungen des Macula-Densa-Mechanismus

Es ist zu bedenken, daß die angeführten Vorstellungen über die pathogenetischen Mechanismen der polyurischen Phase noch nicht bis in alle Einzelheiten geklärt sind.

Da das akute Nierenversagen meistens durch eine andere schwere Erkrankung ausgelöst wird, ist oft nur schwer möglich, die Symptome des akuten Nierenversagens von denen der Grunderkrankung zu trennen. Ist das ANV erst einmal eingetreten, kann der gesetzmäßige Ablauf der Nierenfunktionsstörung durch keinerlei kausale Therapie beeinflußt werden. Das Ziel bleibt lediglich, bis zum Wiedereinsetzen der Polyurie urämische Komplikationen zu vermeiden.

Ödemgenese. Ödeme entstehen bei:
- vermindertem onkotischen Druck –.–.–.–.–
- erhöhter Natriumretention – – – – – – –
- erhöhter ADH-Sekretion . . . .
- Kapillaritis ————

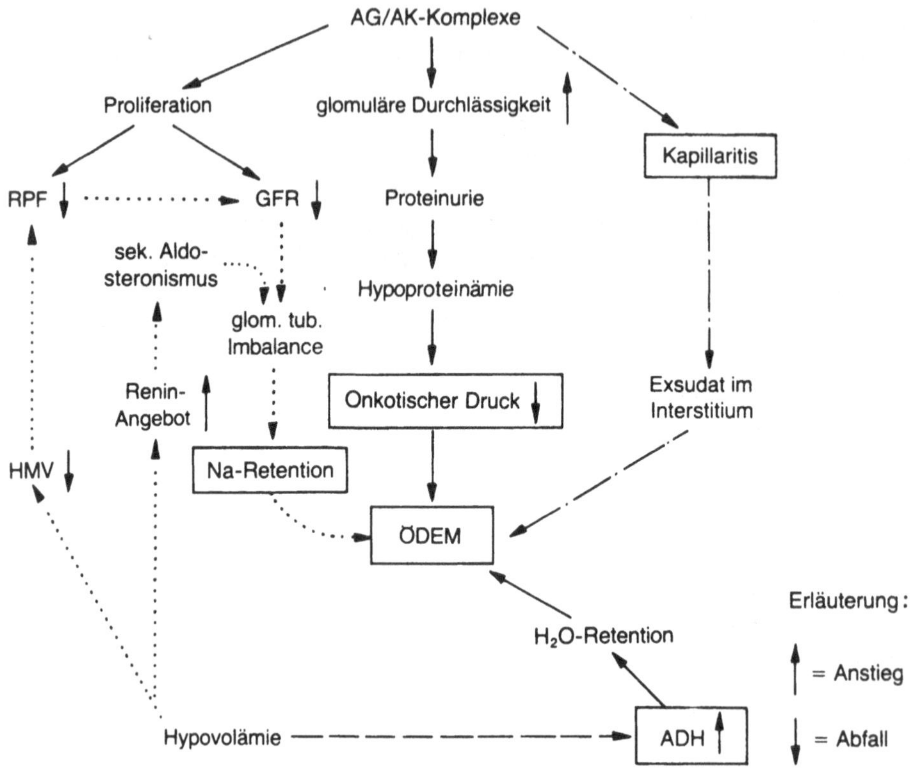

11.4 Chronische Niereninsuffizienz

11.4.1 Charakterisierung

Im fortgeschrittenen Stadium sind morphologisch fast immer Glomerula, Tubuli, Gefäße und Interstitium gleichzeitig verändert, gleichgültig, ob es sich bei der chronischen Niereninsuffizienz primär um eine vaskuläre, glomeruläre oder interstitielle Erkrankung handelt.

Es kommt mit weiterer Nierenschädigung zur Abnahme der noch funktionsfähigen Nephren, wobei besonders bei glomerulären Erkrankungen die einzelnen Nephren in ihrer Funktion unverändert erhalten bleiben (intact nephron theory), andererseits kann es bei interstitiellen Nephritiden frühzeitig zu tubulären Partialfunktionsstörungen kommen.

Urämiesyndrom: Bei der chronischen Niereninsuffizienz kann jedes Organ geschädigt werden, hauptsächlich jedoch das Herz- und Kreislaufsystem. Je nach Grad der Nierenschädigung wird unterschieden in:
- Stadium der vollen Kompensation (GFR ↓)

- Stadium der kompensierten Retention (zusätzlich Kreatininanstieg > 1,2 mg%; **Azotämie**)
- Stadium der dekompensierten Retention (zusätzlich urämische Erscheinungen)
- Terminalstadium **(Urämie);** die ersten Hinweise einer Dekompensation sind die Flüssigkeitsretention mit Rückgang der Diurese gefolgt von Gewichts- und Blutdruckanstieg, Kopfschmerzen und Erbrechen und urämischer Perikarditis. Außerdem besteht eine Glucose- und Fettstoffwechselstörung. Siehe Graphik unter 11.1.1.

Retention harnpflichtiger Substanzen (Azotämie). Bei Niereninsuffizienz kommt es infolge der Retention N-haltiger Stoffwechselprodukte zu einer Vermehrung des Rest-N (Azotämie).

Obwohl der Anstieg harnpflichtiger Substanzen im Serum die Folge einer GFR-Minderung ist, kann die Azotämie nicht als Maß für die GFR-Minderung herangezogen werden. Denn aufgrund **intrarenaler Kompensationsmechanismen** der noch intakten Nephrone lassen sich trotz abnehmender GFR vorerst keine blutchemischen Veränderungen erkennen.

So steigt das Serumkreatinin erst an, wenn die glomeruläre Filtrationsrate (GFR) auf ca. 60% reduziert ist. Der Serumharnstoff hält sich noch bis zu einem Absinken der GFR auf ca. 40% im Bereich der Norm, bei Harnstoff und anorganischen Phosphaten ist dieses sogar noch bei ca. 20% der normalen GFR gegeben.

Stationärer Zustand bei Azotämie. Die Clearance-Formel für Harnstoff lautet:

$$C_{\text{Harnstoff}} = \frac{[\text{Harnstoff}]_{\text{Urin}} \times V_{\text{Urin}}}{[\text{Harnstoff}]_{\text{Plasma}}}$$

Im Falle einer Niereninsuffizienz kommt es zum Anstieg der Rest-N-Konzentration (Azotämie). Dabei wird trotz vermindertem Filtrationsvolumen auf Grund der erhöhten Plasmakonzentration vermehrt Harnstoff filtriert. Es stellt sich also ein neues Gleichgewicht ein. Trotz eingeschränkten Filtrats wird jetzt pro Zeiteinheit ebensoviel Harnstoff ausgeschieden, wie es bei der gesunden Niere der Fall ist. An der oben angegebenen Clearance-Formel für Harnstoff nachvollzogen, hieße das, daß die ausgeschiedene Harnstoffmenge bei Niereninsuffizienz nur dann gleich der Menge einer gesunden Niere ist, wenn die gesunkene Clearance für Harnstoff durch Erhöhung der Harnstoffkonzentration im Plasma kompensiert wird.

$$C_{\text{Harnstoff}} \downarrow \cdot [\text{Harnstoff}]_{\text{Plasma}} \uparrow = [\text{Harnstoff}]_{\text{Urin}} \cdot V_{\text{Urin}}$$

Es kann also auf diese Weise bei erhöhter Plasmakonzentration und erniedrigter GFR die gleiche Menge von harnpflichtigen Substanzen ausgeschieden werden wie bei normaler GFR und normalem Plasmaspiegeldruck durch eine kompensierende

Überperfusion erhaltener Nephren, so daß die Nierentätigkeit noch relativ gut erhalten sein kann.

11.4.2 Renale Funktionen

Transportkapazität. Die Tubuluszellen haben die Fähigkeit, viele für den Organismus nützliche Stoffe fast vollständig wieder aus dem Glomerulumfiltrat zu resorbieren. Steigt die Plasmakonzentration jedoch über die für die jeweiligen Substanzen spezifische Nierenschwelle an, werden diese ausgeschieden. An der sogenannten Nierenschwelle ist also die maximale Transportkapazität erreicht. Für Glucose ist das Transportmaximum (Tm) bei einer Konzentration von etwa 180 mg Glucose/100 ml venösen Blutes erreicht. Unter Normalbedingungen werden auch Aminosäuren fast total in den Tubuli rückresorbiert. Bei Ansteigen der Plasmakonzentration kann man Azidurie beobachten, wobei die genauen Mechanismen mit Ausnahme der Argininausscheidung, bei der ähnliche Vorgänge wie bei Glucose ablaufen, noch ungeklärt sind.

Im Stadium der chronischen Niereninsuffizienz kommt es wie unter 11.4.1 beschrieben zur ständigen weiteren Abnahme funktionsfähiger Glomeruli. Es resultiert eine chronische Einschränkung der Gesamt-GFR, meßbar mit Hilfe der Inulin-Clearance (C_{In}) oder der technisch einfacheren endogen gebildeten Kreatinin-Clearance (C_{Cr}). Normalwert: ≈ 124 ml/min.

Gleichzeitig stellt sich eine verminderte Nierendurchblutung ein. Mit Hilfe der p-Aminohippursäure (PAH) läßt sich der Nierenplasmastrom ermitteln, der im Normalfall ≈ 600 ml/min beträgt und jetzt entsprechend geringer ist.

Aus der Inulin- und PAH-Clearance läßt sich die Filtrationsfraktion (FF) errechnen. Sie gibt den Teil des renalen Plasmastromes an, der glomerulär filtriert wird. Eine Verminderung spricht eher für eine glomeruläre, eine Zunahme eher für eine vaskuläre Schädigung der Niere.

$$FF = \frac{C\ \text{Inulin}}{C\ \text{PAH}} \quad \text{Normalbereich } 0{,}16\text{–}0{,}21$$

11.4.3 Renale und extrarenale Manifestationen

Renale Anämie. Die Bedeutung des Erythropoetins für die Blutbildung:

Die Erythropoetinsynthese verläuft zu 90% in der Niere. Ähnlich wie der akute O_2-Mangel stimuliert Erythropoetin die Erythropoese im Knochenmark. Der Angriffspunkt dieser Stimulation ist möglicherweise die pluripotente Stammzelle, vielleicht aber auch der Proerythroblast.

Pathogenese der renalen Anämie bei chronischer Niereninsuffizienz und nach Nephrektomie:

Die Neubildung von Erythrozyten ist durch Störung der Erythropoese aufgrund eines Erythropoetinmangels vermindert. Die juxtaglomerulären Zellen können bei Parenchymschwund nicht mehr genügend Erythropoetin sezernieren.

Eine verminderte Neubildung der Erythrozyten wird in diesem Fall weiterhin verursacht durch ein vermindertes Ansprechen des Knochenmarks auf Erythropoetin (relative Knochenmarkinsuffizienz) und durch Eisenmangel auf Grund gastrointestinaler Blutungen.

Der Abbau von Erythrozyten ist erhöht (leichte Hämolyse), wahrscheinlich durch extrazelluläre Faktoren.

Die Lebenszeit der Erythrozyten eines Urämikers ist in vielen Fällen erniedrigt.

Enterale Ca-Resorption. Bei Nierenparenchymausfall ist die enterale Ca-Resorption vermindert, da nicht mehr genügend 1,25-Dihydrocholecalciferol aus 25-Cholecalciferol gebildet wird. Dieser Reaktionsschritt wird durch die α-1-Hydroxylase, die an der inneren Membran der Nierenmitochondrien lokalisiert ist, katalysiert.

Sekundärer Hyperparathyreoidismus. Die bei chronischer Niereninsuffizienz andauernde Ca-Resorptionsstörung führt zu einem sekundären Hyperparathyreoidismus mit entsprechenden Knochenveränderungen (renale Osteopathie).

Wie schon oben erwähnt, wird durch die Schädigung der Nierenmitochondrien das 25-Cholecalciferol nicht mehr ausreichend in das hochaktive 1,25-Dihydrocalciferol umgewandelt. Durch die daraus resultierende Calciumresorptionsstörung kommt es sekundär zu einer vermehrten Ausschüttung von Parathormon und damit auch zu den sich ergebenden Knochenveränderungen.

Metabolische Azidose. Bei Nierenparenchymausfall kommt es zu einer renalen metabolischen Azidose, da:

- die H-Ionenausscheidung vermindert ist, zum Teil auf Grund mangelnder tubulärer NH_3-Produktion.
- die HCO_3^--Resorption vermindert ist.
- die GFR vermindert ist.
- die Ausscheidung von Anionen nicht flüchtiger Säuren vermindert ist.

Bei Nierenparenchymausfall ist die Natriumresorption in den Tubuli relativ vermindert. Man nennt diese nichtresorbierte Natriumfraktion auch die „tubuläre Rejektionsfraktion", die beim gesunden Menschen 1–4% des filtrierten Natriums beträgt, bei niereninsuffizienten Patienten jedoch auf 10–15% ansteigen kann. So liegt also bei der „Salzverlustniere" eine überschießende Natriumausscheidung im Urin vor.

Weitere Symptome siehe unter 11.3.3.

▶ **Kaliumverlust.** Bei metabolischen und respiratorischen Azidosen tritt Kalium aus der Zelle in das Plasma über. In den Tubuli wird es an Stelle von H-Ionen gegen

Natrium ausgetauscht. Bei einem Versuch, die Azidose mit Bikarbonatzufuhr zu behandeln, wird Kalium wieder in die Zelle verschoben. Ohne ausreichende Kaliumzufuhr entwickelt sich dann eine gefährliche Hypokaliämie.

▶ **Dehydrierung im diabetischen Koma.** Wegen einer durch Insulinmangel bedingten Hyperglykämie kommt es zu einer Glucosurie, einer dadurch bedingten osmotischen Diurese und Störungen des Elektrolythaushalts. Allein der Flüssigkeitsverlust kann schon das Koma herbeiführen. Dabei gehen große Mengen an Natrium- und Kaliumionen verloren.

Weitere Kationen gehen verloren, um den Säurecharakter der ausgeschiedenen Ketonkörper zu kompensieren. Die Flüssigkeitsverluste können bis zu 15% des Körpergewichts ausmachen.

▶ **Renaltubuläre Azidose (RTA).** Die RTA ist eine angeborene Stoffwechselanomalie. Man unterscheidet zwei Typen:

A. Proximaler Typ. Die Rückresorption von Bikarbonat ist eingeschränkt, was zu Bikarbonatverlusten führt.

B. Distaler Typ. Es wird kein ausreichender Konzentrationsgradient für H-Ionen zwischen dem Blut und dem Tubuluslumen aufgebaut.

Bei beiden Formen kommt es zur Ausbildung einer metabolischen Azidose, da die H-Ionenausscheidung eingeschränkt ist, während gleichzeitig vermehrt Na-, K- und auch Ca-Ionen ausgeschieden werden.

Während normalerweise renal bedingte metabolische Azidosen auf dem Boden anderer Nierenerkrankungen entstehen, bei denen eine Einschränkung der glomerulären Filtration vorliegt, gibt es bei der RTA außer den unter A. und B. genannten Funktionsstörungen keine Einschränkungen.

11.5 Störungen der Harnkonzentrierung

Der Konzentrationsversuch war vor Einführung der Clearance-Bestimmungen der wichtigste klinische Funktionstest; inzwischen wird dieser globale Funktionstest nur noch in der Praxis durchgeführt.

Hyposthenurie liegt dann vor, wenn das spezifische Gewicht des Harns unter 1026 oder 900 mosmol/l liegt, und ist als pathologisch anzusehen.

Isosthenurie – die Nieren haben ihre Konzentrationsfähigkeit völlig verloren, dann entspricht die Osmolarität des Harns der des Plasmas (300 mOsmol/l). Das spezifische Gewicht des Harns liegt dann etwa bei 1008–1010. Der gemeinsame, zur Isosthenurie führende Mechanismus ist die osmotische Diurese, wie sie auftreten kann bei Konzentrierungsstörungen infolge Nierenerkrankungen, bei Diabetes mellitus infolge Hyperglykämie (die osmotische Diurese ist hier im Grunde eine Folge der Glucosurie auf Grund der Wasserbindung von Glucose) und bei Gabe osmotischer Diuretika wie Mannit und Sorbit, die ebenfalls viel Wasser binden. Der gleiche Vorgang findet sich auch bei der Azotämie, wo die hohe Harnstoffkonzentration im Filtrat ebenfalls zu einer verminderten Rückresorption des osmotisch gebundenen Wassers führt.

Pyelonephritis. Es handelt sich um eine Entzündung der Niere, die sich meist primär im Interstitium und erst sekundär an Tubuli, Gefäßen und Glomerula abspielt. Die Beteiligung des Nierenbeckens ist fakultativ.

Frühzeichen einer Pyelonephritis ist das mangelnde Konzentrierungsvermögen aufgrund folgender Ursachen:

- entzündliche Schädigung des Natriumtransportes im Bereich des Nierenmarkes (osmotische Diurese),
- entzündliche Hyperämie des Markes mit Auswascheffekt,
- ADH-Refraktärität der distalen Tubuli und der Sammelrohre.

Bei der **Nierendurchblutung** wird der osmotische Gradient in den Markpyramiden durch das Gegenstromprinzip aufrechterhalten. Dadurch, daß gelöste Substanzen wie Natrium und Harnstoff im Mark verbleiben, bleibt eine Hypertonie des Nierenmarks erhalten, was die nötige Konzentrierung des Primärharns möglich macht. Ein weiterer Faktor für die Erhaltung der Hypertonie des Nierenmarkes ist neben dem schon erwähnten Gegenstromprinzip die Größe der Markdurchblutung. die im Vergleich zur Rindendurchblutung relativ gering ist. Ist nun die Markdurchblutung erhöht, sei es beim **Hypertonus** oder bei entzündlichen Prozessen in der Nierenpapille **(Pyelonephritis)** findet man eine Abnahme der Endharnkonzentration. Auf der anderen Seite erhöht sich die Harnkonzentration bei eingeschränkter Markdurchblutung.

Diabetes insipidus

A. Zentraler Diabetes insipidus

Störungen der ADH-Produktion im Hypothalamus (z. B. durch Hirntumor) sowie Störungen der ADH-Sekretion durch den HHL (z. B. bei Hypopyhsentumoren oder nach Hypophysenoperationen).

B. Renaler (nephrogener) Diabetes insipidus

- Angeboren: Es ist zwar ADH vorhanden, jedoch fehlt es an Rezeptoren im distalen Tubulus und in den Sammelrohren, d. h. die ADH-Ausschüttung bleibt ohne Reaktion.
- Erworben: Ein nephrogener Diabetes insipidus kann als Phase im Ablauf zahlreicher Nierenkrankheiten beobachtet werden. Bei zahlreichen dieser erworbenen Formen von nephrogenem Diabetes insipidus besteht gleichzeitig ein Salzverlust-Syndrom.

11.6 Renale Hypertonie

Glomerulonephritis. Immunreaktion. Häufig sind Glomerulonephritiden durch immunologische Prozesse bedingt. Pathogenetisch spielen dabei Infektionen mit β-hämolysierenden Streptokokken der Gruppe A, Typ 12 eine wichtige Rolle.

Antigene Bestandteile der Bakterien lagern sich zum Teil an der Basalmembran der Glomerula ab, während ein anderer Teil die Bildung spezifischer Antikörper [AK] induziert, die nach einem symptomfreien Intervall von 1–3 Wochen unter Einwirkung von Komplement zu einer immunologischen Reaktion mit den Antigenen [AG] führen, die an den Glomerulumkapillaren hängen. Dabei entwickelt sich eine Glomerulonephritis. Es kommt auch vor, daß frei zirkulierende unspezifische Antigen-Antikörperkomplexe in die Niere eingeschwemmt werden, wo weitere immunologische Vorgänge zu chronischer oder akuter Glomerulonephritis führen. Man spricht von einer Immunkomplexnephritis.

Diese Vorgänge können folgende Funktionsstörungen zur Folge haben:

- Durch Permeabilitätserhöhung wird die Membran auch für Proteine und möglicherweise auch für Erythrozyten durchlässig.
- Die Glomerula können so weit geschädigt sein, daß keine Filtration mehr möglich ist (Einschränkung der GFR).
- Durch Einengung des Kapillarlumens wird der renale Plasmafluß verringert.

Verschiedene Verlaufsformen der Glomerulonephritis. Bei einigen Verlaufsformen der Glomerulonephritis stehen Veränderungen der Basalmembran der Glomerulumkapillaren im Vordergrund, was sich auch in einer ausgeprägten Proteinurie zeigt.

Formen: (Die Terminologie ist nicht einheitlich.)

A. Peri-, extra- oder epimembranöse (chronisch-membranöse) Glomerulonephritis. Neben Verdickungen der Basalmembran, die durch Auflagerungen von Immunkomplexen an ihrer Außenseite entstehen, kommt es auch zu einer Vermehrung der Mesangiumzellen.

B. Membranoproliferative (mesangio-capillary; lobuläre) Glomerulonephritis. Proliferierende Mesangiumzellen schieben sich zwischen Endothelzellen und Basalmembran und lösen die Endothelien ab. Auf der Lamina densa bildet sich neues Basalmembranmaterial.

C. Minimal proliferierende interkapilläre Glomerulonephritis (genuine Lipoidnephrose). Bei dieser Erkrankung ist die Permeabilität der Basalmembran erhöht. Es wird manchmal ein Verschwinden der Deckzellfüßchen beobachtet.

D. Endokapilläre, bzw. intrakapilläre (akute) Glomerulonephritis. Diese Erkrankung ist häufig, aber nicht immer Folgekrankheit von Streptokokkeninfektionen.

Auch hier kann es zur Ablösung von Kapillarendothelien kommen. Zwischen Endothelzellen und Basalmembran findet man Erythrozyten, Proteinpräzipitate oder auch Mesangiumbestandteile.

Bei Erkrankungen, bei denen Antikörper gegen Streptokokkenanteile oder andere, nicht nierengewebsspezifische Antigene gebildet werden, die sich an der Basalmembran festsetzen, bilden sich an der Außenseite vorspringende Gebilde, die als „Humps“ bezeichnet werden.

Häufige Folge der o. g. Erkrankungen ist das nephrotische Syndrom.

Endothelproliferation. Andere Verlaufsformen der Glomerulonephritis sind dadurch gekennzeichnet, daß die Kapillarendothelzellen und die Mesangiumzellen teilweise vermehrt und angeschwollen sind. Dadurch werden die Kapillarlumina stark eingeengt und die Funktion der Glomerula eingeschränkt, was eine schnelle Niereninsuffizienz zur Folge haben kann.

Endokrine Ursachen. Die Stenosierung einer Nierenarterie hat beim Menschen die Entwicklung eines Bluthochdrucks zur Folge (Goldblattphänomen). Wird die Stenosierung innerhalb kurzer Zeit wieder beseitigt, ist der Hochdruck reversibel.

Bleibt die Stenosierung länger bestehen, entwickeln sich auch an den Gefäßen der kontralateralen Niere irreversible Schädigungen, so daß die Hypertonie nicht mehr reversibel ist, wenn man die ursächliche Störung beseitigt.

Der sogenannte Drosselungshochdruck läßt sich experimentell im Tierversuch erzeugen. Beim Menschen können angeborene Gefäßdysplasien, Arteriosklerose, Kompression und Abknickung von Nierenarterien einen Drosselungshochdruck hervorrufen.

Als pathogenetischer Mechanismus wird eine Aktivierung des Renin-Angiotensin-Systems aufgrund eines Druckabfalls hinter der Stenose diskutiert.

Eine anfängliche Steigerung des Plasmarenins ist in seinem späteren Stadium nicht mehr nachweisbar.

Bei seitengetrennten Blutentnahmen aus den Nierenvenen findet man jedoch an der stenosierten Seite einen erhöhten Reninspiegel, während der kontralaterale Wert unter dem Normbereich liegt. Daher können die Plasmareninwerte als normal erscheinen.

12. Binde- und Stützgewebe

12.1 Entzündung, Funktionseinschränkung

Definitionsgemäß ist mit dem Wort ‚Entzündung' die Gesamtheit aller morphologischen und biochemischen Reaktionen gemeint, die das Gefäßbindegewebe auf diverse Noxen hin zeigt. Diese Noxen sind biologischer (Viren, Bakterien, Einzeller, Parasiten), chemischer (Säuren, Basen, toxische Substanzen, Allergene u. a.) und/oder physikalischer (Wärme, Kälte, Traumata, Strahlung u. a.) Art.

Morphologisch sichtbar wird eine Entzündung – falls sie nicht innere Organe betrifft – an den vier (fünf) Kardinalsymptomen:

- **Calor** als Zeichen einer starken Hyperämie, so daß entfernt von der Kerntemperatur liegende Gebiete sich dieser angleichen.
- **Rubor** folgt ebenfalls aus der starken Überdurchblutung im Entzündungsgebiet. Wegen der Prästase im Zentrum wird hier mehr Sauerstoff abgegeben, was zu einer Dunkelrotfärbung führt (im Gegensatz zur hellroten Herdperipherie).
- **Tumor.** Die Schwellung des Entzündungsgebiets geht vor allem auf ein Exsudat zurück. **Glykoproteide** des Plasmas sickern auf Grund veränderter Kapillarpermeabilität in das geschädigte Gebiet ein. Es kommt zur Fibroblastenvermehrung (DNS steigt an), die saure Mucopolysaccharide produzieren. In der ersten Entzündungswoche steigt die **Hyaluronsäureproduktion** steil an. Dieses Glykosaminoglykan vermag viel Wasser zu binden, was wiederum zu starker Schwellung des Entzündungsgebietes führt.
- **Dolor.** Der Schmerz ist das Resultat einer Reizung sensibler Nervenendigungen durch:
  - Druck des Exsudats,
  - Schädigung durch Erregergifte,
  - Azidose im Entzündungsgebiet.
- **Funktio laesa.** Die Leistungseinschränkung ist bei Entzündungen an den Extremitäten vor allem auf Angst vor den Schmerzen bei Bewegung zurückzuführen. Die entsprechende Extremität wird ruhiggestellt, es kommt evtl. zur Inaktivitätsatrophie der Muskulatur. Ist ein parenchymatöses Organ befallen, scheinen die anfallenden Säuren, Proteinbruchstücke und Bakteriengifte zur Funktio laesa zu führen.

Akute Entzündung, Ursachen. Sie beginnt plötzlich, verläuft schnell und stadienhaft und ihre Ursachen sind fast immer bekannt (Noxen s. 11.3.1). Der zeitliche Verlauf einer akuten Entzündung kann in drei Stadien eingeteilt werden:

- Initialphase
- Frühphase
- Spätphase

Die **Initialphase** ist hauptsächlich neurogen (kurze Vasokonstriktion der Arteriolen). Sie beeinflußt den weiteren Entzündungsverlauf kaum.

In der **Frühphase** sorgt der größte Teil der bekannten Mediatoren für eine Vasodilatation der Arteriolen (Histamin, Serotonin), arteriovenöse Anastomosen der Kapillaren (Kinine, Proteasen) und für eine starke Blutfülle in den Venolen (GPF s. u.). All die genannten Substanzen führen zur **Permeabilitätssteigerung** der Gefäßwände. Der Globulin-Permeabilitätsfaktor (GPF) verursacht eine Lösung der Endothelverbindungen. Gegen Ende dieses Stadiums beginnt die Leukozytenemigration.

In der **Spätphase** sorgt Lysolecithin in den Venolen für starke Blutfüllung und erhöht deren Permeabilität. Proteinabbauprodukte lösen die Endothelverbindungen in den Kapillaren. Die Emigration der Leukozyten wird fortgesetzt, sie gruppieren sich um die Gefäße, Eiter entsteht. Die Mediatoren werden von den untergehenden Zellen gebildet oder aktiviert. Es ist also nicht die Noxe selbst, die zur Entzündung führt. Die Vermittlersubstanzen teilt man in vier Gruppen ein:

- **Biogene Amine:** Histamin, Serotonin
- **Polypeptide:** Kallidin, Bradkykinin
- **Proteasen:** Plasmin, GPF, Kallikrein; evtl. lysosomale Katalysen und Hautpro teasen.

Die Proteasen sind indirekte Mediatoren, da sie Globuline zu wirksamen Mediatoren spalten. Das für die Aktivierung der Kinine zuständige Kallikrein ist vom **Hagemann**-Faktor (F. XII) des Gerinnungssystems abhängig. Die Proteasenvorstufen werden u. a. aktiviert durch Kontakt mit körperfremden Oberflächen, verletzten Endothelien; durch Azidose und Verdünnung der Lösung.

- Weitere Mediatoren: Lysolecithin, Lysosomale Faktoren, AG/AK-Komplexe, Nucleoside und -tide, Lymphknoten-Permeabilitäts-Faktor.
  Die durch die Mediatoren verursachte Permeabilitätsstörung verläuft in zwei Phasen, wovon die **erste** histaminabhängig ist (auch Serotonin-), sich also durch Antihistaminika beeinflussen läßt; die **zweite Phase** ist histaminunabhängig und somit auch nicht durch Antihistaminika beeinflußbar. Welcher Mediator für diese Phase ausschlaggebend ist, ist noch nicht geklärt.

  Die Reaktion des Körpers auf Entzündung ist vielfältig. Sie weist Möglichkeiten der unspezifischen und spezifischen Abwehr auf.

▶ **Unspezifische** Abwehrmechanismen sind:

- Exsudation, wodurch Bakterien und Fremdstoffe verdünnt und ausgespült werden.
- Azidose wirkt bakteriostatisch.
- Granulo- und Histiozyten phagozytieren die Erreger.
- Fieber wirkt ebenfalls in bestimmter Höhe bakteriostatisch (ca. 40 °C).

► **Spezifische** Abwehrmechanismen zeigen sich an der typischen Verteilung der Serumproteine in Richtung γ-Globuline. Es handelt sich also um immunologische Reaktionen entweder vom Soforttyp (humoral) oder vom Spättyp (zellständig).

Akute Entzündung, Stoffwechselveränderung. Die Permeabilitätssteigerung der Kapillaren führt zur Exsudation von Plasmabestandteilen (s. o.); fördernd wirkt noch eine Abflußbehinderung im Bereich der Venolen, wodurch der hydrostatische Druck ansteigt. Folge ist das Ödem (Tumor). Die Blutzirkulation ist stark behindert, was zur Prästase und evtl. zur Stase führt. So ist der Ab- und Antransport von Nährstoffen eingeschränkt, die Diffusionsstrecke im Entzündungsherd durch das Ödem vergrößert, was die Unterversorgung der betroffenen Zellen potenziert. Metaboliten häufen sich. Es sind dies besonders Säuren, an erster Stelle Lactat. Der CO_2-Gehalt steigt im Entzündungsgebiet an, die O_2-Zufuhr wird minimal. Folgen der Acidose s. o.

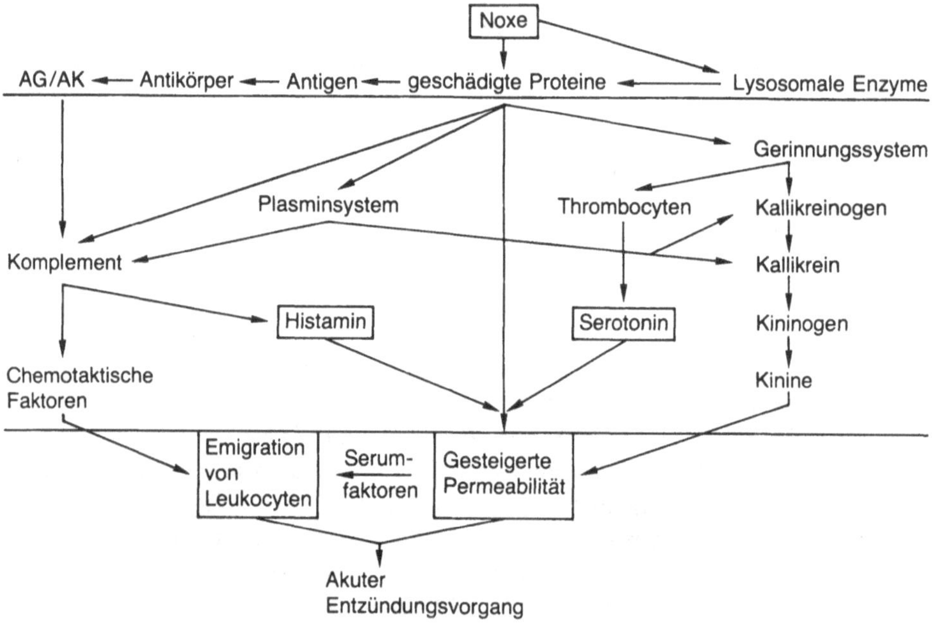

Akuter Entzündungsablauf

Dadurch kommt es in der geschädigten Zelle zur verstärkten Glykolyse (anaerober Abbau der Kohlenhydrate). Gleichzeitig als Umkehr davon wird die Glukoneogenese aktiviert, die in der Leber aus einem Teil der Milchsäure die Resynthese von Glucose und Glykogen vollzieht. Es kommt auf Grund des endergonischen Prozesses zum Abfall der ATP-Konzentration. Mit der Zellmembranschädigung verbunden ist eine Freisetzung von lysosomalen Enzymen, Kininen und biogenen Aminen und mitogenen Substanzen. Nähere Einzelheiten siehe oben.

Der Synthesestoffwechsel in der Reparaturphase ist gekennzeichnet durch große Stoffwechselaktivitäten, der jetzt allerdings auf Grund der besseren Blutversorgung und der damit einhergehenden Stabilisierung der Zellsynthese zellaufbauend wirkt. Siehe weiter unten 12.3.

12.1.2 Chronische Entzündung

Der Übergang von der akuten zur chronischen Entzündung erfolgt in der Regel ganz allmählich. So schließt sich meist an eine **akut exudative Entzündungsphase** die **proliferativ chronische Phase** an. Sie ist durch Gefäßneubildung und den dazwischen liegenden vermehrt auftretenden Zellelementen wie Lymphocyten, Plasmazellen, Monocyten und Fibroblasten gekennzeichnet. Dieses kapillarreich, chronisch-entzündlich infiltrierte Bindegewebe wird wegen der das Bild der Oberfläche prägenden Gefäßgranula als Granulationsgewebe bezeichnet.

Auch im Laufe einer chronischen Entzündung kann es immer wieder zu akuten, exsudativen Entzündungen kommen, sichtbar an Herden mit polymorphkernigen Leukocyten, die bis zur Gewebseinschmelzung führen kann.

Hier laufen der Entzündungsstoffwechsel und der Reparaturstoffwechsel als synchrone Prozesse ab. Weiter siehe unter 12.1 und 12.3.

Man teilt die chronische Entzündung in zwei Gruppen ein: Die eine Art der chronischen Entzündung geht aus einem Fehler im Ablauf einer akuten Entzündung hervor. Beispielsweise kann von einer Angina tonsillaris eine Ausbreitung der Bestandteile von A-Streptokokken auf das Herz erfolgen und hier zur Karditis führen. Bei der zweiten Art der chronischen Entzündung kennt man die Ursachen meist nicht. Man nennt diese Entzündungen ‚Primär Chronisch'. Sie weisen meistens einen progredient schleichenden Verlauf auf und zeigen häufig Schübe. Die Therapie dieser Krankheiten ist schwierig. Sie beschränkt sich auf die Symptombeseitigung. Beispiel mag hier die primär Chronische Polyarthritis sein.

▶ **Rheumatisches Fieber** – Ursache: Unklare Immunkrankheit auf Streptokokkenbestandteile nach vorausgegangene Streptokokkeninfekt. Vorerkrankungen sind meistens apparent oder inapparent verlaufende Anginen oder auch Scharlach.

- Symptome und pathophysiologische Erklärung: Im Gegensatz zur PCP (s. u.) sind große Gelenke zuerst befallen. Die Ausbreitung erfolgt sprunghaft von Gelenk zu Gelenk. Durch Verdünnung der kollagenen Fasern sowie einer Depolymerisierung der sauren Glykosyminoglykane wird das Gelenk stark geschädigt. Stöße werden durch die Abnahme der Viskosität der Synovia ungedämpft übertragen, was zur Abreibung des Gelenkknorpels führt.
- Komplikationen: Ein Übergreifen der Entzündung auf das Herz ist die gefürchtetste Komplikation; dabei wird am häufigsten das Endokard befallen, bevorzugt an den Herzklappen. Mitral- und Aortenklappenfehler sind die Folge. Auch

andere Bereiche des Herzens sind betroffen. Typisch sind die sog. Aschoff-Knötchen. Arteriitiden kommen an Koronar-, Lungen- und Nierengefäßen vor. Charakteristisch ist auch das Erythema annulare sine marginatum der Haut, weniger das Erythema nodosum. Bei Befall des ZNS kann eine Chorea minor resultieren.

- Prognose: Falls sofortige hochdosierte Penicillintherapie eingeleitet wird und damit die Komplikationen vermieden werden, ist die Prognose des Rheumatischen Fiebers gut im Verhältnis zur PCP. Die Gelenkerscheinungen heilen dann nämlich gut und vollständig ab.

* **Primär Chronische Polyarthritis (PCP)**
  - Ursache: Ungeklärt. Man vermutet eine Autoaggressionskrankheit, die evtl. viral ausgelöst wird. Mögliche begünstigende Faktoren sind veränderte Endokrinologie, Traumata, erbliche Belastung.

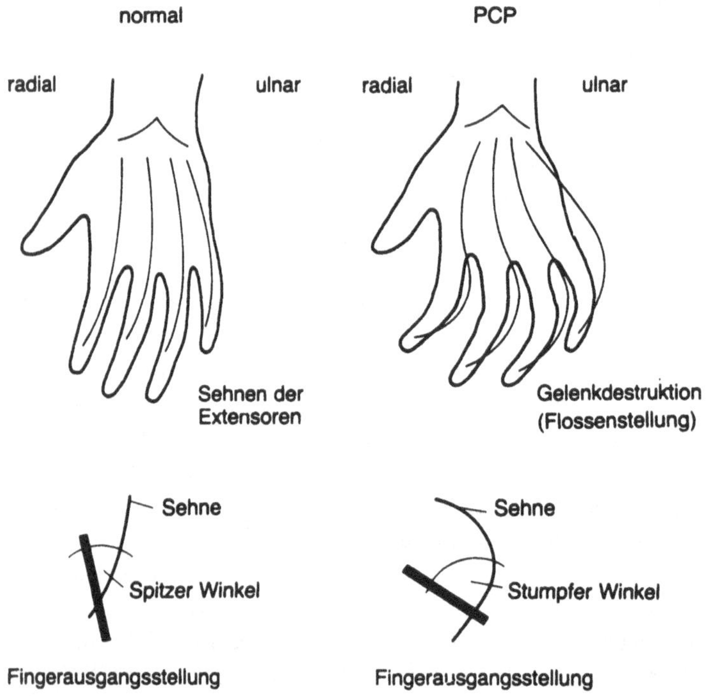

  - Symptome und pathophysiologische Erklärung.
    Nach uncharakteristischen Prodromalerscheinungen wie Fingersteifigkeit, Muskelschmerzen u. a. treten – oft symmetrisch – Arthritiden auf. Im Gegensatz zum rheumatischen Fieber ist ihr Ausbreitungsgebiet von distal nach proximal. Am häufigsten sind zunächst Grund- und Mittelgelenke der Finger betroffen (das Endgelenk wird ausgespart). Es schließen sich später Hand-, Ellenbogen- und

Kniegelenke an. Ein charakteristisches Merkmal einer stark ausgeprägten PCP ist die sog. ‚Flossenstellung' der Hand. Das ist eine ulnare Deviation der Finger, die sich pathophysiologisch folgendermaßen erklären läßt: Schon physiologischerweise sind die Gelenkflächen der Fingergelenke so gestaltet, daß bei der erschlafften Hand die Finger in Richtung Elle zeigen. Eine Verstärkung des Effekts wird durch die von radial nach ulnar schräg angreifenden Strecker der Finger hervorgerufen. Es ist leicht vorstellbar, daß bei zerstörten Gelenkflächen die Extensoren die Finger noch stärker ulnarwärts ziehen.

Durch ihre Funktion als Haltemuskeln überwiegt der Tonus der Strecker den der Flexoren – phasische Arbeit, schnelle Kraftentwicklung –. Außerdem werden die Extensoren stärker als die Flexoren extrapyramidal und vegetativ kontrolliert. Sie reagieren auf die durch gereizte Nervenendigungen in Sehnen, Aponeurosen, Sehnenscheiden und Gelenkkapseln auftretenden Schmerzen mit einem erhöhten Dauertonus, der sie sich nicht entspannen läßt. Das Überwiegen der Extensoren erfährt eine zusätzliche Steigerung durch Atrophie der Mm. interossei und lumbricales, die von radial aus beugen.

Als weitere Symptome sind zu nennen:

- Rheumaknötchen: Granulome, die an Druckstellen wie Haut, Sehnen, Ellenbogen auftreten, aber auch an Mitral- und Aortenklappe, Sehnenscheiden und Bursae beobachtet werden. Sie werden bis zu Taubenei groß.
- Atrophie und Pigmentation der Haut
- Rissige Nägel
- Arteriitis: Sie befällt vorwiegend Herz- und Muskelgefäße, manchmal (ca. 50%) auch Nervengefäße; außerdem wird oft eine periphere arterielle Verschlußkrankheit konstatiert.
- Pathologie: Die Entzündung geht vom Stratum synoviale aus, welches stark überdurchblutet wird. Neue Kapillaren entwickeln sich. Es entsteht eine auf den

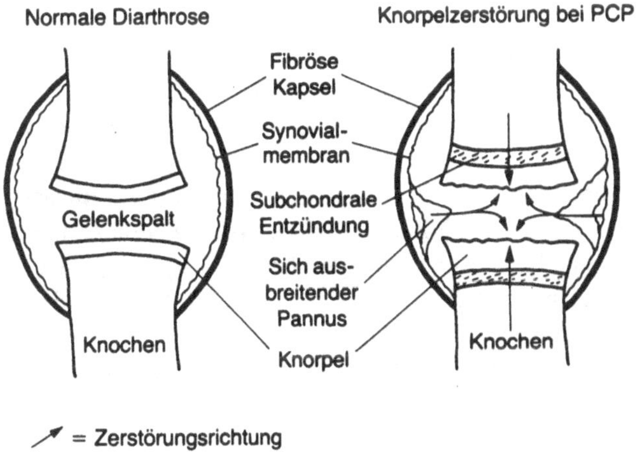

Knorpel aufgepfropfte chronisch fibrosierende Entzündung (Pannus), die von der Synovialmembran ausgeht. Der Prozeß greift auf Gelenkfläche und periartikuläres Gewebe über. Im subchondralen Knochengewebe läuft derselbe Entzündungsprozeß ab. So wird der Gelenkknorpel von zwei Seiten her zerstört: Einmal vom Knochen ausgehend, zum anderen vom Gelenkspalt.

Die synovialen Randzellen sind zweierlei Abstammung:
- B-Zellen von Fibroblasten. Sie zeigen eine rege Proteinsynthese und bilden bei der PCP besonders viel Faserprotein.
- A-Zellen von Makrophagen. Sie enthalten viel Lysosomen und phagozytieren bei PCP besonders stark.

Im Anschluß an die Randzellen lagern sich Makrophagen und Fibroblasten an. Sie haben einen hohen Gehalt an Faserprotein und sind von ihm umgeben. Ein Aussehen von Lymphfollikeln bekommt das Synovialgewebe durch eine Infiltration von Plasmazellen und Lymphozyten.

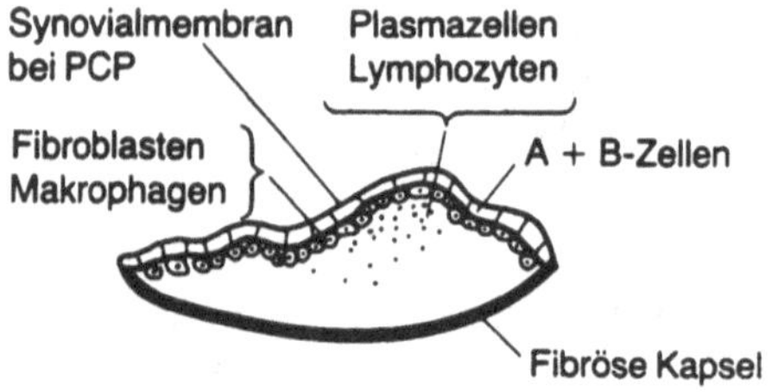

Histologische Reaktion an der Synovialmembran

In dem bei einem Viertel der Patienten sich bildenden Gelenkerguß ist ein verminderter Hyaluronsäuregehalt und -polymerisationsgrad nachzuweisen; auffallend ist der hohe Serin-, Glycin-, Asparagin- und Glutamatgehalt. Die Hyaluronat-Proteinkomplexe werden vor allem von Trypsin und Kathepsin wirksam verkleinert (Proteinabbau); weiterhin sorgt Hyaluronidase für eine Depolymerisierung des Hyaluronats. Folge ist eine herabgesetzte Viskosität. Die Synovia nimmt zu und verstreckt das Kapselgewebe. Stöße werden nun ungedämpft übertragen; außerdem nimmt die Viskosität mit Zunahme der Schergeschwindigkeit ab (nicht-*Newton*sche Viskosität), so daß der Knorpel noch leichter abgerieben wird.

Bei der PCP steigt der Zellgehalt der Synovia. Es handelt sich in der Hauptsache um sog. Rhagozyten, auch Hollander- oder Rheumatoid-Arthritis-Zellen genannt. Diese Zellen sind Granulozyten, die Einschlüsse von Antikörperproteinen und Rheumafaktoren haben. Ein bestimmter Proteinkomplex (22 S), bestehend aus IgM-Rheumafaktoren und dem Immunglobulin G, führt nach Phagozytose durch die Rhagozyten zur Freisetzung lysosomaler Enzyme. Diese spalten körpereigenes Eiweiß in immunogene Bruchstücke und zerstören Knorpel und periartikuläres Bindegewebe.

Rheumafaktoren sind Anti-Antikörper. Sie gehören vor allem der Immunglobulingruppe IgM an, aber auch IgG u. a. Ihr Auftreten ist nicht auf die PCP beschränkt, bei der sie nur bei einem Teil des Patientengutes nach Wochen oder Monaten nachzuweisen sind. Sie kommen auch im Greisenalter, bei Lepra, Lues, Tbc und Endocarditis lenta vor.

Eine nachweisbare pathogenetische Bedeutung haben sie nur im nekrotischen Gewebe bei nekrotisierender Angiitis und Rheumaknötchen.

All diese Prozesse an Knochen und Gelenkspalt führen zur knöchernen Ankylose als Endstadium der Arthritis bei der PCP.

- Prognose: Sehr schlecht. Progredienter Krankheitsverlauf. Die Schübe können symptomatisch angegangen werden; d. h. durch antirheumatische und schmerzstillende Präparate, deren Nebenwirkungen bei der hohen Dosierung zu einem Teufelskreis führen können. Zwischen den Schüben können evtl. zerstörte Gelenke künstlich ersetzt werden.

12.2 Degenerative Veränderungen

Atherosklerose. Bei dieser degenerativen Erkrankung sind vor allem die elastischen Fasern der Arterien betroffen. Der Mechanismus der Elastolyse wird noch diskutiert. Es mag eine Störung des Elastase-Inhibitor-Gleichgewichts (Balo) vorliegen, der gleiche Effekt kann aber auch künstlich durch Elastaseinjektion erzeugt werden.

Das Retikulinnetz der – vorwiegend elastischen – Arterien wird durch Kollagenfasern ersetzt. Ihre Beweglichkeit wird außerdem durch einen erhöhten Gehalt an Glykosaminoglykanen (Chondroitin-4-Sulfat-, Dermatansulfat-, Hyaluronat- und Heparansulfatproteide) eingeengt. Durch dieses dichte subendotheliale Netz ist die Diffusion vor allem größerer Moleküle stark behindert. Als erstes morphologisches Zeichen wird ein subendotheliales Ödem beobachtet, in welches Lipoproteide, Fibrinogen und Calcium einsickern. Da durch die o. g. Änderungen in der Grundsubstanz die Möglichkeit der Calciumbindung, der Aktivierung der Lipoproteidlipase und der Regulierung der Blutgerinnung herabgesetzt ist, werden die eingedrungenen Substanzen ausgefällt. Verkalkungen, Artherome, Thromben sind die Folgen.

Pathologische Ablagerungen. Bei bestimmten Stoffwechselkrankheiten werden Fremdstoffe in das Bindegewebe eingelagert. Zur Erklärung des Ablagerungsmechanismus mag die Alkaptonurie dienen: Die hochkonzentrierte Homogenitinsäure lagert sich in Knorpel und Nucleus pulposus ab. Dort bewirkt sie über **die Hemmung der Hyaluronidas eine Hemmung des Abbaus von Chondroitinsulfat.** Das führt zu einer starken Vernetzung der Grundsubstanz, die nun eine Diffusionsbarriere bildet. Calciumsalze fallen aus.

Arterioskleroseentstehung

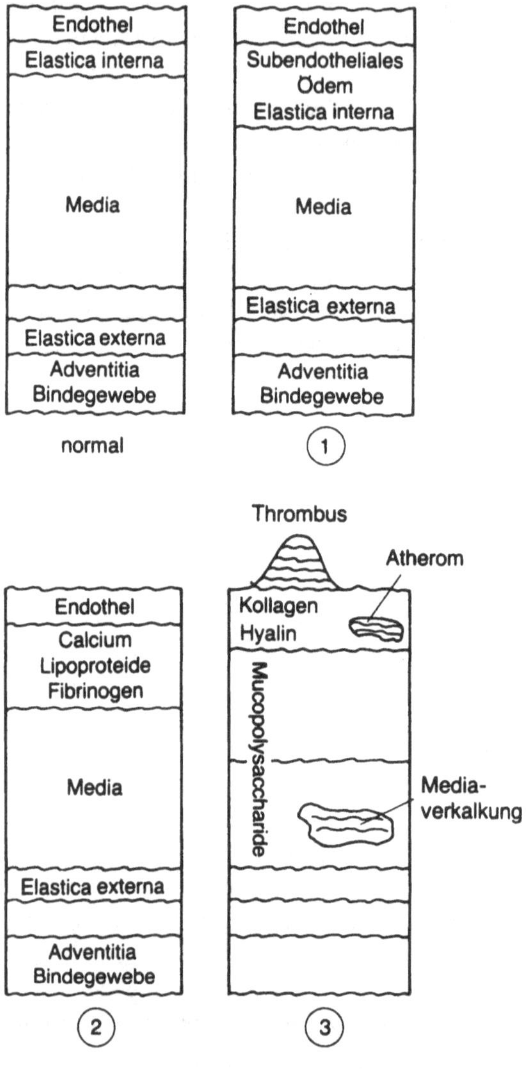

Calcium fällt auch bei ektopischen Verkalkungen aus, Urate bei der Gicht und Cholesterin bei Xanthomatosen. Im Gegensatz dazu gibt es Einlagerungen, die dem Bindegewebe zugezählt werden können. Hierunter fallen Hyalin und Amyloid. Im Verlauf der Hyalinbildung wird im Bindegewebe das Kollagen homogenisiert. Es liegt dann als dicke, balkenförmige Masse vor. Vorkommen z. B. in Narben, Geschwülsten, Retikulum der Lymphknoten.

Das **Amyloid** ist ein Glykoproteid, welches im Extrazellulärraum verschiedener Organe lagern kann. Es enthält 2–4% Zucker. Die Polypeptide sind mit den leichten

Ketten der Immunglobuline identisch. Je nach Lage des von den Mesenchyenzellen des RES gebildeten Amyloids unterscheidet man periretikuläres und perikollagenes.

* **Immunologische Reaktion.** Für die Entstehung der meisten erworbenen Bindegewebskrankheiten werden dringend Erklärungen gesucht. Eine sehr interessante These beschäftigt sich mit der Bindung von Anti-Antikörpern bei diesen Erkrankungen. Es stehen dabei vier Möglichkeiten zur Diskussion:

A. Körpereigenes, dem Bindegewebe entstammendes Material, gegen welches der Körper keine Immuntoleranz entwickelt hat, gerät in die Blutbahn und stimuliert dort immunkompetente Zellen; diese bilden Antikörper.

B. Sog. **„Forbidden Clones“**, die die Fähigkeit zur Autoaggression besitzen, immunkompetent sind, aber inaktiv, werden auf unbekannte Weise aktiviert. Immunkompetente Zellen, die normal immuntolerant sind, mutieren spontan oder indiziert und werden so autoaggressiv.

C. Körpereigenes Material wird antigen wirksam, indem es sich mit Fremdantigenen verbindet. Solche Fremdantigene können Eiweiße oder Kohlenhydrate von Viren und Bakterien sein.

D. Schon gebildete Antikörper gegen Bakterien oder Viren treffen auf ähnliche, körpereigene Stoffe und reagieren mit ihnen kreuz. Besonders bei Streptokokkennachkrankheiten scheint dieser Gesichtspunkt sehr interessant zu sein.

12.3 Proliferation, Reparation, Ablagerung

Stoffwechsel und Proliferation. Glykosaminoglykane, Glykoproteide und Fibrillen werden von den zellulären Bestandteilen des Bindegewebes gebildet; dies sind:

- Fibroblasten
- Knorpelzellen
- Adventitiazellen
- evtl. Retikulumzellen
- evtl. synoviale Randzellen
- evtl. Duktuluszellen der Leber

Sie bestreiten ihren Energiehaushalt zu 50% aus der Glykolyse. Per Diffusion gelangen ständig niedermolekulare Bausteine in die Zellen; diese zeigen eine hohe Stoffwechselaktivität, die sie zur Produktion eines Mehrfachen ihres Eigengewichtes binnen kurzer Zeit befähigt. Die Bindegewebszellen besitzen sämtliche für den Auf-

und Abbau von Glykosaminoglykanen und Faserproteinen benötigten Enzyme. Diese Stoffwechselprodukte werden in den Extrazellulärraum ausgeschieden (via Endoplasmatisches Retikulum, ER). Das Skleroprotein Kollagen enthält als wichtigsten Baustein Hydroxyprolin; Prolin wird erst in der Polypeptidkette – als Protokollagen bezeichnet – durch die Protokollagen-Hydroxylase hydroxyliert. Es handelt sich um eine mischfunktionelle Oxydase, deren Ko-Faktoren Vitamin C, Fe^{2+}, O_2 und α-Ketoglutarsäure sind. Ein weiterer intrazellulärer Syntheseschritt führt zum Prokollagen, welches als lösliches Protein via ER in den Extrazellulärraum transportiert wird; dort entsteht unter Abspaltung eines N-terminalen Peptids Kollagen, welches aggregiert und vernetzt zur Kollagenfibrille. Angreifbar sind diese Kollagenfibrillen auf biochemischem Wege durch das hochspezifische Enzym Kollagenase. (siehe Abbildung Seite 173)

Das Hauptprotein der elastischen Fasern, Elastin, zeichnet sich durch den Besitz der Aminosäuren Desmosin und Isodesmosin aus, an deren Synthese Lysin beteiligt ist. Außer diesen Faserproteinen produzieren die Bindegewebszellen in großer Menge Glykosaminoglykane; diese haben eine sehr hohe Umsatzrate (HWZ für Chondroitinsulfat 7–10 Tage, für Hyaluronsäure sogar nur 2–4 Tage). **Auf- und Abbau** dieser Substanzen müssen mit der **gleichen Geschwindigkeit ablaufen,** damit die Konzentration im Gewebe gleich bleibt. Proteasen, Peptidasen, Glykosidasen und u. U. Sulfatasen, die ein pH-Optimum zwischen 4 und 5 haben, sind als abbauende Enzyme zu nennen. Funktionen der sauren Glykosaminoglykane sind einerseits die Bildung einer Permeabilitätsbarriere für Fremdionen als sog. Kittsubstanz, andererseits, bei interfibrillärer Lage, die Speicherung von Wasser und Ionen.

Reparation

Nachdem der verletzte Bezirk als Sofortmaßnahme mit Blut gefüllt wurde, übernehmen Mono- und Granulozyten die Phagozytose des nekrotischen Materials; auch Lymphozyten sind im Wundgebiet anzutreffen. Diese **Abräumphase** (Abb. 3) wird abgelöst durch das Einsprossen von Kapillarendothelien in die Wunde; durch fibrinolytische Aktivatoren vermögen sie das Wundgebiet zu durchdringen. Sie leiten die **Reparationsphase** ein (Abb. 4, 5, 6). An ihnen entlang orientieren sich ortsständige Fibroblasten, Adventitialzellen und transformierte Monozyten (s. o.), für deren Ausbreitung die Produktion saurer Glykosaminoglykane ausschlaggebend ist. Schließlich entsteht ein saftiges, kapillar- und zellreiches Bindegewebe (Granulationsgewebe). Dieses wiederum wird abgelöst durch verstärkte Bildung von Faserproteinen. Der Zellumsatz der Fibroblasten ändert sich in Richtung Abnahme. Es resultiert ein kapillar- und zellarmes aber faserreiches festes Bindegewebe: Narbengewebe. All die oben beschriebenen Prozesse gehen von den Wundrändern aus. Zentrales Ereignis der Wundheilung ist die Bildung von Granulationsgewebe. Wegbereiter für das Einwachsen von Fibroblasten scheinen die **Glykosaminoglykane** zu sein, die auch der Kollagenbildung vorausgehen. Es gilt als gesichert, daß neben Adventitiazellen und ortsständigen Bindegewebszellen auch ein Teil der zu

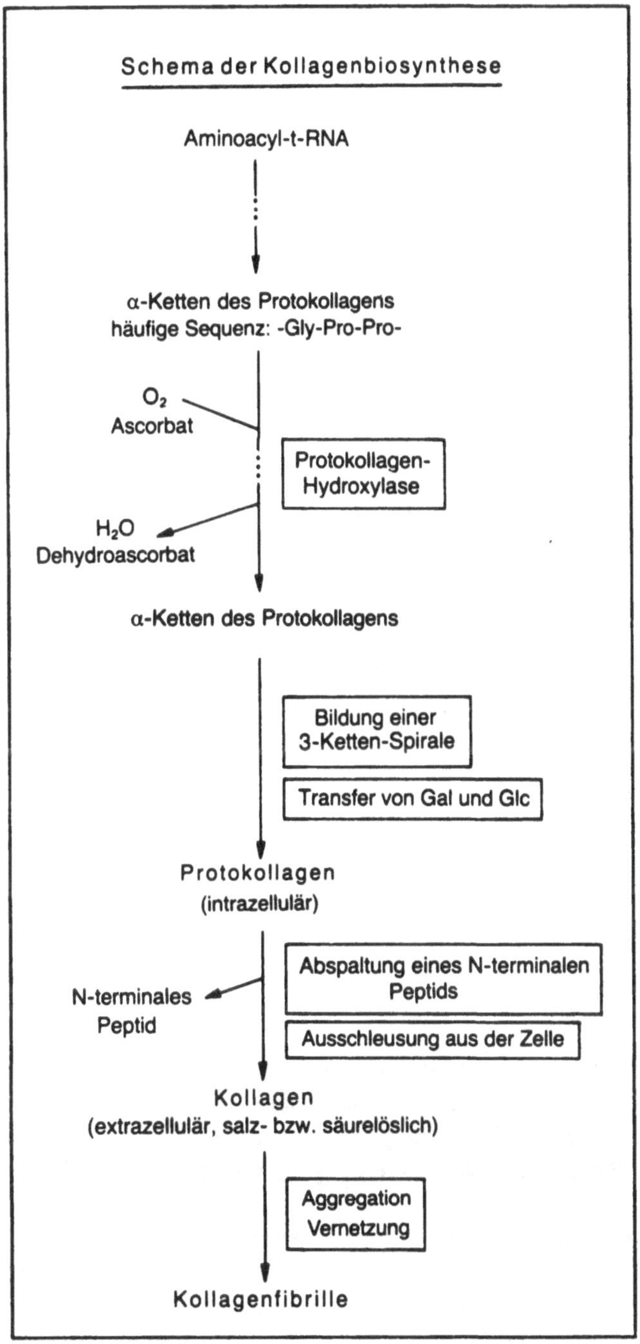

aus Buddecke: Grundriß der Biochemie

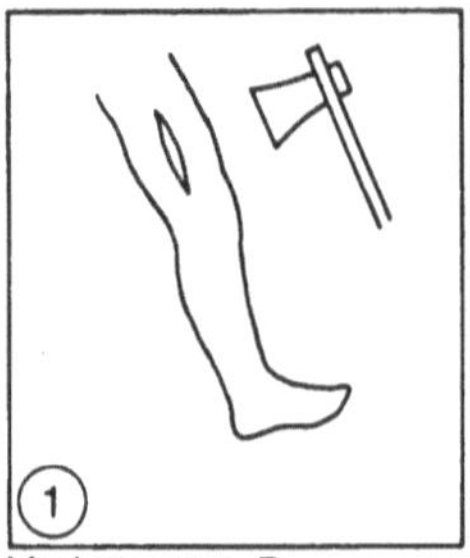

Verletzung z. B. durch Beilschlag

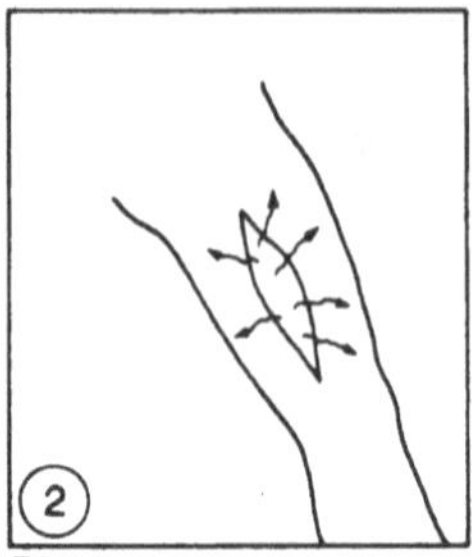

Blutung

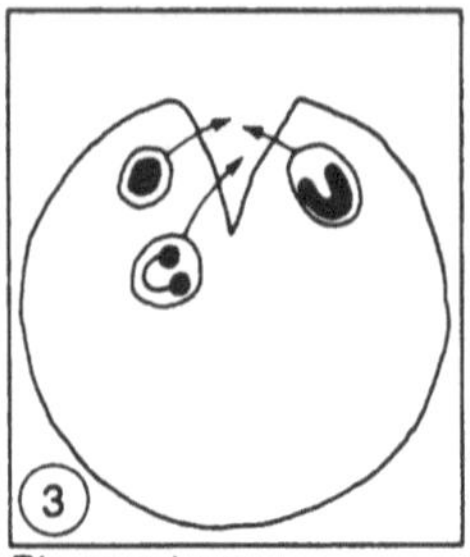

Phagozytose:
- Monozyten
- Granulozyten

Einwanderung von Lymphozyten

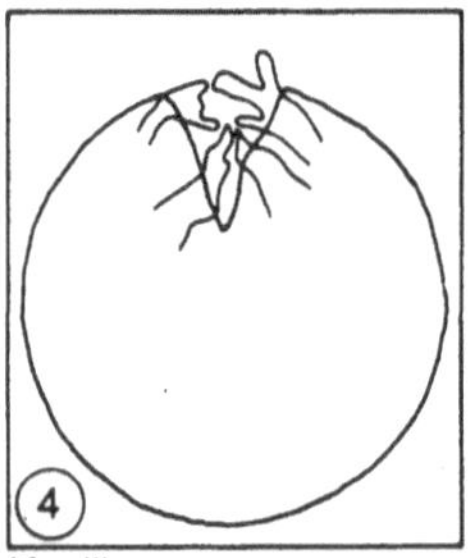

Kapillareinsprossung

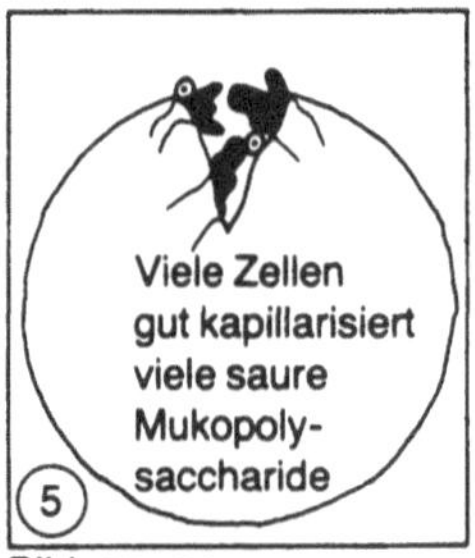
Viele Zellen
gut kapillarisiert
viele saure
Mukopoly-
saccharide
5

Bildung von Granulationsgewebe: Saure Glykosaminoglykane bereiten den Fibroblasten den Weg

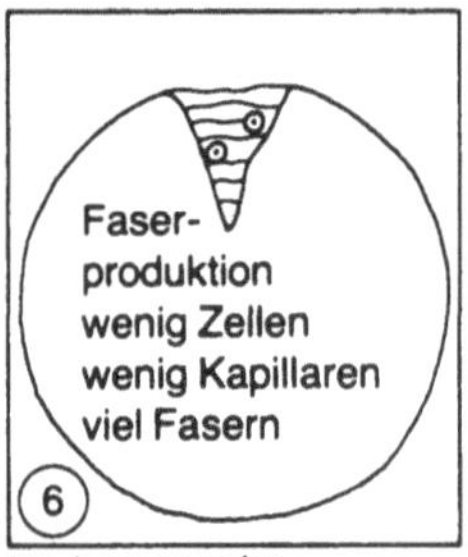
Faser-
produktion
wenig Zellen
wenig Kapillaren
viel Fasern
6

Narbengewebe

Beginn des Reparationsprozesses eingewanderten Monozyten zu Fibroblasten transformieren können.

Ablagerung und Narbenbildung. Den Abschluß der reparativen Phase der Wundheilung stellt das Narbengewebe dar. Wie oben beschrieben besteht eine solche Narbe hauptsächlich aus kollagenen Fasern, die polymerisieren und vernetzen. Mit zunehmendem Alter wird ihnen noch Wasser entzogen, was zu einer weiteren Verfestigung führt.

Bei einer Narbenbildung treten zuerst lichtmikroskopisch sichtbar Retikulinfasern auf. Durch weitere Aktivität der Fibroblasten, in eiweißreichem Milieu und durch entsprechende Alterungsvorgänge werden diese Fasern zunehmend kollagenisiert. Die lichtmikroskopisch darstellbaren Retikulinfasern sind dann nicht mehr nachzuweisen. (Nach neueren Untersuchungen sollen die Retikulinfasern eine Vorstufe des noch unvernetzten Kollagens sein).

Rheologie. Rheologie beschäftigt sich mit der Mechanik elastischer, plastischer und flüssiger Körper.

Die Faserproteine des Bindegewebes sind als hochpolymere Makromoleküle in ihren Materialeigenschaften einerseits natürlichen Makromolekülen (Zellulose, Kautschuk, Glykogen) ähnlich, andererseits besitzen sie auch Eigenschaften künstlicher hochpolymerer Verbindungen wie Perlon, Teflon, Polyvinyl u. a. m.; daraus erklärt sich die Möglichkeit, Knochen-, Sehnen-, Gelenk-, Gefäßersatz und Nähmaterialien aus den künstlichen Stoffen herzustellen und zu verwenden.

Rheologische Eigenschaften des Bindegewebes sind in erster Linie:
- Elastizität
- Zugfestigkeit
- Schrumpfung unter Hitze- bzw. Säureeinwirkung
- Quellfähigkeit
- Gelantinebildung
- Resistenz gegen Magensaft

Solche Eigenschaften werden natürlich von dem Anteil der entsprechenden Faserproteine in den Geweben bestimmt.

Kollagene Fasern, die in parallel angeordneten Bündeln liegen, sorgen für einen hohen Elastizitätsmodul:

$$\text{Elastizitätsmodul} = \frac{\text{Druck bzw. Zug}}{\text{Stauchung bzw. Dehnung}}$$

Sie halten daher hohen Druck- und Zugbelastungen stand, wobei die Kraftübertragung ohne wesentliche Verformung erfolgt. Das trifft vor allem für Sehnen, Bänder, Faszien und Kapseln zu.

Von ganz entscheidender Bedeutung ist die Anordnung der Kollagenfibrillen in Geweben, in denen Kräfte von verschiedenen Seiten angreifen. So liegen die Fibrillen in Gelenkkapseln, Herzklappen und Sklera in bestimmten Winkeln zueinander, wodurch ein Zug jeweils eine Schicht in Längsrichtung, ein Schub eine Schicht senkrecht trifft. Wichtigstes Gewebe dieser Art ist der Anulus fibrosus, da die Wirbelkörper trotz Beugung, Drehen und Scheren der Wirbelsäule so ihre axiale Beziehung nicht verlieren.

All diese Gewebe sind vom „Weichmacher" Wasser abhängig. Bei Wasserverlust werden sie spröde und brüchig; damit verlieren sie ihre Kardinaleigenschaften, nämlich:
- hohe Beanspruchbarkeit auf Zug, Biegung und Scherung
- geringer Verformungsrückstand (Hysterese)
- keine Plastizität, d. h., daß sie sich sogar bei längerer Belastung nicht verformen.

Diesen festen, durch den Gehalt an Kollagen bestimmten Bindegeweben stehen die lockeren Bindegewebe gegenüber. In die sol- bzw. gelartige Grundsubstanz sind mehr oder weniger viele geschlängelte, gekräuselte oder spiralige Fibrillen in allen drei Dimensionen eingelagert. Zug oder Druck führen zunächst zu einer Streckung der Fasern, dann zu einer Parallelanordnung. Überwiegt die Grundsubstanz erheblich wie bei Nabelschnur, Glaskörper, Nucleus pulposus oder Unterhautbindegewebe, ist der Elastizitätsmodul klein (s. o.).

Stauchungs- bzw. Dehnungsmöglichkeit sind also groß. Die Hysterese (s. o.) ist demnach groß (langsame Rückkehr in die Ausgangslage); diese Gewebe besitzen eine hohe Plastizität.

Eine Zunahme elastischer Fasern wie in Blase, Lunge, Gefäßen des Verdauungstraktes, Lig. Nuchae verkleinern die Hysterese; damit wird auch die Dehnbarkeit verringert. In diesen Bindegewebsstrukturen wirken Elastizität (elastische Fasern), Festigkeit (Kollagen) und Viskosität (Grundsubstanz) zusammen. Letztere hängt von der Temperatur ab. Sie steigt mit sinkender Temperatur an, ist ihr also umgekehrt proportional. Besonders bemerkbar macht sich diese Tatsache an kleinen Gelenken, die bei Ruhe Zimmertemperatur annehmen. Die Makromoleküle der Synovia aggregieren zu Netzweken, die jedoch durch Bewegung wieder aufgelöst werden (= Thixotropie).

Eine Besonderheit stellen Systeme dar, bei denen Fasern und Grundsubstanz voneinander getrennt sind:
- Sklera – Glaskörper
- Gelenkkapseln – Synovia
- Anulus fibrosus – Nucleus pulposus

12.4 Störungen des Kollagen- und Proteoglykan-Stoffwechsels

12.4.1 und 12.4.2 Kollagen und Glykosaminoglykane (Proteoglykane)

Das Bindegewebe besteht aus:
- zellulären Elementen
- Faserelementen (Retikulin-, Kollagen- und Elastinfasern)
- Grundsubstanz (Glykosaminoglykane (MPS)), Proteoglykane (mit Proteinen kovalent verbundene Glykosaminoglykane).

Saure Glykosaminglykane des Bindegewebes sind:
- Hyaluronsäure
- Chondroitin-4-Sulfat, Chondroitin-6-Sulfat
- Dermatansulfat
- Keratansulfat
- Heparin
- Heparansulfat.

Mögliche biochemische Störungen beziehen sich auf einen Enzymdefekt oder auf das Fehlen von Coenzymen. Am bekanntesten sind einerseits die

▶ **Glykosaminoglykanspeicherkrankheiten**

▶ Typ I–VI, die einen rezessiven Erbgang aufweisen, wobei der Enzymdefekt am häufigsten Dermatan- und Heparansulfat betrifft. Es resultieren:

- Zwergwuchs
- geistige Retardierung
- Skelettdeformitäten
- Korneaveränderungen (Typ IV).

▶ Zum anderen die dominant vererbten **Kollagenkrankheiten,** bei denen die Faserbestandteile – ebenfalls durch einen Enzymdefekt – nicht regelrecht synthetisiert werden. Beispiele seien das Marfan-Syndrom (Linsendislokalisation, Skelettdeformitäten, geringe Reißfestigkeit der Aorta) und die Osteogenesis imperfecta, bei der eine extrem hohe Knochenbrüchigkeit durch mangelhafte Mineralisierung und parallel verlaufenden erhöhten Abbau des im Wachstum begriffenen Knochens vorliegt. Bei diesen beiden Krankheiten diskutiert man eine Änderung in der Aminosäuresequenz des Kollagens, das Fehlen der Hydroxilierung von Prolin bzw. Lysin im Protokollagen oder eine unvollkommene Netzbildung des Kollagens im Extrazellulärraum.

Ein Mangel an Protokollagen – Lysinhydroxylase ließ sich bei einer spez. Art des Ehlers-Danlos-Syndroms nachweisen, welches mit kutanen Hämorrhagien, Cutis hyperelastica und Überstreckbarkeit der Gelenke einhergeht.

Außerdem wird der **Auf- und Abbau von Bindegewebssubstanzen von Hormonen und Vitaminen beeinflußt.** So fördert STH die Synthese von Kollagen, Elastin und den Glykosaminoglykanen Hyaluronsäure und Dermatansulfat. Bei einem Mangel an Thyroxin (Hypothyreose) wird über einen verlangsamten Abbau die Hyaluronsäurekonzentration erhöht. Die Dermatansulfatsynthese ist vermindert. Durch die vermehrte Einlagerung der **sauren Glykosaminoglykane** – begleitet von Wasser – kommt es zur typischen Ausprägung des Myxödems. Durch ihren in größeren Dosen auftretenden Eiweißkatabolismus beeinflussen die **Glucocorticoide** vor allem auch die Synthese der Faserproteine des Bindegewebes in negativer Weise. Der Abbau wird gefördert. Die Bildung von Faserproteinen und sauren Mucopolysacchariden ist stark eingeschränkt, die Fibroblasten werden in ihrem Wachstum gehemmt. Cortison hemmt die Hyaluronidase.

Außerdem hemmen sie die Synthese saurer Glykosaminoglykane, was zum Beispiel die Magenschleimhaut stark angreifbar macht; hier wird allerdings noch durch erhöhte Magensaftproduktion ein Verstärkungseffekt erzielt. Die o. g. Wirkungen der Glucocorticoide führen natürlich bei ständig hohem Spiegel zum Cushing-Syndrom (medikamentöse-Überdosen, hypophysäre Tumoren mit erhöhter ACTH-Ausschüttung). Im Gegensatz zu den o. g. Glucocorticoiden fördern sowohl Aldosteron, als auch Desoxycorticosteron die Bildung des Granulationsgewebes und das Wachstum der Fibroblasten.

Anabole Hormone fördern die Kollagensynthese und sorgen damit für eine größere Festigkeit des Narbengewebes; außerdem kann man experimentell mit diesen Hormonen eine erhöhte Bildung von Chondroitinsulfaten und Hyaluronsäure erreichen.

Die Androgene, vor allem Testosteron, haben den größten Einfluß auf die Glykosaminoglykansynthese und auf die Biosynthese von Kollagen, die sie fördern.

So führen sie in kleinen Dosen zum präpubertären Wachstumsschub, in höheren Konzentrationen zur Ca^{++}-Resorption in den Knochen, zur Calcifizierung und zum Epiphysenschluß. Dagegen beschränkt sich die proteinanabole Wirkung der Östrogene größtenteils auf die Geschlechtsorgane. Die Gestagene haben einen proteinkatabolen Effekt.

Zusammenfassung:

Hormon	Wirkung	Krankheiten bei Überproduktion	Krankheiten bei Unterproduktion
Somatotropes Hormon (STH)	Synthese v. – Kollagen – Elastin – Hyaluronsäure – Dermatan-sulfat	Akromegalie	Kretinismus (proportioniert)
Thyroxin	Schneller Abbau v.Hyaluronsäure, Förderung der Dermatansynthese	Hyperthyreose	Hypothyreose mit Myxödem (verzögerter Abbau v. Hyaluronat)
Glucocortocoide	Abbau der Faserproteine in hohen Dosen, Hemmung der Glykosaminoglykansynthese	Cushing-Syndrom	Prim. + Sek. Addisonismus
Androgene	EW-anabol, Kollagensynthese steigt, Glykosaminoglykansynthese steigt		

Östrogene:
- Proteinanabole Wirkung (Kollagensynthese steigt)
- Vermehrung der Hyaluronsäure und Polymerisation derselben

Gestagene:
- Proteinkatabol

Insulin:
- Mangelhafte Glykosaminoglykansynthese

Außer den o. g. Hormonen wird das Bindegewebe von den Vitaminen A, C und D beeinflußt.

Vit. A: Als Vitamin-A-Säure fördert es Proteinsynthese, Zelldifferenzierung und Mitoserate epithelialer und mesenchymaler Zellen des wachsenden Organismus. Es ist an der Bindung schleimsezernierender Zellen beteiligt, die Glykosaminoglykane enthalten und Glykoproteide synthetisieren. Beim heranwachsenden Menschen führt eine Vitamin-A-Vergiftung – z. B. nach Genuß von Polarbärenleber – zur Periostverdickung der Extremitätenknochen, zur Hemmung des Knochenwachstums und zum frühzeitigen Epiphysenschluß. In hohen Dosen aktiviert das Vitamin die lysosomalen Enzyme der Chondroblasten. Bei einer Vitamin-A-Avitaminose werden die o. g. Zellen vermindert gebildet; Folge ist eine Keratinisierung von Haut und Schleimhaut. Die Bildung von Mucoproteiden und sauren Glykosaminoglykanen (– Eifluß von Vit. A wahrscheinlich durch Aktivierung des Schwefels für die Synthese) ist stark eingeschränkt.
Vit. C: Seine Wirkung ist auf die Koenzymfunktion bei den Hydroxylasen des Prolins und Lysins zurückzuführen (s. o.); außerdem ist es an der Biosynthese der Glykosaminoglykane beteiligt. Vit.-C.-Avitaminose führt zur Blockade derUDP-N-acetyl-Glucosamin-4-Epimerase.

Folge: Keine Umwandlung von Glucosamin in Galaktosamin, d. h. keine Chondroitinsulfatsynthese.

Mangelerscheinungen beziehen sich demnach auf den Kollagenmangel, die abgesunkene Konzentration an Glykosaminoglykanen und damit an Kittsubstanz. Folge sind mangelhafte Gefäßabdichtung mit daraus resultierenden Blutungen und Erweichung der Knochen bzw. des kollagenen Bindegewebes. Der gesamte Symptomkomplex war früher als Krankheit der Seeleute und Häftlinge, sowie als Kinderkrankheit sehr gefürchtet und verbreitet. Heute ist Skorbut seltener geworden.
Vit. D: Das durch dieses Vitamin mobilisierte Skelettcalcium wird in Nieren und Gefäßen abgelagert und führt deshalb u. U. zur Niereninsuffizienz (s. a. 12). Bei Rachitis steigt die Kollagensynthese, Kollagen ist dann jedoch abnorm löslich.

Störungen der Narbenbildung. Ist die Kollagenbildung gestört (Vitamin C-Mangel, Unterernährung, Glucocorticoide in hohen Dosen bzw. M. *Cushing,* Diabetes mellitus und einige Pharmaka), kann die Narbe keine genügende Festigkeit erreichen. Außerdem besteht die Möglichkeit, daß Narbengewebe überschießend produziert wird. Man spricht dann von hypertropher Narbe, wenn sich das Narbengewebe nur über die Wunde erhebt. Nimmt es auch die umliegenden Hautbezirke ein, spricht man von Keloid.

Diese Narbe ist von weicherer Konsistenz als die normale, da Fasern und Fibrillen nicht geordnet sind. Es sind auch weniger Bindegewebszellen nachweisbar.

▶ **Kontraktur** (Gelenksteife, abgeleitet aus dem lateinischen contrahere = zusammenziehen).

Man unterscheidet eine:

- fibröse Kontraktur, bei der die Funktions- und Bewegungseinschränkung durch parartikuläre, muskuläre Verkürzung, sowie durch periartikuläre Schrumpfun-

gen der Gelenkkapsel und intraartikuläre Verwachsungen der Gelenkflächen bedingt sind.
- knöcherne Kontraktur (Ankylose), bei der der Gelenkspalt zum Teil oder insgesamt mit Knochensubstanz ausgefüllt ist.
- ferner kann man je nach Gelenkstellung Beuge-, Streck-, Abduktions- und Adduktionskontrakturen unterteilen.

Will man die Art des geschädigten Gewebes beschreiben, so spricht man von:
- einer dermatogenen oder Narbenkontraktur, wenn ihr ausgedehnte Haut- und Weichteilverletzungen, Verbrennungen oder langwierige Eiterungen vorausgingen.
- einer tendomyogenen Kontraktur, der häufigsten Form, bei der die Gleitfähigkeit von Muskeln und Faszien durch Verbackungen, Verwachsungen und Verlötungen erheblich eingeschränkt oder sogar aufgehoben wird. Als Ursache sind selten direkte Muskelverletzungen heranzuziehen; bei der überwiegenden Zahl der Fälle handelt es sich jedoch um Sekundärerscheinungen nach Muskel- und Knochenverletzungen oder -entzündungen.
- einer arthrogenen Kontraktur. Sie entsteht in der Folge von Gelenkentzündungen, Traumata oder Hämatomen.

► Die *Dupuytren*-**Kontraktur** gehört zu den tendomyogenen Kontrakturen. In erster Linie kommt es zur Beugekontraktur der Finger (4. und 5. bevorzugt), weil die Palmaraponeurose sich verhärtet und schrumpft. Es bilden sich derbe Stränge und Knoten aus. Diese Kontraktur kann sowohl ein-, als auch beidseitig auftreten.

Der Erkrankungsgipfel liegt zwischen 5.–7. Lebensjahrzehnt unter Bevorzugung des männlichen Geschlechts. Als Ursache werden eine konstitutionelle Disposition und evtl. Erblichkeit diskutiert.

Meßparameter gestörter Bindegewebsfunktionen

Meßparameter	Bestimmungsverfahren
– Kollagenumsatz	Bestimmungen von Hydroxyprolin und -lysin im Urin + Bestimmung des Glycins
– Glykosaminglykanumsatz (= Mukos)	Messung des Einbaus von ^{35}S in die sulfatierten Mukos, Messung der Ausscheidung von Mucopolysacchariden im Harn.
– Änderung der Faserstrukturen allgemein	Elektronenmikroskopische Untersuchungen
– Speicherung von sauren Mukos	Gewebsbiopsien, Histologie Enzymnachweise, Histochemie

12.4.3 Alterung

Für die Beurteilung krankhafter Bindegewebsprozesse bleibt die Kenntnis der normalen Alterungsvorgänge unumgänglich. Es ist besonders zu beachten, daß die verschiedenen Bindegewebsstrukturen gemäß ihrer Aufgabenbereiche einer unterschiedlichen Differenzierung unterliegen: Herzklappen und Kornea z. B. behalten bis ins Greisenalter ihren Differenzierungsgrad von Geburt an bei, während Sehnen und Bänder sich sehr schnell differenzieren. Bei ihnen besteht im Greisenalter die Möglichkeit, daß sie sich wieder entdifferenzieren, sie durch Einlagerung von Glykosaminoglykanen sulzig werden und durch dünner und locker gelagerte Fibrillen schneller reißen.

An diesen Beispielen ist ablesbar, daß in Alterungsprozessen eine Änderung im Verteilungsmuster der sauren Mucopolysaccharide und der Faserproteine erfolgt. Entscheidend ist die Zunahme von Wasserstoff- und Esterbindungen zwischen den Tropokollagenmolekülen; dadurch steigt die Dicke der Fibrillen, Wassergehalt und Kittsubstanz nehmen ab, die Festigkeit steigt.

Handelt es sich um gemischte Gewebe, so kann man Änderungen in der Zusammensetzung der Faserproteine konstatieren. Da die Zelldifferenzierung mit der Produktion der Mucopolysaccharide korreliert, ändert sich auch mit zunehmendem Alter das Mucopolysaccharidmuster: Während z. B. Chondrozyten im embryonalen Zustand hauptsächlich Chondroitin-4-sulfat produzieren, nicht aber Keratansulfat, wird später primär Keratansulfat als Mucopolysaccharid des Knorpels (Zunahme entlang dem O_2-Gefälle, also von außen nach innen) gebildet.

Durch den während des Alterungsvorganges erfolgten Wasserentzug und die Änderung der ionenbindenden Glykosaminoglykane nehmen sowohl Viskosität als auch Diffusionsmöglichkeit ab.

Vorzeitig einsetzende Alterungsprozesse sind mit einer unphysiologisch frühen Funktionseinschränkung der betreffenden Bindegewebsstrukturen verbunden.

An erster Stelle sind hier die Arthrosen und Spondylosen zu nennen. Im Gelenkknorpel verschiebt sich der 90%ige Anteil an Chondroitin-6- und -4-Sulfat mit zunehmendem Alter zu über 50% in Richtung Keratansulfat. Letzteres nimmt jedoch bei der Arthrose des Kniegelenks ab, während sich zu diesem Zeitpunkt der Chondroitinsulfatanteil nicht mehr ändert. Der Sulfatierungsgrad nimmt jedoch ab; deshalb geht die Calciumbindung durch diese Mucopolysaccharide stark zurück. Das Calcium wird nun vom Kollagen gebunden. Folge sind subchondrale und osteophytäre Knochenbildung. Da dem Knorpel stark Wasser entzogen wird, außerdem die Glykosaminoglykankonzentration gesunken ist, verliert er seine Elastizität. Morphologisch zeigt sich eine Asbestfaserung, die Konsistenz ist hart, der Knorpel weist Spalten auf, reibt sich ab, wird dünn. Eine Reparatur ist erkennbar an dünnen Fibrillenbündeln von Kollagen, welches die Diffusionsmöglichkeit durch die Änderung der sauren Mucopolysaccharide blockiert.

Risikofaktoren für die Entstehung der Arthrosen und Spondylosen sind:
- Diabetes mellitus (Insulinmangel senkt Mucopolysaccharidgehalt)

- Hämophilie (Blutergelenk: Hb verbindet sich mit Säuregruppen der Mucopolysaccharide)
- Alkaptonurie
- ektopische Verkalkungen
- Gicht siehe unter 11.2.4
- Xanthomatosen

Als weiteren vorzeitigen Alterungsprozeß kann man die Bandscheibendegeneration bezeichnen.

Wie unter dem Punkt 12.1.2 ausgeführt, ist die Bandscheibe in zwei unterschiedliche rheologische Systeme aufgeteilt:
- den aus reiner Grundsubstanz bestehenden Nucleus pulposus,
- den faserigen Anulus fibrosus.

Dieser wird durch die Grundsubstanz vorgespannt, so daß er sich auch bei großen Belastungen nicht verformt (s. Rheologie). Eine Möglichkeit der Bandscheibendegeneration besteht in einer zu großen Vorspannung. Das wird durch eine Depolymerisierung der sauren Mucopolysaccharide im Nucleus pulposus erreicht.

Im späteren Stadium ändert sich das 1:1-Verhältnis von Chondroitin-6-Sulfat: Keratansulfat. Dermatansulfat tritt in den Vordergrund. Sowohl Turgor als auch Wassergehalt des Nucleus pulposus sinken. Die Stoßübertragung auf den Anulus fibrosus wird nicht mehr gedämpft, was zu seiner Zerreibung und zum Reißen führt.

Hier wird durch den viskösen Inhalt eine Grundspannung der Fasern erzeugt. Mit steigender Verstreckung der Fasern wird die Druckbelastungskurve abgeflacht. Folge ist eine große Belastbarkeit bei kleiner Verformung.

Die Zusammensetzung bestimmter Bindegewebsstrukturen seien kurz skizziert:
- In der **Haut** befinden sich Kollagene und elastische Fasern. Dermatan-, Heparansulfat und Hyaluronat sind die sauren Glykosaminoglykane. Diese Bestandteile geben der Haut den Turgor, die Festigkeit, Verschieblichkeit und Elastizität.
- **Knorpel** enthält die gleichen Faseranteile. Saure Mukos sind hier jedoch Chondroitin-4- und -6-Sulfat, Keratansulfat.
  Er erhält dadurch Turgor, Festigkeit, Diffusibilität und Elastizität.
- **Knochen** enthält als Faserprotein Kollagen. Die Mukos sind die gleichen wie beim Knorpel. Rheologie: Festigkeit, Elastizität.
- Wie der Knochen, so enthalten auch die **Sehnen und Faszien** Kollagen. Dermatan-, Chondroitin-6-Sulfat und Hyaluronsäure verleihen ihnen zusammen mit Kollagen Reißfestigkeit und ermöglichen große Kraftübertragung. Wird der Kollagengehalt eines Gewebes oder Organs unphysiologisch stark erhöht, so resultiert eine Fibrose (Sklerose). Sie läßt sich einfach im Lichtmikroskop und mit Hilfe der Hydroxyprolinbestimmung nachweisen.

Entstehungsmöglichkeiten der Fibrose sind:

- Vermehrung der Bindegewebszellen bei gleichbleibendem Kollagenab- und -aufbau pro Zelle (chron. proliferative Entzündung).
- Anzahl der Bindegewebszellen ist unverändert. Sie produzieren jedoch mehr Kollagen pro Zeiteinheit, bauen aber normal ab.
- Bei gleichbleibender Zellzahl und gleicher Produktion wird zuwenig Kollagen abgebaut.

Bei den allermeisten Fibrosen ist unklar, welcher Mechanismus beschritten wird.

12.5 Skelett

Knochenstoffwechsel. Prinzipiell ist beim Stoffwechsel des Knochens der Turnover, d. h. die Umbaugeschwindigkeit pro Zeit, zu beachten. Sie nimmt in Pfeilrichtung ab:

Wirbelsäule →Becken →Rippen →untere Extremität →Schultergürtel →obere Extremität →Schädel.

Knochenverletzungen werden deshalb – soweit es sich nicht um lokale Prozesse, wie Traumata, handelt – zuerst an der Wirbelsäule beobachtet. Die Skelettbilanz wird negativ, wenn:

- der Knochenabbau sistiert, was sehr selten allein vorkommt,
- der Knochenabbau den -anbau überflügelt (häufigste Ursache).

Die Knochen sind zusammengesetzt aus:

- Zellulären Elementen: Osteoblasten, -zyten, -klasten,
- Matrix: Saure Mukos, Kollagen, Osteoid,
- Mineralien: Mg, P, OH, Na, K, Co_3, Ca, PO_4, Citrat, Lactat u. a. org. Anionen.

Ca, PO_4 und OH-Ionen sind zu Hydroxylapatit zusammengefaßt, während die anderen Ionen locker in der Matrix liegen.

Aufbauvorgänge. Die **Osteoblasten** produzieren das Osteoid, eine Matrix, die aus sauren Glykosaminoglykanen (besonders sulfatierte) und Kollagenfasern besteht. Sie stellen den Grundstock für die Einlagerung von Mineralien dar. Hydroxylionen, Ca^{++} und PO_4 sind zu Hydroxylapatit zusammengefaßt, während organische Anionen (Citrat, Lactat u. a.) sowie Mg, Na, K, Co_3 sich locker anlagern.

Der Vorgang der Ausfällung von Kristallen in die Grundsubstanz heißt Nukleation. Diskutiert wird, ob die Ausfällung von Ca $(PO_4)_2$ durch Spaltung des Pyrophosphats zustande kommt, die durch die alkalische Phosphatase der Osteoblasten bewerkstelligt wird.

Abbauvorgänge. Für eine negative Skelettbilanz bei gleichbleibender Mineralisation sind die zellulären Knochenbestandteile verantwortlich. Es ist wichtig zu wissen, daß die den Knochen abbauenden **Osteoklasten** die Arbeit von 100–150 Osteoblasten in derselben Zeit leisten. Ihre Aktivierung ist deshalb entscheidend effektiver.

Streng definitionsgemäß nennt man einen reinen Substanzverlust des Knochens ohne Änderung der Ionenzusammensetzung Osteoporose. Der Knochen stellt das größte Mineraldepot des Körpers dar. Sein Mineralstoffwechsel ist empfindlich genau geregelt. Die Regulationsmechanismen seien kurz schematisiert: siehe Graphik unter Pkt. 12.5.1.

Alkalische Phosphatase (AP). Dieses Enzym kommt in hoher Konzentration in Leber und Osteoblasten vor. Neben dem Anstieg bei Verschluß-Ikterus und einigen Lebertumoren ist ein Anstieg der AP ein wichtiger Parameter für jede Osteoblastentätigkeit. Physiologischerweise ist sie deshalb vor der Pubertät erhöht, um sich schließlich auf die Norm des Erwachsenden einzustellen.

Jeder pathologische Umbau von Knochensubstanz läßt die AP ansteigen:
- Ostitis deformans = 25–40fach
- Hyperparathyreoidismus = stark erhöht
- Rachitis und Osteomalazie = etwa 10fach
- Knochentumoren = Anstiegshöhe je nach Art des Tumors

Alterung. Der wachsende Knochen besitzt in der Epiphyse ein eigenes Wachstumsorgan. Nach der Pubertät ist in der Regel der Epiphysenschluß aller Knochen erfolgt. Nun halten sich An- und Abbauvorgänge die Waage. In der zweiten Lebenshälfte kommt es zu einer Rarifizierung des Knochens (s. Altersosteoporose). Der Knochenstoffwechsel wird mit zunehmendem Alter träger.

12.5.1 Hormonabhängige Störungen

- **Parathormon** (PTH) fördert in Gegenwart von 1,25-Dihydroxycholecalciferol (1,25-DHCC) die enterale Ca-Resorption; dieselben Hormone sind an der Ca-Mobilisierung aus dem Knochen beteiligt.
  Ca-Anstieg im Blut hemmt PTH.
- **PTH und Calcitonin (CT)** hemmen die Rückresorption von PO_4, Na und K aus der Niere. Antagonismus der beiden Hormone besteht in der tubulären Rückresorption von Ca und Mg: PTH fördert dieselbe, CT hemmt sie.
- **1,25-DHCC** fördert die Ca- und PO_4-Ausscheidung.
  MERKE: PTH kratzt den Knochen, CT streichelt ihn.
- **25-HCC** fördert die Mineralisation des Knochens.

Wirkung anderer Hormone:
- **STH** zeigt als einzigstes Hormon anabole Wirkung auf wachsenden und adulten Knochen.

- **Schilddrüsenhormone** potenzieren die STH-Wirkung und steigern den Knochenumsatz.
- **Glucocorticoide** senken den Knochenumsatz und die Osteoblastenzahl. Sie verschmälern die Epiphysenplatte am wachsenden Knochen.
- **Anabolika** wirken nur am wachsenden Knochen stark anabol.
- **Östrogene** s. u.

Östrogen. Hemmung des Längenwachstums in der Pubertät, Hemmung der Osteoklastentätigkeit am erwachsenen Knochen.

Abbau und Entmineralisierung beruhen also auf einer Störung einerseits der zellulären Knochenbestandteile, andererseits des hormonellen Zusammenspiels von PTH, CT, Vitamin D_3 bzw. seiner Metaboliten und der o. g. Hormone.

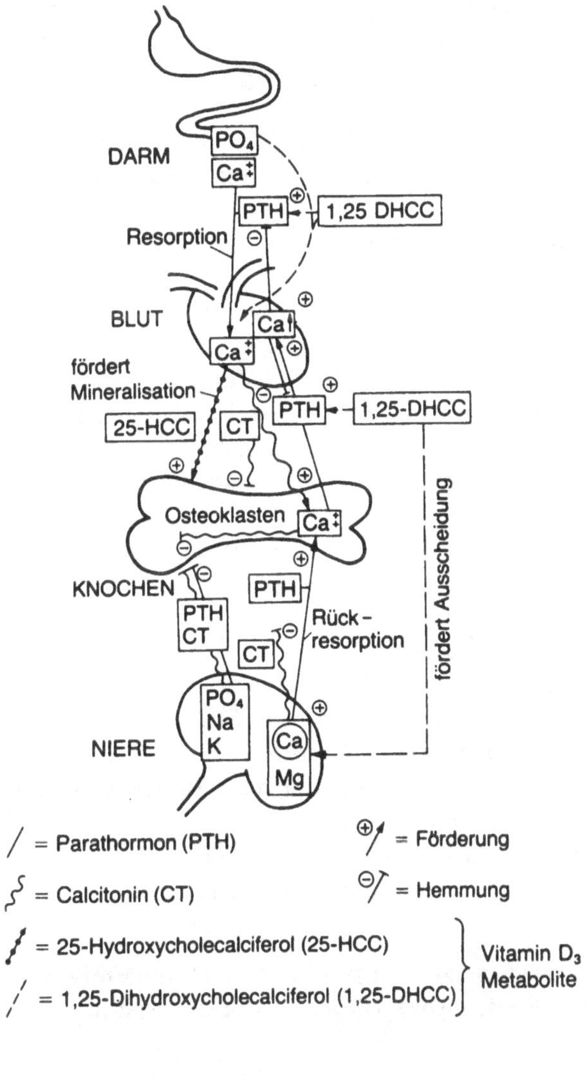

12.5.2 Vitamin D („D-Hormon“)

Siehe unter 7.3 (Vitamine)

12.5.3 Parathormon (PTH)

Die **renale Osteodystrophie,** die heute öfters bei Dialyse-Patienten beobachtet wird, ist sehr komplex. Es zeigen sich eklatante klinisch-chemische und röntgenologische Befunde, die meist nicht mit dem subjektiven Befinden der Patienten korrelieren.

Für den auftretenden Calciummangel kann einmal die eingeschränkte Nierenfunktion verantwortlich gemacht werden. Es kommt dabei zu einem Phosphatstau, der Blutspiegel steigt, Phosphat nimmt Calcium mit in den Knochen, der Calciumspiegel sinkt, PTH wird aktiviert. Das Hormon sorgt für eine Phosphaturie und pegelt so den Ca-P-Haushalt wieder ein. Bei schwerer Niereninsuffizienz wird ein Ca-Mangel außerdem durch Vitamin-D-Resistenz hervorgerufen. Die enterale Resorption ist vermindert oder sistiert.

Bei diesem Ca-Mangel wird dennoch selten eine Tetanie beobachtet. Grund dafür ist die erhöhte Ca-Freisetzung aus der Proteinbindung durch die bestehende Azidose.

Die renale Osteodystrophie umfaßt am Knochen:
- eine Osteomalazie,
- einen sekundären Hyperparathyreoidismus mit Osteoklastose,
- abhängig von Skelett- und Ca-Bilanz eine Osteoporose,
- und in 10% der Fälle eine Osteosklerose, die auf das Zusammentreffen von sekundärem Hyperparathyreoidismus mit starker Osteoblastentätigkeit und Osteomalazie, welche zur Blockierung der Mineralisation führt, zurückzuführen ist. Es entsteht also viel Osteoid. In dieses wird dann Calciumphosphat eingelagert.

Die fibröse **Osteodystrophia generalisata** (v. Recklinghausen) ist auf einen primären Hyperparathyreoidismus zurückzuführen. PTH verursacht dabei zwei meist nebeneinander auftretende Erscheinungen am Knochen. Einerseits tritt in vielen Knochen ein gleichmäßiger Gewebsabbau mit fibrösem Bindegewebsersatz auf, andererseits entstehen durch lakunären Osteoklastenfraß lokal begrenzte Knochendefekte, die von einem gefäßreichen Bindegewebe ausgefüllt werden. Es blutet in diese Herde hinein, es bilden sich Höhlen; durch Hämosiderinablagerung entsteht das typische Bild des sog. ‚braunen Tumoren‘. An diesen geschwächten Stellen kommt es verständlicherweise häufig zu spontanen Frakturen.

Aus den jeweiligen Funktionen lassen sich pathophysiologische Kettenreaktionen bei Überwiegen oder Mangel eines dieser Regulatoren ableiten.

Beispiel:
PTH-Überschuß (Hyperparathyreoidismus) führt zu einer vermehrten Freisetzung von Calcium aus dem Knochen; außerdem wird sowohl die Rückresorption aus der

Zusammenfassung der PO_4-und Ca-Regulation

PTH →
- Ca-Resorption aus dem Darm
- Ca-Freisetzung aus dem Knochen
- Ca-Rückresorption aus der Niere
- PO_4-Sezernierung

CT →
- Ca-Einbau in den Knochen
- Hemmung der Rückresorption von Ca und Po_4 aus der Niere

Vit D →
- Resorptionsförderung von Ca und PO_4 aus dem Darm
- Mineralisation des Knochens
- Förderung der Ca und PO_4-Ausscheidung über die Niere

Niere als auch die Resorption aus dem Darm verstärkt. Resultat ist ein sehr hoher Blutcalciumspiegel.

Trotz der Rückresorptionsförderung durch PTH fällt Ca vermehrt in der Niere an. Es fällt zusammen mit dem verstärkt sezernierten Phosphat aus. Das führt zu Nephrocalcinose, Nierenbecken-, Ureter- und Blasensteinen. Sogar Gefäße und Kornea sind betroffen. Kompensatorisch erhöhen die Osteoblasten ihre Tätigkeit, was zu einem Anstieg der alkalischen Phosphatase führt.

Der hohe Blutcalciumspiegel ist ein starker Reiz für die Calcitoninausschüttung. Einen vorübergehenden PTH-Anstieg vermag CT zu kompensieren (Gegenregulation). Bei dem o. g. M. *Recklinghausen* jedoch ist CT überfordert.

Parathormon

Hypoparathyreoidismus: Hinweisend auf eine Nebenschilddrüseninsuffizienz und den damit bedingten erniedrigten Kalziumspiegel bei erhöhtem anorganischen Phosphatwert ist die gesteigerte neuromuskuläre Erregbarkeit (tetanische Symptome). Gleichzeitig ist im EKG die Q-T-Zeit verlängert und es besteht die Gefahr des Laryngospasmus. Spätsymptome sind trophische Störungen der Nägel und eine Kataraktbildung.

12.5.4 Negative Bilanz des Knochenstoffwechsels

(Osteoporose, Osteomalazie)

Osteoporose

▶ **Altersatrophie.** Die Osteoporose scheint schon physiologischerweise in geringerer Ausprägung etwa mit dem 35. Lebensjahr zu beginnen. Sie ist in der zweiten Lebenshälfte stärker ausgeprägt und kann als Alterskrankheit angesehen werden. Da Frauen eine geringere Skelettmasse aufweisen als Männer, scheint auch die Krankheitsverteilung mit Bevorzugung des weiblichen Geschlechts eine Erklärung gefunden zu haben. Man hat bis heute keine heilende Therapie der Osteoporose gefunden, kann sie jedoch z. T. stagnieren lassen. Auch das spricht für einen Alterungsprozeß.

▶ **Inaktivitätsatrophie.** Wird ein Körperteil, z. B. eine Extremität vollständig ruhiggestellt, so kommt es (Tierexperiment) zu einer Vasodilatation im Periost als Folge der ruhiggestellten Muskulatur: dadurch wird ein immenser osteoklastischer Schub ausgelöst, der sehr schnell für eine negative Skelettbilanz sorgt. Calciumausscheidung im Urin und Anstieg des Ions im Blut als Extremfall sind die Folge. Eine solche Inaktivitätsatrophie tritt beim Menschen nach Wochen bis Monaten auf.

Sind die Ursachen der o. g. Osteoporosen Altersvorgänge bzw. Inaktivität, so gibt es eine weitere Gruppe, die auf Zirkulationsstörungen beruht: *Morbus Sudeck,* aseptische Knochennekrose, Knocheninfarkt.
Entstehung unklar ist. Evtl. handelt es sich um eine durch Überbelastung entstandene Gefäßneurose oder um das Resultat einer isolierten Ruhigstellung. Die Krankheit befällt auch Haut und Anhangsgebilde. Sie ist kaum zu therapieren.

M. Sudeck. Es handelt sich um eine örtlich begrenzte fleckige Osteoporose, deren

Durch eine Veränderung der hormonellen Regulation kann ebenfalls eine Osteoporose entstehen:

▶ Die **Postklimakterische Osteoporose** beruht auf einer Senkung des Östrogenspiegels nach der Menopause. Sie tritt in den ersten 5–8 Jahren danach auf. Östrogene hemmen die Osteoklastenaktivität (s. o.).

▶ Die **Cushing-Osteoporose** ist eine Folge des erhöhten Glucocorticoidspiegels.

Wie oben ausgeführt (12.5.1) greifen die Glucocorticoide sehr stark in den Knochenstoffwechsel ein, indem sie die Osteoklasten aktivieren, Osteoblasten und Knochenaufbau hemmen. So wird ein starker Knochenabbau von einem verminderten Aufbau abgelöst. Behebt man die endokrinologische Dysregulation, kommt es zur hypertrophen Atrophie, d. h.: Die noch vorhandenen Knochenbälkchen werden aufgebaut, jedoch keine neuen gebildet. Dies gilt nur für den wachsenden Knochen. Es ist die einzige Osteoporoseform, die nach o. g. Therapie ausheilt.

Osteomalazie. Der Mineralisationsprozeß durchläuft mehrere Stadien:

- Zu Beginn zeigen die Osteoblasten eine erhöhte Aktivität. Im Gegensatz zu ihnen degenerieren die Chondroitinsulfat-Protein produzierenden Zellen. Chondroitinsulfat-Protein maskiert am nicht verknöcherten Knorpel die für die Mineralisation entscheidenden freien ε-Aminogruppen von Lysin und Hydroxylysin im Kollagenmolekül. Enzymatisch wird das vorhandene Chondroitinsulfat-Protein gespalten. Das vorher mit ihm als Komplex gebundene Calcium wird dadurch freigesetzt.
- Die o. g. NH_2-Gruppen des Kollagens werden nun mit Pyrophosphat verknüpft: Kollagen-NH_2 + ATP →Kollagen-NH_2-P-P + AMP.
- Von den gebundenen Pyrophosphatgruppen wird ein Calciumkomplex gebildet, der nun als Kristallisationskern fungiert. Apatitkristalle können sich hier gut anlagern.
- Die Nukleisationskristallisation schreitet in vorgegebener Richtung (freie Aminogruppen im Kollagen) fort. Ihr Energieaufwand ist geringer als bei der Präzipitationskristallisation (Mg, Na, K usw. s. o.).

Eine **Osteomalazie** (= Knochenerweichung) ist definiert als Störung der Knochenmineralisation bei **gleichbleibender** Knochenmasse.

Beim Hyperparathyreoidismus (und evtl. Hyperthyreose) ist der Knochenumsatz so hoch, daß die Mineralisation zurückbleibt. Klinisch bedeutender ist jedoch die Gruppe von Osteomalazien, bei denen die Mineralisation blockiert oder vermindert ist, was zu einer Nichtverknöcherung des Osteoids führt. Solche Knochenerweichungen werden unterteilt in:

▶ **Osteomalazien ohne primären Tubulusdefekt** (meist Rachitis). Es handelt sich um eine D-Avitaminose, wodurch die intestinale Ca- und PO_4-Resorption eingeschränkt und die Mineralisation des Knochens gestört ist. Als Ursache ist heute Vitamin-D-Mangelernährung in den Hintergrund getreten. Häufigere Ursache ist die Malabsorption bei Darminfekten, vor allem bei kindlicher Sprue sowie bei Leber- und Pankreaserkrankungen. Die Symptome sind typisch: Skoliose, rachitischer Rosenkranz, Caput quadratum, Trichterbrust, Säbelbeine. Im akuten Krankheitsstadium werden generalisierte Schmerzen verspürt, die dadurch zustande kommen, daß der weiche Knochen sich biegt und damit das Periost überdehnt. Das Auftreten generalisierter Schmerzen ist u. a., ein differentialdiagnostisch wichtiges Symptom gegenüber dem lokalisiert auftretenden Osteoporoseschmerz.

Osteomalazie mit primärem Tubulusdefekt. Charakteristika dieser Formen sind:

- hohe Phosphatausscheidung im Urin,
- niedriger Phosphatspiegel im Blut,
- Resistenz gegenüber Vitamin D.

Der sog. „Phosphatdiabetes" wird heute als die eigentliche Ursache der Erkrankung angenommen, obwohl auch eine metabolische Blockierung diskutiert wird; dann würde der entstehende sekundäre Hyperparathyreoidismus Ursache des PO_4-Verlustes sein.

Zu dieser Erkrankungsgruppe gehören:

- das *Fanconi*-Syndrom
- die renal-tubuläre Azidose *Lightwood-Albright*
- die familiär hypophosphatämische Osteomalazie.

Knochenerkrankungen

	Osteoporose	Osteomalazie/Rachitis
Plasma	Ca u. PO_4 ∅ AP ∅ bis (↑)	Ca ∅ bis (↓) PO_4 ↓↓↓ AP ↑↑
Urin	Ca evtl. erhöht	Ca ↓↓ Phosphatclearance ↑

∅: normal; (↑): leicht erhöht; ↑: erhöht; ↑↑: stark erhöht; ↑↑↑: sehr stark erhöht

Calcium- und Phosphat-Spiegel

	Plasma			Harn	
Hyperparathyreoidismus (M. *Recklinghausen*)	Ca ↑↑↑	PO_4 ↓	AP ↑↑↑	Ca ↑↑	PO_4 ↑↑
Hypoparathyreoidismus	Ca ↓	PO_4 ↑	AP ∅	Ca ↓	PO_4 ↓
Vitamin-D-Mangel (Rachitis s. o.)	Ca ∅ bis (↓)	PO_4 ↓↓↓	AP ↑↑	Ca ↓	PO_4 ↑↑
Vitamin-D-Überschuß	Ca ↑↑	PO_4 ↑	AP ↓	Ca ↑↑	PO_4 ↓
primär tubuläre Osteomalazie *(Fanconi)*	Ca ∅ bis ↓	PO_4 ↓	AP ↑↑	Ca ↑↑	PO_4 ↑↑↑
Ostitis deformans (M. *Paget*)	Ca ∅ bis (↑)	PO_4 ∅	AP ↑↑↑	Ca ↑↑	PO_4 ↑↑

* Konkrementbildung

Löslichkeit. Bei einem Überangebot bestimmter Ionen, die Salze miteinander bilden, wird deren Löslichkeitsprodukt überschritten. Dies gilt z. B. für Ca und PO_4 beim Fanconi-Syndrom. Es bilden sich Niederschläge von Calciumphosphat. Eine weitere Möglichkeit zur Ausfällung von Salzen besteht in der Änderung des jeweiligen Milieus. Beispiel sei hier die Ausfällung von Uraten in dem azidotischen Gelenkspalt. Urate sind nämlich in hydriertem Zustand schwerer löslich. Diese Erscheinungen lassen sich auch durch Infusionen herbeiführen oder beheben (z. B. durch Gabe von Chelatbildnern oder Alkalisierung).

Harn- und Gallensteine entstehen bevorzugt bei Abflußbehinderungen z. B. durch Tumoren oder entzündliche Prozesse, die die Ausführungsgänge bzw. die Ureteren einengen.

Begünstigend sind auch bestimmte Ernährungskonditionen einzuschätzen z. B. viel tierisches Fett, Eier usw. (Hypercholesterinämie).

Eine große Rolle spielen auch hier diverse Stoffwechselerkrankungen:

- **Gallensteine:** Wahrscheinlich ist eine falsch zusammengesetzte Lebergalle in den meisten Fällen für die Steinentstehung verantwortlich, wobei die einzelnen Gallensalze im Verhältnis gleichbleiben oder sich anders zusammensetzen. Sie bilden zusammen mit Phospholipiden Mizellen und dienen dem im Zentrum liegenden Cholesterin als „Lösungsmittel“. Erhöht sich jedoch der Cholesteringehalt zu stark, vermögen Gallensäuren und Phospholipide das Cholesterin nicht mehr in den Mizellen zu halten. Diese sog. kritische mizelläre Konzentration (= relative oder absolute Konzentration an Gallensalzen oder Phospholipiden, die gerade noch Cholesterin in Lösung hält) kann auch dadurch erreicht werden, daß Gallensäuren und/oder Phospholipide zu geringe Konzentrationen erreichen. Weitere Gallensteine bestehen aus Ca-Bilirubin, Ca-Palmitat u. a.

- **Harnsteine:** Möglichkeiten der Steinentstehung sind hier einmal eine hohe Konzentration an bestimmten Kristallen im Urin selbst: Krankheiten oder Dysregulationen, die mit einer Erhöhung von Harnsäure (Leukose, Gicht), Phosphat, Oxalat, Calcium, evtl. Cystin einhergehen. Zum anderen besteht die Möglichkeit der physikalischen oder chemikalischen Veränderung des Urins wie etwa pH-Verschiebungen, Infekte der Harnwege, Abflußbehinderungen, Kristallisationskerne (Blut, Epithel).

* **Knochengrundsubstanz.** Störungen der Knochengrundsubstanz können die sauren Glykosaminoglykane betreffen, andererseits die Faserproteine.

▶ Die rezessiv vererbten **Mucopolysaccharidspeicherkrankheiten** (s. a. 12.4.1) haben einen Enzymmangel eines abbauenden Enzyms zur Ursache. Der Enzymdefekt ist jedoch nur zum Teil bekannt. Die erhöht anfallenden Glykosaminoglykane werden vermehrt im Urin ausgeschieden.

▶ Zu den Bindegewebserkrankungen mit dominantem Erbgang gehören die **Kollagenkrankheiten.** Bei ihnen werden eine veränderte Primärstruktur, eine fehlende Hydroxylierung von Prolin und Lysin und/oder eine ungenügende Vernetzung angenommen:

- Beim *Marfan*-**Syndrom** ist evtl. eine schlechte Vernetzung des Kollagens Ursache für Skelettdeformitäten, Linsendislokation und geringe Reißfestigkeit der Aorta.
- Ähnliche Ursache mag bei der **Osteogenesis imperfecta** vorliegen, bei der die Knochen extrem brüchig sind als Folge einer ungenügenden Mineralisierung bei Skelettwachstum und -entwicklung; gleichzeitig ist der Abbau erhöht.
- Eine Phänokopie der eben beschriebenen Krankheit ist der **Lathyrismus:** Durch das giftige β-Aminopropionitril einiger Latnyrusarten kommt es zu ganz ähnlichen Symptomen wie bei der Osteogenesis imperfekta. Als mögliche Giftangriffspunkte werden die Auflösung der Kollagenquerverbindungen diskutiert.
- **Vitamin C-Mangel** blockiert die Kollagensynthese (Koenzym der Hydroxyprolinhydroxylase) und führt so zur Knochenatrophie.
- **Vitamin-A-Vergiftung** hat eine erhöhte Brüchigkeit des Knochens zur Folge. Ursache scheint ein unnormales Kollagen zu sein (s. a. 12.4.2).

Übersicht über die MPS-Speicherkrankheiten aus Buddecke

Typ	Name	MPS-Ausscheidung im Urin	Symptome	Enzymdefekt
I	Hurler-Krankheit	Dermatan-sulfat Heparan	Zwergwuchs Wasserspeier-gesicht Schwachsinn	α-L-Iduroni-dase
II	Hunter-Krankheit	Dermatan-Heparan	Zwergwuchs Wasserspeier-gesicht weniger schwer als bei I	unbekannt
III	Sanfilippo-Krankheit (Polydystrophische Oligophrenie) Typ A, B	Heparansulfat	geringe körperliche u. geistige Entwicklungsstörung	Typ A: Heparansulfat-Sulfatase (?) Typ B: α-N-Acetyl-D-Glucosaminidase
IV	Morquio-Brailsford-Krankheit (Osteochondrodystrophie)	Keratansulfat	Zwergwuchs Skelettdeformitäten	
V	Schleicher-Krankheit (Polydystrophischer Zwergwuchs)	Dermatansulfat	Zwergwuchs, grobe Gesichtszüge, geistige Entwicklung normal	unbekannt
VI	Maroteaux-Lamy-Krankheit	Dermatansulfat	Skelettdeformitäten, Korneaveränderungen geistige Entwicklung normal	unbekannt

12.5.5 Positive Bilanz des Knochenstoffwechsels (Hyperostosen)

Osteosklerosen (= Osteopetrosen), (= Hyperostosen). Eine überschießende Aktivität von Osteoblasten mit dem Resultat der Osteosklerose kommt relativ selten vor. Neben einigen seltenen, noch nicht genau geklärten Osteoskleroseformen, wurden die meisten durch Hypoparathyreoidismus, STH-Überschuß und Fluorvergiftung erzeugt.

- **Hypoparathyreoidismus.** Die stimulierende Wirkung des PTH auf die Osteoklasten entfällt. Da die Mg- und Ca-Rückresorption in der Niere entfällt, sowie auch die Phosphatausscheidung nicht mehr gefördert wird, resultieren Hypocalcämie und Hypomagnesämie, sowie eine Hyperphosphatämie. Letztere führt zu erhöhter Einlagerung in den Knochen unter Mitnahme von Ca; dadurch sinkt der Ca-Spiegel unter 2,5 mval, was zur Tetanie führt. Andererseits ist die Nukleation des Knochens durch das Überwiegen von Calcitonin verstärkt. Sowohl das erhöhte Angebot der o. g. Mineralien an den Knochen, als auch die überwiegende Osteoblastenaktivität führen zur Osteosklerose.
- **Fluorintoxikation.** Fluor wird anstelle von OH^- in das Hydroxylapatit des Knochens eingebaut. Der Komplex ist dann größer und schlechter löslich. Außerdem stimuliert es die Osteoblasten: Neues Osteoid wird gebildet, die Ca-Bilanz wird positiv, die alkalische Phosphatase ist erhöht und die Hydroxyprolinausscheidung als Zeichen erhöhter Kollagensynthese steigt an.
- **STH-Wirkung.** Bekanntesten Beispiele der STH-Überproduktion ist die Vergrößerung der Akren sowie die Hyperostosis frontalis. Diese Wachstumshormonwirkung ist noch nicht aufgeklärt, zumal es sich nicht um eine generalisierte Knochenüberproduktion handelt, sondern die Überschußreaktionen sich auf bestimmte Gebiete beschränken.

13. Malignes Wachstum

13.1 Kanzerogenese

Das Tumorgewebe weist zwei besondere Kennzeichen auf:

A. Gestörte Wachstumskontrolle

B. Veränderung spezifischer Zelleistung

Zu A.: Als Tumor bezeichnet man einen autonomen, irreversiblen Wachstumsprozeß. Dieser ist mit dem normalen Gewebe nicht koordiniert und zeigt eine überschießende Gewebsvermehrung. Die Autonomität des Tumor-Wachstumsprozesses zeigt sich auch darin, daß das Wachstum auch dann anhält, wenn der auslösende Reiz nicht mehr wirksam ist.

In diesem Wachstumsprozeß gibt es zwei grundlegend verschiedene Typen:

- ▶ **Gutartige** Tumoren. Diese wachsen langsam, lokal verdrängend und sind scharf begrenzt. Da sie keine Metastasen bilden, ist hier eine Heilung durch operative Entfernung möglich.
- ▶ **Bösartige** Tumoren. Diese wachsen zumeist schnell infiltrierend und destruierend, zudem sind sie unscharf begrenzt. Das ortsständige Gewebe wird durch das infiltrierende Wachstum zerstört; darüber hinaus kommt es zu Einwucherungen in das umliegende organfremde Gewebe, in Blut- und in Lymphgefäße.

Das Einwachsen von Tumorgewebe in das Blut- und Lymphgefäßsystem macht erst die Metastasenbildung, ein Charakteristikum von bösartigen Tumoren, möglich. Vom Primärtumor lösen sich einzelne Zellen oder Zellgruppen ab, werden in der Blut- bzw. Lymphbahn verschleppt bis zu einem Ort, wo sie liegen bleiben und einen Sekundärtumor bilden. Der Sitz der Metastasen ist abhängig vom Sitz des Primärtumors sowie von dem von ihm wegführenden Metastasenwegen in Form von Blut- bzw. Lymphgefäßen.

Zu B.: Die gutartigen Tumoren weisen Zellen und Zellkerne auf, die denen des Muttergewebes gleichen, d. h. das Tumorgewebe zeigt sich gut ausdifferenziert; zudem sind nur wenige Mitosen zu erkennen.

Bösartige Tumoren weisen eine sehr viel geringere Differenzierung auf als das Muttergewebe. Hier finden sich zahlreiche Mitosen.

Karzinogene Reize. *Virchow* erkannte als erster, daß chronische äußere Reize mitverantwortlich sind für die Entstehung von bösartigen Geschwülsten. Auf diese Vorstellung baut sich die sog. Reiztheorie auf, nach der unterschieden wird in

A. chemische kanzerogene Reize

- Aromatische Kohlenwasserstoffe
  Zu dieser Gruppe gehört z. B. das 3,4-Benzpyren, das man in Teerprodukten findet sowie bei unvollständiger Verbrennung im Tabakrauch, bei Ofenheizung und in Autoabgasen.
- Aromatische Amine
  Als Beispiel dieser Gruppe kann man das β-Naphthylamin ansehen, welches ein Ausscheidungsprodukt des Anilins ist und in der Harnblase krebserzeugend wirkt. Ein weiteres Mitglied dieser Gruppe ist der Azofarbstoff Buttergelb.
- Nitrosamine
  Ihre genaue Bedeutung für die Geschwulstentstehung ist noch nicht geklärt.
- „Natürliche" Karzinogene
  Hierunter befinden sich zum Beispiel Stoffwechselprodukte von bestimmten Pilzen, wie das Luteoskyrin (Magenkrebs) oder das Aflatoxin (Leberkrebs). Weiterhin zeigen bestimmte pflanzliche Öle kanzerogene Wirkung, wie der Hauptinhaltsstoff des Kampferöls, das Safrol, oder Calamusöl. Auch Arsen gilt als „natürliches" Karzinogen (Haut-Ca, Bronchus-Ca, Leber-Ca).

Insgesamt gibt es heute schon mehr als hundert chemische Verbindungen, die als karzinogen wirksam bekannt sind. Von diesen seien noch als weitere Beispiele das Blei, Chromat und Asbest angeführt.

B. physikalische karzinogene Reize. Hier ist vor allen Dingen auf die Strahlung zu verweisen, wie z. B. die ionisierende Strahlung (Röntgen-, UV-, radioaktive Strahlen). Als Beispiele sind hier zu nennen Hautkrebs nach Röntgen- bzw. Radiumbestrahlung und UV-Bestrahlung, Bronchial- und Lungentumoren nach Einatmung radioaktiven Materials (Bergarbeiter in Schneeberg/Erzgebirge) oder das Auftreten von Knochentumoren nach Gabe von radioaktivem Strontium. Nach heutigen Erkenntnissen kommt mechanisch physikalischen Reizen keine ursächliche krebsauslösende Wirkung zu.

C. biologische karzinogene Reize

► **DNA-Viren,** wie Papovaviren (Papillom-, Polyoma- und SV_{40}-Virus), Herpes-Viren (z. B. Eppstein Barr). Die Papillomviren erzeugen beim Menschen Kehlkopfpapillome und Hautwarzen, während das Polymavirus verschiedenartige Geschwülste bei reifen Mäusen bedingt. Das SV_{40}-Virus ist für Geschwülste am neugeborenen Goldhamster verantwortlich.

► **RNA-Viren** (sog. Oncorna-Viren = Onkogene RNA-Viren), die Sarkome bei Hühnern (*Rous*-Sarkom) sowie Mamma-Ca's, Leukosen und Tumoren bei Mäusen erzeugen. Bisher konnte die krebserzeugende Wirkung der oben genannten Viren nur bei Tieren sicher nachvollzogen werden. In letzter Zeit häufen sich jedoch Hinweise dafür, daß die Viren auch an der Genese bösartiger Geschwülste beim Menschen beteiligt sind.

Chemische Karzinogene, Mehrstufenhypothese. Diese Mehrstufenhypothese konnte bei Versuchen an Mäusen nachvollzogen werden. Die einzelnen Stufen sind:

- Initialphase
  Sie wird eingeleitet durch eine sehr geringe (unterschwellige) Menge eines karzinogenen Stoffes (z. B. aromat. Kohlenwasserstoff), wodurch es zu einer irreversiblen Noxe der normalen Zelle kommt. Diese Noxe wird durch Teilung an die nachkommenden Zellen weitergegeben, ohne daß ein Tumor erzeugt wird. Die so veränderten Zellen bezeichnet man als potentielle Tumorzellen. Es ist möglich, daß der Informationsvorgang „potentielle Tumorzelle" an die Replikation von DNS bzw. an die Synthese von m-RNS gebunden ist, und somit also der Transkription zugeordnet werden könnte.

Schema der Tumorgenese

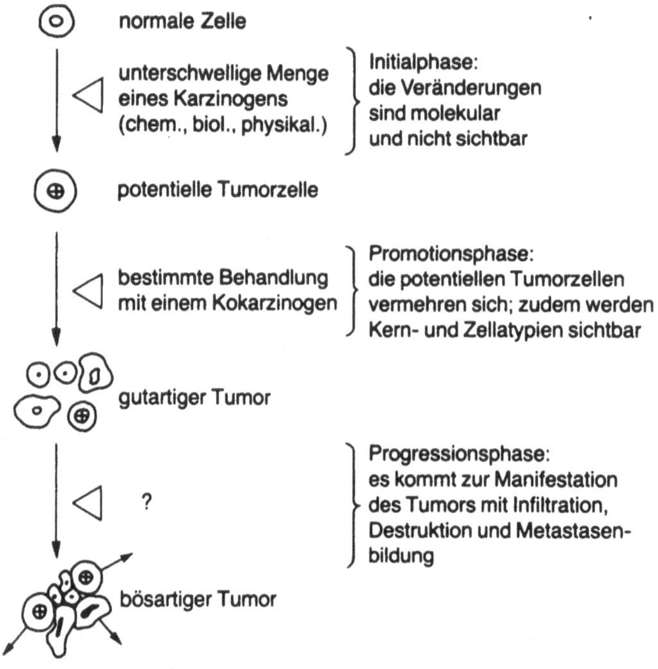

- Promotionsphase
  Diese Phase wird durch sog. Kokarzinogene eingeleitet. Hierunter versteht man sowohl endogene chemische Stoffe (z. B. Hormone) wie auch exogene chemische Stoffe (Na-Oleat, Steinkohlenteer, Tabakrauchkondensat, usw.), die allein zwar keinen Tumor erzeugen können, aber zusammen mit unterschwelligen Dosen von Karzinogenen geschwulsterzeugend wirken. Das bedeutet: Wird eine potentielle

Tumorzelle einer bestimmten Behandlung mit einem kokarzinogenen Faktor ausgesetzt, bildet sich ein gutartiger Tumor, d. h. der kokarzinogene Faktor wirkt im Sinne eines Tumorpromotors. Man vermutet, daß diese Tumorpromotoren in die Regulation der Eiweißbiosynthese im Sinne einer Induktion eingreifen. Am Ende der Promotionsphase steht ein gutartiger Tumor.

- Progressionsphase
  In dieser Phase kommt die neue biologische Eigenschaft der Tumorzellen zur Geltung. Der Verlust der Wachstumsregulationsfähigkeit führt schließlich dazu, daß die Geschwulst infiltrierend und destruierend weiterwächst und Metastasen bildet. Die auslösenden Faktoren für die letzte Phase sind noch nicht bekannt.

Chalontheorie. Das Wachstum differenzierter Zellen ist einer bestimmten Regulation unterworfen, die eine allgemein übergeordnete sowie eine lokale gewebsspezifische Komponente aufweist. Die lokale Komponente besteht nun aus Faktoren, die zum einen bei Gewebsverlust eine Stimulierung des Wachstums bewirken, zum anderen über einen Rückkopplungsmechanismus wachstumshemmend wirksam werden. Man kennt zum Beispiel von der Epidermis einen wachstumshemmenden Faktor, den man als Chalon bezeichnet.

Wird nun dieser gewebsspezifische Stoff auf Grund irgendeiner Ursache nicht mehr produziert, oder kann er nicht mehr wirksam werden, so ist damit die Regulation des Wachstums aufgehoben und es kommt durch einen ungehemmten und unkontrollierten Wachstumsvorgang zu einer Tumorentstehung.

Onkogene Viren. Die geschwulsterzeugende Wirkung bestimmter Viren ist im Tierexperiment gesichert. Von Ausnahmen abgesehen weiß man jedoch noch nicht sicher, ob und inwieweit diese Viren auch an der menschlichen Tumorentstehung beteiligt sind. Man unterteilt die Viren in:

A. onkogene DNA-Viren

- Papovaviren erzeugen beim Menschen Kehlkopfpapillome und Warzen auf der äußeren Haut. Diese Geschwülste sind gutartig.
- Polyomaviren erzeugen, wenn sie frischgeborenen Nagern injiziert werden, verschiedenartige Geschwülste.
- Das SV_{40}-Virus ist an der Tumorentstehung bei neugeborenen Hamstern beteiligt.
- Herpesviren bedingen bei bestimmten Tierarten das Wachstum bösartiger Geschwülste. Man vermutet, daß das Burkitt-Lymphom, welches in afrikanischen Endemiegebieten besonders bei Kindern auftritt und vorwiegend im Knochen lokalisiert ist, durch ein bestimmtes Herpesvirus, nämlich das *Eppstein-Barr-*Virus, hervorgerufen wird.
- Bestimmte Adenoviren zeigen bei einigen Tieren onkogene Wirkung. Während

sie beim Menschen für Entzündungen an den Augen und im Bereich des Nasen-Rachen-Raumes verantwortlich sind.

B. onkogene RNA-Viren (Onkorna-Viren)
- Von ihnen weiß man, daß sie bei Hühnern Leukosen und das *Rous*-Sarkom erzeugen, sowie bei Mäusen die Entstehung von Leukosen, Mammakarzinomen und Tumoren bedingen.

Mutationstheorie. Wie schon oben ausgeführt, verläuft die Umwandlung einer normalen Zelle in eine Tumorzelle über eine irreversible Veränderung des genetischen Materials (Mutation), welche durch einen kanzerogenen Reiz (chemisch, physikalisch, biologisch) erzeugt wird. Die Angriffspunkte der chemischen und biologischen (Viren) Karzinogene liegen wahrscheinlich auf der Ebene der Transkription, d. h. von einigen Viren ist es sogar gesichert, daß sie ihre DNS in die Kern-DNS der befallenen Zelle einbauen. Die kanzerogene Strahlung verursacht Mutationen sowohl auf der Ebene der Gene wie auch durch Chromosomenbrüche und Änderung der Chromosomenarchitektur auf der Ebene der Chromosomen.

13.2 Stoffwechsel

Minimal-Deviation. Besonders im Hinblick auf ihren Energiestoffwechsel zeigen Tumorzellen ein von den normalen Zellen abweichendes Stoffwechselverhalten (Deviation). Leidet das Normalgewebe an Sauerstoffmangel, so schaltet es seinen Energiestoffewechsel von Respiration auf Glykolyse um. Wird jedoch wieder Sauerstoff zur Verfügung gestellt, kommt es zum sog. *Pasteur*-Effekt, d. h. die Glykolyse wird zugunsten der Respiration aufgegeben.

An diesem Punkt zeigen die Zellen bösartiger Tumoren ein abweichendes Verhalten. Bei ihnen kommt es nur zu einem unvollständigen *Pasteur*-Effekt, d. h. trotz ausreichender Sauerstoffzufuhr findet hier keine völlige Umschaltung von der aneroben Glykolyse auf die Respiration statt, sondern die Tumorzellen decken weiterhin einen Teil ihres Energiebedarfs durch anerobe Glykolyse. Einige Tumoren zeigen sogar den *Crabtree*-Effekt, d. h. die Glucose wirkt hemmend auf den Respirationsvorgang. Diese Abweichung vom Normalstoffwechsel kann manchmal so gering sein (Minimal-Deviation), daß eine spezifische Chemotherapie sowie eine klinisch-chemische Diagnose unmöglich bzw. äußerst schwierig ist.

Stoffwechselrückwirkung. Bei bösartigen Geschwülsten zeigt der Gesamtorganismus als auffälligstes Symptom eine **Kachexie.** Diese stellt im eigentlichen Sinne ein komplexes Syndrom dar, was sich in allgemeiner Schwäche, starker Abmagerung infolge Eiweiß- und Fettverlust sowie Anorexie, in Beeinträchtigungen des Wasser- und Elektrolytstoffwechsels und in einer Anämie ausdrücken kann.

Es ist noch nicht genau geklärt, auf welche Weise diese Kachexie zustande kommt. Es ist jedoch wahrscheinlich, daß hier eine Konkurrenz des Wirtsorganismus mit dem Tumorgewebe um bestimmte Metabolite vorliegt. Tierversuche haben u. a. gezeigt, daß die Aufnahme von Aminosäuren und Proteinen durch das Tumorgewebe weit intensiver ist als durch das normale Gewebe. In einem Wirtsorganismus, der von einem Sarkom befallen ist, findet sich häufig eine Hypoglykämie. Es liegt die Vermutung nahe, daß dieses auf einen vermehrten Glucoseverbrauch seitens des Tumorgewebes, vielleicht auch durch eine Beeinträchtigung der Gluconeogenese sowie der Lipolyse zurückgeführt werden kann.

Tumor und Hormone. Hormonabhängigkeit bestimmter Tumoren:

- ▶ Schilddrüsen-Karzinom (Ca)
  Einige bestimmte Schilddrüsen-Ca's werden durch TSH stimuliert. Dieses kann man therapeutisch insoweit nutzen, als daß man durch Gabe von Thyroxin die TSH-Ausschüttung zurückdrängt und so das Tumorwachstum hemmt.
- ▶ Mamma-Karzinom
  Hier zeigt sich bei manchen eine Stimulation durch Östrogene.
- ▶ Prostata-Karzinom
  Manche Prostatakarzinome erfahren durch Androgene einen Wachstumsreiz. Als Therapie verordnet man neben anderen Maßnahmen aus diesem Grunde Östrogene (phosphoriliertes Stilben), die mit teilweise großem Erfolg eine entscheidende Wachstumshemmung des Karzinoms bewirken.
- ▶ Uterus-Karzinom
  Man hat festgestellt, daß bei einer größeren Reihe fortgeschrittener Korpuskarzinome hohe Dosen von Progesteron eine weitgehende Rückbildung von größten Lungenmetastasen und eine Lebensverlängerung bewirken. Außerdem wirken Gestagene bei Korpuskarzinomen mitosehemmend und verlangsamen somit das Tumorwachstum.

Biochemische Folgen von Tumoren endokriner Drüsen:

- ▶ Hypophysenvorderlappenadenome
  - Eine Steigerung der TSH-Produktion führt zu einer Hyperthyreose.
  - Das eosinophile Adenom geht mit einer erhöhten Produktion von STH einher. Dieses hat bei Erwachsenen eine Akromegalie, bei Kindern eine hypophysären Riesenwuchs zur Folge.
  - Wird vermehrt ACTH (beim autonomen ACTH-produzierenden Hypophysenadenom = M. Cushing) produziert, kommt es über eine gesteigerte Tätigkeit der Nebennierenrinde zum *Cushing*-Syndrom.
- ▶ Schilddrüsenadenom
  Durch erhöhte Produktion und Ausschüttung von Schilddrüsenhormonen entwickelt sich das Bild einer Hyperthyreose.
- ▶ Tumorerkrankungen der Nebenschilddrüse
  Sowohl Adenome wie auch das seltene Karzinom führen infolge vermehrter

Ausschüttung von Parathormon zu einem Hyperparathyreoidismus (siehe auch unter 12.5.3).

Tumoren der Nebennierenrinde
Man beobachtet zumeist Überfunktionssyndrome
- *Cushing*-Syndrom
  Die häufigste Ursache des *Cushing*-Syndroms bei Kindern ist z. B. das Nebennierenrindenkarzinom.
- *Conn*-Syndrom (prim. Aldosteronismus)
  Man sieht es äußerst selten (!) bei vermehrter Aldosteronausschüttung aus einem Nebennierenrindentumor.

Bei Einlagerung von Metastasen in die Nebennierenrinden resultiert häufig eine Insuffizienz (M. *Addison*).

▶ Tumorerkrankungen des Nebennierenmarks
Hier ist das Phäochromozytom zu nennen, welches ein meist gutartiger Tumor des chromaffinen Gewebes des Nebennierenmarks ist. Der Tumor schüttet vermehrt Katecholamine in die Blutbahn aus und führt damit zu Blutdrucksteigerungen.

▶ Ovarialtumore
Man unterscheidet hormonbildende Ovarialtumoren als
- Östrogenbildner, wie den Granulosazelltumor und den Thekazelltumor.
- Androgenbildner: Hierunter fällt das Arrhenoblastom sowie das Ovarial-Hypernephrom.
- Thyroxinbildner. Durch eine thyroxinbildende Struma ovarii kann es zum Hyperthyreoidismus kommen.

Es muß hinzugefügt werden, daß die oben genannten Ovarialtumoren seltene Formen des Ovarialtumors darstellen.

▶ Hodentumoren
Germinative (den Keim betreffende) Tumoren;
- Chorionepitheliom mit Produktion exzessiver Mengen an HCG und vermehrter Ausscheidung von Östrogenen. Das Resultat kann eine Feminisierung sein.
- Teratome mit erhöhter Östrogenausscheidung.

Nicht-germinative Tumoren
- Leydig-Zelltumoren: Hier findet man nicht nur quantitative, sondern auch qualitative Änderungen der Hormonbiosynthese. Treten die Tumoren vor der Pubertät auf, so haben sie zumeist eine androgenisierende Wirkung; beim Auftreten im Erwachsenenalter zeigt sich eine mehr feminisierende Wirkung.

13.3 Immunabwehr

Tumor-Immunologie. Untersuchungen haben ergeben, daß der menschliche Organismus eine Abwehrleistung gegen Tumoren entwickelt. Diese Tumorabwehr scheint auf immunologischen Prozessen in Form echter **Antigen-Antikörper** (AG-AK)-Reaktionen zu beruhen. Während bei Tierversuchen schon relativ häufig tumorspezifische Antigene (AG) gefunden wurden, gelang dieses beim Menschen nur bei einigen besonderen Formen von Neoplasien, wie beim Dickdarmkrebs, beim Leberkarzinom, bei malignen Melanomen und verschiedenen Formen von Sarkomen. Bei virusinduzierten Tumoren wirkt die Virus-RNS bzw. -DNS als Antigen, so daß alle Zellen dasselbe Tumorantigen tragen. Im Gegensatz dazu findet man bei chemisch induzierten Tumoren bei gleicher Noxe verschiedene Tumorantigene. Der Grund ist darin zu suchen, daß die durch die Noxe hervorgerufenen Mutationen von Zelle zu Zelle verschieden sein können. Generell werden 2 Typen von Tumorantigenen gefunden:

A. Membrangebundenes AG-Material

B. Zytoplasmatisches AG-Material
Es ist einsichtig, daß nur zellmembrangebundenes Tumorantigen immunologisch wirksam werden kann. Der Organismus kann anhand der Membranantigene die Tumorzelle als fremd erkennen.

Diese spezifischen Tumorantigene an der Membranoberfläche der Tumorzelle bewirken die Aktivierung immunologischer Abwehrmechanismen. Der Körper versucht, das Tumorwachstum unter Kontrolle zu bekommen:

A. Durch zelluläre Immunmechanismen (T-Zellen),

B. Durch humorale Antikörper (B-Zellen)
Man spricht direkt von einer immunologischen „Surveillance" (= Überwachung) des Tumorwachstums.

Allgemein kann man jedoch feststellen, daß die Tumorabwehr des Organismus sehr schwach ist, d. h. keine genügende Antikörper-(AK)-Bildung stattfindet. Das hat seinen Grund darin, daß einmal kleine Tumoren wenig Antigen bilden, zum anderen kommt es im fortgeschrittenen Stadium von Tumoren zu Funktionsstörungen des Immunsystems; außerdem zeigen einige physikalische bzw. chemische Kanzerogene eine immunsuppressive Wirkung. In diesen Fällen wird zwar relativ viel Antigen gebildet, jedoch ist der Tumor schon zu weit fortgeschritten, um noch immunologisch bekämpft werden zu können.

In Tierexperimenten konnte man jedoch nachweisen, daß sensibilisierte T-Lymphozyten auf der zellulären Ebene einen inhibitorischen bzw. zytostatischen Effekt auf das Tumorgewebe ausüben. Auf der humoralen Ebene fand man ebenfalls Antikörper, die nach Art komplement-bindender zytotoxischer Serumantikörper eine hemmende Wirkung auf die Tumorzellen zeigen. Hier kann es jedoch auch durch das **Enhancement-Phänomen** („blockierende Antikörper") zu einem vermehrten Tumorwachstum kommen.

Aus diesen Erkenntnissen könnten sich natürlich Möglichkeiten einer spezifischen Immuntherapie von Tumoren ergeben. Hier ist man jedoch bisher noch im Anfangsstadium, so daß sich vorerst nur Prinzipien eines solchen Weges abzeichnen.

* Tumor-Diagnostik

- ▶ Diagnose des **Prostata-Ca.** 40% aller Prostatakarzinome gehen mit einer Erhöhung der Gesamtphosphatase, 70% mit einer Erhöhung der spezifischen Prostataphosphatase einher. Dieser weitgehend spezifische Nachweis des Prostata-Ca's erfaßt jedoch nicht das so wichtige Initialstadium des Karzinoms. Man findet die saure Phosphatase erst erhöht, wenn schon die Prostatakapsel infiltrierend durchbrochen ist bzw. wenn es schon zur Ausbildung von Knochenmetastasen gekommen ist. Aus diesen Erkenntnissen ergibt sich die Wichtigkeit der präventiven rektalen Untersuchung bei Männer über 45 Jahren zur Erfassung des symptomlosen Initialstadiums. Bei intensiver Palpation der Prostata wird auch saure Phosphatase ausgeschwemmt. Um Fehldiagnosen auszuschließen, sollte die Phosphatasebestimmung aus Blut erfolgen, welches entweder vor oder 24 Std. nach der rektalen Untersuchung entnommen wurde.
- ▶ Diagnose des **medullären Plasmozytoms.** Beim Plasmozytom handelt es sich um eine maligne progressive Wucherung des Plasmazellsystems. Diese wuchernden Plasmazellen bilden große Mengen von Paraproteinen, die mittels der Elektrophorese nachgewiesen werden können. Die Paraproteine gehören den Immunglobulinen an, so daß man je nach ihrer Beschaffenheit ein IgG-Plasmozytom und ein IgA-Plasmozytom unterscheidet.

  Bei mehr als 30% der an einem Plasmozytom Erkrankten sind die L-Ketten der Paraproteine als Bence-Jones-Eiweißkörper im Harn nachweisbar.
- ▶ Spezifische Tumorantigene
  - karzino-embryonales Antigen (CEA). Normalerweise ist es nur im fetalen Darmepithel zu finden. Im Falle eines Dickdarm-Ca's ist es jedoch auch beim Erwachsenen nachweisbar.
  - α_1-Foetoprotein. Auch dieses Protein ist normalerweise nur im fetalen Plasma nachweisbar. Man hat jedoch nachgewiesen, daß Tumorzellen des primären Leberzellkarzinoms ebenfalls dieses α_1-Foetoprotein produzieren, so daß es bei den meisten dieser Patienten auch im Plasma zu finden ist.

* Karzinostatika

A. Bestrahlung durch **radioaktive Isotope** (^{198}Au, ^{60}Co, ^{32}P. ^{131}J etc.)

Diese Substanzen wirken auf Grund ihrer physikalischen Eigenschaften, d. h., durch ihre β- oder γ-Strahlung. Unter der Einwirkung dieser Strahlung entstehen Radikale, die zum Verfall des Thymins der DNS führen. Insofern sind durch diese Therapie besonders Gewebe mit hoher Zellteilungsgeschwindigkeit betroffen, und das sind nicht nur Tumorzellen, sondern auch Keimzellen, Blutzellen, Darmepithelien, etc.

B. Alkylierende Substanzen (Busulfan, Chlorambucil, Zyklophosphamid, Thiotepa und Tretamin etc.)
Diese Substanzen wirken aufgrund ihrer chemischen Eigenschaften hemmend auf Zellteilungen. Das geschieht in der Weise, indem labile Alkylreste auf die Nucleinsäuren übertragen werden, wodurch diese funktionell geschädigt werden. Jedoch ist auch hier kein selektiver Einsatz auf das Tumorgewebe möglich, so daß die Möglichkeit schädigender Wirkungen auf die Blutbildung (Absinken der Thrombozyten-, Granulozyten-, Lymphozyten- und Erythrozytenzahl), Gonaden, Darmepithel und auf den Haarwuchs (Haarausfall) besteht. Weiterhin droht die Gefahr mutagener und teratogener Wirkungen, sowie einer Unterdrückung der Antikörperbildung.

C. Antimetabolite (Folsäureantagonisten, Purinantagonisten und Pyrimidinantagonisten) Antimetabolite sind chemische Verbindungen, die einen lebenswichtigen Stoffwechselprozeß durch Konkurrenz mit den Metaboliten blockieren oder verändern. Die oben genannten Substanzen greifen störend in den Nucleinsäure-Syntheseprozeß ein; Folsäureantagonisten verdrängen die Folinsäure durch Konkurrenz von ihrer Wirkung beim Aufbau der Nucleinsäuren, während Purin- bzw. Pyrimidinantagonisten den Einbau der jeweiligen Basen in die Nucleinsäuren blockieren. Jedoch kommt es auch hier nicht zu einer selektiven Wirkung auf die Tumorzellen, sondern der antimetabolitische Effekt zeigt sich auch an wenig differenzierten Vorstufen der weißen Blutzellen und am Epithel, was sich in Knochenmarksschädigungen und Ulzerationen im Bereich des Magen-Darmkanals und des Mundes ausdrückt.

D. Mitosehemmstoffe wie pflanzliche Alkaloide (Colchicin, Vinblastin, Vincristin) und bestimmte Antibiotika (Daunomycin). Der Angriffspunkt dieser Substanzen ist die Zellteilung; Colchicin hält die Mitosen z. B. in der Metphase an. Auch hier ist der selektive Einsatz nicht möglich, so daß die Nebenwirkungen denen anderer Zytostatika entsprechen.

E. Enzyme (z. B. Asparaginase)
Einige Tumorzellarten (z. B. Leukämiezellen) können keine Asparaginsynthese vollziehen, so daß sie auf die Zufuhr extrazellulären Asparagins angewiesen sind. Bei Gabe von Asparaginase wird jedoch die extrazelluläre Konzentration dieser Aminosäure stark gesenkt. Da den Tumorzellen nun eine für ihren Stoffwechsel wichtige Aminosäure nicht mehr in ausreichendem Maße zur Verfügung steht, wird ihr Wachstum gehemmt. Diese Form der Therapie ist ein Beispiel selektiver Wachstumshemmung von Tumorzellen, jedoch steht hier einer allgemeinen Anwendung die Tatsache gegenüber, daß eben nur sehr wenige Tumorzellarten auf die Zufuhr von Asparagin aus dem Extrazellulärraum angewiesen sind.

F. Hormone:
– Östrogene beim Prostata-Ca; wahrscheinlich ist hier der entscheidende Punkt,

daß der hohe Östrogenspiegel zu einer Hemmung der Produktion von Androgenen (diese stimulieren ja das Tumorwachstum) über eine Hemmung der Gonadotropinausschüttung führt.
Östrogene zeigen auch Wirkung bei Metastasen von Mamma-Ca's, sowie bei Mamma-Ca's selbst, wenn diese sich einige Zeit nach der Menopause entwickelt haben.

- Androgene bei ca. 20% von Mammakarzinomen.
- Glucocorticoide bei akuter Leukämie der Kinder, sowie auch zum Teil bei chronischen Leukämien der Erwachsenen.

Zur besseren Übersicht sind in der folgenden Tabelle die einzelnen Karzinostatika mit ihren Angriffspunkten aufgeführt.

Substanz	Angriffspunkt
Radioaktive Isotope (Au^{198}, Co^{60}, P^{32}, J^{131})	Thymin der DNS zerfällt unter der Einwirkung der Strahlung
Alkylierende Substanzen (Busulfan, Chorambucil, Thiotepa, Tretamin, Cyclophosphamid)	Übertragung labiler Alkylreste auf die Nucleinsäuren
Folsäureantagonisten (Methotraxat)	Hemmung der FH_2-Reduktase
Pyrimidinantagonisten (Cystosin-Arabinosid)	Hemmung des Ribonukleotid-Reduktase, die Cytidin-Diphosphat in Desoxycytidin-Diphosphat umwandelt
Antibiotikum Daunomycin	Anlagerung an die DNS, dadurch Hemmung der DNS-abhängigen RNS-Synthese
Pflanzliche Alkaloide (Colchicin, Vinblastin, Vincristin)	Hemmung der Mitose
Enzyme (Asparaginase)	Senkung der extrazellulären Konzentration an Asparagin, auf dessen Zufuhr z. B. Leukämiezellen angewiesen sind
Hormone – Östrogene – Androgene – Glucocorticoide	noch nicht bekannt

14. Blut und blutbildende Organe

14.1 Blutplasma

Indem man ungerinnbar gemachtes Blut zentrifugiert, läßt sich der flüssige Anteil des Blutes (Plasma) von den korpuskulären Bestandteilen (Erythrozyten, Leukozyten, Thrombozyten) trennen.

Das normale Plasmavolumen beträgt etwa 4,5% des Körpergewichts bzw. ca. 55% des Gesamtvolumens (z. B. mehr als 3 l bei einem 70 kg schweren Mann).

Bestandteile des Plasmas

1. Wasser (ca. 90–91 Gew.%)

2. Proteine. Das menschliche Blutplasma hat einen Proteingehalt von 6–8 g%. Die größte Proteinfraktion bilden die Albumine mit 4–5 g%. Albumine, γ-Globuline und Lipoproteine machen fast 90% des gesamten Plasmaeiweißgehaltes aus. Daneben gibt es noch eine große Anzahl kleinerer Proteinfraktionen.

Bluteiweißkörper (KH = Kohlenhydrat)

		g/100 ml	Mol-Gew. × 10^3	%Nicht-Protein anteil	Funktion
	Präalbumin	0,003	61	1,3 KH	Thyroxinbindung
	Albumin	3,45	69		Osmoregulation Transport
α_1	α_1-Globulin (Orosomucoid)	0,075	41	40 KH	
	α_1-Glykoprotein	0,030	54	14 KH	Corticosteroidbindung
	α_1-Lipoprotein	3 bis 5	300 bis 460	50 Lipid	Lipidtransport
	Haptoglobin	0,1	85	23 KH	Hb-Bindung
α_2	α_2-(Makro-)Globulin	0,2	820	10 KH	Insulinbindung
	Caeruloplasmin	0,03	160	7 Kh	Cu-Transport
	Prothrombin		62	11 KH	Blutgerinnung

		g/100 ml	Mol-Gew. × 10^3	%Nicht-Protein anteil	Funktion
β	β-Lipoproteine (LP) D 1,006 (VLDL, prä β-LP) D bis 1,063 (LDL, β-LP) β_1-Metall-bindendes Protein (Transferrin)	0,13 0,40 0,40	bis 50 000 2000 90 90	90 Lipid 80 Lipid 5,5 Kh 5,5 KH	Lipidtransport Lipidtransport Fe-Transport Fe-Transport
	Antihämophiles Globulin; Fibrionogen	0,30	330	3 KH	Blutgerinnung Blutgerinnung
γ	γ-Globuline (Immunglobuline)	1,5	160 bis 1000	3 bis 12 KH	Antikörper

Der Plasmaproteingehalt ist von folgenden Faktoren abhängig:
- Eiweißzufuhr mit der Nahrung
- ungestörte Resorption von Aminosäuren aus dem Darm
- Fähigkeit des Organismus zur Eiweißsynthese aus enteral resorbierten Aminosäuren
- Abbau von Eiweißen
- Ausscheidung von Eiweißen

Funktion der Plasmaproteine:
- Vehikelfunktion (Transport wasserunlöslicher Stoffe)
- Träger der humoralen Abwehr und unspezifischer Resistenz
- Blutgerinnung
- Transport von Hormonen und Enzymen
- Konstanthaltung des Blut-pH-Wertes (Pufferwirkung)
- Aufrechterhaltung des kolloidosmotischen Drucks

Der kolloidosmotische Druck (KOD). Der KOD ist der Anteil am osmotischen Druck des Plasmas, der durch die Eiweißkörper hervorgerufen wird; diese verfügen über eine große Molekülgröße und sind somit „kolloidal." Insbesondere wird er durch den Gehalt an Plasmaalbuminen (bis zu 80%) bestimmt.

Der Normalwert des KOD des Plasmas beträgt −25 mmHg, der des Gewebes +3 mmHg, so daß die Differenz zwischen beiden, der effektive KOD, ca. 22 mmHg beträgt.

Bedeutung: der KOD spielt bei der Regulierung der Wasserverteilung zwischen Plasma und Interstitium eine große Rolle. So stört jede Veränderung der osmotisch wirksamen Konzentration der Plasmaeiweißkörper den Stoffaustausch und die Wasserverteilung zwischen Blut und interstitieller Flüssigkeit.

Eine Abnahme der Albuminkonzentration im Plasma führt häufig zu einer Wasseransammlung im Gewebe, zu einem sog. interstitiellen Ödem (z. B. bei Entzündungen).

3. Elektrolyte

Kationen		mval/l	Anionen	mval/l
Natrium		143	Chlorid	103
Kalium		4,5	Bicarbonat	27
Calcium		5	Phosphat	2
Magnesium		2	Sulfat	1
			Org. Säuren	6
			Eiweiß	16
insgesamt	≈	155	insgesamt	155

4. Nicht-Elektrolyte. Kohlenhydrate, Harnstoff, Fette, Hormone, Enzyme, Kreatinin, Harnsäure etc.

Osmotische Konzentration. Der normale Mittelwert des Plasmas beträgt aufgrund der meisten obengenannten Bestandteile 287 mosmol/l. Das entspricht einer Gefrierpunktserniedrigung von $-0{,}54°$ C. Da eine 1molare Lösung eine Gefrierpunktserniedrigung von $-1{,}86°$ C bewirkt, ist das Plasma einer knapp $^1/_3$ molaren Lösung (≙ 300 mosmol/l) eines Nichtelektrolyten isoton.

14.2 Blutvolumen

Das gesamte im Körper zirkulierende Blutvolumen beträgt etwa 6–8% des Körpergewichts (etwa 4–6 l beim Erwachsenen).

Mit Hilfe der **Verdünnungsmethode** läßt sich das Gesamtblutvolumen ziemlich genau bestimmen.

Dazu injiziert man ein bestimmtes Volumen (V_1) eines Farbstoffes (z. B. Evans blue) mit der Konzentration (C_1) in die Blutbahn. Nachdem sich die Substanz, die weder die Blutbahn verlassen, noch in Erythrozyten eindringen darf, mit dem gesamten Blutvolumen vermischt hat, kann eine Probe (C_2) entnommen werden. Aus der darin enthaltenen Konzentration des Farbstoffes läßt sich jetzt das zirkulierende **Plasmavolumen** (V_p) errechnen.

$$V_p = \frac{C_1 \cdot V_1}{C_2}$$

Hat man den Hämatokritwert durch 10 min Zentrifugieren ermittelt, dann läßt sich mit folgender Formel das zirkulierende Gesamtblutvolumen (V_b) berechnen:

$$V_b = \frac{V_p \cdot 100}{100 - \text{Hämatokrit}}$$

Somit setzt sich das Vollblutvolumen aus dem Erythrozytenvolumen und dem Plasmavolumen zusammen.

Veränderungen der genannten Volumina:
Plasmavolumen (Definition und Normalwert s. o.)
Änderungen des Plasmavolumens
Plasma-Abfall bei
- akutem Blutverlust; ferner bei Verbrennungen, Entzündungen

Plasma-Anstieg bei
- langsamem Blutverlust; Infusion von Plasmaexpander, Anämie

Erythrozytenvolumen ≙ Hämatokrit

- ▶ **Definition:** Hämatokrit bezeichnet den Anteil der Erythrozyten am Volumen des peripheren Blutes, ausgedrückt in Vol%.
- ▶ **Normalwert** des Hämatokrits (HKT):
  46 ± 1,5% beim Mann
  41 ± 2,4% bei der Frau
- ▶ **Änderungen** des Hämatokritwertes:
  HKT-Abfall bei
  - Blutverlust, Infusion von Plasmaexpander, Anämie, Hyperhydratation (allgemein bei Hypervolämie) und bei interstitiellen Ödemen.

  HKT-Anstieg bei
  - Dehydratation, Polyzythämie, chronischen Diarrhoen, Diuretikatherapie, interstitieller Exsikkose, Coma diabeticum.

Besonders in den großen Gefäßen kommt es bei Abfall bzw. Anstieg des Hämatokrits zu einem Abfall bzw. zu einem Anstieg der Viskosität.

Zur Einführung in die nachfolgenden pathophysiologischen Probleme werden die wichtigsten Eigenschaften der Erythrozyten kurz beschrieben. Diese werden zwar im GK nicht verlangt, können aber zum Verständnis der nächsten Seiten nützlich sein.

Struktureigenschaften der Erythrozyten. Normale Erythrozyten haben einen Durchmesser von 7–8 μ und die Dicke beträgt etwa 2 μ. Die Blutkörperchen haben eine zentrale Eindellung, so daß sie sich als bikonkave Scheiben darstellen. Dadurch ist die Zelloberfläche stark vergrößert, um einen optimalen Gasaustausch zu ermöglichen. Die Erythrozyten sind elastisch und passiv deformierbar. Daher können sie auch durch Gefäße mit geringem Durchmesser durchgedrückt werden.

Da die Blutzellen an ihrer Oberfläche eine negative Ladung besitzen, stoßen sie sich normalerweise gegenseitig ab und sind frei suspendiert.

Störungen:

Die Verformbarkeit der Erythrozyten ist vom Verhältnis der Oberfläche zum Volumen, also ihrem Inhalt, abhängig. Es ist leicht verständlich, daß sich eine Zellscheibe besser verformen läßt als eine Kugelzelle, da der Inhalt einer normalen Blutzelle sich im gewissen Maße innerhalb der ihn umhüllenden Membran umverteilen kann, während das bei einer prall gefüllten Zelle nicht mehr möglich ist.

Die Strömungsverhältnisse im Kreislauf sind normalerweise so, daß die Viskosität entsprechend dem jeweiligen Hämatokrit möglichst klein gehalten wird. Bei Abfall der im Kreislauf wirksamen Scherkräfte kommt es zu einer Viskositätszunahme, die durch Erythrozytenaggregation bedingt ist. Das hat eine weitere Verlangsamung des Blutstromes zur Folge, wobei die Viskosität weiter ansteigt. Die Scherkräfte sind wesentlich abhängig vom Blutdruck und vom Gefäßdurchmesser. Zirkulationsstörungen finden sich bei Erkrankungen, die mit Blutdruckabfall einhergehen (z. B. Schock, Entzündungen), am häufigsten in den Venolen; die Aggregation nennt man auch Rouleaux- oder Geldrollenbildung.

Dabei spielen drei Faktoren eine besondere Rolle:

- Unter Einwirkung von Fibrinogen wird die Aggregatbildung von Erythrozyten begünstigt.
- Großmolekulare Eiweißkörper verringern die elektrische Oberflächenladung durch Adhäsion, wodurch natürlich auch die gegenseitige Abstoßung vermindert wird. Daher ist auch die BKS erhöht.
- Der zweite beschriebene Mechanismus fördert ebenfalls die Aggregatbildung von Erythrozyten. Für die Auflösung bereits gebildeter Aggregate sind höhere Scherkräfte notwendig als unter Normalbedingungen vorhanden sind, so daß auch unter normalen Strömungsverhältnissen Blutkörperchen in Aggregaten vorliegen können.

Verbrennungen, Blutverlust u. a. können unter Mitwirkung dieser drei Faktoren dazu führen, daß es zu einer massiven Aggregatbildung kommt, die man als „sludge“ (= Schlamm) bezeichnet.

Gestaltsänderung

Begriffe:

▶ **Anulozytose:** Anulozyten sind ringförmige Erythrozyten, bei denen Hämoglobinmangel besteht. Das Hämoglobin liegt ringförmig am Rande der roten Blutkörperchen.

- **Anisozytose:** bezeichnet Größenunterschiede der Erythrozyten. Sie ist ein unspezifisches morphologisches Kennzeichen aller Anämien und findet sich auch in geringem Maß unter Normalbedingungen.
- **Sphärozytose** (Syn.: familiärer hämolytischer Ikterus, Kugelzellenanämie): Es handelt sich um eine dominant vererbbare angeborene Krankheit, deren Verlauf durch Anämie mit Mikrosphärozytose und sehr häufig Splenomegalie sowie einem hämolytischen Ikterus gekennzeichnet ist. Die Erythrozyten erscheinen kugelförmig.
- **Drepanozythose** (Syn.: Sichelzellenanämie): kugelförmig. Die Drepanozytose ist eine erbliche Hämoglobinopathie. Die heterozygote Form bleibt meistens inapparent (Sichelzellenanlage), während die homozygote Form (Sichelzellenkrankheit) sich als angeborene chronische hämolytische Anämie manifestiert. Ursache der Krankheit ist die Ausbildung des abnormen Hb S, die sich in einer Sichelung der Erythrozyten äußert, die unter Sauerstoffabschluß der Erys sichtbar gemacht werden kann. Betroffen sind überwiegend Angehörige der schwarzen Rasse.
- **Akanthozytose:** Aufgrund einer Formveränderung erscheinen die Erythrozyten stechapfelförmig.
- **Poikilozytose:** Beim Auftreten von ovalen, keulen-, birnen- oder zwergenförmigen Erythrozyten spricht man von einer Poikilozytose.

  Sie tritt auf bei: peripheren Läsionen der Erythrozyten, Hämoglobinopathien, extramedullärer Erythropoese, Störungen der Erythropoese. Neben den genannten Formveränderungen der Erythrozyten gibt es weitere bei:

A. Änderungen der osmotischen Verhältnisse

- In hypertonen Lösungen nehmen Erythrozyten Stechapfelform an. In hypotonen Lösungen verlieren sie durch Flüssigkeitsaufnahme ihre Scheibenform und nehmen Kugelgestalt an. U. U. kommt es zur Hämolyse.

B. Änderungen der Membranpermeabilität der Erythrozyten. Je nach Art der Änderung kann es zu denselben Erscheinungen kommen, die unter A beschrieben sind.

- **Osmotische Resistenz** kennzeichnet den Grad der Widerstandsfähigkeit der Erythrozyten gegen die hämolysierende Wirkung hypertoner Salzlösungen.
- **Normalwerte:**
  - Beginnende Hämolyse bei 0,48–0,45%iger NaCl-Lsg.
  - Vollständige Hämolyse bei 0,33–0,28%iger NaCl-Lsg.
- Die **osmotische Resistenz** ist bei der Kugelzellenanämie stark **herabgesetzt;** die Erythrozyten sind bereits unter physiologischen Bedingungen kugelförmig.
- Die **osmotische Resistenz** ist **gesteigert:**
  - bei akuten Blutverlusten, da die jugendlichen Erythrozyten vermehrt sind,
  - bei hepatogenem Ikterus, toxischen Anämien (stark erhöht),
  - bei Splenektomie, geringem Stauungsikterus und Erythroblastose.

C. Alterung unter Normalbedingungen. Die Erythrozyten werden allmählich kugelförmig und werden schließlich in der Milz abgebaut.

Lebensdauer. Die normale Lebensdauer von Erythrozyten beträgt etwa 120 Tage. Durch Reinjektion patienteneigener mit ^{51}Cr markierter Erythrozyten läßt sich die Lebensdauer annähernd bestimmen. Exaktere Aussagen ergeben Bestimmungen, bei denen neugebildete Erythrozytenpopulationen mit ^{59}Fe markiert werden. Diese Methode ist jedoch für Routineuntersuchungen zu aufwendig.

▶ **Alterung**

- Da die Blutkörperchen keinen eigenen Zellkern haben, ist ihre Lebensdauer wahrscheinlich durch abnehmende Fermentaktivität und die daraus resultierende Einschränkung des zelleigenen Energiestoffwechsels begrenzt. Das fürt unter anderem zur Verminderung der osmotischen Resistenz und der Membranstabilität, was zur Hämolyse führt. Offensichtlich findet jedoch auch eine Phagozytose gealterter Blutkörperchen statt.
- **Blutkonserven**
  Bei einer Temperatur zwischen 0–4° C und alleinigem Zusatz eines Gerinnungshemmstoffs (Citrat) sind Blutkonserven nach 5–7 Tagen nicht mehr verwendbar, da die Blutkörperchen innerhalb kürzester Zeit im Empfängerorganismus zugrundegehen, weil der Energiestoffwechsel der Erythrozyten durch den Verlust von ATP zusammenbricht. Bei Zusatz von Glukose kann die Haltbarkeit auf ca. 14 Tage verlängert werden und eine Senkung des pH-Wertes durch Säurezusatz auf 7,1 erweitert die Haltbarkeit auf 21–30 Tage. Man benutzt heute zur Konservierung ACD (**A**cid-**C**itrate-**D**extrose-Medium). Die Konservierung kann noch weiter durch die Zugabe von Inosin und Adenin verbessert werden.

  Der Zusatz von ACD ermöglicht über die pH-Senkung die zusätzliche Bereitstellung von ATP, die unter diesen Bedingungen über den 2,3-Phosphoglyceratzyklus bewerkstelligt werden kann. Dieses ATP wird für die Hexokinasereaktion der Glykolyse, die durch den Zusatz von Glukose weiter aufrechterhalten wird, benötigt. Die Zugabe von Inosin und Adenin fördert die ATP-Synthese.

  Durch eine Lagerung bei Temperatur von 2–6° C wird außerdem die Stoffwechselaktivität stark herabgesetzt. Eine weitere Abkühlung würde allerdings zur Hämolyse führen. (Es gibt neuerdings Konservierungsmethoden, bei der die Konserven bei −80 bis −120° C eingefroren werden können.)
- Ursachen und Folgen einer Verkürzung der Lebensdauer der Erythrozyten am Beispiel der kongenitalen Sphärozytose.

  Da die Blutkörperchen aufgrund einer starken Permeabilität ihrer Membran für Na^+ eine abnorme Form (Kugelgestalt) besitzen, ist ihre Passage durch die Milzsinus behindert. Durch die Stase in der Milz kommt es zu einer Stoffwechselschädigung, die auf einem lokalen Glukosemangel beruht. Da diese Schädigungen sich wiederholen, gehen die Zellen schließlich zugrunde. Da aber viele

Zellen gleichzeitig betroffen sind, kommt es zur Spenomegalie. Kann das vorzeitige Absterben der Erythrozyten nicht durch eine erhöhte Erythropoese kompensiert werden, resultiert eine Anämie mit vermehrtem Auftreten von Retikulozyten.

Nach Splenektomie erreichen die Blutkörperchen eine annähernd normale Lebensdauer.

14.3 Anämie

Definition: Eine Anämie ist dadurch gekennzeichnet, daß beim erwachsenen Mann das Hämoglobin unter 14 g% und bei der erwachsenen Frau unter 12 g% liegt.

Anämien können verursacht sein durch:

1. Hypoplasie der Erythropoese bei

A. Vitaminmangel

- Folsäure wirkt nach Umwandlung in Tetrahydrofolsäure als Coenzym für den C_1-Transfer. Mangel tritt auf bei Resorptionsstörungen im Darm, hämolytischen Anämien und Gravidität (durch Mehrbedarf), mangelnder Zufuhr mit der Nahrung sowie bei Therapie mit Folsäureantagonisten.
- Vitamin B_{12} (Antiperniziosafaktor, extrinsic factor) ist gemeinsam mit Folsäure am Stoffwechsel der C_1-Fragmente und damit an der Purinsynthese beteiligt. Bei Mangel an Vitamin B_{12} kommt es zur Hemmung der Methionin- und Cholinsynthese. Dadurch wird die Bildung von Aminosäuren und Proteinen gemindert. Außerdem wird die Bildung der DNS blockiert, da Vitamin B_{12} als Coenzym der Ribonukleotid-Reduktase fungiert. Diese Störungen wirken sich besonders im Nervengewebe und im blutbildenden System aus, deren Zellen durch hohen Proteinumsatz und hohe Mitoseraten gekennzeichnet sind.
- Vitamin B_6 (Pyridoxin) ist nach Umwandlung in Pyridoxalphosphat Coenzym vieler Enzyme. Besonders zu nennen sind: Transaminasen, Aminosäuredecarboxylasen. Bei Mangel kommt es aufgrund einer Porphyrinsynthesestörung zur Anämie. Vitamin C wirkt als Aktivator der Folsäure.

B. Erythropoetinmangel. Bei Sauerstoffmangel wird (vermutlich in den juxtaglomerulären Zellen der Niere) ein Enzym („renaler erythropoetischer Faktor" = Erythropoetin I) produziert, das aus der α-Globulinfraktion des Blutplasmas einen Wirkstoff – das Plasma-Erythropoetin II – freisetzt.

Es handelt sich um ein sialinsäurehaltiges Glykoprotein mit einem Molekulargewicht zwischen 24 000 und 46 000.

Die Wirkung scheint in einer Beschleunigung der Bildung von m-RNA zu bestehen.

Bei Nierenparenchymuntergang fehlt aufgrund des resultierenden Erythropoetinmangels die Stimulierung der Erythropoese auf der Stufe der pluripotenten Stammzelle oder der bereits differenzierten Stammzelle.

C. Allgemeiner Hormonmangel. Der Begriff der endokrinen Anämien umfaßt Anämien, die auf Unterfunktion oder Entfernung von Gonaden, Schilddrüse, Hypophyse und Nebennieren beruhen.

Dabei haben die Hypophysenhormone, ausgenommen STH und eventuell auch Prolactin, wohl keinen Einfluß auf die Blutbildung. Eine Wirkung von TSH, ACTH und FSH kann nur bei funktionierenden nachgeschalteten Drüsen nachgewiesen werden. Eine Stimulation der Erythropoese durch die Schilddrüsenhormone scheint durch erhöhten O_2-Bedarf des Gewebes bedingt zu sein, der wiederum die Erythropoetinbildung anregt.

Auch bei Glucocorticoiden und Androgenen wurde eine stimulierende Wirkung auf die Erythropoetinbildung festgestellt.

D. Knochenmarkstumoren. Da die Entwicklung von retikuloendothelialen Stammzellen zu Proerythroblasten blockiert ist, entwickelt sich eine aplastische Anämie.

2. Ineffektive Erythropoese

Hier entstehen die Anämien infolge eines Mangels an Bau- und Wirkstoffen wie z. B. bei der Eisenmangelanämie (s. 14.5.3) oder aufgrund einer Störung der Hämoglobinbiosynthese (z. B. sidero-achrestische Anämie 14.5.2, Thalassämie sowie Sichelzellenanämie 14.5.1).

3. Hämolyse

Durch abnorme intravaskuläre oder durch intrazelluläre Veränderungen werden die Erythrozyten hämolysiert und in gesteigertem Maße aus der Blutbahn eliminiert (s. a. 14,6).

4. Blutung

a) **akute, massive Blutung.** Hierbei bleiben Erythrozytenzahl, Hämoglobin und Hämatokrit zunächst noch normal (relativ gesehen), fallen dann aber wenige Stunden später proportional der Schwere der Blutung und dem Nachströmen von Gewebsflüssigkeit (Kompensation der entstandenen Hypovolämie) ab. In den nächsten Stunden tritt vorübergehend eine Leukozytose (bis 30 000/mm^3) und Thrombozytose (bis 1 000 000/mm^3) auf. Auch ist im Blutausstrich ein Anstieg der Retikulozyten zu verzeichnen, was auf eine gesteigerte Erythropoese schließen läßt. Das Serumeisen ist erniedrigt.

b) **chronische Blutung.** Infolge eines sehr langsamen, über Monate dauernden Blutverlustes, besonders im Bereich des Gastrointestinaltraktes und bei der Frau zusätzlich im Genitalbereich, stellt sich ein latenter oder manifester Eisenmangel ein. (Folge: Eisenmangelanämie).

Poolverschiebung bei Hypersplenismus. Unter dem Begriff des Hypersplenismus versteht man eine fehlerhafte bzw. verstärkte Tätigkeit der Milz (z. B. beim Milztumor), die cytopenische Krankheitszustände (Anämie, Leukopenie und Thrombopenie) bewirkt.

Eine Entfernung der Milz würde das Blutbild korrigieren. Der Hypersplenismus entsteht selten primär, in den meisten Fällen jedoch sekundär durch Stauungen oder Hochdruck im Pfortaderkreislauf.

Da der sekundäre Hypersplenismus oft zu einer Vergrößerung der Milz führt, werden in dem vergrößerten Abbauareal vermehrt korpuskuläre Blutelemente abgebaut. Durch diesen vermehrten Abbau entsteht eine **Poolverschiebung** der sich im Körper befindlichen Blutzellen, die durch eine Verminderung der Zahl der Erythrozyten (Anämie), der Leukozyten und der Thrombozyten charakterisiert ist.

Verhalten der Erythropoetinregulation bei Anämien. Unter physiologischen Bedingungen wird bei einem Sauerstoffmangel (Anämien gehen mit einer mehr oder weniger schweren Hypoxämie einher) in den juxtaglomerulären Zellen der Niere das Enzym Erythopoetin gebildet, das zu einer Stimulation des erythropoetischen Systems im Knochenmark führt.

Das Maß der Erythropoesesteigerung wird bestimmt durch das Verhältnis von Sauerstoffzufuhr zu Sauerstoffverbrauch. Da bei Anämien die Sauerstoffzufuhr vermindert ist, soll dieses auf dem Wege einer gesteigerten Erythropoese kompensiert werden (Ausnahme: aplastische Anämie, da dort die Erythropoese selbst gestört ist).

14.4 Verminderung der Zellbildung durch Zellteilungs- und Reifungsstörungen

14.4.1 Störungen auf Stammzellebenen

Aplastische Anämie. Hier liegt eine Störung der Erythropoese zugrunde. Es sind sowohl kongenitale Formen (Typ Diamond – Blackfan und Typ Fanconi) als auch erworbene Formen bekannt. Bei den häufiger vorkommenden erworbenen Formen läßt sich oft eine Medikamenten- (Zytostatika-, Chloramphenicol-, Mesantoin-, Gold-), Chemikalien- (Benzol-) oder Strahlenschädigung nachweisen, die zu einer Knochenmarksatrophie führt. Das blutbildende Knochenmark wird weitgehend oder vollständig durch Fettmark ersetzt.

Dadurch ist die Zahl der Normoblasten im Knochenmark meist vermindert oder deren Reifung deutlich verzögert.

Das Blutbild weist eine verminderte Zahl von Erythrozyten und keine Retikulozyten auf. Die entstandene Anämie ist normochrom.

14.4.2 Störungen der DNA-Synthese

Megaloblastäre Anämie. Ein Megaloblast ist eine kernhaltige erythropoetische Zelle, die von den normalen Vorstufen der Erythrozyten anhand ihrer Größe und einer typischen Kernstruktur unterschieden werden kann. Aus dem Megaloblast entwickelt sich der kernlose reife Megalozyt.

Ursachen der megaloblastären Anämie:

A. Vitamin-B_{12}-Mangel durch:
- mangelhafte orale Zufuhr,
- Mangel an „intrinsic factor" (nach Magenresektion),
- schwere intestinale Resorptionsstörungen (Sprue),
- Besiedlung des Intestinaltrakts mit Fischbandwurm, der große Mengen Vit. B_{12} verbraucht.

Da der Körper jedoch große Reserven an Vit. B_{12} besitzt, kann es bis zum Auftreten klinischer Mangelsymptome mehrere Jahre dauern.

B. Folsäuremangel durch:
- mangelhafte orale Zufuhr (Folsäure ist besonders in frischem Gemüse und Fleisch (Leber) enthalten),
- intestinale Resorptionsstörungen,
- hämolytische Anämien,
- Stoffwechselbelastungen (Gravidität),
- Therapie mit Folsäureantagonisten.

Vitamin-B_{12}- und Folsäuremangel treten klinisch mit ähnlicher Symptomatik in Erscheinung, da beide Substanzen bei der DNS-Synthese der unreifen Knochenmarkszellen eine wichtige Rolle spielen (Einschleusung von C-1-Kohlenstoffeinheiten in den Stoffwechsel).

Durch eine bei Mangel von Vitamin B_{12} und Folsäure vorliegende verzögerte DNS-Synthese und davon abhängige verzögerte Zellteilung kommt es zur Ausbildung von Riesenzellen im hämatopoetischen System, da das Wachstum der Zellen nicht wesentlich behindert ist. Die Verzögerung der Zellteilung führt außerdem zu einer Verringerung der Zellzahl, was sich in Leukopenie, Thrombopenie und einer hyperchromen megalozytären Anämie mit leichter hämolytischer Komponente, die in einer verminderten Resistenz der Erythrozyten begründet ist, äußert. Es kommt zur megaloblastären Erythropoese und Ausbildung von Riesenformen in der Myelopoese.

Blutbefunde bei einer megaloblastären Anämie sind:
- Verringerter Hämatokrit,
- stark beschleunigte BSG,
- verringerte zirkulierende Gesamtblutmenge,
- erhöhter Plasmaeisenspiegel.

14.5 Störungen der Hämoglobinbildung

14.5.1 Hämoglobinopathien

Hämoglobin ist ein aus 4 Peptidketten und 4 Porphyrinringen zusammengesetztes Chromoprotein. Die Synthese des Proteinanteils wird beim Menschen durch mindestens vier verschiedene Genpaare kontrolliert, die wiederum für die Bildung der vier verschiedenen Peptidketten vom Typ α, β, γ und δ verantwortlich sind.

Hinsichtlich des Globinanteils können die Hämoglobinopathien in zwei Gruppen unterteilt werden.

1. Veränderungen der Hämoglobinkettenrelationen. Ein Beispiel ist die **β-Ketten-Thalassämie,** bei der die Synthese von β-Ketten eingeschränkt ist. Ursache der Synthesestörung sind Defekte im Bereich der Operatorgene, die die Strukturgene regeln.

Kompensatorisch erfolgt eine verstärkte Bildung von γ- und δ-Ketten. Dabei entstehen vorwiegend Kombinationen von 2α- + 2γ-Ketten (= HbF) und von 2α- + 2δ-Ketten (= HbA). HbF und HbA kommen physiologischerweise beim Erwachsenen nur in ganz geringen Konzentrationen vor.

Die Erhöhung des HbA_2-Anteils am Gesamt-Hb wird als Thalassämia minor, eine Erhöhung des HbF-Anteils als Thalassämia major bezeichnet. Die letztgenannte Form ist die klinisch wichtigere, die Th. minor bleibt häufig symptomlos.

Klinische Symptomatik der Thalassämia major: Erythroblastenhyperplasie mit Vergrößerung des Markraumes (Rö: „Bürstenschädel"), Hepatosplenomegalie. Blutausstrich: Hypochromie, Poikilozytose, Targetzellen, Erythroblasten, Nachweis von HbF durch Anfärbung.

2. Veränderte Aminosäuresequenz

Die Aminosäuresequenz, meistens die der β-Kette, weicht durch den Einbau einer falschen Aminosäure von der Norm ab. Als Musterbeispiel einer Kettenanomalie gilt das **HbS.** Anstelle der normalerweise als 6. Aminosäure in der β-Kette vorhandenen Glutaminsäure findet sich Valin.

Die **Sichelzellenanänie** (Syn. Drepanozytose) ist eine erbliche Hämoglobinopathie. Die heterozygote Form bleibt meistens inapparent (Sichelzellenanlage), während die homozygote Form (Sichelzellenkrankheit) sich als angeborene chronische hämolytische Anämie manifestiert. Betroffen sind überwiegend Angehörige der schwarzen Rasse.

Bei der Sichelzellanämie ist die Löslichkeit des HbS herabgesetzt. Nur im reduzierten Zustand zeigen die Erythrozyten infolge der intrazellulären Ausfällung des HbS eine typische sichelförmige Struktur.

Klinische Folgen

Die Sichelung der Blutzellen bewirkt eine entscheidende Beeinträchtigung der

Hämodynamik. Es kommt zu einer Erhöhung der Blutviskosität, in deren Folge besonders die Zirkulation in den Kapillaren verlangsamt ist. Durch die Sichelstruktur bedingt, verhaken sich die Erythrozyten ineinander, bilden einen Pfropf und verschließen schließlich die Gefäße. Durch die vielfältigen Thrombosierungen bilden sich zahlreiche Organinfarkte (Hirn, Herz, Nieren, Milz, Darm, Haut u. a.) aus, wodurch die Schwere und die Dauer der letal verlaufenden Erkrankung wesentlich bestimmt ist.

Ein weiteres Beispiel für eine Kettenanomalie ist das **HbM.** Hier liegt in der α-Kette an der Position 58 Tyrosin statt Histidin vor. Die Patienten haben einen erhöhten Methämoglobinanteil (normal 0,2–1%) und weisen deshalb eine Zyanose auf.

Da das Eisen beim HbM als Fe^{3+} vorliegt, ist das Methämoglobin nicht in der Lage, Sauerstoff zu transportieren. Folge der arteriellen Sauerstoffuntersättigung ist eine Steigerung der Erythropoese, was fast immer zu einer Polyglobulie führt.

14.5.2 Störungen der Hämsynthese

1. Hereditär bedingte Störungen

Der Ausfall einer oder mehrerer Regulationsmechanismen bei der Hämsynthese wird als „Porphyrie" bezeichnet. Formen der Porphyrie:

A. Erythropoetische Formen

▶ Porphyria erythropoetica

Die erythropoetische Porphyrie ist eine autosomal rezessiv erbliche Erkrankung, die durch einen Defekt der Uroporphyrinogen-Isomerase in Erscheinung tritt. Es kommt zu einer exzessiven Bildung von Uroporphyrinogen I aus Porphobilinogen. Die Synthese von Uroporphyrin III ist gestört, die von Uroporphyrin I und Koproporphyrin I gesteigert. Die beiden zuletzt genannten Substanzen werden in allen Organen und auch in der Haut abgelagert, wo sie „lichtsensibilisierend" wirken. Zellen und Gewebe werden überempfindlich gegen Belichtung jeder Art („Photodermatose"). Es kommt zu schweren Nekrosen der Haut, des Ohr- und Nasenknorpels. Die photosensibilisierenden Porphyrine sind auch hoch konzentriert in den Erythrozyten und im Urin zu finden.

▶ Protoporphyria erythropoetica

Auch diese Erkrankung ist genetisch bedingt und wird als dominantes autosomales Merkmal vererbt. Charakteristisch ist die übermäßige Bildung freien Protoporphyrins des normalen Typs III, die von einer Photodermatose begleitet wird, deren Entstehungsmechanismus noch ungeklärt ist.

B. Hepatische Formen

▶ Akute intermittierende Porphyrie

Diese Erkrankung wird autosomal dominant vererbt. Normalerweise ist die δ-Aminolävulinsäuresynthetase in der Leber des erwachsenen Menschen vollständig reprimiert, so daß keine Porphyrinbiosynthese möglich ist. Bei der akuten intermittierenden Porphyrie wird aufgrund einer Regulationsstörung, die ihre Ursache in der Bildung eines fehlerhaften Repressors oder einer Störung im Repressor-Operator-Mechanismus haben könnte, in der Leber δ-Aminolävulinsäure gebildet, die zum Teil in γ, δ-Dioxovaleriansäure und durch Decarboxylierung in Succinat umgewandelt wird. Ein großer Teil der vermehrt gebildeten δ-Aminolävulinsäure und des daraus entstehenden Porphobilinogens und Uroporphyrinogens III wird im Urin ausgeschieden, der beim Stehenlassen eine weinrote Farbe annimmt. Bei dieser Form der Porphyrie besteht keine Photosensibilität.

Die betroffenen Patienten leiden unter akuten kolikartigen Beschwerden, Erbrechen oder Obstipation, die teils regelmäßig, teils in unregelmäßigen Abständen auftreten und unterschiedlich schwer sein können, was häufig zur Fehldiagnose „akutes Abdomen" führt.

Es kommt auch zu psychischen und neurologischen Veränderungen.

▶ Porphyria cutanea tarda

Die Erkrankung beginnt meist nach dem 40. Lebensjahr (daher „tarda") und tritt überwiegend bei Männern auf. Eine hereditäre Disposition wird diskutiert. Es werden große Mengen Uroporphyrin und Koproporphyrin im Urin ausgeschieden.

Es kommt zu unterschiedlicher Photosensibilisierung der Haut mit entsprechenden Hauterscheinungen, die von leichten Erythemen bis zu bullösen Veränderungen reichen können.

Art der Erkrankung	Serum	Harn
Prophyria erythropoetica	Uroporphyrin I ↑ Koproporphyrin I ↑	Uroporphyrin I u. Koproporphyrin I ↑
Erythropoetische Protoporphyrie	Proporphyrin u. Protoporphyrin ↑↑ Koproporphyrin ↑	o. B.
Akut intermittierende Porphyrie	δ-ALS ↑, Uroporphyrin ↑, Koproporphyrin ↑, Porphobilinogen ↑	δ-Aminolävulinsäure, Uroporphyrin I und II, Koproporphyrin, Porphobilinogen ↑↑
Porphyria cutanea tarda		Uroporphyrinogen, Koprophorphyrinogen ↑

2. Erworbene Störungen

Das Enzym δ-Aminolävulinsäure-Synthetase benötigt als Coenzym Pyridoxalphosphat (Vit. B_6).

Bei Mangel dieses Vitamins entsteht eine Porphyrinsynthesestörung, die das Bild der **sideroachrestischen Anämie** entstehen läßt. Da das resorbierte Eisen nicht verwertet werden kann, lagert es sich in Sideroblasten ab. Das sind atypische erythropoetische Vorstufen mit besonders großen Eisenschollen, die fast ausschließlich im Knochenmark vorkommen.

Im Blutbild ist eine hypo- bis normochrome Anämie bei deutlich erhöhtem bis normalem Eisenspiegel zu erkennen.

▶ Symptomatische Porphyrinurien

Unter diesen Begriff fallen Störungen, bei denen durch Stoffwechselgifte wie Barbiturate oder Alkohol eine unphysiologische Porphyrinsynthese in der Leber in Gang gesetzt wird, so daß sich die gebildeten Vorstufen oder Zwischenprodukte anstauen und mit dem Urin ausgeschieden werden.

Eine weitere typische, symptomatische Porphyrie, vorwiegend erythropoetischer Genese, wird bei der **Bleivergiftung** festgestellt. Blei hemmt die Enzyme der Porphobilinogen-Synthese und das letzte Enzym in der Biosynthese des Häms, die Ferrochelatase.

Dadurch treten im Urin vermehrt δ-Aminolävulinsäure (nicht aber Porphobilinogen), Coproporphyrin II und im geringeren Maße auch Coproporphyrin I auf. Die Hemmung der Protoporphyrinsynthese und des Eiseneinbaus in die Erythroblasten hat eine Anämie mit Bildung hypochromer Zellen zur Folge. Weiterhin ist eine basophile Punktierung der Erythrozyten erkennbar, bedingt durch die Schädigung ihrer Mitochondrien und Ribosomen. Ihre Lebensdauer ist daher verkürzt.

14.5.3 Eisenmangel

Eisenmangel ruft eine hypochrome Anämie hervor, bei der der einzelne Erythrozyt mit weniger Hämoglobin beladen ist als bei der Normochromie. Die zentrale Aufhellung der roten Blutkörperchen ist meist größer als ein Drittel des Zelldurchmessers. Der Färbekoeffizient ist kleiner als 28 γγ.

Der Eisenmangel kann durch folgende Ursachen begründet sein:

- Eisenverluste des Organismus durch chronische Blutungen,
- Alimentärer Eisenmangel bei einseitiger Ernährung,
- Eisenresorptionsstörungen (Malabsorptionssyndrom, Sprue, Anazidität, chronische Ruhr, Pankreasinsuffizienz),
- Gesteigerter Eisenbedarf bzw. -verbrauch (Infekte, Wachstumsphasen, Tumoren),
- Störungen der Hämoglobinsynthese (Enzymblockaden im inneren Eisenstoffwechsel).

Eine Eisenmangelanämie ist häufig schon im gefärbten Ausstrich zu erkennen. Kennzeichen sind:

Mikrozytose, Planozytose (verminderte Erythrozytendicke), Auftreten von Targetzellen, einzelnen polychromatischen Makrozyten, Anisozytose und Poikilozytose.

Im Knochenmark sind bei gesteigerter Erythropoese die Proerythroblasten und Makroblasten vermehrt; ebenfalls vermehrt sind die Retikulozyten im peripheren Blut.

Die Erythrozyten weisen eine gesteigerte Resistenz auf.

Bei deutlich erniedrigtem Plasmaeisenspiegel ist die Eisenbindungskapazität erhöht.

14.6 Beschleunigte Erythrozytenelimination

Bei der **hämolytischen Anämie** kommt es zu einer abnormen intravaskulären Destruktion von Erythrozyten, die durch das RES phagozytiert werden. Meistens besteht ein Ungleichgewicht zwischen dem Abbau von roten Blutkörperchen im zirkulierenden Blut, der bei dieser Form der Anämie gesteigert ist, und der Neubildung, obwohl es zu einer kompensatorischen hyperplastischen Erythropoese im Knochenmark kommt.

Diese ist gekennzeichnet durch Hyperplasie der Erythropoese, periphere Retikulozytose und erhöhtem Eisenumsatz.

Die Zerstörung von Erythrozyten hat den Austritt von freiem Hämoglobin zur Folge. Der Abbau von Hämoglobin findet in der Leber, im Knochenmark und in der Milz statt, doch sind die Enzyme des Hb-Abbaus überall im Organismus vorhanden. Physiologischerweise freigesetztes Hb wird durch Haptoglobin gebunden und kann deswegen nicht im Harn ausgeschieden werden.

Ursachen und Folgen eines vermehrten Hämoglobinabbaus:

- Akute Hämolyse
  Bei akuter Hämolyse kann nicht das gesamte freiwerdende Hb gebunden werden. Aus diesem Grunde erscheint es im Harn, wenn sein Anteil mehr als 2% des Gesamt-Hb ausmacht. Gleichzeitig steigt der Bilirubinspiegel des Plasmas. Liegt die Plasma-Bilirubinkonzentration über 2 mg%, ist die Leber nicht mehr in der Lage, das gesamte anfallende Bilirubin zu glucuronidieren. Das freie Bilirubin lagert sich in Gewebe und Schleimhäute ein und verursacht eine Gelbfärbung (hämolytischer Ikterus).
- Anämien mit progredienter Zerstörung von Erythrozyten (hämolytische Anämie)
  Da häufig eine erhöhte Freisetzung von Hb durch den gesteigerten Abbau bzw. Zerfall wenig resistenter oder geschädigter Erythrozyten auftritt, kann möglicherweise nicht das gesamte anfallende Bilirubin in der Leber konjugiert werden: Es kommt dann ebenfalls zum Ikterus.

Ursachen einer hämolytischen Anämie:

14.6.1 Gesteigerte Hämolyse bei zellulären Defekten

Die zellulären Defekte können sich in verschiedenen Formen manifestieren:

a) **Membrandefekte**

Als Beispiel sei hier die autosomal dominant vererbte **hereditäre Sphärozytose** (sog. Kugelzellenanämie) erwähnt. Als Ursachen werden Störungen des Lipidstoffwechsels in der Zellmembran der roten Blutkörperchen diskutiert mit daraus resultierender Permeabilitätserhöhung der Membran für Na^+. Der nachfolgende Wassereinstrom läßt die Kugelform entstehen. Aufgrund dieser Formanomalie sind die Erythrozyten bei ihrem Durchtritt durch die Milz so behindert, daß zum einen die Erythrozyten hämolysieren, zum anderen sich die Milz vergrößert. (Splenomegalie).

Als Therapiemöglichkeit besteht die Entfernung der Milz (Splenektomie).

b) **Enzymdefekte**

Bei einem Glucose-6-phosphat-Dehydrogenase-Mangel handelt es sich um einen Enzymdefekt im Pentose-Phosphatzyklus, so daß die Reaktion Glucose-6-Phosphat zu 6-Phosphatgluconat nicht mehr im vollen Umfang ablaufen kann. Das sonst dabei entstehende NADPH ist aber für die Reduktion von Glutathion, das die Erythrozyten gegen Oxidation schützt, notwendig. Unter dem Mangel von reduziertem Glutathion tritt jetzt eine oxidative Denaturierung der Erythrozytenproteine auf, die zur Hämolyse führt.

Die verminderte Enzymaktivität allein führt meist nicht zur Anämie. Werden die Erythrozyten mit einer solchen Störung jedoch oxidierenden Substanzen (z. B. verschiedenen Medikamenten wie Primaquin, Salicylate, Chloramphenicol u. a.) ausgesetzt, wird die angeborene Stoffwechselstörung manifest. Es kommt zu einer zeitlich befristeten Hämolyse, die vorwiegend die älteren Erythrozyten betrifft. Dem Favismus, der vorwiegend in Sardinien auftritt, liegt der gleiche Enzymdefekt zugrunde. Hier kommt es beim Genuß von Favabohnen zur Hämolyse.

c) **Hämoglobinopathien**

Hämoglobinopathien sind angeborene Störungen des Aufbaus und der Funktion des Hämoglobins. Artspezifität und Funktion des Hb sind durch den Globinanteil des Hb determiniert. Normalerweise finden sich beim Menschen folgende Hämoglobine:

	Hb A_1	Hb A_2	Hb F
Erwachsener:	96–98%	1–3%	Spur
Neugeborenes:	20–40%	Spur	60–80%

Abweichungen von dieser Struktur der Hämoglobine sind Anomalien. Sie verursachen je nach Art und Lokalisation im Hb-Molekül mehr oder weniger schwere Schädigungen der Erythrozytenform und -funktion. Störungen des Aufbaus und der Funktion des Hämoglobins sind genetisch fixiert und dominant vererbbar.

Beispiele sind:
- Sichelzellenanämie
- Thalassämie
- Hämoglobin-C-Anämie

14.6.2 Hämolyse durch extrazelluläre Faktoren

- Für das Auftreten inkompletter Antikörper gegen Erythrozyten findet man häufig keine Erklärung (idiopathische Form). Teilweise treten sie aber auch mit anderen autoimmunologischen Prozessen auf (z. B. bei disseminiertem L. E.). Nach dem Temperaturbereich, in dem sie optimal wirken, teilt man die **Autoimmunantikörper** in Wärme- und Kälteantikörper ein. (Temperaturoptimum für Wärme-AK 37° C, für Kälte-AK unter 37° C).

  Sie gelten als häufigste Ursache erworbener hämolytischer Anämien. Die AK werden von der Erythrozytenoberfläche absorbiert und verändern so die Struktur der Zellmembran. Diese Blutkörperchen mit veränderter Zellmembran werden vom RES vorzeitig aus der Blutbahn entfernt und abgebaut.

  Während es unter Einwirkung von Wärmeagglutininen lediglich zur hämolytischen A. kommt, führen Kälteagglutinine auch zu Akrozyanose, *Raynaud*-Phänomen und bei Kälteexposition zu intravasaler Hämolyse.
- Auch **chemische Stoffe** können Ursache hämolytischer Anämien sein. Vergiftungen mit Arsen- und Schwefelwasserstoff, Nitrosegase, Anilin, Schlangengift und auch bestimmte Medikamente wie zum Beispiel Sulfonamide und Phenacetin können zu einer toxischen Hämolyse führen.
- Während Malariaerreger intraerythrozytäre Parasiten sind und dadurch die Zellen zur Hämolyse bringen, kommt es bei anderen Erregern wie hämolysierenden Streptokokken, Vibrio cholerae und Clostridium perfringens durch humorale Stoffe zur Hämolyse.

- **Mechanisch-hämolytische Anämien**
  werden bei erworbenen Herzklappenfehlern der Aorten- und Mitralklappen sowie bei prothetischem Herzklappenersatz beobachtet.
  Ursache sind turbulente Strömungen an den deformierten Klappen und an schlecht sitzenden Klappenprothesen.

14.7 Polyzythämie

Die Polyzythämie (auch Polyglobulie genannt) ist durch eine relative oder absolute Zunahme der zirkulierenden Erythrozyten charakterisiert.

Bei einer absoluten Polyzythämie ist das gesamte Erythrozytenvolumen infolge einer gesteigerten Zellbildung im Knochenmark absolut erhöht.

Die relative Polyzytämie (Pseudoglobulie) ist Ausdruck einer Bluteindickung durch massiven Plasmaverlust infolge massiven Durchfalls, Erbrechens oder Schwitzens, sowie Polyurie (Diabetes insipidus) ohne adäquaten Flüssigkeitsersatz.

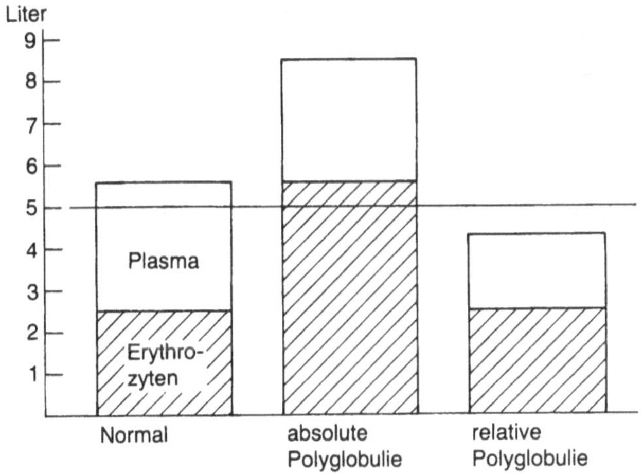

Um eine primäre Form der absoluten Polyzythämie handelt es sich bei der Polyzythämia vera. Die Ursache dieser Krankheit ist nicht genau bekannt. Sie zeichnet sich durch eine übermäßige Produktion von Blutzellen aus, die zu einer Ausdehnung der Produktionsorte auf sonst fetthaltige Knochenmarksbezirke und auf Leber sowie Milz führt. Der hämatologische Befund weist eine Überproduktion aller im Knochenmark produzierten Elemente (Erythrozyten, Granulozyten und Thrombozyten) auf.

Im Gegensatz hierzu findet man bei den sekundären Formen der absoluten Polyzythämie lediglich eine Erythrozytose, die die bei diesen Formen typischen arterellen Sauerstoffmangelzustände kompensieren soll.

- Bei der sog. Höhenpolyglobulie ist der äußere Sauerstoffmangel der Stimulus für eine verstärkte Erythropoese.
- Infolge innerem O_2-Mangel findet man eine starke Polyglobulie bei angeborenen Herzfehlern mit sog. Rechts-links-Shunt, d. h. Übertritt untersättigten venösen Blutes in die arterielle Blutbahn.

- Pulmonal bedingte Polyzythämien, die durch eine Sauerstoffdiffusionsstörung bedingt sind, werden hauptsächlich beim chronisch obstruktiven Lungenemphysem und bei Lungenfibrosen beobachtet.
- Da abnorme Hämoglobine unfähig sind, Sauerstoff zu transportieren, führen Formen wie z. B. Met-Hb zu einer Polyglobulie.
- Polyglobulien können auch durch hohe Cortisol- oder Testosteronkonzentrationen, die auf die Erythropoese eine stimulierende Wirkung haben, ausgelöst werden.
- Renale Polyzythämien werden oft durch eine vermehrte Aktivität des in der Niere produzierten oder aktivierten Erythropoetin verursacht.

Klinik. Auf den ersten Blick erkennt man eine Zyanose. Bei der Polyzythämie vera ist die Milz oft vergrößert, bei der sekundären Polyzythämie nie. Das Blutbild zeigt eine normochrome Erythrozytose bis 8 $Mill/mm^3$. Bei der Polyzythämia vera liegt zusätzlich eine Linksverschiebung der Granulozytopoese vor. Infolge der enormen Zellvermehrung ist die Viskosität des Blutes erhöht. Diese kann gemeinsam mit der Thrombozytose zu arteriellen und venösen Thrombosen, zu Lungenembolien und Infarkten führen. Aufgrund der verlangsamten zerebralen Durchblutung klagen die Patienten am ehesten über Kopfschmerzen, Schwindelgefühl und Ohrensausen.

14.8 Leukozyten

14.8.1 Granulozytose

Unter einer Granulozytose versteht man eine aufgrund gesteuerter Mehrsynthese im Knochenmark und/oder Mobilisation von Granulozytenreserven bedingte Vermehrung der Leukozytenzahl auf über $9000/mm^3$, die vorwiegend bei infektiösen Prozessen, die mit einer akuten, besonders mit einer lokalisierten Entzündung einhergehen, auftritt. Bakterielle Infekte haben meistens eine spezifische neutrophile Leukozytose zur Folge. Die Reaktion kann durch entzündliche und toxische Reizung so stark sein, daß sie nur schwer von einer Leukämie abzugrenzen ist (leukämoide Reaktion). Neutrophile Leukozytosen treten u. a. auf bei: akuten Intoxikationen mit Azidose, Karzinosen, Tuberkulose, diabetischen oder urämischen Komata, Empyemen und plötzlichen Schmerzereignissen wie Herzinfarkt, Trauma u. ä.

▶ **Unspezifische Leukozytosen** finden sich auch physiologischerweise, z. B. bei Neugeborenen und Kleinkindern, bei Schwangeren und Gebärenden, nach stärkerer körperlicher Belastung und in Streß-Situationen.

▶ **Eosinophilie** findet man bei Erkrankungen allergischer Natur, Bindegewebserkrankungen, Streptokokkeninfektionen, Wurmbefall u. a. Die Pathogenese der Eosinophilie ist nicht geklärt.

▶ **Basophilie** zeugt von vermehrter Knochenmarkstätigkeit. Eine deutliche Erhöhung der basophilen Granulozyten des Blutes findet man bei der Polycythämia vera und eine massive Vermehrung bei der Basophilenleukämie.

Basophilie tritt auch bei chronisch-myeloischer Leukämie und Osteomyelosklerose auf.

▶ **Lymphozytosen** treten häufig bei entzündlichen, durch Viren hervorgerufenen Erkrankungen der Lymphknoten auf. Lymphozyten und Monozyten sind in den verschiedenen Phasen einer Infektion vermehrt (s. Leukozytenkurve n. *Schilling* mit „monozytärer Überwindungsphase und lymphozytärer Heilphase").

14.8.2 Granulozytopenie (Agranulozytose)

Der Begriff kennzeichnet eine pathologische Verminderung der Leukozyten unter $4000/mm^3$. Vor allem sind die neutrophilen Granulozyten extrem vermindert oder fehlen völlig. Ursache ist dabei entweder eine eingeschränkte Bildung und Freisetzung aus dem Knochenmark oder eine gesteigerte Eliminierung aus dem peripheren Blut. Diese Phänomene werden hauptsächlich durch gewisse Medikamente und chemische Substanzen wie z. B. Benzol, Pyramidon, Anilin, Phenylbutazon und Chloramphenicol bei individueller Überempfindlichkeit ausgelöst. Agranulozytopenien können ferner bedingt sein durch:
- biologische Knochenmarksschädigung (Zytostatika),
- physikalische Knochenmarksschädigung (ionisierende Strahlen),
- Splenomegalie (durch Thrombosen der V. lienalis oder V. portae, Leberzirrhose, *M. Gaucher*).
- Infektionskrankheiten (Typhus, Paratyphus, Masern, Röteln, Poliomyelitis, perakute Sepsis),
- Kollagenosen (L. erythematodes).

Sinkt die Leukozytenzahl unter $1000/m^3$ oder die Granulozytenzahl unter $600/mm^3$, besteht eine hohe Infektionsgefahr.

14.9 Thrombozyten

Funktion der Thrombozyten bei der Hämostase:
- Bildung des „weißen Thrombus"
- Freisetzung von Serotonin und ADP.
- Durch Thrombozytenfaktor 3 Beteiligung am „intrinsic system".
- Beteiligung an der Thrombinbildung mit Th.-F. 1.
- Beschleunigung der Fibrinbildung mit Th.-F. 2.
- Speicherfunktion für Serotonin, Adrenalin und Noradrenalin.
- Abdichtung der Gefäßwände.

14.9.1 Thrombozytose

Tritt eine Vermehrung der Thrombozytenzahl relativ oder symptomatisch über 300 000/mm^3 auf, so spricht man von einer Thrombozytose. Eine bedeutsame symptomatische Thrombozytose tritt bei einer schweren Milzatrophie, vor allem aber nach Splenektomie auf, da der Thrombozytenspeicher Milz kaum bzw. gar nicht mehr vorhanden ist.

Weitere symptomatische Thrombozytosen treten nach akuten Blutungen, nach Operationen, nach Entbindungen, bei Erkrankungen des hämatologischen Systems wie z. B. chronische Myelose und Polyzythämie vera auf.

Ätiologisch ungeklärt ist ein Krankheitsbild, das trotz hoher Thrombozytenzahl (bis zu 5 Mill/mm^3) eine hämorrhagische Diathese aufweist. In einigen Fällen war die Thrombozytenfunktion durch eine Verminderung des Plättchenfaktors 3 bedingt.

Thrombozytopenie. Der Mangel an Blutplättchen hat eine mangelhafte Bildung eines Thrombozytenpfropfes bei Blutungen zur Folge; eine zusätzliche Störung der Blutgerinnung tritt bei schweren Thrombozytopenien auf, da es an Plättchenfaktoren fehlt. Es kommt zu einer verminderten Blutgerinnung und zur Ausbildung großer Hämatome.

Ursachen einer Thrombozytopenie sind:

1. gestörte Neubildung der Thrombozyten infolge
   - fehlender Stammzellen
   - Hemmung der Zellteilung
   - Hemmung der Zelldifferenzierung
   - Mangel an Bausteinen für die Zellneubildung
   - Fehler im Mechanismus der Thrombozytenabschnürung aus den Megakaryozyten.
   - ungenügender Synthese im Knochenmark durch Verdrängung der Megakaryozyten (z. B. bei Leukämie)
   - Knochenmarkshemmung bei Hypersplenismus (unter Einwirkung von Stoffen, die aus der Milz stammen?)
2. vermehrter Verbrauch infolge
   - Verkürzung der Lebensdauer bei bestimmten Thrombopathien,
   - starker Blutungen,
   - vermehrter Thrombozytolyse z. B. durch toxische und immunologische Prozesse (Thrombozyten nehmen an der zellulären Abwehr teil).
   - allergischer Reaktionen auf Medikamente (z. B. Butazolidin)
   - gesteigerter Abbau in der Peripherie oder in der Milz.

14.10 Hämostase

Komponenten. An der Blutgerinnung sind beteiligt: Gefäßwand, Thrombozyten und humorale Gerinnungsfaktoren.

Die Gefäßwand setzt im Fall einer Läsion Gewebefaktoren (Thrombokinase) frei und unterstützt die Blutstillung durch Kontraktion.

Die Blutgerinnung erfolgt in zwei Stufen:

A. Vorläufige Blutstillung. Bei der Verletzung eines Gefäßes wird auch unter dem Endothel liegendes Kollagen freigelegt, an das sich Thrombozyten anlagern, die Serotonin und ADP freisetzen. Durch ADP wird eine weitere Plättchenanlagerung ermöglicht, so daß sich der sogenannte „weiße Thrombus“ bilden kann. Durch gleichzeitige Kontraktion der Gefäßmuskulatur bzw. der kontraktilen Fasern der Kapillaren wird die weitere Thrombozytenanlagerung begünstigt. Erst wenn die Gerinnung einsetzt, kann aus dem „weißen Thrombus“ ein endgültiger Pfropf („roter Thrombus“) gebildet werden.

B. Endgültige Blutstillung. Die endgültige Blutstillung verläuft in drei Phasen. Nach einer Vorphase, in der das Blutgerinnungssystem entweder durch den Plättchenfaktor III oder den Gewebefaktor III aktiviert wird, folgt die:

1. Phase: Das endogene (mit den Faktoren XII, XI, IX, VIII) und/oder das exogene System (mit dem Faktor VII) bilden den Faktor X – Aktivator.

2. Phase: Der Prothrombinaktivator bewirkt die Bildung von Thrombin aus Prothrombin.

3. Phase: Umwandlung von (wasserlöslichem) Fibrinogen in (wasserunlösliches) Fibrin unter Einwirkung von Thrombin. Die dabei verbleibenden Polypeptidketten werden netzartig durch den Faktor XIII verkettet.

In der sogenannten Nachphase erfolgt eine konzentrierte Schrumpfung des Gerinnsels mit Serumauspressung (Retraktion).

Schematische Darstellung des Blutgerinnungssystems (siehe Seite 228).

14.10.1 Hämorrhagische Diathese

Hämorrhagische Diathesen sind Krankheitszustände, die durch Blutungsneigung (Auftreten spontaner, schwer stillbarer Blutungen) gekennzeichnet sind.

Entsprechend ihrer Pathogenese unterteilt man sie in drei Gruppen:

1. Koagulopathien = Störung der humoralen Faktoren
- Liegt ein angeborener Gerinnungsdefekt vor, ist immer nur ein einziger Faktor verändert.
- Gerinnungsstörungen können auch durch erworbene Defekte (wie Leberschä-

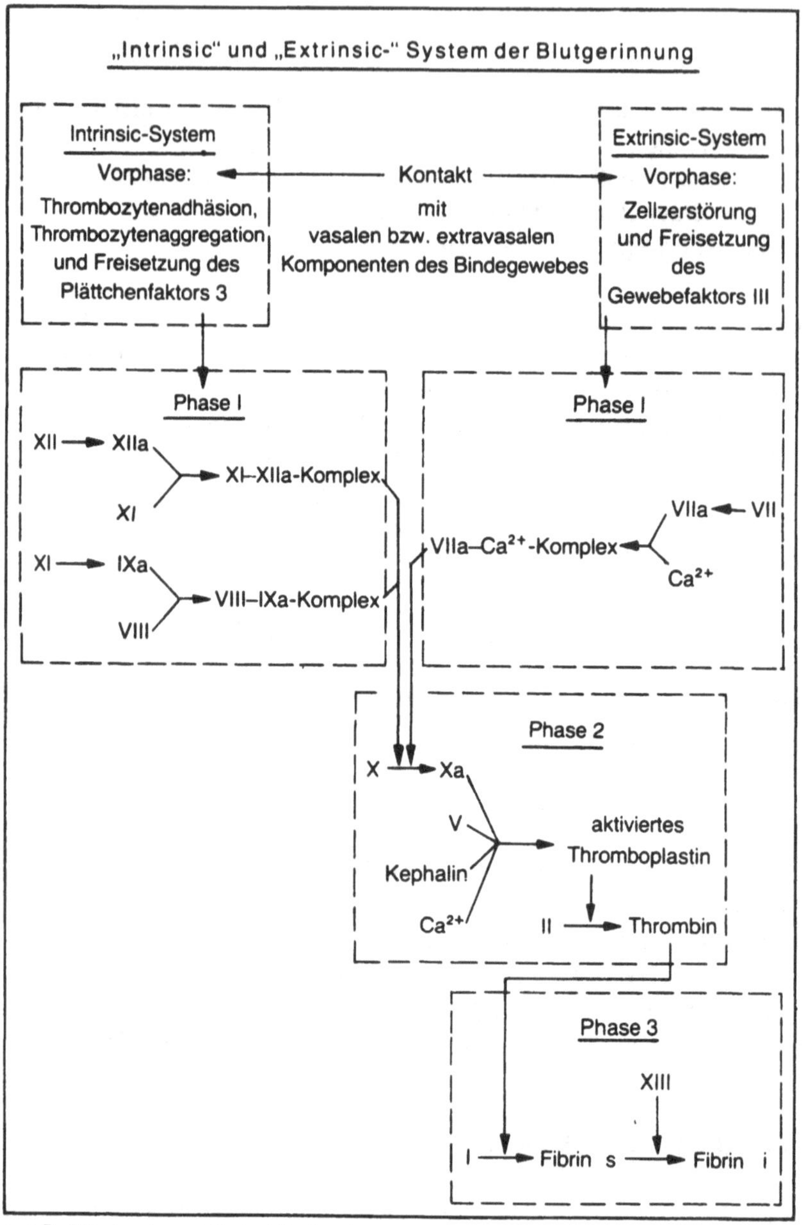

aus Buddecke: Grundriß der Biochemie

den, Vitamin-K-Mangel) bedingt sein. Meistens sind dabei mehrere Faktoren betroffen.

Eine Übersicht über erblich bedingte und erworbene Koagulopathien gibt das Schema auf S. 230. Die jeweiligen Störungen lassen sich durch Methoden zur Untersuchung des Gerinnungssystems den einzelnen Phasen der Blutgerinnung zuordnen:

- Die Untersuchungen bei Gerinnungsstörungen in der 1. Phase bringen folgende Ergebnisse:
  - Gerinnungszeit: wesentlich verlängert
  - Prothrombinverbrauch: wesentlich vermindert
  - Thromboplastinzeit: normal
  - Thrombinzeit: normal
- Untersuchungsergebnisse bei Störungen in der 2. Phase:
  - Gerinnungszeit: geringfügig verlängert
  - Prothrombinverbrauch: normal
  - Thromboplastinzeit: wesentlich verlängert
  - Thrombinzeit: normal
- Untersuchungsergebnisse bei Störungen in der 3. Phase:
  - Gerinnungszeit: verlängert
  - Prothrombinverbrauch: normal oder vermehrt
  - Thromboplastinzeit: verlängert
  - Thrombinzeit: wesentlich verlängert.

Neben Störungen des Blutgerinnungssystems können auch Störungen des Fibrinolysesystems Ursache einer Koagulopathie sein. Da man annimmt, daß es intravasal ein dynamisches Gleichgewicht zwischen Gerinnung und Fibrinolyse gibt, kann es durch Störungen z. B. bei Hyperfibrinolyse zur hämorrhagischen Diathese kommen. Sie kann auch bei hochdosierter Antikoagulantientherapie auftreten.

2. Thrombozytopathien

Thrombopenien durch ungenügende Produktion im Knochenmark, durch gesteigerten Abbau oder durch Sequestration größerer Thrombozytenmengen in der Milz. Als Folge einer solchen Thrombopenie ist die Bildung des Thrombozytenpropfes gestört; bei starker Thrombozytopenie kommt es auch zu einem Mangel an Faktor 3, so daß es dadurch zu Störungen der Blutgerinnung kommt (Blutergüsse).

Thrombozytendefekte und eingeschränkte Plättchenfunktion. Man muß qualitative Mängel der Thrombozyten annehmen, wenn die Blutungszeit bei normaler Plättchenzeit verlängert ist. Thrombopathien sind teils genetisch fixiert, teils erworben wie z. B. nach Acetylsalicylsäuretherapie oder Urämie.

Als Beispiel für eine hereditäre Thrombopathie sei die familiäre Thrombasthenie genannt, bei der die Thrombozytenaggregation abnorm ist und die Gerinnselretraktion fehlt.

Das Blutungsbild bei Thrombopathie kann sowohl dem bei Hämophilie als auch dem bei Thrombopenie gleichen.

3. Angiopathien

Hämorrhagische Diathesen auf dem Boden von Angiopathien sind durch Schädigungen von Gefäßen hinsichtlich ihrer Permeabilität und Kontraktilität gekennzeichnet. Je nach Schwere der Erkrankung kann es wie bei der Thrombozytopathie zu petechialen Blutungen kommen.

Koagulopathie: Blutgerinnungsstörung durch Mangel plasmatischer Faktoren (nach R. Schmutzler)

Gerinnungsfaktoren		Erbliche Koagulopathien	Ursachen erworbener Koagulopathien
Faktor I:	Fibrinogen	Afibrinogenämie	schwere Leberkrankheit, intravasale Gerinnung, Fibrinolyse
Faktor II:	Prothrombin	Prothrombinmangel	Leberkrankheit, Vitamin-K-Mangel, Antikoagulation, Neugeborenes
Faktor III:	Gewebsthrombokinase	–	–
Faktor IV:	Calcium	–	–
Faktor V:	Porakzelerin	Parahämophilie	schwere Leberkrankheit, intravasale Gerinnung, Fibrinolyse
Faktor VII:	Prokonvertin	Faktor-VII-Mangel	Leberkrankheit, Vitamin-K-Mangel, Antikoagulation, Neugeborenes
Faktor VIII:	Antihämophiles Globulin (AHG)	Hämophilie A	intravasale Gerinnung, Fibrinolyse
Faktor IX:	Christmas-Faktor	Hämophilie B	Leberkrankheit, Vitamin-K-Mangel, Antikoagulation,
Faktor X:	Stuart-Prower'	Stuart'	Neugeborenes
Faktor XI:	PTA, Rosenthal'	Faktor-Mangel	–
	Faktor	PTA-Mangel	–
Faktor XII:	Hageman-Faktor	Hageman-Faktor-Mangel	Leberkrankheit?,
Faktor XIII:	Fibrinstabilisierender Faktor (FSF)	FSF-Mangel	Fibrinolyse

Prinzipielle Ursachen der Gerinnungsstörung. Aus dem Ablauf der normalen Gerinnung ergeben sich folgende prinzipielle Ursachen für Störungen des Gerinnungsablaufes:

A. Fehlen von Gerinnungsfaktoren. Bei einem ererbten Mangel an plasmatischen Gerinnungsfaktoren kommt es zu typischen hämorrhagischen Diathesen. Gerinnungsstörungen können auch durch erworbene Defekte bedingt sein. Meistens sind dabei mehrere Faktoren betroffen. Eine Übersicht über erblich bedingte und erworbene Koagulopathien gibt das Schema auf Seite 230.

B. Inaktivität von Gerinnungsfaktoren. Eine Inaktivierung von Gerinnungsfaktoren findet man bei den sogenannten Immunokoagulopathien, bei denen spezifische Hemmkörper gegen bestimmte plasmatische Gerinnungsfaktoren gebildet werden. Darüber hinaus gibt es Hemmkörper, die gegen bestimmte Phasen des Gerinnungsablaufs gerichtet sind. Immunokoagulopathien treten häufig nach wiederholten Bluttransfusionen, durch die bei ererbten hämorrhagischen Diathesen der fehlende Faktor substituiert werden soll, auf, da der fehlende Faktor für den Empfängerorganismus antigen wirkt. Am häufigsten findet man Hemmkörper gegen den Faktor VIII, so daß dieser nicht wirksam werden kann (Pseudohämophilie).

C. Anwesenheit von Hemmstoffen. Zu den Hemmstoffen zählen die häufig in der Antikoagulantientherapie verwendeten Mittel Heparin, Cumarine (Vit.-K-Antagonisten) und Acetylsalicylsäure (Acetylsalicylsäure hemmt die Thrombozytenaggregation und damit die Ausbildung eines „weißen" und „roten" Thrombus). Nicht für die Therapie, jedoch für Untersuchungen in vitro sind geeignet: Oxalate, Fluoride und Citrate, durch die dem Blut das für die Gerinnung notwendige Calcium entzogen wird.

D. Störung in der Relation der einzelnen Gerinnungskomponenten zueinander. Man nimmt an, daß es intravasal ein dynamisches Gleichgewicht zwischen Gerinnung und Fibrinolyse gibt. Störungen dieses Gleichgewichts führen zu Störungen der Hämostase, die durch Hyperfibrinolyse oder Fibrinogenmangel oder deren Kombination bedingt sein kann.

Leberbedingte Gerinnungsstörung

Folgende Gerinnungsfaktoren werden in der Leber gebildet:
- Fibrinogen (I)
- Prothrombin (II)
- Proaccelerin (V)
- Proconvertin (VII)
- Christmas-Faktor (IX)
- Stuart-Prower-Faktor (X)
- Plasmathromboplastinantecedent (XI)

- Hagemann-Faktor (XII)
- Fibrinstabilisierender Faktor (XIII)

Bei eingeschränkter Leberfunktion infolge von Parenchymschädigungen durch chronische Hepatitis, Leberzirrhose, Leberkarzinom, Intoxikation u. a. ist die Bildung der Gerinnungsfaktoren beeinträchtigt. Je nach Schwere der Schädigung kommt es zu einem Abfall der Faktoren in folgender Reihenfolge: VII und II, IX und X, in schweren Fällen auch V und I. Für die Synthese der Faktoren II, VII, IX und X ist Vitamin K notwendig. Bei Mangel an Vitamin K entweder durch mangelnde Zufuhr oder durch Therapie mit Vitamin-K-Antagonisten kommt es zu einer Synthesestörung der genannten Faktoren.

Je nach dem Schweregrad der Synthesestörungen sind die Gerinnungszeiten mehr oder weniger verlängert.

Grundsätzlich müssen alle Defekte des Gerinnungssystems als lebensbedrohlich angesehen werden, da ständig, auch bei geringsten Verletzungen die Gefahr des Verblutens gegeben ist.

Die Art der Blutung läßt keine Aussage darüber zu, welcher Faktor einen Defekt hat.

Allerdings läßt die Lokalisation der Blutungen gewisse Rückschlüsse auf das defekte System zu. So treten Schleimhautblutungen häufig bei Störungen der Faktoren V, VII, X und XI auf, während es bei den Hämophilien öfter zu Hämatombildungen und „spontanen“ Gelenkblutungen kommt.

14.10.2 Gerinnungsfaktoren

(s. Schema S. 228 und Schema S. 230 linke Spalte)

14.10.3 angeborene Gerinnungsdefekte

Hämophilie. Bei der Hämophilie handelt es sich um eine genetisch bedingte hämorrhagische Diathese, die sich zumeist in Schüben entwickelt. Dieses Krankheitsbild ist gekennzeichnet durch eine rein plasmatische Störung der Blut-Thromboplastin-Bildung. Man unterscheidet:

- **Hämophilie A**
  Die Aktivität des Faktors VIII ist vermindert, evtl. auf der Grundlage einer Fehlsynthese.
- **Hämophilie B**
  Hier ist die Aktivität des Faktors IX (Christmas-Faktor) vermindert.

Die Hämophilie wird rezessiv geschlechtsgebunden vererbt, und zwar durch weibliche Personen. Bei erhaltener Kapillarresistenz beobachtet man eine verlängerte Gerinnungszeit, Recalzifizierungszeit und Heparinrecalzifizierungszeit; weiterhin beobachtet man eine Verzögerung der Thrombinbildung sowie eine Verminderung des Prothrombinverbrauchs.

In der klinischen Symptomatik zeigen sich – ausgelöst durch Mikrotraumen – flächenhafte Blutungen, besonders im subkutanen Bindegewebe, in der Muskulatur, Alveolarregion, in den Gelenken und Nieren. Die Gelenkblutungen können zu typischen Gelenkzerstörungen führen.

v. Willebrand-Syndrom. Auch diese Krankheit ist angeboren, wird aber nicht geschlechtsgebunden vererbt. Im Gegensatz zu den anderen kongenitalen Formen, bei denen nur ein einziger Faktor fehlt oder vermindert ist, liegt hier eine Kombination von Defekten vor.

Neben einer Störung der Plättchenfunktion, die wahrscheinlich durch das Fehlen eines plättchenaggregierenden Plasmafaktors (Ristocetin) bedingt ist, wird die Krankheit auch durch einen ausgeprägten Faktor-VIII-Mangel verursacht.

Im Gegensatz zur Hämophilie sind Haut- und Schleimhautblutungen häufiger, Gelenkblutungen dagegen seltener.

Oft treten Nasenblutungen und schwere gynäkologische Blutungen auf.

14.10.4 Fibrinolyse

Die Auflösung von Fibrin läuft in drei Phasen ab:

1. Phase: Freisetzung eines Plasminogenaktivators aus Gewebe und endovasal. Als Gewebeaktivator wird u. a. Urokinase, als endovasaler Aktivator das Reaktionsprodukt aus Lysokinase und einem sogenannten Proaktivator oder aus Lysokinase mit Plasminogenspuren angesehen. (Zu den Lysokinasen gehört auch die körperfremde Streptokinase.)

2. Phase: Plasminbildung unter Einfluß des Aktivators aus dem nicht fibrinolytisch wirksamen, im Plasma zirkulierenden Plasminogen.

3. Phase: Plasmin bewirkt die Proteolyse des Fibrins zu Fibrinopeptiden, die selbst über Thrombinhemmung und Störung der Polymerisation des Fibrins gerinnungshemmend wirken.

Die Thrombinhemmung geschieht durch Substanzen, die beim Abbau der Faktoren V und VIII durch Plasmin frei werden (sog. Fibrin-Spaltprodukte).

Wirkung des Plasmins (Fibrinolysin):
- Fibrinolyse, d. h. hydrolytische Aufspaltung des Fibrins zu Spaltstücken,
- Fibrinogenolyse, also Spaltung des Fibrinogens,
- Verminderung der Faktoren V und VIII.

Bei der Spaltung des Fibrinogens werden thrombinhemmende Faktoren frei; die Fibrinspaltstücke verhindern eine weitere Fibrinbildung. Allgemein kann man die Wirkung des Plasmins in eine fibrinolysefördernde und eine gerinnungshemmende zusammenfassen.

Wirkung der Streptokinase. Plasmin entsteht proteolytisch aus Plasminogen. Diese Reaktion wird von verschiedenen Aktivatoren beeinflußt, so auch von einem labilen

Plasmaaktivator. Dieser entsteht erst dadurch, daß Lysokinasen eine Profibrinolysekinase aktivieren. Als eine solche Lysokinase kann auch die Streptokinase angesehen werden.

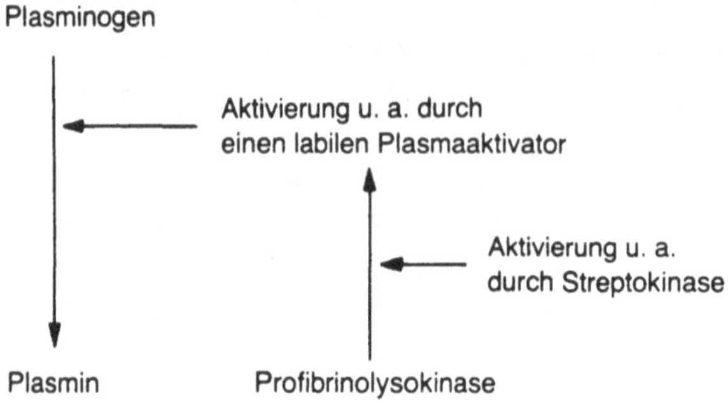

Man macht von diesen Lysokinasen, in der Hauptsache Streptokinase, therapeutischen Gebrauch bei der Auflösung intravasaler Fibringerinnsel (Thromben), z. B. bei tiefen Beinvenenthrombosen, Beckenvenenthrombosen.

Ursachen für Störungen im Fibrinolysesystem

Plasminhemmstoffe. Der Einsatz von Plasminhemmstoffen in der Therapie wird gelegentlich bei Überdosierung von Steptokinase oder einer pathologisch gesteigerten Fibrinolyse, z. B. infolge Aktivatorüberschuß bei ausgedehnten nekrotisierenden Vorgängen wie Verbrennungen und Traumen notwendig. Besonders viele Gewebsaktivatoren können bei chirurgischen Eingriffen an Organen wie Lungen, Nieren und Prostata sowie beim Einbruch von Fruchtwasser in die Blutbahn freigesetzt werden. Folge ist eine Hyperfibrinolyse.

Die Plasmininhibitoren sind teilweise synthetische Substanzen (ε-Aminocapronsäure (EACA), p-Aminomethylbenzolsäure (PAMBA) und 4-Aminomethylcyclohexancarbonsäure (AMCA)). Sie hemmen einerseits die Bildung des Blut-Plasminogenaktivators durch Lysokinase, Urokinase, Trypsin und auch Streptokinase und andererseits die Plasminbildung aus Plasminogen.

Durch EACA wird Streptokinase aus der Verbindung mit dem sogenannten Blutproaktivator entfernt. Außerdem verhindert EACA weitgehend den Abbau des Fibrins, wodurch die Fibrinolyse gehemmt wird.

Aus tierischer Parotis gewinnt man das Trasylol, das auch in der Lunge und im Pankreas vorkommt. Es hemmt die Plasminogenaktivierung und die Plasminaktivität und kann daher ebenfalls als Therapeutikum bei Hyperfibrinolyse eingesetzt werden.

14.10.5 Disseminierte intravasale Gerinnung

Die disseminierte intravasale Gerinnung (ausgebreitete Entstehung von Mikrothromben) entsteht, wenn es zur Aktivierung des Gerinnungssystems infolge von Gefäßwandschäden, Strömungsverlangsamungen und Veränderungen der Blutbeschaffenheit, einschließlich Einstrom von gerinnungsaktiven Substanzen, sowie Schädigung oder Überlastung (Endotoxin, Schwangerschaft) des RES kommt.

Diese und andere Grundkrankheiten können akut oder chronisch und durch folgende Auslöseprinzipien gekennzeichnet sein.

A. Aktivierung von Gewebsthrombokinasen
- akute Formen sind hier die gynäkologischen Eingriffe und geburtshilfliche Blutungen und Komplikationen (wie z. B. Fruchtwasserembolie und vorzeitige Plazentaablösung), Operationen an Fibrinolyseaktivatoren reichen Organen wie Lunge, Prostata, Pankreas und Organnekrosen.
- für chronische Verlaufsformen können hier hämatogen metastasierende Adenocarzinome verantwortlich sein.

B. Freisetzung thromboplastisch aktiver Substanzen
- akut: aus Erythrozyten bei schweren Hämolysen, aus Leukozyten bei Leukämie und aus Thrombozyten bei akuter Transplantatabstoßung
- chronisch: aus Erythrozyten bei hämolytischen Anämien und aus Thrombozyten bei chronischer Transplantatabstoßung

C. Aktivierung des Gerinnungssystems an benetzbaren Oberflächen
- akut: durch die Herz-Lungen-Maschine und bei der Hämodialyse

D. Anhäufung und Aktivierung gerinnungsaktiver Stoffe bei Stase und Acidose
- akut: durch kardiogenen, hämolytischen und septischen Schock

E. Anhäufung von gerinnungsaktiven Stoffen bei RES-Blockade
- akut: Da das RES bei einer Sepsis mit der Beseitigung des Endotoxins schnell überfordert werden kann, versagt der Abbau der Aktivierungsprodukte der Gerinnung wie Thrombokinasepartikel und kleiner, mit Thrombin behafteter Fibringerinnsel aus dem Blut.

F. Thrombinähnliche Substanzen
- akut: verschiedene Schlangengifte enthalten Thrombin-ähnliche Endopeptidasen, die aus Fibrinogen Fibrin bilden.

Verbrauchskoagulopathie. Durch die auf diese Weise generalisierten, intravasalen Gerinnungsprozesse kommt es zur Bildung multipler Mikrothromben. Dieses führt zu einem erheblichen Verbrauch aller gerinnungsaktiven Substanzen wie Fibrin,

Prothrombin, Faktor V und VIII, Thrombozyten und speziell von Fibrinogen. Dieser quantitative Verlust an Gerinnungsfaktoren führt zur hämorrhagischen Diathese mit starker Blutungsbereitschaft.

Überschießende und fehlende Fibrinolyse. Selten findet man bei der intravasalen Gerinnung thrombotische Gefäßverschlüsse. Dies ist durch die rasch einsetzende fibrinolytische Gegenregulation bedingt. Ist diese jedoch überschießend, kommt es zu einem weiteren Abfall der schon verminderten Gerinnungsfaktoren. Die hämorrhagische Diathese wird verstärkt.

Tritt eine fibrinolytische Gegenregulation nicht sofort oder überhaupt nicht ein, kommt es zur thrombotisch bedingten Mikrozirkulationsstörung bis hin zu Gewebe- und Organnekrosen.

Fibrin-Spaltprodukte. Plasmin bewirkt die Proteolyse des Fibrins zu Fibrinopeptiden, die selbst über Thrombinhemmung und Störung der Polymerisation des Fibrins gerinnungshemmend wirken.

14.10.6 Thrombose

Unter Thrombose versteht man die Gerinnung von Blut innerhalb der Gefäße bei Lebzeiten.

Hierbei spielen folgende Mechanismen eine Rolle:

1. Veränderungen der Gefäßwand
Aufgrund von Intimaschädigungen, die durch Verletzungen (Quetschungen), Unterbindung nach Operationen, Arteriosklerose, Syphilis und Thrombophlebitis verursacht werden können, bleiben Thrombozyten an der Gefäßwand haften. Nach der Plättchenadhäsion wird die Gerinnungskaskade in Gang gesetzt: Diese durch eine Gefäßwandläsion ausgelöste Thrombusbildung wird als Abscheidungsthrombose bezeichnet.

2. Veränderung der Blutströmung
Durch Verlangsamung bzw. Stillstand der Blutströmung entstandene Thromben:

a) Kompressionsthromben: durch Druck auf Venen, z. B. in der Schwangerschaft, durch Tumoren, usw. . . .
b) Dilatationsthromben: infolge Erweiterung von Venen, z. B. bei Varizen, Aneurysmen
c) Marantische Thromben: Thromben bei herabgesetzter Herzkraft

3. Veränderung der Blutzusammensetzung

a) Durch Säuerung des Blutes infolge CO_2-Spannungszunahme entstandene Herabsetzung der Blutplättchenladung und damit zunehmender Agglutimationsneigung.

b) Vermehrung der Thrombozyten und des Fibrinogens
c) Verringerung der fibrinolytischen Aktivität
d) Erhöhung der Blutviskosität.

15. Herz

15.1 Mechanische Störungen der Herztätigkeit

15.1.1 Klappenstenosen

Zur Überwindung einer kompensierten Stenose ist ein erhöhter intravasaler Druck notwendig. Dieser ist abhängig vom Ausmaß der Verengung und des Durchflusses. Hinter der Stenose verzeichnet man einen Druckabfall mit poststenotischer Erweiterung des Gefäßes.

Beispiel: **Aortenstenose**
- Druckbelastung des linken Ventrikels
- langsamer systolischer Druckanstieg mit spätem Gipfel
- verkleinerte Amplitude in der Aorta.

Prästenotisch kommt es aufgrund des erhöhten Strömungswiderstandes für den linken Ventrikel in den meisten Fällen zu einer Druckhypertrophie ohne Ausweitung des Kammerraumes. Die poststenotische Erweiterung der Aorta ascendens ist auf die hohe kinetische Energie des Blutstrahls zurückzuführen.

Beispiel: **Mitralstenose**
- Druckbelastung des linken Vorhofs und des rechten Ventrikels;
- Bestehen eines diastolischen Druckgradienten zwischen linkem Vorhof und Ventrikel, besonders in der frühen Diastole und während der Vorhofkontraktion;
- der Druck im rechten Ventrikel ist sowohl in der Diastole als auch in der Systole erhöht;
- der Druck im linken Ventrikel ist unverändert, das Schlagvolumen ist normal.

Prästenotisch findet man einen dilatierten Vorhof sowie eine vermehrte Lungengefäßfüllung und eine Druckhypertrophie des rechten Ventrikels mit pulmonaler Hypertonie.

Poststenotisch fällt eine leichte Atrophie des linken Ventrikels auf.

Beispiel: **Pulmonalstenose**
- systolischer Druckgradient zwischen rechtem Ventrikel und A. pulmonalis
- Druckbelastung des rechten Herzens
- niedriger Druck mit geringer Amplitude in der Pulmonalarterie

- im rechten Ventrikel ist der systolische Gipfel erhöht und verspätet, der diastolische Druck ist erhöht, die Auswurfphase verlängert
- leichte Erhöhung des Drucks im rechten Vorhof.

Prästenotisch führt die wegen der Drucküberlastung chronisch gesteigerte Herzarbeit zu einer Hypertrophie des rechten Ventrikels.

Poststenotisch ist die wandschwache A. pulmonalis aufgrund der hohen kinetischen Energie des Blutstrahls erweitert.

Beispiel: **Trikuspidalstenose** (selten)
- deutlicher Druckgradient in der frühen Diastole zwischen rechtem Vorhof und rechtem Ventrikel
- erhöhter Druck im rechten Vorhof
- bei verkleinertem Volumen normaler Druck in rechtem Ventrikel

Prästenotisch kommt es zu einer Dilatation des rechten Vorhofs mit erweiterter V. cava superior. Poststenotisch liegt eine Atrophie des rechten Ventrikels vor.

15.1.2 Klappeninsuffizienzen

Beim Vorliegen einer Klappeninsuffizienz können die Herzklappen ihre volle Ventilwirkung zur Richtungsbestimmung des Blutstromes nicht mehr erfüllen. Infolge größerer Mengen zurückfließenden Blutes (Pendelblut) kommt es zu einer erhöhten Volumenbelastung der vor der insuffizienten Klappe liegenden Herzabschnitte. Das morphologische Korrelat dieser Störung ist die Volumenhypertrophie.

Bei der Mitral- bzw. Trikuspidalklappeninsuffizienz findet während der Systole ein Rückstrom eines Teiles des Blutes in die Vorhöfe statt.

A. Mitralklappeninsuffizienz. Druck im linken Ventrikel: Der systolische Gipfel wird in der frühen Systole erreicht, anschließend fällt der Druck schon in der Spätsystole ab; dadurch wird die Auswurfphase verkürzt.

Druck im linken Vorhof: Der Druck ist während der länger dauernden Diastole normal oder erhöht. Es kommt zur präsystolischen Druckerhöhung mit anschließendem steilen Druckabfall.

B. Trikuspidalklappeninsuffizienz. Druck im rechten Ventrikel: Bei reiner Trikuspidalklappeninsuffizienz ist der systolische Druck in der Regel unauffällig, der diastolische dagegen erhöht.

Druck im rechten Vorhof: Sowohl der systolische als auch der diastolische Druck im Vorhof steigt infolge des Pendelblutes stärker an. Diese Volumenbelastung führt zu einer Erweiterung der großen Körpervenen mit allen Zeichen einer venösen Stauung im großen Kreislauf.

Die Aorten- bzw. Pulmonalklappeninsuffizienz zeichnet sich aus durch einen in der Diastole stattfindenden Rückstrom eines Teiles des während der Systole in die Aorta bzw. A. pulmonalis gepumpten Blutes.

A. Aortenklappeninsuffizienz. Druck im linken Ventrikel: Sowohl der diastolische als auch der systolische Druck sind erhöht, wobei der hohe systolische Druckanstieg für die verlängerte Auswurfphase verantwortlich ist.

Druck in der Aorta: Der Druck nimmt aufgrund des Rückstromes von Blut aus dem Windkessel in den linken Ventrikel in der Diastole stark ab, um dann systolisch infolge des vergrößerten Schlagvolumens sehr hoch anzusteigen. Diese hohe Blutdruckamplitude ist auf die systolisch-diastolische Pendelblutverschiebung zurückzuführen.

B. Pulmonalklappeninsuffizienz. Druck im rechten Ventrikel: Man findet ein ähnliches Bild wie bei der Aortenklappeninsuffizienz, nämlich einen erhöhten diastolischen Druck sowie einen hohen systolischen Druckanstieg mit Verlängerung der Auswurfphase.

Druck in der A. pulmonalis: Er ist gekennzeichnet durch eine hohe Amplitude infolge eines tiefen diastolischen Druckes und eines hohen systolischen Druckanstiegs.

* **Refluxgröße.** Die Größe des Refluxvolumens ist abhängig

A. bei der Aorten- bzw. Pulmonalklappeninsuffizienz
- von dem Ausmaß der Insuffizienz.
- von der Diastolendauer:

Abnahme bei Verkürzung, Zunahme bei Verlängerung der Diastolendauer.
- von der Größe des peripheren Widerstandes:
  Abnahme des totalen peripheren Widerstandes (TPR) bei Verkleinerung des Refluxvolumens, Vergrößerung bei Zunahme des TPR.

B. bei der Mitral- bzw. Trikuspidalklappeninsuffizienz
- von dem Ausmaß der Insuffizienz.
- vom peripheren Widerstand (TPR):
  Abnahme des Refluxvolumens bei Senkung des TPR (z. B. bei körperlicher Arbeit); bei einer Erhöhung des TPR nimmt das Refluxvolumen zu.

Relative Klappeninsuffizienz. Die relative Klappeninsuffizienz ist nicht durch eine Reduktion der Klappenfläche bedingt, sondern tritt bei einer sekundären Schließunfähigkeit der Klappen auf, die durch Überdehnung des Klappenringes infolge myogener Dilatation verursacht wird. Ursachen der myogenen Dilatation sind:
- sekundäre oder primäre Hypertonie
- Hypoxie
- Entzündungen
- Intoxikationen

15.1.3 Angeborene Herz- und Gefäßmißbildungen

Shunts und deren Hämodynamik

Bei einer Kurzschlußverbindung zwischen linkem und rechtem Herz besteht in der Regel immer ein Links-Rechts-Shunt, da der Druck im linken Herzen höher ist als im rechten. Die Folge ist, daß das Herzzeitvolumen (HZV) im Lungenkreislauf solange größer ist als im Körperkreislauf, wie keine zusätzlichen Veränderungen eine Erhöhung des Strömungswiderstandes im Lungenkreislauf und damit auch des Drucks im rechten Herzen verursachen.

- Vorhofseptumdefekt

  Da der Druckgradient zwischen linkem und rechtem Vorhof nur sehr klein ist, bekommt trotz der rechtsseitig stärkeren Füllung auch bei einem größeren Vorhofseptumdefekt der linke Ventrikel noch genügend Blutvolumen. Folgen des Defektes sind eine Volumenbelastung der beiden Vorhöfe, des rechten Ventrikels sowie des Lungenkreislaufes.
- Ventrikelseptumdefekt

  Sogar ein minimaler Defekt zwischen linkem und rechtem Ventrikel verursacht infolge des enormen systolischen Druckunterschiedes einen gewaltigen Links-Rechts-Shunt. Ist der Defekt größer als 2 cm^2, so tritt ein Druckausgleich zwischen beiden Ventrikeln ein. Ohne eine Erhöhung des Lungengefäßwiderstandes oder eine zusätzliche Pulmonalstenose ist solch ein Ventrikelseptumdefekt nicht mit dem Leben vereinbar, da zuwenig Blut in die Aorta ausgestoßen würde. Die Folge des Ventrikelseptumdefekts ist eine Volumenbelastung beider Ventrikel, des Pulmonalkreislaufes und des linken Vorhofs.
- Offener Ductus *Botalli* (syn. D. arteriosus apertus)

  Hämodynamisch führt dieser Links-Rechts-Shunt von der Aorta in die A. pulmonalis primär zu einer Volumenbelastung des linken Ventrikels, weil das Shuntblut das rechte Herz umgeht. Dadurch, daß der Links-Rechts-Shunt sowohl in der Systole als auch in der Diastole vorhanden ist, entsteht das charakteristische systolisch-diastolische Dauergeräusch (sog. Maschinengeräusch). Die Folge des offenen Ductus Botalli ist eine Volumenbelastung des Pulmonalkreislaufes, des gesamten linken Herzens und eines Teiles der Aorta.
- Mündung einer Hohlvene in den linken Vorhof ohne zusätzliche Mißbildung

  Dieses seltene Krankheitsbild zeigt einen angeborenen beträchtlichen Rechts-Links-Shunt, ohne daß die Druck- und Widerstandsverhältnisse in den Herz- und Kreislaufpartien von der Norm abweichen würden. Obwohl die auftretende Zyanose zu einer hypoxiebedingten Polyglobulie mit Erhöhung des Blutvolumens führt, kommt es nicht zur Druck- oder Volumenbelastung.

Shunt-Umkehr. Der Links-Rechts-Shunt hat eine Erhöhung des HZV im Pulmonalkreislauf zur Folge. Dadurch tritt eine Volumenbelastung der Herzpartien auf, die dem Lungengefäßsystem vorgeschaltet und in die Shuntströmung einbezogen sind. Um einer Überlastung der Lungenperfusion vorzubeugen, werden die

Lungenarteriolen enggestellt und es kommt zu einer Widerstandserhöhung in den Gefäßen der Lunge. Folge dieses Schutzmechanismus ist ein Druckanstieg in den präkapillären Abschnitten des Lungenkreislaufes und im rechten Ventrikel. Pathologische Prozesse wie Mediahypertrophie, Sklerosierung und Intimafibrose tragen zur Fixierung des erhöhten Lungengefäßwiderstandes bei. Der Anstieg des Lungenarteriolenwiderstandes kann solche Ausmaße annehmen, daß er durch die massive Rechtshypertrophie mit Anstieg des rechtsventrikulären Druckes zur Aufhebung des ursprünglichen Shunts und damit zur Shuntumkehr kommt.

15.1.4 Herzgeräusche

Herzgeräusche entstehen bei Veränderungen des normalen Herzschalls infolge Turbulenzen des Blutstromes.

Bei Aorten- und Pulmonalstenose treten sie während der Systole auf und sind durch Turbulenzen an der verengten Strombahn bedingt.

Während der Diastole führt der passive Bluteinstrom durch die stenotischen AV-Klappen zu Mitral- und Tricuspidalstenosegeräuschen.

Bei den Klappeninsuffizienzen entstehen die Geräusche infolge des Blutrückflusses durch die nicht völlig verschlossenen Klappenostien. Bei Mitral- und Tricuspidalklappeninsuffizienz wird ein systolisches, bei Aorten- und Pulmonalklappeninsuffizienz ein diastolisches Refluxgeräusch erzeugt.

Phonokardiogramm mit Lokalisation, Charakteristika und Zuordnung zu Herzphasen der Herzgeräusche bei

- Aortenstenose

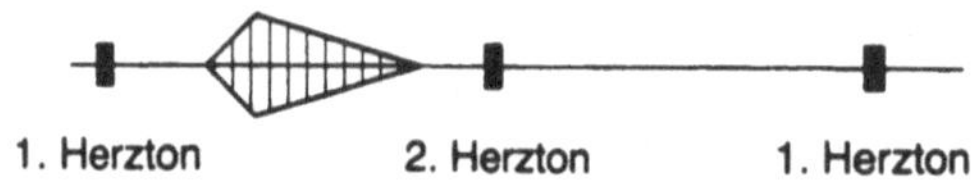

Mesosystolisches, spindelförmiges Austreibungsgeräusch.

- Aorteninsuffizienz

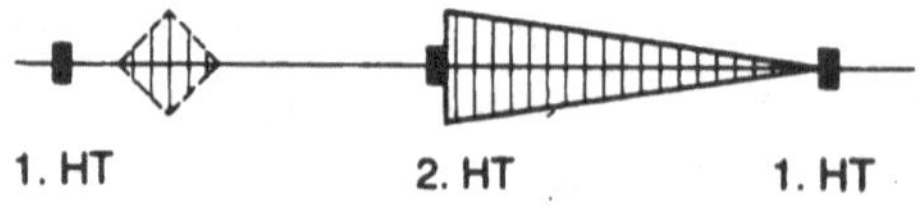

Frühdiastolisches, hochfrequentes Descrescendogeräusch bei leichter Insuffizienz; bei der schweren Form tritt noch ein frühsystolisches Volumenaustreibungsgeräusch hinzu.

- Mitralstenose

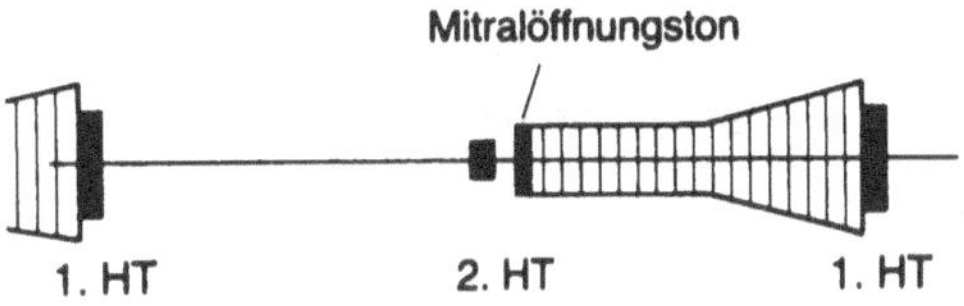

Präsystolisches Crescendogeräusch, das mit dem paukenden 1. Herzton abschließt, lauter 2. Ton, hörbarer Mitralöffnungston nach 0,06–0,11 sec., im Anschluß daran rauhes protodiastolisches Geräusch, das in ein präsystolisches Crescendo ausläuft.

▶ Mitralinsuffizienz
– schwere Form

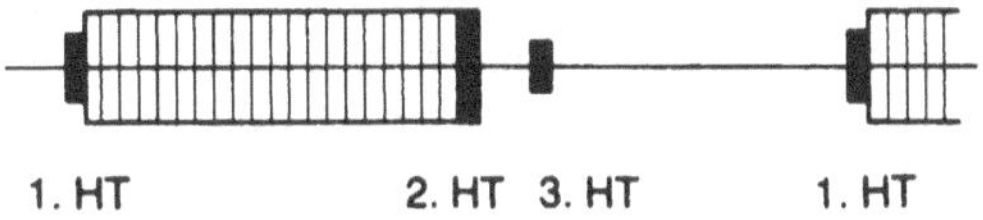

1. Herzton ist nicht betont oder fehlt, holosystolisches, bandförmiges Geräusch, 3. Herzton als Füllungston
– leichte Form

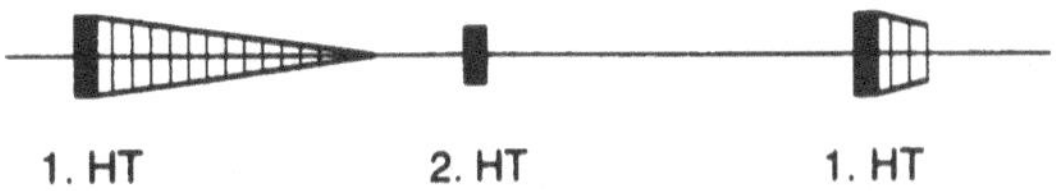

Protosystolisches Decrescendogeräusch.

15.2 Störungen der Herzdynamik

15.2.1 Herzinsuffizienz

Definition. Eine Herzinsuffizienz tritt auf, wenn das Herz trotz ausreichenden venösen Blutangebots und bei Ausschöpfung der Kompensationsmöglichkeiten den Bedarf der Körperorgane an Blut nicht ausreichend decken kann. Der Zustand einer Herzinsuffizienz kann auftreten

A. unter Ruhebedingungen als **Ruheinsuffizienz:**
– Leistungsreserve ist herabgesetzt.

- $AVD\text{-}O_2$ ist erhöht.
- Das Herzzeitvolumen [HZV] ist stark erniedrigt, sogar kleiner als das normale Ruhe-Herzzeitvolumen.

B. unter Belastung als **Belastungsinsuffizienz:**
- $AVD\text{-}O_2$ ist normal.
- Die Leistungsreserve ist herabgesetzt, da das maximale Herzzeitvolumen erniedrigt und das Ruhe-Herzzeitvolumen erhöht ist.

Ursache

I. Mechanisch-hämodynamische Herzinsuffizienz
- Volumenüberlastung durch Shuntvitien, Klappeninsuffizienzen; iatrogen durch Infusionen bei vorgeschädigtem Myokard des linken Ventrikels.
- Drucküberlastung durch Aorten- oder Pulmonalstenose, schwere Mitralstenose, pulmonale und periphere Hypertonie.
- Herzkompression durch Herztamponade, Myokardtumor, Perikarditis constrictiva, Trichterbrust mit Verlagerung des Herzens.
- Relative Überlastung durch Muskelfaseruntergang bei Myokardinfarkt, Myokardfibrose, Koronarinsuffizienz.

II. Myokardinsuffizienz durch:
- Elektrolytstörung. Diese kann bedingt sein: renal, hormonal, Saluretikatherapie.
- Störung des Intermediärstoffwechsels durch Mangel an Vit. B_1 und Vit. B_{12}, Chronische Anämie, Hypoxie, Hyperthyreose, Leberzirrhose.
- Speicherkrankheiten. Glykogenspeicherkrankheiten, Amyloidose, Hämochromatose.
- Störungen, die durch Pharmaka ausgelöst werden.
  Beispiele für störende Pharmaka: Narkotika wie Halothan und Fluothane, β-Rezeptorenblocker, Barbiturate.

Auswirkungen: Folgende Komponenten sind bei bestehender Myokardinsuffizienz gegenüber Normalverhältnissen verändert:

A. Maximale Schlagarbeit. Die maximale Schlagarbeit ist vermindert. Normalerweise steigt sie in Abhängigkeit vom diastolischen Füllungsdruck bis zu einem bestimmten Druckwert an und bleibt dann bei weiterem Druckanstieg konstant. Bei Myokardinsuffizienz bleibt sie unter der unter Normalbedingungen zu erwartenden Höhe und fällt wieder ab, wenn ein bestimmter optimaler diastolischer Füllungsdruck überschritten wird.

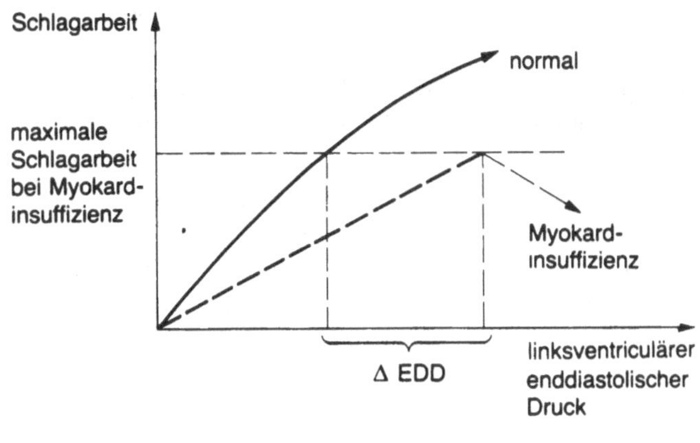

B. Kontraktionsgeschwindigkeit. Sie ist vermindert, da eine Verminderung der maximalen Druckanstiegsgeschwindigkeit eine verlängerte Anspannungszeit zur Folge hat.

C. Endsystolisches Ventrikelvolumen. Es ist vermehrt, weil das insuffiziente Herz weniger Blut auswirft und das enddiastolische Blutvolumen ohnehin schon erhöht ist.

D. Enddiastolisches Ventrikelvolumen. Es ist vermehrt, weil das insuffiziente Herz weniger Blut ausgeworfen hat und der Füllungsdruck erhöht ist.

III. Herzinsuffizienz bei Rhythmusstörungen:
- Extrasystolie und Kammerflimmern
- Tachykardie
- akuter kompletter atrioventrikulärer Block.

15.2.2 Linksinsuffizienz

Bei einer Linksinsuffizienz kommt es infolge der insuffizienten Herzaktion zu einer Rückstauung von Blutvolumen in dem kleinen Kreislauf. Die Volumenbelastung des Lungen-Kreislaufes führt zu einer Druckerhöhung im System, die der rechte Ventrikel mit einer Hypertrophie beantwortet. Da die Volumenkapazität der Gefäße im Lungenkreislauf recht erheblich ist, macht sich ein Druckanstieg und damit eine Belastung des rechten Herzens erst bei einer größeren Menge rückgestauten Blutvolumens bemerkbar. In den arteriellen Teilen des Blutsystems wird ein zu kleines Blutvolumen ausgeworfen, was vor allem eine ungenügende Blutversorgung der Peripherie zur Folge hat.

Symptome. Stauungsbronchitis mit Husten und Auftreten von Herzfehlerzellen im Sputum, Lungenödem, Zyanose.

Das Lungenödem ruft eine starke Dyspnoe hervor. Die betreffenden Patienten sitzen meist aufrecht im Bett und haben Atemnot, die nur unter Inanspruchnahme der Atemhilfsmuskulatur einigermaßen kompensiert werden kann (Orthopnoe). Neben der Orthostasehaltung sind beim Lungenödem zur Besserung der Atemnot die Gabe von Diuretika und eventuell Aderlaß (selten) indiziert.

Ein weiteres Symptom ist das Asthma cardiale. Diese Form der Atemnot tritt charakteristischerweise eine halbe bis eine Stunde, nachdem sich der Patient ins Bett gelegt hat, auf. Sie ist vom Asthma bronchiale, das meist in den frühen Morgenstunden auftritt, abzugrenzen.

15.2.3 Rechtsinsuffizienz

Bei einer Rechtsinsuffizienz sinkt das in die Lunge ausgeworfene Schlagvolumen ab. Dem linken Ventrikel wird somit weniger Blut angeboten, das enddiastolische Volumen wird kleiner. Das Schlagvolumen des linken Ventrikels ist je nach dem Schweregrad der Rechtsinsuffizienz vermindert. Da der venöse Schenkel des Körper-Kreislaufes das vor den rechten (insuffizienten) Ventrikel gestaute Blutvolumen ohne jegliche Schwierigkeit druckpassiv aufnehmen kann, kommt es zu keinem reaktiven Druckanstieg im arteriellen System, somit auch zu keiner sekundären Linksbelastung.

Symptome:
- Venenstauung im großen Kreislauf (sichtbarer Stau der Hautvenen: z. B. Halsvenenfüllung in aufrechter Körperhaltung)
- Stauungsleber: (leichter Ikterus; bei chronischer Insuffizienz entwickelt sich eine Stauungszirrhose, die sich durch eine höckrige Oberfläche der Leber auszeichnet.)
- gastrointestinale Störungen: Völlegefühl, Blähungen, Obstipation, Aszites
- Stauungsnieren (Albuminurie, Hämaturie)
- Ödeme (zunächst als Knöchelödeme, die nachts wieder verschwinden; in schweren Fällen treten die Ödeme als Anasarka in der Rückengegend auf.
- Nykturie

Venendruck und Rechtsinsuffizienz. Bei dekompensierter Rechtsinsuffizienz ist der exzessive Anstieg des Venendrucks nicht allein auf eine Stauung über dem versagenden Herzen zurückzuführen, sondern er ist vor allem eine Folge der Tonuszunahme der feinen Venen. Ursache ist eine Vasokonstriktion, die kompensatorisch die venösen und arteriellen Gefäße betrifft. Darüber hinaus spielt eine Blutvolumenvergrößerung eine Rolle, wie sie durch Infusionen oder Verschiebung von Blut aus dem arteriellen System in die venösen Kapazitätsgefäße verursacht werden kann.

15.2.4 Myokardhypertrophie

Durch eine Druckhypertrophie entsteht ein kleines Herz mit großer Wandstärke und kleiner Ventrikelhöhle. Die Vermehrung der Muskelmasse geschieht durch eine Zunahme der Muskelfasern an Länge und Dicke. Die Anzahl der Muskelfasern erhöht sich nicht; ebenso bleibt die Anzahl der Kapillaren konstant, so daß nach wie vor jede Muskelfaser von ihrer eigenen Kapillare versorgt wird. Infolge der Vermehrung der Muskelmasse erhöht sich der Gesamt-O_2-Verbrauch des Myokards. In diesem Fall ist jedoch die Sauerstoffbereitstellung schwieriger zu gewährleisten, da mit der Vergrößerung der Herzmuskelfasern parallel keine Erhöhung der Anzahl der Kapillaren zustande kommt, so daß die Diffusionswege zunehmen. Tritt bei solch einer Myokardhypertrophie eine Abnahme der Koronardurchblutung ein, so kann sie zum auslösenden Moment eines Myokardinfarktes werden. Die Statistik zeigt, daß der Myokardinfarkt eine der häufigsten Komplikationen bei mit Druckhypertrophie verbundener Hypertonie ist.

Herzen mit kompensierter chronischer Druckbelastung zeichnen sich durch eine erhöhte Wanddicke, der **konzentrischen Hypertrophie** aus. Die Wandverdickung der betreffenden Ventrikel hat eine Verengung der Lichtung zur Folge, so daß das Herz in den Frühstadien nicht auffällig vergrößert ist, sondern nur anders konfiguriert erscheint.

Chronisch systolische Druckbelastung der linken Kammer kommt vor bei Aortenstenose, arterieller Hypertonie, elastischen Veränderungen (z. B. Arteriosklerose), Durchflußerhöhung (z. B. Hyperthyreose) und bei Schlagvolumenerhöhung (ausgeprägte Bradykardie).

Die rechte Kammer ist betroffen bei Pulmonalstenose, pulmonaler Hypertonie (Mitralvitien, Lungenembolie), Durchflußerhöhung (großer Links-rechts-Shunt) und Stauung (Mitralstenose, Mitralinsuffizienz, Linksinsuffizienz).

Im Gegensatz zu den chronisch durckbelasteten Herzen ist die Wanddicke bei chronischer Volumenbelastung nur leicht erhöht. Da das enddiastolische Volumen aber stark vermehrt ist, entsteht eine **exzentrische Hypertrophie** mit Dilatation.

Von Volumenbelastung spricht man, wenn das Schlagvolumen einer oder beider Kammern bereits in Ruhe erhöht ist.

Volumenbelastung beider Kammern kommt bei Bradykardie, Sportherz und Anämie vor.

Eine Volumenbelastung nur des linken Herzens besteht bei Aorten-, Mitralinsuffizienz und offenem Ductus Botalli.

Bei Vorhofseptumdefekt, Tricuspidal- und Pulmonalinsuffizienz ist nur das rechte Herz betroffen.

15.2.5 Herzdilatation

Während es bei der akuten Überlastung eines Ventrikels zu einer vorübergehenden Erhöhung der Muskelanspannung mit Überdehnung kommt (tonogene Herzdilatation), tritt bei der chronischen Myokardinsuffizienz eine strukturelle Gefügedilatation (myogene Herzdilatation) auf.

Man findet die myogene Herzdilatation bei schweren Formen der Herzinsuffizienz, bei denen die Herzhypertrophie ein solch kritisches Maß erreicht hat, daß eine adäquate Blutversorgung durch die ernährenden Kapillaren nicht mehr gewährleistet ist. Es kommt zur Ausbildung sehr kleiner, fibrös abheilender Nekrosen und Einlagerung von Fett in das Gewebe. Diese Strukturveränderungen bringen eine erhebliche Einschränkung der normalen Muskelfunktion des Herzens mit sich; es kommt zur sogenannten myogenen Gefügedilatation. Die Kontraktionskraft des Herzens wird geringer und kann keine ausreichende Versorgung der Kreislaufperipherie mit Blut gewährleisten.

15.3 Störungen des Koronarkreislaufs

15.3.1 Gefäßregulation

Da die Differenz des O_2-Gehaltes des arteriellen und koronarvenösen Blutes ($AVDo_2$) schon in Ruhe 12% beträgt, kann eine Steigerung des O_2-Angebotes nur durch eine erhöhte Koronardurchblutung erreicht werden. Dies geschieht durch Weiterstellung der Gefäße und damit Reduktion des Strömungswiderstandes.

Die Dilatation der Koronargefäße wird durch den O_2-Mangel hervorgerufen. Somit wird die Größe der Koronardurchblutung vorwiegend durch metabolische Faktoren beeinflußt. Die Regulation der Koronardurchblutung entspricht hauptsächlich einer Autoregulation.

15.3.2 Pathomechanismen der Koronarinsuffizienz

Bei der Koronarinsuffizienz handelt es sich um ein Mißverhältnis zwischen Sauerstoffantransport und Sauerstoffbedarf, das durch folgende Faktoren herbeigeführt werden kann:

A. Eine häufige Ursache besteht in einer krankhaften Verengung der Koronargefäße. Diese kann auf **sklerotische Veränderungen** der Koronargefäße beruhen, oder aber auch Folge wandständiger **Thromben** sein. Durch diese Stenosierung kommt es zu einer druckpassiven Verminderung der Strömung distal der Stenose.

B. Nicht selten sind aber auch **myokardiale Faktoren** Ursprung einer Koronarinsuffizienz.

Der vaskuläre Widerstand und der myokardiale (extravasale) Widerstand ergeben zusammen den Gesamtwiderstand der Koronargefäße. Die extravasale

Widerstandskomponente wird entscheidend bestimmt durch die Höhe des intramyokardialen Druckes. Da in der koronarwirksamen Systole die Blutströmung in den Kapillaren durch den hohen intramuralen (extravasalen) Druck in der Herzwand unterbrochen wird, spricht man von einem phasischen Koronardurchfluß.

Der intramurale Druck in der Ventrikelwand nimmt vom Epikard zum Endokard hin zu. Daraus erklärt sich, daß die Innenschichten des Herzmuskels stärker gefährdet sind als die äußere Schale.

Eine weitere Gefährdung der Koronardurchblutung besteht bei einer unphysiologischen Erhöhung des myokardialen Widerstandes, wie sie bei einer durch eine Aortenstenose hervorgerufenen isolierten Ventrikeldrucksteigerung beobachtet werden kann.

C. Bei **Ischämie** oder extremer Anoxie ist die arbeitende Muskulatur nicht in der Lage durch anaeroben Stoffwechsel ihren Energiebedarf zu decken. Es kommt zum Auftreten einer Energiebereitstellungsinsuffizienz. Folglich nimmt die Kontraktilität des Myokards ab.

Die Abnahme der Energiebereitstellung durch Anoxie oder β-Rezeptorenblokkade des Herzens wird durch eine verminderte Leistung **(Myokardinsuffizienz)** beantwortet. Da jetzt das Herz aufgrund seiner verminderten Leistung weniger Energie benötigt, kann sich in gewissen Grenzen durch die Myokardinsuffizienz die energetische Bilanz des Herzmuskels bei Anoxie oder β-Rezeptorenblockade wieder bessern.

D. Der phasische Einstrom, besonders der in die linke Koronararterie, hat frühdiastolisch ein Maximum und nimmt während der Diastole nur langsam ab. Geraten jetzt Patienten mit verminderten Reserven in eine **Tachykardie,** kann dieses eine ernste Störung der Koronardurchblutung bedingen, weil die erhöhte Herzfrequenz zu einer entscheidenden Verkürzung der Diastolendauer führt. Dadurch ist die Einstromzeit in die Koronargefäße stark herabgesetzt.

E. Der bei hypertonem Schock oder bei schweren **Aortenvitien** (Aorteninsuffizienzen) auftretende erniedrigte arterielle Druck führt zu einer druckpassiven Verminderung der Koronardurchblutung.

* **Zusatz**

Koronar-Reserve. Neben den spezifischen Prädilektionsstellen für die Entstehung von stenosierenden Koronarsklerosen (Aa. descendens anterior, A. coronaria dextra, A. circumflexa) sind besonders die die Myokardinnenschichten versorgenden Koronargefäße aufgrund des besonders auf sie einwirkenden intramyokardialen Druckes gefährdet (Innenwandschaden). Trotz erheblicher Lumeneinengung zeigen sich in Ruhe zumeist keine Anzeichen einer manifesten Koronarinsuffizienz. Das Herz ist bis zu einem bestimmten Grad in der Lage, durch Vergrößerung des

Koronarflusses die notwendige Sauerstoffversorgung zu gewährleisten (Koronarreserve). Erst unter körperlicher Belastung ist die Koronarreserve nicht mehr in der Lage einen für die Aufrechterhaltung des Energiestoffwechsels ausreichenden Koronardurchfluß zu ermöglichen, so daß es im Gebiet peripher der Stenose zu einer Bilanzstörung zwischen Sauerstoffangebot und -verbrauch kommt, wodurch sich eine manifeste Koronarinsuffizienz entwickeln kann.

Energetische Bilanz und Gefäßdilatation. Wie schon erwähnt ist eine Möglichkeit zur Verbesserung der energetischen Bilanz der Herzmuskulatur eine Zunahme der Koronardurchblutung.

Ein anderer Weg verläuft über die Blockierung der adrenergen β-Rezeptoren. Adrenalin als überwiegender β-Rezeptorenstimulator übt eine positiv inotrope Wirkung auf die Herzaktivität aus, deren sekundäre Folge ein erhöhter Energieverbrauch der Herzmuskulatur ist (z. B. Steigerung der Glykogenolyse durch erhöhte Aktivität der Phosphorylasen).

Bei der Koronarsklerose z. B. zielt die Therapie auf eine Verringerung der akuten Hypoxie der Herzmuskulatur durch Zunahme der Koronardurchblutung bei gleichzeitiger Herabsetzung des Sauerstoffkonsums.

β-Rezeptoren-blockierende Substanzen (z. B. Dociton, Visken) hemmen kompetitiv die Katecholaminwirkung am Myokard. Aufgrund dieser sympathikolytischen Wirkung wird der Sauerstoff- und Substratkonsum gesenkt.

15.3.3 Herzinfarkt, Angina pectoris

Als klinische Symptome der relativen, zeitweise akuten Koronarinsuffizienz, der **Angina pectoris,** treten anfallsweise retrosternale Schmerzen (Krampf, Enge- und Angstgefühl) auf, die nach links und in den linken Arm ausstrahlen. Sie sind durch eine vorübergehende Ischämie des Myokards ausgelöst worden, die die Freisetzung saurer Stoffwechselschlacken und biogener Amine bedingt.

Die Ursache der Atemnot im Angina-pectoris-Anfall ist die Erhöhung des diastolischen Ventrikeldrucks, die auch auf den Sauerstoffmangel zurückzuführen ist. Der Angina-pectoris-Anfall tritt oft bei körperlicher Anstrengung und/oder seelischer Erregung auf. Ein rasches Abklingen erfolgt nach Ruhigstellung oder Einnehmen von Nitroglycerin.

Folge der absoluten Koronarinsuffizienz, die auf den Verschluß eines der drei Hauptstämme der Kranzarterien zurückzuführen ist, ist der durch eine umfangreiche und kompakte Nekrose eines Teiles der Herzmuskulatur gekennzeichnete **Herzinfarkt.**

Im Gegensatz zum Angina-pectoris-Anfall hält der plötzlich einsetzende, meist retrosternale Schmerz an und geht mit dem Gefühl der Todesangst einher. Neben dem klinischen Bild und dem EKG sind vor allem die Enzym-Aktivitäten zur Diagnose des Herzinfarktes von größter Bedeutung. Besonders wichtig für die

Infarkt-Diagnose sind Bestimmungen der CK. Spätestens 6 Stunden nach Infarkteintritt sind fast immer erhöhte CK-Werte zu beobachten. 24 Stunden nach dem akuten Geschehen liegen 95% der CK-Werte im Maximum zwischen 160 und 2000 U/l (Mittelwert ca. 600 U/l). Neben CK sollten GOT, GPT, LDH und α-HBDH bestimmt werden.

Die Bestimmung der GOT wird, wie die der CK zur Frühdiagnose des Herzinfarktes eingesetzt. LDH und α-HBDH dienen der Infarkt-Spätdiagnose.

15.4 Erregungsbildungs- und -leitungsstörungen

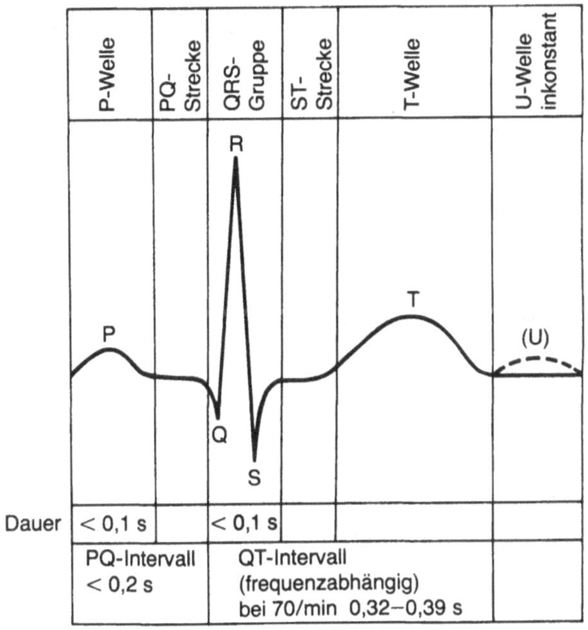

Normales EKG mit wichtigen Grenzwerten der Dauer einzelner Abschnitte.

15.4.1 Nomotope Erregungsbildungsstörungen

Nomotope Erregungsbildungsstörungen gehen zwar vom richtigen Ort, dem Sinusknoten aus (nomotop – am richtigen Ort), weisen aber eine erhöhte bzw. erniedrigte Frequenz oder aber eine Unregelmäßigkeit auf.

A. Sinustachykardie

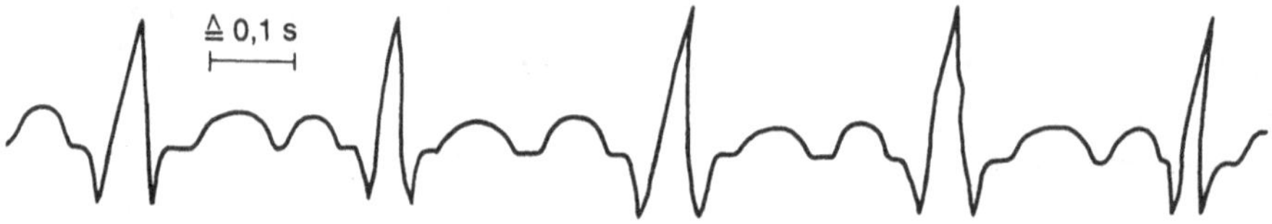

Bei Tachykardie neigen PQ und QT zur Verkürzung.

Ursachen:
- Temperatursteigerung; bei 1° C Temperatursteigerung erfolgen zehn Aktionen in der Minute mehr.
- erhöhte Sympathikusaktivität; bei psychischer und physischer Belastung.
- Kompensation von Krankheiten wie Anämie, Aortenklappeninsuffizienz, Perikarditis constrictiva, u. a.
- Myokardinsuffizienz (reflektorische Auslösung).
- humorale Einflüsse (z. B. Thyroxin bei der Hyperthyreose).
- O_2-Mangel (Höhenluft).

Hämodynamische Auswirkungen
Bei einer Zunahme der Herzfrequenz wird vor allem die Diastolendauer verkürzt. Aber noch bei Abnahme auf 25% ihrer normalen Dauer ist der Ventrikel noch bis zu 4/5 gefüllt. Durch diesen Mechanismus ist es zu erklären, daß die Zunahme der Herzfrequenz bis etwa 150 Aktionen pro Minute trotz Abnahme des Schlagvolumens zu einer Steigerung des HZV führt.

B. Sinusbradykardie

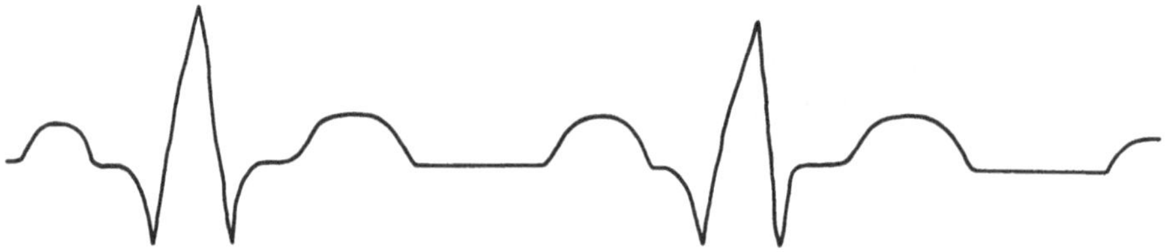

Bei Bradykardie sind PQ und QT oft verlängert.

Ursachen:
- Sportlerherz (erhöhter Vagotonus)
- Vagotonie (z. B. durch erhöhten Hirndruck)
- sekundäre Schädigung des Sinusknoten im Rahmen einer Grundkrankheit (z. B. Typhus)
- reflektorische Vorgänge (z. B. Karotissinus-Syndrom)

- Hypothermie.

Hämodynamische Auswirkungen:
- Verminderung des HZV
- Steigerung des Schlagvolumens.

C. Sinusarrhythmie

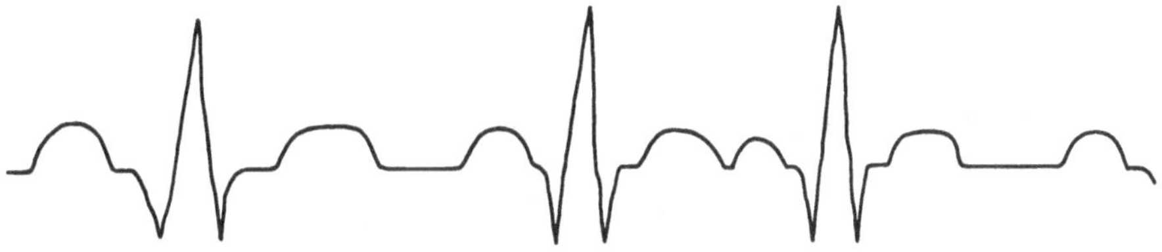

Ursachen: respiratorische Arrhythmie (Anstieg der Herzfrequenz während der Inspiration und Abnahme bei der Exspiration, besonders bei Jugendlichen) Hämodynamische Auswirkungen sind unbedeutend.

D. Paroxysmale Tachykardie

Dieses Herzjagen mit einer Frequenz von 150–200 beginnt anfallsartig (paroxysmal) und endet plötzlich. Als subjektive Beschwerden können Schwindel, Angina pectoris und Dyspnoe auftreten.

Häufige Ursachen können, vor allem bei jugendlichen Personen, vegetative Fehlregulationen sein. Ferner werden die Anfälle durch starke körperliche Anstrengungen und emotionalen Streß provoziert. In einem Drittel der Fälle sind aber organische Gründe, vor allem Myokarditiden, Koronarinsuffizienz, Herzinfarkt, Hypertonie, Herzklappenfehler oder Herzinsuffizienz mit Vorhofstauung für das Auftreten einer paroxysmalen Tachykardie verantwortlich.

Wir müssen eine supraventrikuläre von einer ventrikulären paroxysmalen Tachykardie unterscheiden. Die supraventrikuläre paroxysmale Tachykardie zeichnet sich durch einen regelmäßigen Rhythmus, vor allem aber durch abartig geformte P-Wellen aus, die häufig den T-Wellen des vorangegangenen Schlages überlagert sind. Der QRS-Komplex ist normal konfiguriert.

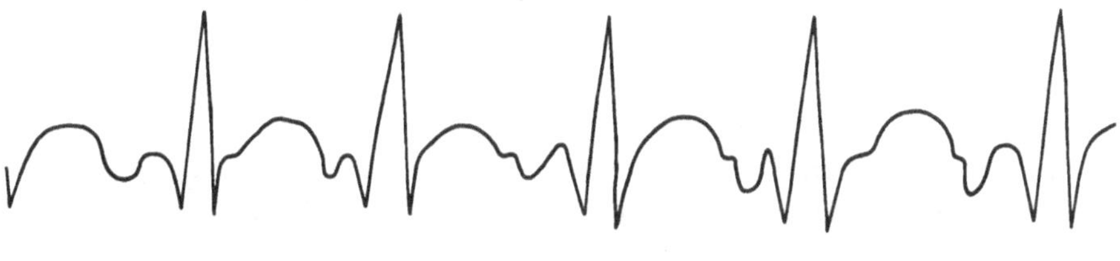

Bei der ventrikulären paroxysmalen Tachykardie fallen vor allem die verbreiterten QRS-Komplexe auf.

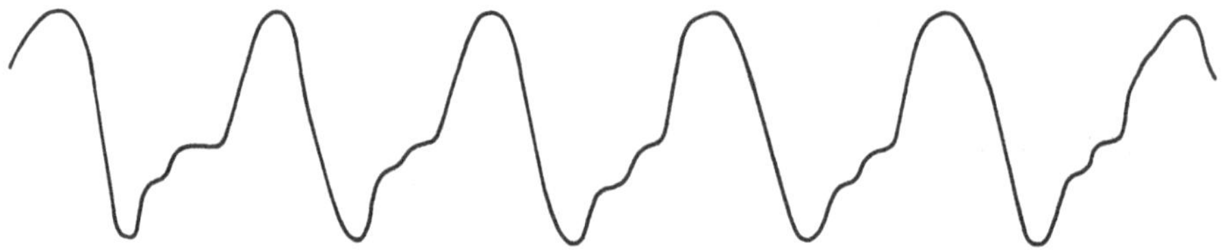

15.4.2 Heterotope Erregungsbildungsstörungen

Diese Erregungsbildungsstörungen basieren nicht auf dem Sinusknoten, sondern werden an einem anderen Ort (heterotop) gebildet.

▶ Definition der Extrasystole

Unter Extrasystolen versteht man vorzeitige oder verspätete und als Ersatz auftretende spontane, heterotop ausgelöste Herzerregungen.

▶ Klinische Ursachen der Extrasystolie:

- vegetative Labilität
- herdförmige Myokarderkrankungen bei Fokaltoxikosen oder bakterieller Herdmyokarditis (häufigste organische Ursache)
- Koronarinsuffizienz
- Vorhofüberlastung bei einem Klappenfehler
- Störungen im Elektrolythaushalt (bes. Kaliummangel)
- Digitalisintoxikation
- Herzkatheteruntersuchungen.

Man unterscheidet:

A. Supraventrikuläre Extrasystolen. Orte der Reizauslösung können sein: AV-Knoten, Sinus coronarius, Vorhofmyokard und Sinusknoten. Charakteristisches EKG-Zeichen ist die vorzeitig einfallende P-Zacke sowie eine normale QRS-Gruppe.

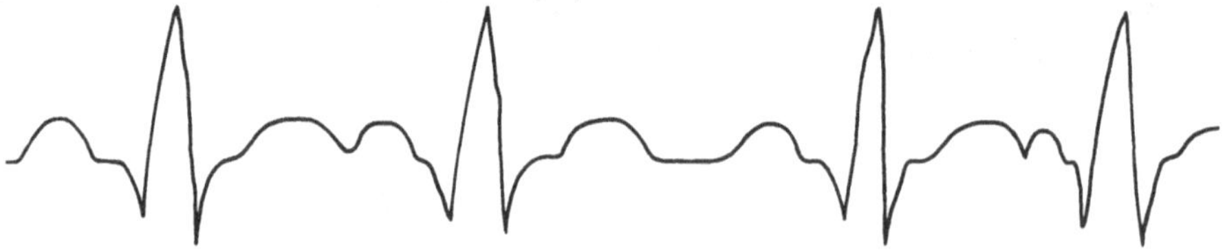

Bei supraventrikulären Extrasystolen kann, wenn elektrokardiographisch die P-Zacke und die QRS-Gruppe synchron liegen, eine Vorhofkontraktion zu einem

Zeitpunkt erfolgen, an dem die AV-Klappen noch geschlossen sind. Die Folge ist eine Rückpulsation des Blutes in die Halsvenen. In der Regel machen aber einzelne supraventrikuläre Extrasystolen keine Beschwerden oder werden als „Stolpern des Herzens" verspürt (Vorhofpfropfung).

B. Ventrikuläre Extrasystolen. Sie können von allen Orten des Reizleitungs-Systems ausgehen. Im EKG werden schenkelblockförmige deformierte QRS-Gruppen gefunden.

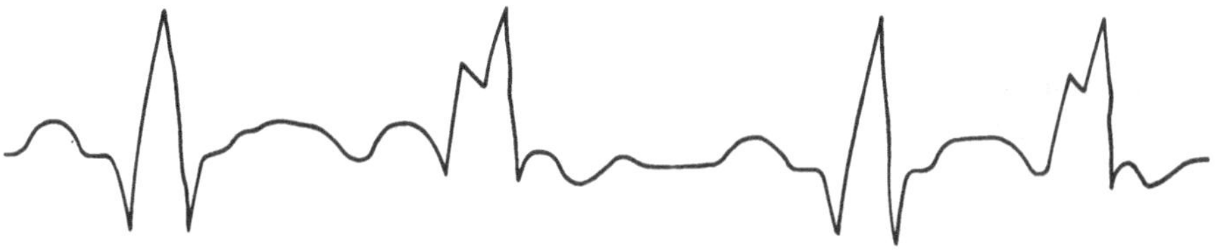

► Kompensatorische Pause

Einer vorzeitigen Extrasystole, die ihren Ursprungsort ventrikulär oder im unteren AV-Knoten hat, folgt in der Regel eine kompensatorische Pause. Das Zeitintervall zwischen präextrasystolischer Aktion und postextrasystolischer Aktion entspricht dem doppelten Normalintervall. Man erklärt diese Erscheinung mit folgendem Erregungsablauf: Die ventrikuläre Extrasystole erreicht den Vorhof nicht retrograd, so daß es zu keiner Löschung des Sinusknotens kommt. So trifft der vom Sinusknoten ausgehende Normalrhythmus auf einen infolge der Extrasystole refraktären Ventrikel. Eine Überleitung auf die Kammern findet erst wieder beim nächsten Sinusimpuls statt.

Bei langsamem Grundrhythmus kann eine Extrasystole zwischen zwei Normalschlägen eingeschaltet sein, ohne den Grundrhythmus zu stören. Diese Form der ventrikulären Extrasystole heißt interponierte Extrasystole.

► Arterielles Pulsdefizit

Fallen die ventrikulären Extrasystolen so früh ein, daß die diastolische Kammerfüllung noch nicht ausreichend ist, so kann die Herzaktion teilweise oder ganz frustran sein. Die Systole bewirkt dann nur eine abgeschwächte Pulswelle oder sie fehlt vollständig. Unter Pulsdefizit versteht man somit die Differenz zwischen Herz- und Pulsfrequenz.

15.4.3 Vorhofflattern und Vorhofflimmern

A. Vorhofflattern. Hierbei beträgt die Vorhoffrequenz 230–350/min. Im EGK sind anstelle der P-Wellen sog. Flatterwellen von sägezahnähnlicher Form zu sehen, denen in periodischen Abständen reguläre Kammerkomplexe folgen. Da es häufiger zu einer partiellen AV-Blockierung kommt, bewegt sich die Kammerfrequenz im physiologischen Bereich. So ist ein ganzzahliges Verhältnis von 2:1, 3:1 oder mehr zwischen Vorhof- und Kammererregung für das Vorhofflattern charakteristisch.

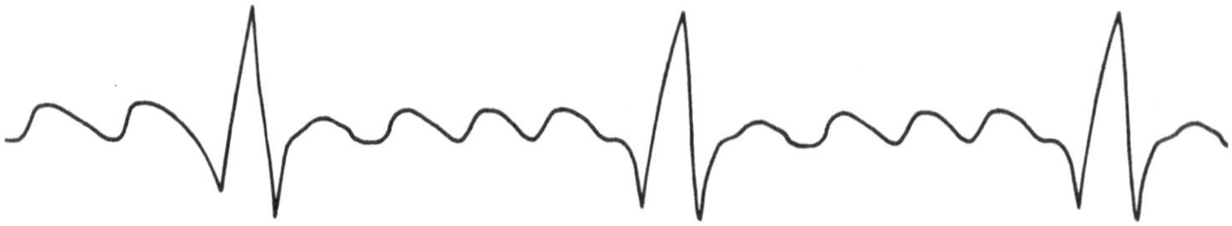

Auslösende Faktoren
liegen fast immer im Rahmen einer organischen Herzerkrankung wie z. B. bei Koronarsklerose, Myokardinfarkt, bei Mehrbelastung mit Wanddehnung etwa im Gefolge eines Klappenfehlers und einer Herzinsuffizienz, vor allem des rechten Ventrikels, sowie bei rheumatischer Myokarditis.

B. Vorhofflimmern. Unter **Vorhofflimmern** versteht man aktive Heterotopien der Vorhöfe, die eine besonders frequente und unregelmäßige Reizbildung haben und deren Erregungsablauf ständig wechselt. Die Vorhoffrequenz beträgt 350–600 Flimmerwellen pro Minute. Da die Vorhoferregungen nur zum Teil auf die Kammern übergeleitet werden, entsteht eine unregelmäßige Kammeraktivierung. Klinisch äußert sich dieser Zustand in einer absoluten Arrhythmie. Im EKG sind neben den arrhythmisch aufeinanderfolgenden Kammerkomplexen anstelle der P-Wellen feinschlägige Flimmerwellen von wechselnder Amplitude zu sehen.

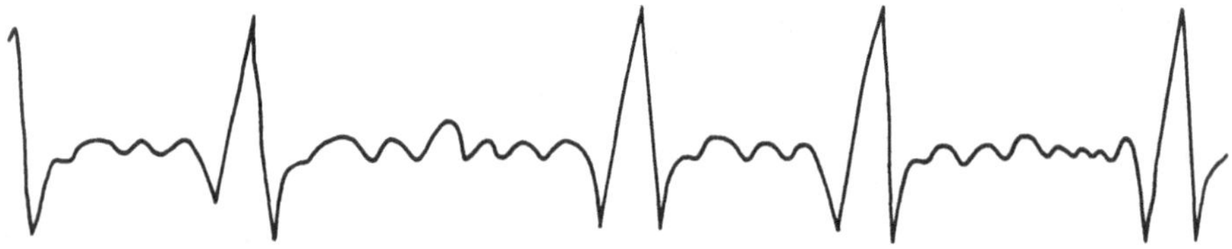

Auslösende Faktoren
Hyperthyreose, rheumatische Karditis, Koronarsklerose, Myokardinfarkt, Vorhofüberlastung mit Wanddehnungen etwa im Gefolge eines Mitralklappenfehlers.
Hämodynamische Folgen

Hämodynamisch gesehen ist das Vorhofflimmern von untergeordneter Bedeutung, da die Verminderung der Pumpleistung des Herzens gegenüber dem Normalrhythmus nur etwa 20%–40% ausmacht. Eine Gefahr stellt jedoch die mögliche Thrombenbildung in den mechanisch stillgelegten Vorhöfen, und zwar besonders in den Herzohren, dar.

15.4.4 Kammerflimmern

Beim **Kammerflimmern** besteht ein Chaos der Kammerdepolarisation mit unregelmäßigen Kammerkomplexen verschiedener Höhe und Breite als Folge der unkoordinierten Aktivierung von Myokardfragmenten. QRS-Gruppen fehlen.

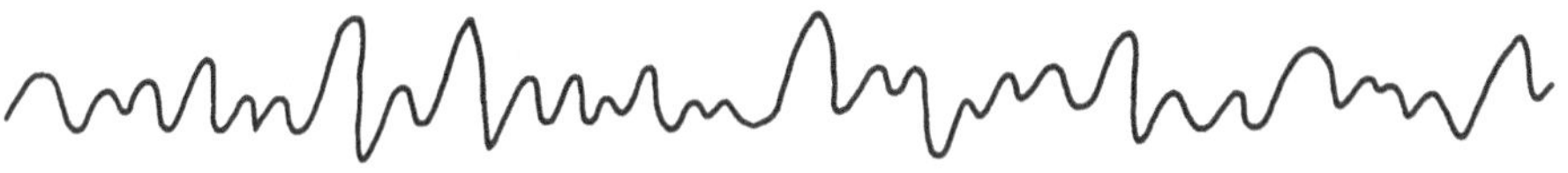

Auslösende Faktoren:
- schwere Koronarinsuffizienz
- Herzinsuffizienz
- Randzone eines Myokardinfarktes
- chronisches Cor pulmonale
- Hyperkaliämie, Starkstromunfall
- Intoxikation mit Herzglykosiden
- operative Eingriffe.

Hämodynamische Folgen
Das Kammerflimmern entspricht hämodynamisch einem Herzstillstand, da keine Druckentwicklung und somit auch kein Blutauswurf aus dem Ventrikel mehr erfolgt. Aufgrund mangelhafter Hirn- und Herzdruchblutung tritt innerhalb weniger Minuten der Tod ein.

Aus diesem Grunde sind als Sofortmaßnahmen die externe Herzmassage in Verbindung mit Beatmung angezeigt. Noch besser, aber meistens nur in der Klinik möglich, ist das Kammerflattern bzw. -flimmern durch einen sofortigen Elektroschock (150–250 Ws) zu beseitigen. Er bewirkt die sofortige und vollständige Depolarisation aller Herzmuskelfasern. Somit erhält der Sinusimpuls Gelegenheit, Vorhöfe und Kammern in zeitgerechter Reihenfolge erneut zu erregen.

15.4.5 Blockierungen

A. Sinu-aurikulärer Block
Die Leitungsunterbrechung befindet sich zwischen Sinusknoten und Vorhof. Überleitungsstörungen I. Grades sind nicht diagnostizierbar, da die Impulse des Sinusknotens im EKG nicht registriert werden können.

So können nur partielle oder totale Ausfälle, bei denen P-Wellen und QRS-Gruppen fehlen, erkannt werden.

Beim partiellen SA-Block II. Grades kommt es beim Typ I infolge einer zunehmenden Leitungsverzögerung zum totalen Ausfall, der kürzer ist als zwei

PP-Intervalle. Diese wechselnden Überleitungsverhältnisse sind charakteristisch für die Wenckebach-Periodik.

Der Typ II ist durch intermittierende totale Leitungsblockierungen, z. B. durch einen dauerhaften 2:1 Block gekennzeichnet. Hierbei können eine oder mehrere Herzaktionen (P und QRS) fehlen. Das PP-Intervall entspricht etwa zwei pp-Intervallen oder sogar einem Vielfachen davon.

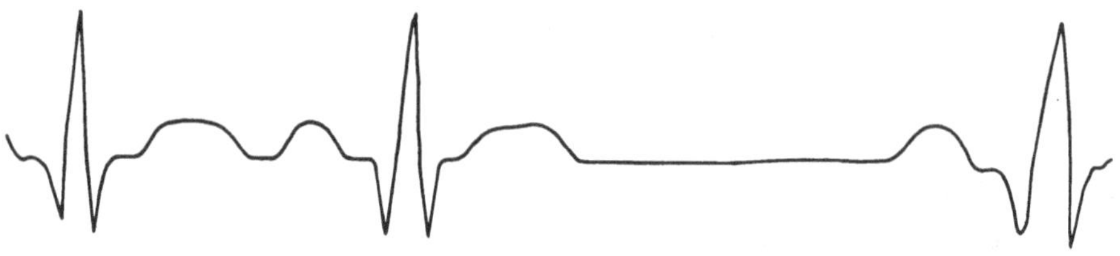

Beim SA-Block II. Grades ist die SA-Leitung vollständig unterbrochen, so daß ein sekundärer oder tertiärer Ersatzrhythmus einspringen muß.

Häufige Ursache solcher Erregungsleitungsstörungen sind entzündliche oder degenerative Herzerkrankungen, bei älteren Leuten Koronarinsuffizienz, sowie übermäßige Digitalis- und Chinidinmedikation. Klinisch bleiben die SA-Blockierungen ohne ernstere Bedeutung.

B. AV-Block. An der PQ-Zeit im EKG kann die Geschwindigkeit der AV-Leitung abgelesen werden. Beim AV-Block I. Grades besteht eine gleichmäßige Verzögerung der Überleitung vom Vorhof zu den Kammern, so daß die PQ-Zeit mehr als 0,2 Sekunden beträgt.

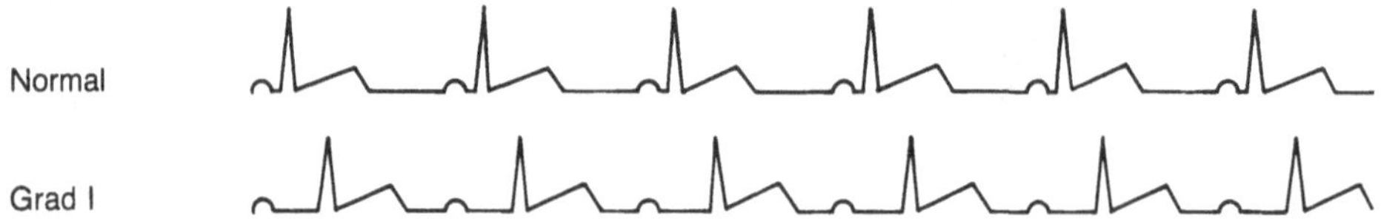

Als Ursache kann erhöhter Vagotonus, Sportlerherz, Myokarditis, Koronarsklerose, frischer Herzinfarkt und Digitalismedikation angenommen werden.

Beim AV-Block II. Grades läßt sich ein Typ I (Wenckebach-Periodik), bei dem die PQ-Zeit sich von Aktion zu Aktion verlängert, bis es schließlich zum Ausfall einer QRS-Gruppe bei erhaltenem P kommt, von einem Typ II unterscheiden. Beim letzteren treten intermittierende Ausfälle infolge abrupter Leitungsunterbrechung auf. So kommt es je nach Blockierungsverhältnissen zu regelmäßigen Intervallen. (2:1 Block, wenn nur jede 2. Erregung weitergeleitet wird; 3:1 Block, wenn nur jede 3. Erregung, usw.).

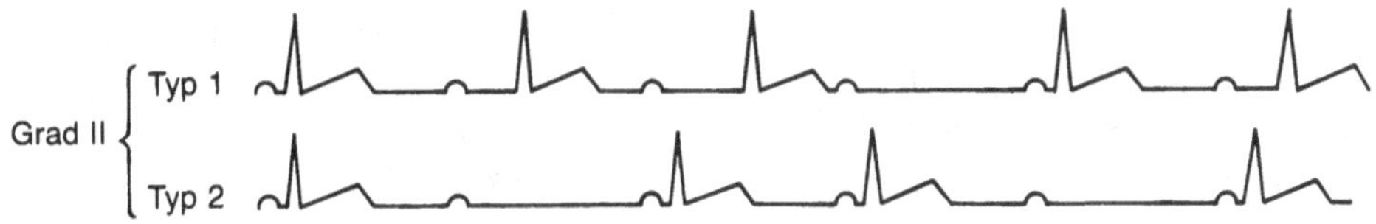

Die Ursachen des AV-Blocks II. Grades sind mit denen des I. Grades weitgehend identisch. Während die Wenckebach-Periodik typisch für zu hohe Glykosidmedikation ist, liegt dem Typ II oft eine ernstere Herzerkrankung zu Grunde.

Klinisch haben die Blockierungen I. und II. Grades kaum Bedeutung.

Beim totalen AV-Block (III. Grad) findet man eine vollständige Unterbrechung der AV-Überleitung. Unabhängig voneinander schlagen Vorhöfe und Kammern im eigenen Rhythmus. Die Steuerung der Kammern erfolgt entweder von einem sekundären Reizbildner im AV-Knoten (45–60 Aktionen/min.) oder von einem tertiären Automatiezentrum (Kammerautomatie) im Faser-System (40 min).

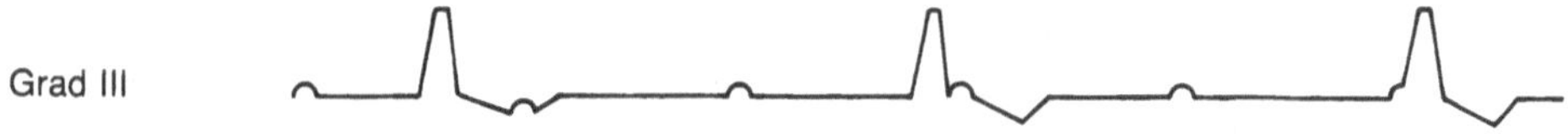

Auslösende Faktoren:
- Vagusreizzustände (auch lokaler Art, z. B. bei Hinterwandinfarkt)
- Koronarsklerose
- Myokardinfarkt
- degenerative oder ischämische Zerstörung des Reizleitungssystems
- Digitalis- und Chinidin-Überdosierung
- Hyperkaliämie
- Tumor

Hämodynamische Folgen
Infolge der relativ langen Diastolendauer ist trotz der Störung der Vorhofaktionen eine ausreichende Kammerfüllung vorhanden, so daß die Förderleistung des Herzens den Anforderungen des Kreislaufes entspricht. Klinisch fallen das abnorm hohe Schlagvolumen infolge der Bradykardie sowie die hohe Pulsamplitude mit relativ hohem systolischen Druck auf.

Springt das Ersatzzentrum jedoch erst nach einer längeren Pause (präautomatische Pause) ein, kann es aufgrund zunehmender zerebraler Minderdurchblutung zu Schwindel und Bewußtlosigkeit, dem sog. **Adam-Stokes'schen Anfall** kommen. Der totale AV-Block und das Auftreten derartiger Anfälle stellen eine Indikation für einen Herzschrittmacher dar.

C. Schenkelblock. Als Schenkelblock werden intraventrikuläre Leitungsblockierungen bezeichnet. Hierbei wird meistens durch eine einseitige Leitungsverzögerung ein Ventrikel nach dem anderen erregt, so daß es im EKG zu Aufsplitterungen des QRS-Komplexes kommt.

Die Erregungsleitung zum Kammermyokard erfolgt normalerweise über drei Faszikel. Die Unterbrechung von nur einem oder zwei Faszikeln führt zu keiner klinisch bedeutsamen Störung der Schlagfolge. Sind jedoch alle drei blockiert, entspricht das einem AV-Block III. Grades.

Als Ursache für den Schenkelblock kommen hauptsächlich schwere entzündliche oder degenerative Myokarderkrankungen sowie hochgradige Herzüberlastungen bei Klappenfehlern in Frage.

15.4.6 Herzstillstand

Der Herzstillstand kann in der Diastole bei Asystolie mit Null-Linie im EKG auftreten (adyname Form). Dieses kann durch Hypoxie, Substratmangel oder Hyperkaliämie verursacht sein.

Kontrahieren sich wie beim Kammerflattern oder -flimmern die einzelnen Muskelbezirke des Myokards unkoordiniert und zu schnell, so kann es zu einem funktionellen Stillstand der Kammern kommen (hyperdyname Form).

Von einem akuten Herzstillstand ist primär das arterielle System betroffen. Der Blutdruck fällt ebenso wie das Herzminutenvolumen (HMV), das für die Sauerstoffversorgung entscheidend ist, in Sekunden auf Werte um Null ab. Dagegen werden die lokalen Drucke und die Volumenverteilung im venösen System, das statischer Natur ist, nur wenig vom akuten Herzstillstand beeinflußt.

15.4.7 Pathologische EKG-Formen

Zur Wiederholung und besseren Übersicht sind hier noch einmal die EKG-Befunde der wichtigsten unter 14.4.1 bis 14.4.5 genannten Störungen aufgeführt.

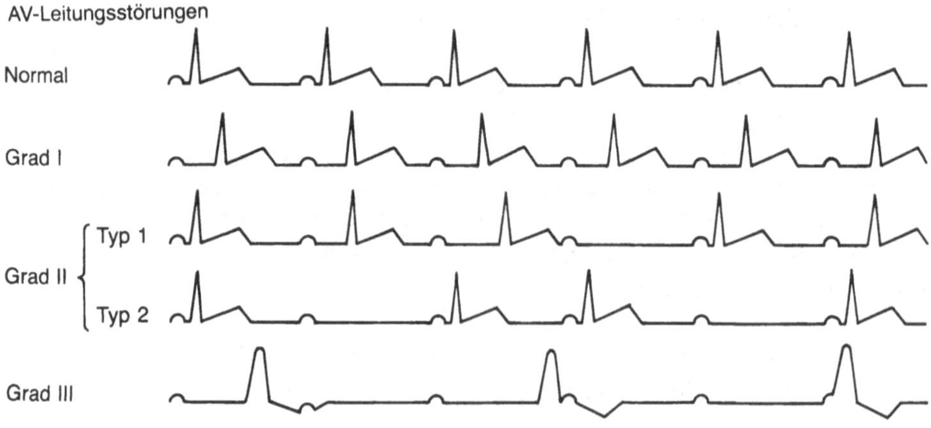

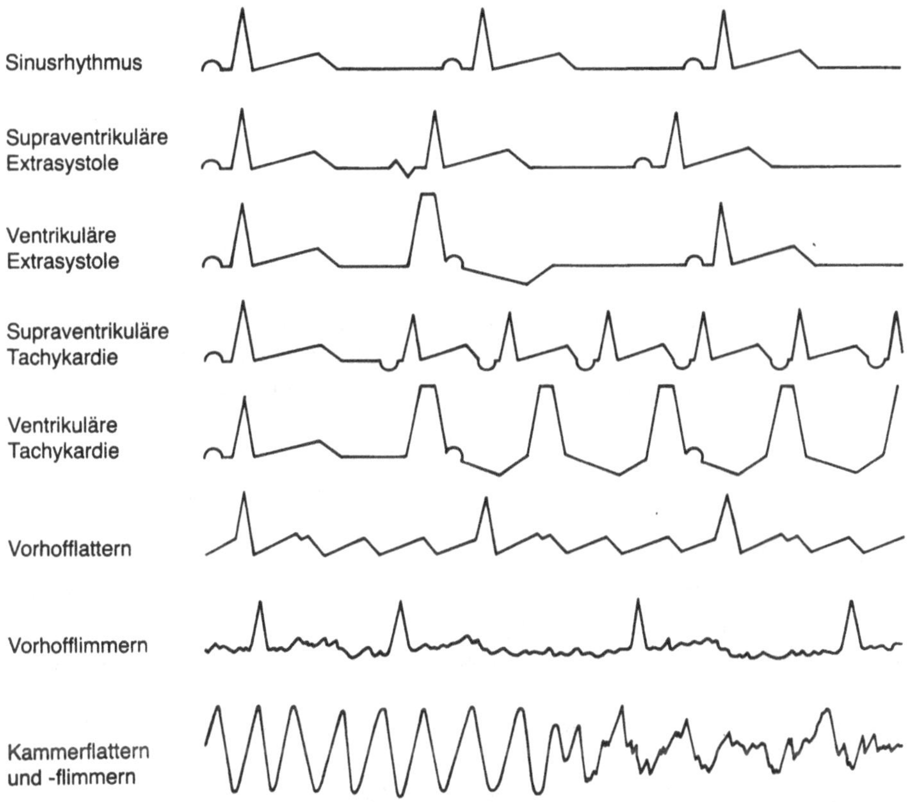
Sinusrhythmus
Supraventrikuläre Extrasystole
Ventrikuläre Extrasystole
Supraventrikuläre Tachykardie
Ventrikuläre Tachykardie
Vorhofflattern
Vorhofflimmern
Kammerflattern und -flimmern

16. Kreislauf

16.1.1 Kreislaufinsuffizienz

Definition. Von Kreislaufinsuffizienz spricht man, wenn das Herzzeitvolumen nicht ausreicht, den Organismus bedarfsgemäß mit genügendem Druck zu perfundieren. Die Zunahme der zentralen $AVDo_2$ in Ruhe ist neben anderen ein wichtiger Parameter für die Kreislaufinsuffizienz.

Ursachen. Die akute Kreislaufinsuffizienz kann verursacht werden durch

A. ein akutes Versagen der Herzpumpe, welches begründet sein kann in
- diffusen Schäden wie Myokarditis, Stoffwechsel-, Elektrolyt- und hormonale Störungen, Hypoxie, Vergiftungen,
- lokalisierte Schädigung wie Coronarinsuffizienz, Myokardinfarkt, Myokardfibrose,
- erhöhte Druck- und Volumenbelastung bei Herzklappenfehlern (Insuffizienz, Stenose),
- Störungen der Reizbildung und -leitung (Kammerflimmern, -flattern, AV-Block).

B. ein ungenügendes venöses Blutangebot bei
- Herztamponade, übermäßig erhöhter intrathorakaler Druck (Ventilpneu),
- Hypovolämie (akute Blutung, Plasmaverlust),
- akute Dilatation von Arteriolen und Venolen,
- abnorme arterielle Widerstände wie bei Aortenklappenstenose, Arterienstenose und Arterienspasmen.

Folgen: Bei der Kreislaufinsuffizienz ist in den minderdurchbluteten Gebieten zunächst die Funktion gestört. In schwereren Fällen ist mit Funktionsausfall zu rechnen, der mit Atrophien und schließlich Parenchymnekrosen der einzelnen Organe begleitet sein kann.

16.1.2 Schock, akute Kreislaufinsuffizienz

Der Schock ist durch eine akute Verminderung der Durchblutung lebenswichtiger Gewebe gekennzeichnet. Die Abnahme des Herzzeitvolumens im Schock führt zur

Zentralisation, d. h., Herz und Gehirn werden bei der Durchblutung bevorzugt, Haut, Muskulatur und später das Mesenterium und die Niere werden minderperfundiert. Stuhldrang, Diarrhoe, Oligurie und Anurie sind die Folge. Letzteres ist häufig auf ein akutes Nierenversagen zurückzuführen; es kann evtl. noch persistieren, wenn die Schockbekämpfung schon erfolgreich war.

Weitere klinische Zeichen sind Tachykardie, motorische Unruhe, Vasokonstriktion (feucht-kalte Haut, Akrozyanose), Muskelschwäche und Temperaturabfall (Stoffwechsel sinkt). Reicht die Zentralisation des Blutvolumens nicht mehr aus, um das Gehirn ausreichend mit Blut zu versorgen, kommt es zu Bewußtseinstrübung bis hin zur Bewußtlosigkeit.

Den verschiedenen Formen des Schocks liegen unterschiedliche Ursachen zu Grunde:

Hypovolämischer Schock. Diese Form des Schocks ist durch eine Verminderung des venösen Rückflusses zum Herzen und Abfall des HMV infolge eines Volumenverlustes gekennzeichnet. Hauptsächliche Ursachen sind:

a) Blutverlust (infolge Gefäßverletzungen, gastrointestinaler Blutungen oder ausgedehnter Gewebetraumen)
b) Plasmaverlust (vor allem bei Verbrennungen)
c) Wasser- und Salzverlust (z. B. bei Erbrechen, Fisteln, Durchfällen, Nebenniereninsuffizienz)

Kardiogener Schock. Aufgrund einer akuten Störung der Herzfunktionen tritt eine plötzliche massive Erniedrigung des Schlagvolumens und des HMV auf.
Ursachen: Herzinfarkt, Kammertachykardie, Lungenembolie, Herzbeuteltamponade

Septischer Schock. Als auslösende Ursache sind die bakteriellen Endotoxine anzusehen, die vor allem bei Infektionen gramnegativer Bakterien ins Blut abgegeben werden. In den Frühstadien des septischen Schocks ist das Blutvolumen meistens normal. Aufgrund der Toxineinwirkungen kommt es zu einer Hyperventilation (respiratorische Alkalose) und hohem HMV.

In den Spätstadien tritt eine Abnahme des venösen Rückflusses und ein vermindertes HMV immer mehr in den Vordergrund.

Anaphylaktischer Schock. Nach dem Eintritt eines Allergens in den sensibilisierten Organismus kommt es zur Antigen-Antikörper-Reaktion, die eine Freisetzung von Substanzen wie Histamin, Serotonin u. a. aus den Mastzellen bewirkt. Diese lösen eine Vasodilatation aus, so daß es zu einem Abfall des HMV kommt.

Endokriner Schock. Bei dieser Form des Schocks, der durch das Fehlen bestimmter Hormone ausgelöst werden kann, können unterschiedliche hämodynamische Störungen auftreten. So kommt es bei schwerer Hypothyreose, bei Hypohyseninsuffizienz und während der Addison-Krise zu einer ausgeprägten Hypotonie.

Beim diabetischen Koma, aber auch beim azidotischen Koma, sowie bei der Azidose tritt infolge renalen Flüssigkeitsverlustes eine Hypovolämie auf.

16.1.3 Kompensationsmechanismen bei Kreislaufinsuffizienz und ihre Folgen

Die im folgenden dargestellten Kompensationsmechanismen gelten streng genommen nur für den hypovolämischen Schock. Da die einzelnen Schockformen sich in ihren Folgen sehr ähneln, kann dieses als Beispiel allgemeiner Kompensationsmechanismen beim Schock angesehen werden.

So wird beim hypvolämischen Schock versucht, das durch den hohen Blutverlust nun stark erniedrigte venöse Angebot auf dreierlei Weise zu kompensieren:

A. Regulation des Blutdrucks mit Hilfe
- des **Barorezeptorenreflexes:** Der Druck in Karotis- und Aortensinus sinkt, die über die Nn. glossopharyngeus und Vagus geleiteten Impulse werden vermindert, dadurch wird das bulbäre sympathische Kreislaufzentrum stimuliert. Resultat: Positive inotrope und chronotrope Wirkung auf das Herz und Erhöhung des totalen peripheren Widerstandes durch Arteriolenkonstriktion.
- einer **Steigerung der Katecholaminausschüttung:** Bei Übergewicht des bulbären sympathischen Zentrums werden nicht nur Herz und Gefäße direkt nervös beeinflußt, sondern auch indirekt über die Wirkung des Sympathikus auf das Nebennierenmark. Die hier freigesetzten Katecholamine beeinflussen natürlich ebenfalls das Gefäßsystem gemäß ihrer Angriffspunkte an α- oder β-Rezeptoren.
- des **Renin-Angiotensin-Systems:**

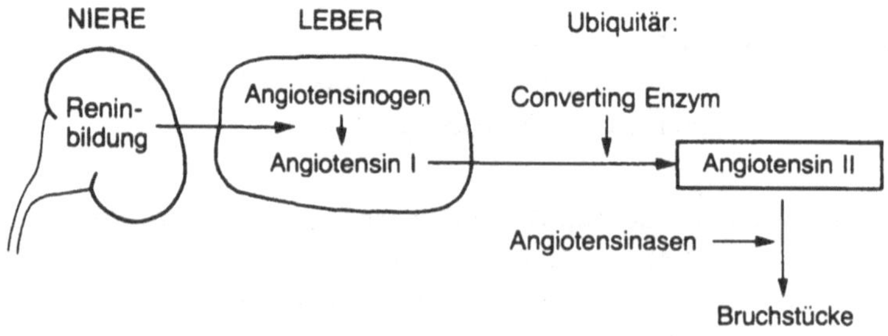

Angiotensin II ist der stärkste bisher bekannte Vasopressor; außerdem ist es die wichtigste Substanz zur Stimulation der Aldosteronausschüttung.

Die Reninausschüttung wird wahrscheinlich über Rezeptoren im juxtaglomerulären Bereich reguliert, die auf Druck und Volumenänderungen reagieren.
- einer **erhöhten Ausschüttung von ACTH** als Folge der Streßwirkung. Durch das Hormon werden die NNR-Hormone freigesetzt. Cortisol scheint für die Wirkung der Katecholamine an den Arteriolen der Wegbereiter zu sein.

B. Volumenregulation
- mit Hilfe des o. g. Renin-Angiotensin-Systems
- durch Erhöhung der ACTH-Ausschüttung
- durch Substitution des Plasmavolumens auf Kosten des interstitiellen Flüssigkeitsvolumens.

C. Konstriktion der kapazitiven Gefäße, wodurch der venöse Rückstrom erhöht wird.

organspezifische Bedeutung:
(siehe unter 16.1.2, Seite 262)

Blutchemische Veränderungen beim Schock

A. Blutviskosität. Nimmt im Schock die Strömungsgeschwindigkeit ab und sinkt der Schergrad in den Nicht-*Newton*schen Bereich (unter 40 sec^{-1}), nimmt die Viskosität bei weiterem Absinken des Schergrades exponentiell zu. Es kommt zur Sludge-Bildung.

B. Blutgerinnung. Die Konzentration der Gerinnungsfaktoren sinkt durch
- Abnahme der Synthese in der Leber;
- transkapillären Flüssigkeitsübertritt, denn extravasal sind die Gerinnungsfaktoren geringer konzentriert;
- erhöhten Fibrinogenkatabolismus, wodurch die Fibrinogenkonzentration sinkt;
- Senkung der Thrombozytenkonzentration infolge der gesteigerten Adhäsion, Aggregation und Aggregatbildung.

Im späten Stadium eines hämorrhagischen oder septischen Schocks tritt eine **Verbrauchskoagulopathie** auf.

C. Stoffwechsel:
- Zu Beginn des Schocks resultiert aus dem gesteigerten Glykogenabbau infolge hoher Adrenalinausschüttung und evtl. Hemmung der Insulinfreisetzung eine **Hyperglykämie.**
- Sehr bald ist der Glykogenvorrat der Leber erschöpft. Für den Neuaufbau steht nicht genügend Energie zur Verfügung, da der oxydative Kohlehydratabbau von einem anaeroben abgelöst wird. Dieser liefert jedoch nur 10% der Energie des oxydativen Abbaus. Es resultiert eine **Hypoglykämie.**

- Gesteigerte Lipolyse führt zum Anstieg der Freien Fettsäuren.
- Freie Aminosäuren fallen infolge erhöhter Proteolyse vermehrt an.
- Eine hypoxische metabolische Azidose ist Folge einer erhöhten Ketogenese mit vermehrtem Anfall saurer Stoffwechselprodukte.
- Da die Urinsekretion sistiert, steigt die Harnstoffkonzentration rapide an.

Da das Schockgeschehen im wesentlichen von der **Störung der Mikrozirkulation** bestimmt wird, soll hier genau auf die Pathogenese der **Strömungsverlangsamung** eingegangen werden:

Im *Newton*schen Bereich (Schergrad mehr als 40 sec^{-1}) ist die Blutviskosität unabhängig vom Schergrad; erst der Nicht-Newtonsche Bereich macht die Blutviskosität abhängig vom Schergrad: Unter 40 sec^{-1} steigt die Viskosität mit abnehmenden Schergraden exponentiell an.

In Arterien und Arteriolen herrschen Schergrade, die sich im Newtonschen Bereich bewegen. Die Erythrozyten sind dispergiert und richten sich mit ihrer Längsachse in Stromrichtung aus. So haben sie den geringsten Reibungswiderstand zwischen den Flüssigkeitsschichten. Im Schock jedoch herrschen auch in diesen Gefäßen Schergrade, die in den Nicht-*Newton*schen Bereich fallen. Die Blutviskosität steigt also im o. g. Sinne an. Letzteres und die langsame Strömung führen zur Erythrozytenaggregation bis hin zur Bildung dreidimensionaler Netze. Praestase und Stase sind die Folge. Ein Blutstrom ist erst bei Anstieg der Scherkraft über einen kritischen Wert wieder möglich; d. h., daß die von Hämatokrit, Fibrinogenkonzentration u. a. abhängige Fließschubspannung (normal = 0,04 dyn/cm^2 = 4.10^{-3} N/m^2) über einen bestimmten Wert ansteigt. Besonders empfindlich getroffen wird das postkapilläre Mikrogefäßnetz, in dem schon unter normalen Bedingungen Schergrade unter 40 sec^{-1} und damit Prästase herrscht.

Zusatz

Refraktärer Schock. Als „refraktärer Schock" wird ein Schockgeschehen bezeichnet, welches mit therapeutischen Maßnahmen nicht zu beherrschen ist. Die eigentliche Ursache dieses Geschehens ist noch nicht geklärt. Man ist jedoch von dem Mitwirken positiver Feedback-Mechanismen überzeugt: Das Myokard z. B. wird im schweren Schock weniger durchblutet – trotz max. erweitertem Koronarien, da der Blutdruck sinkt und eine Tachykardie herrscht. Es kommt zum Myokardschaden, der wiederum zu einer Senkung des HMV führt, obwohl der Kreislauf durch Blutersatz wieder aufgefüllt ist. Die Herzinsuffizienz führt u. a. zur Azidose und damit zu weiterer Gewebsschädigung. Der Circulus vitiosus ist perfekt.

Entscheidender Faktor für die Reversibilität eines Schocks scheint der gleichzeitige Spasmus von präkapillären Sphinktern und Venolen zu sein. „Irreversibel" bzw. refraktär wird der Schaden dann, wenn sich die präkapillären Sphinkter erweitern, während die Venolen konstringiert bleiben. Das Blut gelangt dann nämlich in das Kapillarnetz und kann nicht mehr abfließen. Folge ist eine immense Erhöhung des hydrostatischen Druckes in diesem Gebiet. Die Wände der Kapillaren werden so stark geschädigt, daß nun auch das Vollblut aus dem Gefäßsystem austritt. Es ist daher unmöglich, eine erfolgreiche Volumensubstitution mit Plasmaexpandern durchzuführen.

16.1.4 Hypo- und Hypervolämie, Viskositätsänderungen

Hypovolämie

Eine Hypovolämie kann durch inneren oder äußeren Blutverlust zustandekommen bei:
- Gefäßverletzung (Metzgerverletzung)
- geringem Weichteiltrauma: gastrointestinale Blutungen (Ulcus, Karzinom, Ösophagusvarizen)
- ausgedehntem Gewebetrauma: Frakturen, Muskelquetschungen, Leber- und Milzruptur

Auch bei Fehlen eines inneren oder äußeren Blutverlustes kann es zur Verminderung der intravasalen Blutmenge kommen:

A. Durch **Plasmaverlust bei Deyhdratationszuständen,** also bei großen Flüssigkeitsverlusten durch Haut, Lunge, Niere, Darm
- Natriummangel *(M. Addison)*
- Durchfallerkrankungen, Fisteldrainagen
- Chronische Niereninsuffizienz mit Salzverlust
- Starkes Schwitzen, Hyperventilation u. a. m.

B. Durch **Plasmaverlust bei Flüssigkeitsverschiebungen** vom intravasalen in den extravasalen Raum (Ödeme durch Senkung des osmot. Druckes).

C. Durch **Plasmaverlust bei Verbrennungen.** In diesem Falle ist die Kapillarpermeabilität erhöht (Exsudation, Ödeme).

Hypervolämie

Zu einer Hyperhydratation kann es hauptsächlich durch zwei Faktoren kommen:

A. ungenügende Natriumausscheidung. Diese beruht auf eine übermäßige ADH-Sekretion und NNR-Tätigkeit. Es besteht eine Antidiurese.

B. Infusion von Blut-Plasma-Elektrolytlösungen. Eine übermäßige Zufuhr hypotoner Lösungen (Trinkwasser, übermäßiger Bierkonsum, parenterale Zufuhr salzarmer Flüssigkeit) kann zu einer hypotonen Hyperhydratation führen.

Bedeutung des zentralen Venendrucks. Der Druck im Kapazitätssystem wird durch das Blutvolumen bestimmt: Bei Zufuhr (Transfusion) steigt er, bei Entnahme (Blutung) sinkt er. Im Gegensatz dazu fällt der arterielle Druck nur dann ab, wenn dem kapazitiven System soviel Blut entzogen wurde, daß das nun zu kleine HMV nicht mehr durch den erhöhten TPR kompensiert werden kann. Als wichtiger Paramter für die bestehenden Druckverhältnisse gilt der zentrale Venendruck, der individuell zwischen 0–12 cm H_2O streuen kann, im Mittel bei 7 cm H_2O liegt. Es handelt sich um den Druck im rechten Vorhof. Da der zentrale Venendruck auch bei Rechtsherzinsuffizienz, Herztamponade, Vorhoftumor, Cor pulmonale u. a. m. erhöht sein kann, gibt er über den Status des Blutvolumens nur im Zusammenhang mit anderen Parametern (wie Nierentätigkeit) Auskunft.

Blutviskosität. Über die Fließbedingungen in der terminalen Strombahn (Arteriolen →Kapillaren →Venolen) ist wenig bekannt. Für die Viskosität in diesem Gefäßabschnitt hat wohl das Plasma die größte Bedeutung, wenn man bedenkt, daß die Vollblutviskosität sich fortschreitend mit abnehmendem Kapillardurchmesser erniedrigt (*Fahrhaus-Lindquist*-Effekt). Schon unter Normalbedingungen ist der Blutstrom in den postkapillären Venolen stark verlangsamt. Sie erreicht den Nicht-*Newton*schen Bereich von Schergraden unter 40 sec^{-1}; wobei der Schergrad definiert ist als Geschwindigkeitsgradient zwischen zwei in definiertem Abstand sich befindenden Flüssigkeitsschichten. Im Nicht-*Newton*schen Bereich nimmt die Viskosität mit abnehmenden Schergraden exponentiell zu. Die Strömungsverlangsamung kann schon physiologisch in diesem Bereich in eine Stase übergehen. Das Blut muß dann von hinten (vis a tergo) angeschoben werden (Fließschubspannung = Kraft in Fließrichtung); dadurch geht ein Teil dieser Energie der Blutsäule verloren und der arteriovenöse Druckgradient kann nicht voll wirksam werden. Für die Regulation des kapillarvenösen Abflußwiderstandes und des örtlich wirksamen Druckgradienten sind daher Fließschubspannung und Viskositätsverhalten bei Prästase verantwortlich. Eine gesteigerte Blutviskosität mit daraus folgender Erhöhung der Fließschubspannung in diesem Bereich würde die Mikrozirkulation stark verlangsamen, bzw. zum Stillstand bringen.

16.2 Störungen der Kreislaufhomöostase

16.2.1 Hypertonie

Ein arterieller Hoch- oder Niederdruck ist das Ergebnis einer Verstellung des arteriellen Mitteldruckniveaus (normal 120/70 mm Hg)

▶ **Hyperton** nennt man einen Blutdruck bei
- Jugendlichen von mehr als 140/90 mm Hg,
- Erwachsenen unter 50 Jahren von mehr als 150/100 mm Hg,
- Erwachsenen über 50 Jahren von mehr als 160/100 mm Hg.

Während akute Blutdrucksenkungen bei den psychischen und physischen Belastungen des Alltags relativ selten sind, kommt es häufig zu Blutdrucksteigerungen entweder durch ein erhöhtes HZV bei der Arbeit oder einen erhöhten Sympathikotonus bei psych. Belastungen.

Eine Hypertonie kommt zustande, wenn HZV, TPR oder beide erhöht sind.

Chronische, und damit auch pathophysiologische Hypertonien werden unterteilt in:

A. Essentieller Hochdruck. Bei der primären essentiellen Hypertonie (90% aller Hypertoniefälle) ist die Ätiologie und Pathogenese noch weitgehend unbekannt. Befunde ergaben, daß eine veränderte Natriumverteilung in Form einer Anreicherung in den Widerstandsgefäßen vorliegt. Der essentielle Hochdruck ist anfänglich durch einen Minuten-Volumenhochdruck, im fortgeschrittenen Stadium durch einen Anstieg des peripheren Widerstandes mit normalisiertem HMV gekennzeichnet.

B. Renale Hypertonien (6–8% der Fälle)

- akute glomeruläre Erkrankungen: 50–80% der akuten Glomerulonephritis gehen mit einer Hypertonie einher. Es handelt sich hier um einen Minuten-Hochdruck. Offensichtlich spielt das Renin-Angiotensin-System eine Rolle. Ähnliche Verhältnisse liegen auch bei der Schwangerschaftsnephropathie vor.

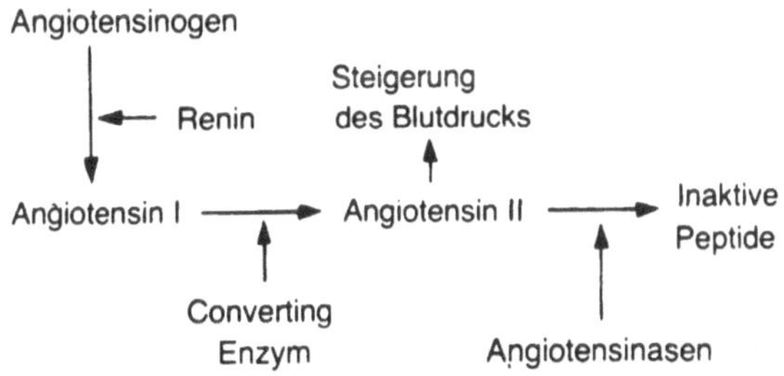

- Renovasculäre Hypertonie: Dieser Hochdruck entsteht aufgrund fibromuskulärer oder arteriosklerotischer Wandveränderungen, die zu vollständigen oder segmentalen Durchblutungsstörungen führen. In der Regel bewirkt eine dadurch vermehrte Reninausschüttung die Hypertonie. Als klassisches Beispiel dient die Nierenarterienstenose.
- Bei den chronischen Nierenprozessen, die mit einer Parenchymschrumpfung einhergehen wie z. B. bei chronischer Glomerulonephritis, chronischer Pyelonephritis, Schrumpfnieren, bei Gicht und Panarteriitis nodosa, ist die Hypertonie vor allem auf eine erhöhte Reninaktivität zurückzuführen. Aber es scheint auch eine verminderte renale Synthese von vasodepressorischen Substanzen, wie Prostaglandine, für die Hypertonie verantwortlich zu sein.
- Bei anderen Nierenerkrankungen (diabetische Glomerulosklerose, Nierenzysten, Harnstauung, Hypernephrom) ist die Pathogenese nicht vollständig geklärt, könnte aber die der chronischen Nierenerkrankungen entsprechen.

C. Endokrine Hypertonien
Wie beim Cushing-Syndrom, so stellt sich auch beim Conn-Syndrom unter dem Einfluß der Wirkung von Cortisol bzw. Aldosteron ein erhöhter Gefäßtonus ein. Ebenso ist das Plasma- und Extrazellulärvolumen erhöht.

Das Phäochromozytom, bei dem eine erhöhte Adrenalin- oder Noradrenalinausschüttung vorliegt, bewirkt sowohl eine Erhöhung des peripheren Widerstandes als auch des HMV.

Bei der Hyperthyreose handelt es sich um eine systolische Hypertonie bei normalem diastolischen Druck. Dieses ist durch eine Zunahme der Herzfrequenz und des Schlagvolumens bedingt.

D. Kardiovaskuläre Hypertonien. Arteriosklerotische Windkesselgefäße erleiden einen hohen Elastizitätsverlust. Dieser führt zu einer Einschränkung der Windkesselfunktion. Das systolisch ausgeworfene Blutvolumen kann nicht mehr durch Dehnung der Gefäßwände aufgenommen werden. Das Herz pumpt also im Extremfall gegen eine stehende Blutsäule im starren Rohr. Ein hoher systolischer Blutdruck resultiert. Da die elastischen Rückstellkräfte der Gefäßwände erheblich vermindert sind, sinkt der diastolische Druck. Resultat dieser Vorgänge ist eine Erhöhung der Blutdruckamplitude im arteriellen System.

Bei der Aortenisthmusstenose ist neben einer funktionellen Verkleinerung des Windkessels eine mechanische Strömungshinderung im Bereich der Stenose für die hypertone Blutdrucklage verantwortlich. Durch die arterio-venösen Fisteln und dem offenen Ductus Botalli, sowie bei der Aorteninsuffizienz tritt ein erhöhtes linksventrikuläres Zeitvolumen auf.

Blutdruck und Gefäßwand. Besteht eine Hypertonie über längere Zeit, wird zunächst der gegen die dauernd erhöhte Druckbelastung anpumpende linke Ventrikel hypertroph. Im weiteren Verlauf entwickeln sich Arterio- und Arteriolosklerose, die wiederum zu einer verminderten Organdurchblutung führen. Das führt in der Niere zur Reninausschüttung, die jedoch nicht allein für den nun folgenden positiven „feedback" verantwortlich gemacht werden kann. Der Hochdruck wird verstärkt. Für diesen Effekt scheint auch die Beobachtung bedeutungsvoll, daß ein erhöhter Blutdruck durch die Mindersynthese von vasodepressorischen Substanzen der Niere, wie Prostaglandine, provoziert werden kann. Natriumretention steigert ebenfalls die Hypertonie durch Sensibilisierung der Gefäßwände für Katecholamine.

Gegenregulation. Die Pressorezeptoren des arteriellen Systems stellen sich schnell auf arterielle Drucksteigerungen ein. Sind diese chronisch, z. B. bei längerer Zeit gedrosselten Nierenarterien, regulieren die Rezeptoren von einem höheren Level aus. Sie halten nun den höheren Blutdruck konstant, wirken einem Abfall entgegen und verhindern so das Einpegeln auf den normalen Blutdruck-Pegel.

Die Pressorezeptoren reagieren empfindlicher auf Blutdrucksenkungen. Eine

Regulation bezieht sich demnach in erster Linie auf einen Blutdruckabfall, erst sekundär auf einen Anstieg.

Sekundäre Hypertonie im kleinen Kreislauf. Pathomechanismen des Herzens und des arteriellen Systems wie z. B. Links-Rechts-Shunt, arteriovenöse Fisteln, Mitralvitien, Thromben und Linksherzinsuffizienz führen zu einem Bluthochdruck im kleinen Kreislauf. Dieses bedingt ein Cor pulmonale, bei dem es sich definitionsgemäß um eine Hypertrophie des rechten Ventrikels als Folge der chronischen Druck- und Volumenbelastung handelt. Dekompensiert die Hypertrophie (Dilatation), so entsteht eine Rechtsherzinsuffizienz.

16.2.2 Atherosklerose, Arteriosklerose

Diese durch endogene (vor allem Hypertonie) und exogene Faktoren (z. B. Zigarettenabusus) entstandene chronisch fortschreitende Erkrankung der Arterien des großen Kreislaufs manifestiert sich vorwiegend am Herzen, an den Nieren und am Gehirn.

Herz: Die Arteriosklerose der Koronargefäße haben bei Belastung Angina-pectoris-Anfälle zur Folge. In schweren Fällen kann es auch zum Herzinfarkt kommen.

Niere: Primäres Zeichen einer arteriellen Minderdurchblutung der Nieren ist eine Herabsetzung der PAH-Clearance. Anschließend kann die Nierensklerose über leichte Funktionsstörungen bis hin zur völligen Niereninsuffizienz führen.

Gehirn: Lokale Durchblutungsstörungen werden am häufigsten durch eine Arteriosklerose hervorgerufen. Prädikationsstellen sind die Verzweigungsstellen der Arteria carotis interna und der großen Hirnarterien einschließlich des basalen Gefäßringes. Folge der Arteriosklerose ist eine Herabsetzung der Autoregulation der Gehirngefäße, so daß es häufig zu Kopfschmerzen, Unruhe und Krampfanfällen kommt. In schweren Fällen führt eine totale Ischämie zu lokal begrenzten Nekrosen (Infarkt).

16.2.3 Hypotonie

Orthostatisch bedingte Hypotonie. Die Tatsache, daß beim orthostatischen und reflektorischen Kollaps (Schmerz, Schreck, Traumata etc.) der Venentonus erhöht ist, widerspricht der alten Theorie vom „Versacken“ des Blutes in das kapazitive System.

Der TPR (gemessen am Vorderarm) ist erniedrigt, es besteht eine Bradykardie.

Demnach scheint der Sympathikustonus nachzulassen. Nach diesen Befunden könnte die Hypotonie durch den verminderten TPR und die Senkung des HZV (Bradykardie, Kontraktilitätsverlust des Myokards) zustande kommen. Bei der konstitutionellen Hypotonie (meist Leptosome), bei der der abnorm niedrige Blutdruck auch im Liegen persistiert, wird ebenfalls oft ein orthostatisches Syndrom beobachtet.

Endokrin bedingte Hypotonie

- Der Morbus Addison ist ähnlich wie das adrenogenitale Syndrom durch ein vermindertes HMV infolge Salzverlust mit Hypovolämie bei Ausfall der mineralokortikoidwirksamen Nebennierenrindensteroide charakterisiert.
- Bei der Hypothyreose ist infolge vermindertem Blutvolumen das HMV verringert.
- Durch den Ausfall von ACTH und TSH ist die Hypotonie im Rahmen einer Hypophysenvorderlappeninsuffizienz bedingt.

Mechanische Reizung bestimmter Gefäßareale. Man kann depressorische Kreislaufreaktionen auslösen durch mechanische Reizung bestimmter Rezeptoren:

- Im Karotissinus wird durch stufenweise Erhöhung des Druckes intravasal ein ebenso stufenweiser Abfall des Blutdruckes erzeugt.
- Die Medianorezeptoren der Ventrikelwand werden bei „Leerschlagen" des Herzens durch Berührung gereizt. Das hat einen rapiden Frequenz- und Blutdruckabfall zur Folge. Ursache ist eine exzessive (vagovasale Synkope) Tachycardie, die zu einer zu kleinen diastolischen Füllung führt:

Auch unspezifische Reize wie etwa Schmerzen oder Emotionen können u. U. depressorische Kreislaufreaktionen auslösen.

16.3 Ischämie und Störung der regionalen Blutversorgung

16.3.1 vollständige Ischämie

Wird die Blutversorgung eines Gewebsabschnitts ungenügend, spricht man von arterieller Insuffizienz (Ischämie). Von ausschlaggebender Bedeutung für die Schwere der Ischämie ist der kollaterale Kreislauf. *Fontaine* teilt die Durchblutungsstörungen in vier Schweregrade ein:

I. Ohne daß der Patient irgendwelche subjektiven Symptome zeigt, läßt sich dennoch objektiv eine Durchblutungsstörung nachweisen (z. B. Pulsstatus).

II. Die Durchblutungsinsuffizienz tritt nur bei Belastung auf: Claudicatio intermittens („Schaufensterkrankheit").

III. Die Blutversorgung des entsprechenden Gebietes ist selbst in Ruhe unzureichend: Ruheschmerz.

IV. Der absolute Durchblutungsstop führt zum Gewebstod (Nekrose).
In den minderdurchbluteten Gewebsabschnitten weicht die normale Zellatmung wegen des O_2-Defizits der anaeroben Glykolyse, deren Endprodukt Lactat sich anhäuft. Aus Gründen des zunehmenden Sauerstoffmangels kann Pyruvat nicht oxydiert werden. Folge ist eine Reduktion zu Lactat, so daß der Quotient Lactat/Pyruvat ansteigt. Es entwickelt sich lokal eine azidotische Situation, die zur Gewebsnekrose führt. Unterstützend wirkt dabei ein evtl. sekundär entstehender Substratmangel, da durch anaerobe Glykolyse mehr Nährstoffe verbraucht werden.

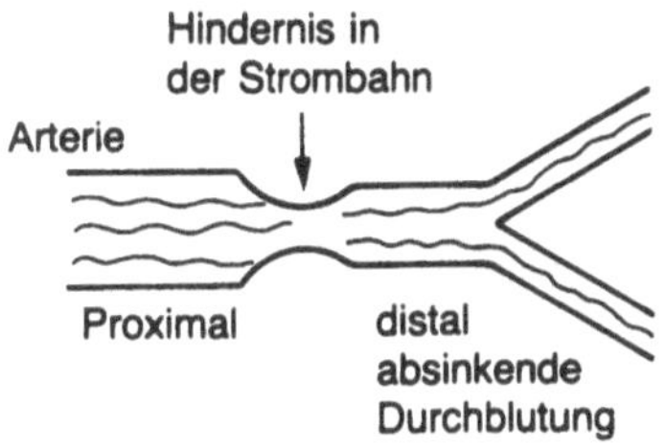

Gewebsabschnitt:
1. Weniger Nährstoffe
2. Sauerstoffmangel
3. Reduktion der zellulären Atmung
4. Anaerobe Glykolyse mit Anstieg des Lactat/Pyruvat-Quotienten
5. Umschriebene azidotische Stoffwechsellage
6. Eingeschränkte Gewebefunktion
7. Nekrose

Folgen einer anhaltenden und temporären Ischämie

▶ Herz

Der Stoffwechsel des Herzens wird unmittelbar von der Durchblutung der Koronararterien bestimmt; dabei bestimmt der O_2-Gehalt die Weite der Gefäße: Sie dilatieren bei einem niedrigen Po_2 (Sauerstoffdruck). Ein niedriges Sauerstoffangebot hat einen verminderten Herzstoffwechsel zur Folge. Letzteres behindert jedoch die Bereitstellung energiereicher Phosphate, die der Herzmuskel unter Normalbedingungen oxydativ herstellt. Der geringe Anteil an Myoglobin des Herzens vermag das O_2-Defizit nicht auszugleichen.

Wird die Zirkulation im Koronarkreislauf unterbrochen, so verlaufen etwa 8 sec störungsfrei; für weitere 30–60 sec folgt dann eine Funktionseinschränkung bei reversiblem Herzstillstand (Kardioplegie). Beide Stadien fallen in die Überlebenszeit des Herzmuskels. In 20–40 Minuten geht dann die Kardioplegie in eine irreparable Schädigung über. Die letzte Phase gehört mit den beiden ersten zur Wiederbelebungszeit. Die Angaben beziehen sich auf normale Temperaturen. Überlebens- und Wiederbelebungszeit lassen sich bei niedrigen Temperaturen wesentlich verlängern.

▶ Gehirn

Das Gehirn reagiert sehr empfindlich auf eine Hypoxie: Binnen 10 sec tritt beim Erwachsenen Bewußtlosigkeit ein, wenn die Hirndurchblutung sistiert. Die Wiederbelebungszeit beträgt 4 Minuten; darüber hinaus treten bei Normothermie irreversible Schäden auf, bei Hypothermie läßt sich das Geschehen verzögern. Zuerst sind die hochdifferenzierten Kortexanteile betroffen, zuletzt das Vegetativum. Das Gehirn des Erwachsenen verbraucht 20% des Sauerstoffs, der in Ruhe eingeamtet wird; das sind 15% des Herzminutenvolumens.

16.3.2 arterielle Gefäßstenosen

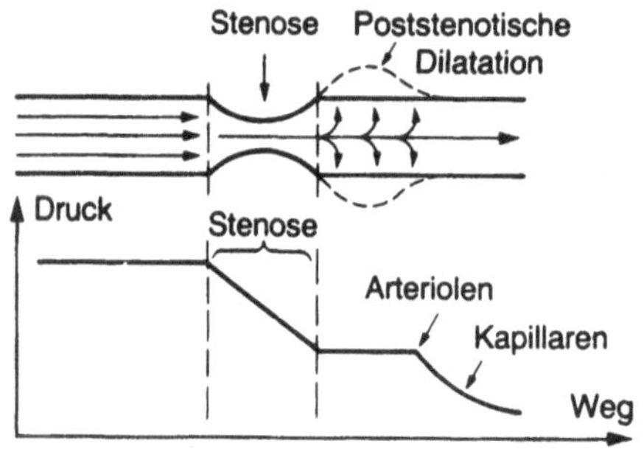

Die Abbildung zeigt den starken Blutdruckabfall im Bereich einer Gefäßstenose. Sie stellt einen zusätzlichen Strömungswiderstand im arteriellen System dar, so daß das Druckgefälle in Längsrichtung steigt. Ein deutlicher Anstieg der Strömungsgeschwindigkeit geht auf Kosten des Seitendrucks in den Arterien. Die Vasodilatation im Anschluß an die Stenose wird u. a. durch den erhöhten Seitendruck (Wirbelbildung) verursacht. Ein weiterer Faktor ist die Tonussenkung der glatten Arteriolenmuskulatur. Ihr Zustandekommen ist wohl in der „chemischen und myogenen Vasodilatation" begründet. Chemisch deshalb, weil bei einer Minderdurchblutung ein Abfall der O_2-Spannung resultiert. Es fallen dann vermehrt vasodilatierende Metaboliten an. Die glatten Muskeln werden normalerweise durch den transmuralen Druck in einem bestimmten Tonus gehalten. Fällt dieser Druck ab, dilatieren die Gefäße (myogene Komponente).

▶ Organdurchblutung

Poststenotisch wird über eine Senkung des peripheren Widerstandes die Organdurchblutung aufrechterhalten, solange Ruhebedingungen herrschen. Da aber die sog. „Durchflußreserve" (= über die Ruhebedingungen hinausgehende höchstmögliche Gefäßerweiterung) abgenommen hat, führen Belastungen zu einer Minderdurchblutung distal der Stenose.

Shunts

▶ Steal-Syndrome

Diese Syndrome sind dadurch gekennzeichnet, daß einem Gefäßsystem, welches benachbarte Organe versorgt und enge topographische Beziehungen zu einem anderen hat, Blut zugunsten des anderen entzogen wird. Ursache ist eine Gefäßstenose, die veränderte Druckverhältnisse schafft. Als Beispiel mag das sog. „Subclavian-Steal-Syndrom" dienen:

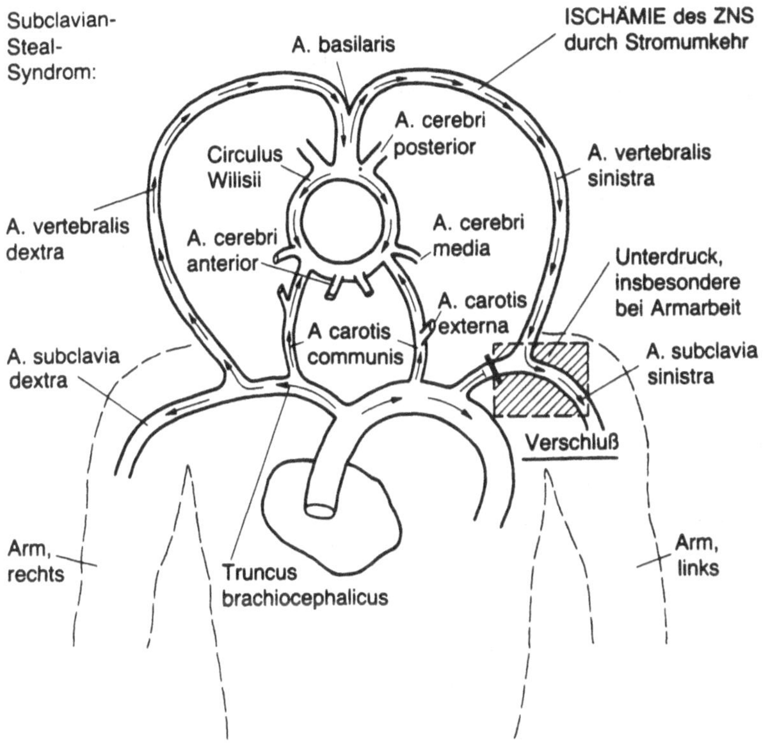

Durch Verschluß der proximalen A. subclavia sinstra entsteht distal ein Unterdruck, der sich bei Armarbeit verstärkt. Auf die A. vertebralis sinistra wird so ein Sog ausgeübt, was zum Blutabzug aus dem Circulus *Wilisii* führt. Folge ist eine Ischämie im ZNS.

In gleicher Weise führt ein Verschluß der Bifurcatio aortae oder der Aa. iliacae communes über die A. mesenterica inferior zu einem „Steal-Syndrom", welches sich bei Beinarbeit verstärkt. Folge sind Beschwerden im Abdomen.

Durchflußreserve. Bei einer Durchblutungsstörung muß in der Regel die Durchblutungsreserve angezapft werden, die eigentlich nur für einen akuten Mehrbedarf (z. B. Leistungssteigerung) gedacht ist.

Beispiele:

▶ Claudicatio intermittens (Stadium II der arteriellen Insuffizienz)

Schon unter Ruhebedingungen wird die Durchflußreserve in Anspruch genommen, z. B. durch Kollateralenbildung. Bei einer Belastung muß natürlich von diesem

Level ausgegangen werden; d. h. daß die normalerweise durch die Durchflußreserve gewährleistete Durchblutung nur für geringe Belastungen ausreicht.

▶ Koronarinsuffizienz bei Belastung
Auch hier wird schon in Ruhe die Koronarreserve (= maximaler Zuwachs des koronaren O_2-Angebotes gegenüber dem normalen Ruhewert) beansprucht (Kollateralen, Senkung des Koronarwiderstandes). Bei Belastung muß deshalb von einem verminderten Anteil der Koronarreserve ausgegangen werden. Folge ist die Belastungsinsuffizienz.

Kompensationsmechanismen. Die relative Minderdurchblutung eines Organgefäßbettes kann kompensiert werden durch
- eine Steigerung der Gefäßweite
- eine stärkere Sauerstoffausschöpfung des Blutes
- und die Bildung von Kollateralkreisläufen.

Beispiele:

▶ Herz
Die Perfusion der Koronarien verhält sich proportional zum O_2-Verbrauch. Wegen des hohen Sauerstoffbedarfs des Herzens ($AVDo_2$ = 10–12 Vol%) ist eine bessere O_2-Ausschöpfung kaum möglich. Bei O_2-Mangel wirkt jedoch vor allem das aus dem ATP-Abbau anfallende Adenosin als Vasodilatator; diese Funktion haben auch CO_2 in hohen Dosen und Acetylcholin. pH-Änderungen sind kaum wirksam. In Stenosegebieten werden soweit noch möglich, Kollateralkreisläufe gebildet.

▶ Gehirn
Kollateralenbildung ist auch hier möglich. Die naheliegendste Kompensation erfolgt jedoch durch Vasodilatation im O_2-Mangel oder CO_2-Anstieg.

▶ Muskulatur
Hier finden alle drei Mechanismen Anwendung:
- Vasodilatation durch Pco_2-Anstieg, Po_2-Senkung, pH-Senkung, vasodilatorische Metaboliten.
- O_2-Ausschöpfung durch Rechtsverschiebung der Hb-Dissoziationskurve, eine Folge der pH-Senkung.
- Öffnung präkapillärer Sphinkter, wodurch die Zahl der durchbluteten Gefäße steigt.

16.3.3 arteriovenöse Fisteln

Die Arteriolen sind die hauptsächlichsten Regulatoren des Totalen Peripheren Widerstandes (TPR). Werden sie umgangen, sinkt der TPR bis zu extremen Werten von 70–80%. Eine solche Umleitung ist durch die direkte Verbindung einer großen oder mittleren Arterie mit einer Vene gegeben. Gleichzeitig mit der TPR-Senkung steigt die Strömungsgeschwindigkeit sowohl in den der Fistel zuleitenden, als auch den ableitenden Gefäßen an. Die zuleitenden Arterien dilatieren und verlängern sich. Das veränderte Strömungsgeschehen kann systolisch und diastolisch auskultiert werden, da die dann auftretenden Wirbel ein kontinuierliches Geräusch verursachen.

Das hinter der Fistel liegende venöse System wird stark überfüllt, so daß die Gefäße sich erweitern. Dem Herzen steht damit ein überhöhtes venöses Angebot zur Verfügung: Das Herzzeitvolumen steigt an. Durch Rückkopplung über die Pressorezeptoren von Venen und rechtem Atrium werden die nicht am Fistelkreislauf beteiligten Gefäße konstringiert.

Der durch die Fistel bedingte Kurzschluß zwischen arteriellen und venösem System hebt zwar nicht die Kontinuität des arteriellen Systems auf, führt jedoch zu einer verminderten Durchblutung des entsprechenden Versorgungsgebietes. Durch Abfall des arteriellen Druckes im Bereich der Fistel und distal davon entsteht ein von proximal nach distal gerichter großer Druckgradient. Entlang diesem entwickelt sich nun zwischen proximalem und distalem Arteriensegment ein Kollateralkreislauf, der einen Anteil des Blutes in den Fistelkreislauf abgibt, einen anderen in die Peripherie. Im Gegensatz zu den hier beschriebenen solitären, großkalibrigen AV-Fisteln, bilden sich bei den multiplen kleinkalibrigen AV-Fisteln keine Kollateralen aus; auch die Hämodynamik des Gesamtkreislaufs wird nur äußerst selten beeinflußt.

16.3.4 Verschlüsse großer Organvenen

Am häufigsten werden die Venen durch Thromben verschlossen. Eine Venenstenose kann aber auch durch Kompression von außen infolge Tumoren, retroperitonealer Fibrosen, Muskelhämatome und Aneurysmen hervorgerufen werden.

Zur Entstehung von Venenthrombosen tragen oft Durchblutungsverminderung (Bettruhe, Gipsverbände), Traumata (Unfälle, Operationen) und Gerinnungsstörungen bei. Die Verlegung einer Stammvene verursacht eine Stase. Da der Venendruck distal des Strombahnhindernisses zunimmt, kommt es aufgrund erhöhter Filtration von Plasmawasser und Elektrolyten zu einem vasogenen Ödem.

Pfortaderverschluß. Durch die Behinderung des Pfortaderblutstromes entsteht ein Pfortaderhochdruck und eine Milzvergrößerung mit Hyperspenismus (s. 14.3).

Als Folge der portalen Hypertension kommt es zur Ausbildung portokavaler Umgehungskreisläufe:
- Ösophagusvarizen (70% der Fälle)
- Caput medusae
- Hämorrhoidalvenen

Klinische Symptome des Pfortaderhochdrucks sind Diarrhoe, Malabsorptionsstörungen, Aszites und Blutungen im Magen-Darm-Trakt, sowie hämolytische Anämie, Thrombozytopenie und Leukopenie als direkte Folgen des Hypersplenismus.

Hirnvenensinusverschluß. Da im Gehirn die Möglichkeit einer kollateralen Ableitung kaum möglich ist, führt in vielen Fällen das durch die Thrombose der abfließenden Venen entstandene Ödem zu lokalen Nekrosen. Dieses kann zu leichten Funktionsausfällen, bei übermäßigem intrakraniellem Druck sogar zum Hirntod führen.

Extremitätenvenenverschluß. Durch die Behinderung des Blutabflusses entsteht eine venöse Stase. Diese bedingt distal des Hindernisses einen erhöhten Venendruck, der beim Patienten starke Schmerzen hervorruft. Folge der Blutstauung sind massive Ödeme (vasogene Ödeme) und zyanotische Verfärbungen der Haut (vorgetäuschte Entzündung).

Ist der Flüssigkeitsverlust durch die Ödembildung sehr ausgeprägt, kann es zum hypovolämischen Schock kommen. Dieses führt zu einer arteriellen Insuffizienz, die sich an den Akren in Form einer venösen Gangrän manifestieren kann.

16.3.5 Venenklappeninsuffizienz

Die bikuspidalen Venenklappen dienen dem Bluttransport in einer Richtung. Sie haben also Ventilfunktion. Bei einer Insuffizienz ist dieser unidirektionale Bluttransport nicht mehr gewährleistet; jetzt entscheidet der höchste Druck über die Strömungsrichtung des Blutes in diesen Venen. Ist er proximal (herznah) höher, so kommt es zur Regurgitation in die distalen Abschnitte. Das führt z. B. in orthostatisch belasteten Knöchel- und Fußvenen auch bei maximaler Betätigung der Beinmuskelpumpe zu einem Ausbleiben eines eklatanten Druckabfalls.

Die Insuffizienz der Klappen kann durch thrombotische Vorgänge, angeborene Venenschwäche oder durch Überdehnung des Klappenansatzringes z. B. während der Schwangerschaft hervorgerufen werden. Die Venenklappeninsuffizienz, die vor allem an den unteren Extremitäten auftritt, manifestiert sich in Form von Krampfadern. Varizen verfügen über eine weite Lichtung und starre Wand, deren Ursachen der erhöhte Innendruck und die dadurch bedingte Sklerose sind. Bei längerer Krankheitsdauer können sich an Stellen mit besonders ungünstigen hämodynamischen Verhältnissen Geschwüre, Ulcera cruris entwickeln.

16.3.6 Venöse Kollateralen

Wird der Blutabfluß durch einen Widerstand behindert, so fließt das Blut infolge des erhöhten Drucks in feine, bereits präformierte Gefäß-Anastomosen. Diese werden jetzt erweitert und zu einem vollständigen Kollateralkreislauf, der unter Umständen eine Blutstauung kompensieren kann, entwickelt.

Diese Voraussetzungen sind im Gebiet der Vena femoralis und Vena poplitea weitgehend günstig. Schlechter sind die Verhältnisse im Becken, da dort unter anderem der venöse Rückstrom nicht durch eine Muskelpumpe gefördert werden kann.

Arterielle Kollateralen. Kompensierend wird im Versorgungsgebiet einer großen Organarterie bei AV-Fisteln oder Stenosen ein Umgehungskreislauf gebildet. Ein arterieller Verschluß eines großen Gefäßes erhöht den proximalen Blutdruck. Das Blut fließt jetzt vermehrt in die proximalen Gefäßäste; jetzt steigt auch in ihnen der Blutdruck an. Das führt zur Entfaltung präformierter Kollateralarterien, die nun wiederum die distalen Äste mit Blut versorgen. In ihnen kommt es zur Strömungsumkehr.

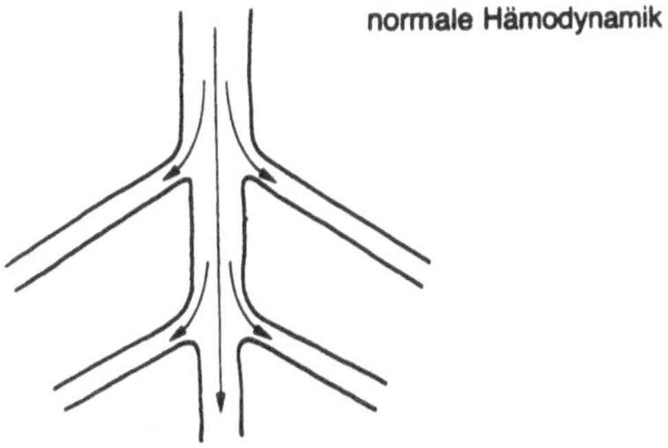

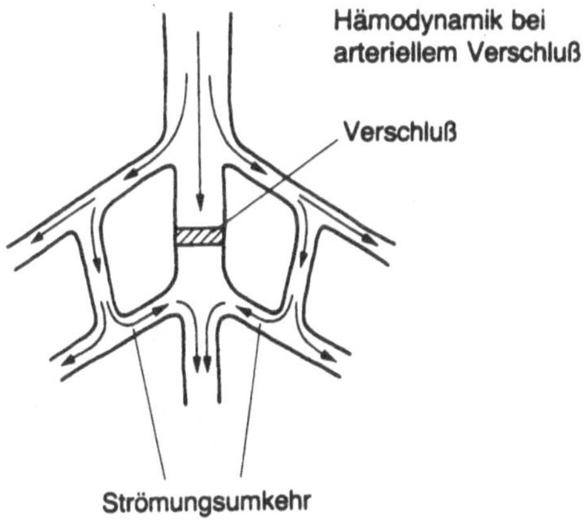

Die o. g. passive Erweiterung der präformierten Gefäße ist nur der Beginn des Umbaus zu Kollateralen. Der Erweiterung folgt eine Wandverdickung – Ergebnis der Vermehrung von Bindegewebe und Muskulatur, sowie der Endothelverdickung. Mit Zunahme der Lumina im Verlaufe der Kollateralentwicklung nimmt der Widerstand im Kollateralkreislauf ab. Der Druckgradient sinkt.

Distal jedoch steigen unter Ruhebedingungen der AV-Druckgradient und der TPR an. Ist der System-Blutdruck vorgegeben, verhält sich die Summe aus peripherem und kollateralem Widerstand konstant. Der periphere Widerstand ist somit unter Ruhebedingungen nicht mehr maximal erniedrigt; damit existiert wieder eine Durchflußreserve.

16.3.7 Strömungsverlangsamung

(s. a. 16.1.3, Seite 266)

Beim Schock kommt es in den Arterien und Arteriolen infolge der Strömungsverlangsamung zu einem Anstieg der Blutviskosität. Letzteres und die langsame Strömung führen zur Erythrozytenaggregation bis hin zur Bildung dreidimensionaler Netze. Praestase und Stase sind die Folge. Auch findet eine Aggregation von Thrombozyten statt, die noch durch die während der Stase auftretende Gefäßendothelschädigung infolge Hypoxie gefördert wird.

16.4 Lymphsystem

Im Lymphsystem wird der Überschuß an interstitieller Flüssigkeit drainiert.

Ein **gesteigerter Lymphfluß** liegt vor:
- bei einer Linksherzinsuffizienz, bei der eine Vermehrung der Lymphproduktion in der Lunge stattfindet.
- bei einer Rechtsherzinsuffizienz, bei der vor allem die Bildung der Leberlymphe zunimmt.
- bei Leberzirrhose, da wegen portaler Hypertonie der Filtrationsdruck und damit die Bildung interstitieller Flüssigkeit gesteigert ist.
- bei Venenerkrankungen in Form von Venenthrombosen und Venenklappeninsuffizienz.
- bei intravenöser Infusion

Ist die Produktion interstitieller Flüssigkeit höher als die Transportkapazität des Lymphsystems, bilden sich Ödeme. Dies ist einmal bei Überlastung eines gesunden Lymphsystems, zum anderen bei herabgesetztem Lymphtransport infolge Erkrankung des Lymphsystems möglich.

Ein **verminderter Lymphfluß** liegt vor
- bei Aplasie der Lymphgefäße (Anlagestörung)
- bei Hypoplasie der Lymphgefäße (Verminderung und Unterentwicklung)
- bei Lymphangiopathia obliterans (Lymphgefäße sind zahlenmäßig reduziert, hart und unelastisch)
- bei viszeralen Lymphangiopathien, die durch Atresien, Lymphangiektasien, Zystenbildungen und chylöser Ergüsse infolge traumatisch, entzündlich und maligner Obstruktionen bedingt sind.

Lymphverlust. Die Lymphe kann durch Fisteln abfließen und somit zu einem Verlust von Wasser, Proteinen, Fetten, zirkulierenden Lymphozyten, Vitaminen, Hormonen und Enzymen führen. Klinische Folgen sind Hypoproteinämie, Immuntoleranz und Exsikkose.

17. Atmung

17.1 Allgemeine Begriffe

Hypoxie. Hypoxie ist das Resultat einer zu geringen Sauerstoffkonzentration oder eines zu geringen Druckes (Höhenatmung) im Inspirium. Der Po_2 ist arteriell erniedrigt. Ein solcher Zustand kann auch durch gestörte Respirationsfunktionen hervorgerufen werden.

Nach ihrem pathophysiologischen Entstehungsmechanismus kann man die Hypoxie unterteilen in:

A. Die in der Klinik häufigste **hypoxische** oder **respiratorische Hypoxie.** Eine Senkung des Po_2 im arteriellen Blut ist hier bedingt einerseits durch ein vermindertes O_2-Angebot in der Atemluft (zu geringe O_2-Konzentration, zu geringer Po_2, z. B. bei Höhenatmung), andererseits durch eine Störung der Atmungsfunktionen. Für die letztgenannte Ursache gibt es mehrere Entstehungsmöglichkeiten:

- Ein unter Normalbedingungen ausreichendes Sauerstoffangebot kann die Alveolen nicht erreichen wie z. B. bei Pneumothorax, gelähmter Atemmuskulatur, extremen Skelettdeformitäten, Lähmung des Atemzentrums, zu flache Atmung (wegen schmerzenden Lungenbewegungen bei Pleuritis u. ä.), Emphysem, Asthma. Bei all diesen Erkrankungen besteht eine Hypoventilation.
- Das Ventilations-Perfusions-Verhältnis ist gestört. Beispiele hierfür sind das Emphysem, bei dem Lungenbezirke unterbelüftet, jedoch überdurchblutet werden (das Blut ist dann O_2 untersättigt), weiterhin kann wie bei der Atelektase eine Durchblutung völlig unbelüfteter Alveolen erfolgen und letztendlich kann – wie beim „blue baby“ der Fall – durch eine Shuntbildung venöses Blut in die arterielle Zirkulation münden und an der Lunge vorbeifließen.
- Als dritte Möglichkeit kann die Diffusion zwischen Alveolen und Kapillaren blockiert sein. Entweder ist dabei die Gesamtgasaustauschfläche verkleinert – bei normalem Alveolarepithel (Pneumonie, Lungenstauung u. ä.) – oder Alveolarepithel bzw. Kapillarwände sind indiffusibel (Lungenfibrose, Berylliose).

B. Bei der **Anämischen Hypoxie** liegt die eigentliche Ursache in der verminderten Hämoglobinkonzentration, so daß der Sauerstoff, der übrigens arteriell einen normalen Partialdruck hat, nicht transportiert werden kann. Beispiele: Anämieformen, CO-Vergiftung (die Affinität von CO zu Hb ist 300 × größer als von O_2 zu Hb, daher Blockade!).

C. Eine Gewebshypoxie kann auch durch Zirkulationsstörungen ausgelöst werden (**Ischämische Hypoxie**); dabei sind Hb- und O_2-Gehalt des Blutes normal, der Sauerstoff erreicht jedoch das Gewebe nicht.

D. Ein Eingriff in die Atmungskette (Cyanid, DNP u. a.) macht natürlich jedes O_2-Angebot sinnlos. Man spricht von **Histotoxischer Hypoxie.**

Hyperoxie. Wird Luft bei Überdruck eingeatmet oder ist der Sauerstoffpartialdruck im Gasgemisch stark erhöht, kommt es im Inspirium zu einem P_{O_2}-Anstieg. Man spricht von Hyperoxie.

Ein zu hohes O_2-Angebot (80–100% unter Atmosphärendruck) führt unter noch nicht bekannten Mechanismen zu schwersten Intoxikationserscheinungen. Sie beginnen meist mit Reizung der Atemwege, Schwellung der Nasenschleimhaut, Halsschmerzen, Hustenanfällen, Schmerzen hinter dem Sternum und enden nicht selten in interstitiellen Pneumonien sowie Lungenödem, welches von einem blutigen Transsudat begleitet wird.

Ein ganz besonderes Problem stellt die Hyperoxie für Kleinkinder dar. Die Lunge reagiert mit der **hyalinen Membrankrankheit,** bei der große Alveolenareale kollabiert sind und die Oberflächenspannung der gesamten Lunge erheblich ansteigt. Bei unreifen Neugeborenen kann ein zu großes O_2-Angebot sogar zur Erblindung führen. Wahrscheinlich wird bei der **retrolentalen Fibroplasie** die Blutzirkulation der Retina durch diverse Gefäßverschlüsse blockiert. Einwandernde Fibroblasten können die entsprechenden Areale fibrosieren.

Lungenvolumina:

Funktioneller Totraum. Als Totraumvolumen wird das nicht am Gasaustausch beteiligte Volumen bezeichnet. Man unterteilt in den

- anatomischen Totraum, d. i. das Volumen der Atemwege mit Ausnahme der Alveolen,
- funktionellen Totraum, wobei das Gasvolumen gemeint ist, welches sich nicht mit dem Blut äquilibriert (nicht durchblutete Alveolen, alveolokapillärer Block u. ä.).

Für einen Gesunden ist diese Unterscheidung rein formal: Der anatomische ist mit dem funktionellen Totraum identisch.

Nicht ventilierte Volumina. Bestimmte Lungenerkrankungen machen eine Belüftung von Teilarealen der Lunge unmöglich. Es handelt sich dabei um:

- den Pneumothorax,
- die Lungenzysten,
- die durch Tumorwachstum bedingten Bronchusverschlüsse,
- das bullöse Emphysem. Bei ihm wird der funktionelle Totraum vergrößert, weil der Kreislauf durch Schwund der Kapillaren eingeengt wird. Ursache ist ein

Zusammenfluß von Alveolen, bedingt durch altersgemäßen Elastizitätsverlust oder Überblähung, zu Bläschen, die sich wiederum zu größeren Blasen (bullae) vereinigen.

Intrathorakales Gasvolumen. Man unterscheidet in:

A. **Intrathorakales Gasvolumen** (ITGV) (≈ 6 l), welches mit dem Ganzkörperplethysmographen meßbar ist und dem Gesamtgasvolumen der Lunge entspricht. Es setzt sich aus Vitalkapazität und Residualvolumen zusammen.

B. **Vitalkapazität** (≈ 4,5 l), die sich zusammensetzt aus inspiratorischem Reservevolumen (es kann nach normaler Inspiration zusätzlich eingeatmet werden), Atemzugvolumen (in Ruhe normalerweise ein- und ausgeatmetes Volumen) und dem exspiratorischen Reservevolumen (es kann nach normalem Exspirium zusätzlich ausgesatmet werden).

C. **Funktionelle Residualkapazität** (≈ 3 l), die sowohl exspiratorisches Reservevolumen als auch Residulavolumen umfaßt.

Die Differenz zwischen dem ITGV und der VK entspricht dem Volumen nicht austauschbarer Luft (= Residulavolumen ≈ 1,5 l).

Tabellarische Zusammenfassung der Lungenvolumina

Volumen	Liter Luft
Inspiratorisches Reservevolumen (IRV)	2,5 l
Atemzugvolumen (AZV)	0,5 l
Exspiratorisches Reservevolumen (ERV)	1,5 l
Residualvolumen (RV)	1,5 l
Inspiratorische Kapazität (IK) = IRV + AZV	3,0 l
Funktionelle Residualkapazität (FRK) = ERV + RV	3,0 l
Vitalkapazität (VK) = IRV + AZV + ERV	4,5 l
Totalkapazität (TK) = VK + RV	6 l

Ventilation-Perfusionsverhältnis. Beim Gesunden wird von beiden Ventrikeln etwa das gleiche HMV von 5,5 l/min befördert (in Ruhe). Die Ventilation beträgt etwa 4,2 l/min. Somit ergibt sich ein Ventilations-/Perfusionskoeffizient von etwa 0,8. Durch vergrößertes Shuntvolumen sowie Vergrößerung des funktionellen Totraumes können erhebliche Veränderungen des o. g. Quotienten entstehen. Durch

Bronchusverschluß (Tumor u. ä.) wird beispielsweise das Shuntvolumen vergrößert (keine Oxygenierung im atelektatischen Gebiet); embolischer bzw. thrombotischer Verschluß einer Lungekapillare ist ein Beispiel für die Vergrößerung des funktionellen Totraumes (hier findet kein Gasaustausch statt). Bei diesen Störungen handelt es sich um funktionelle ventilatorische bzw. zirkulatorische Verteilungsstörungen.

17.1.1 Pathologische Atemtypen

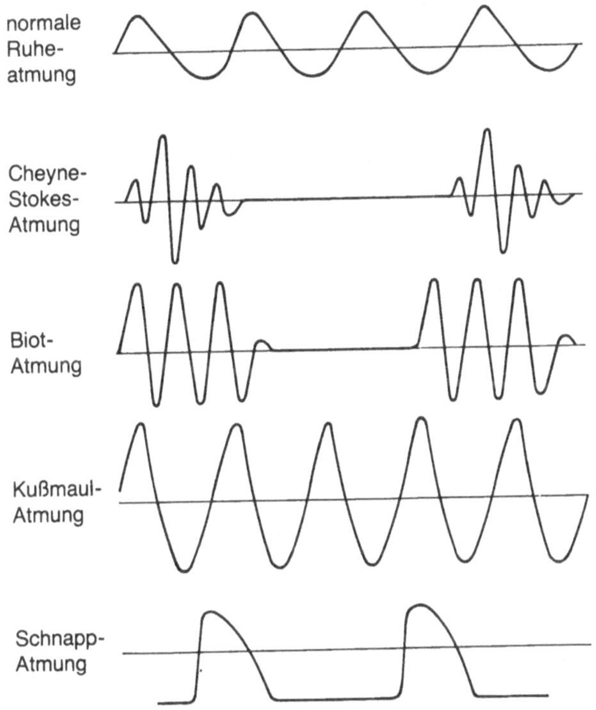

Cheyne-Stokes-Atmung. Dieser periodische Atemtyp tritt bei Urämie, Gehirntrauma und chronischer Herzinsiffizienz infolge erhöhter CO_2-Empfindlichkeit des Atemzentrums auf. Seine Form ist durch lange Atempausen charakterisiert, nach denen die Atmung erst in kleinen, dann größer werdenden Atemzügen wieder anspringt und sich bis zu ganz tiefen, angestrengtesten Atemzügen steigert. Da durch die Hyperventilation der arterielle P_{CO_2} gesenkt wird, setzen stark abflachende Atemzüge ein, denen die lange respiratorische Pause folgt.

Biotsche Atmung. Eine weitere Form periodischer Atmung, die bei Hirnverletzungen und erhöhtem Liquordruck zu beobachten ist. Sie zeichnet sich durch Atemzüge gleicher Länge aus, die durch konstante Pausen unterbrochen werden.

Kussmaulsche Atmung. Stark vertiefte Atmung (große Atmung) zur Kompensation einer metabolischen Acidose. Diese Sonderform der Hyperventilation findet man oft beim Diabetes mellitus.

Schnappatmung. Lange exspiratorische Pausen werden durch kurze, aber tiefe Inspirationen unterbrochen. Die Ursache ist eine Störung der Regulationsmechanismen im Atemzentrum.

17.2 Störungen der Atmungsmechanik

17.2.1 Atemarbeit

Sie ist definiert als die Arbeit, die bei der Überwindung der elastischen und viskösen Widerstände geleistet wird.

Energiebilanz. Die Arbeit der Atemmuskulatur ist aus den Kurven für stat. und dyn. Compliance errechenbar. Sie ist definiert durch die Beziehung:

$C = P x V$

Der Energiebedarf, der über eine Änderung des Sauerstoffverbrauches bei Lungenbelüftungsänderungen meßbar ist, beträgt in Ruhe etwa 5 ml/min. Ein erhöhtes Atemzeitvolumen (AZV) läßt den Sauerstoffverbrauch der Atemmuskulatur mehr als proportional ansteigen. Das vom O_2-Verbrauch abhängige, proportional ansteigende AZV bei körperlicher Arbeit, läßt natürlich den O_2-Bedarf der Atemmuskulatur noch viel höher ansteigen, so daß Werte bis etwa 20% des AZV resultieren.

Mechanische Ursachen. Die durch die Druck-Volumen-Beziehung gekennzeichnete Atemarbeit kann unter statischen Bedingungen gemessen werden, wobei die Arbeit in Ruhe nur gegen elastische Kräfte geleistet werden muß:

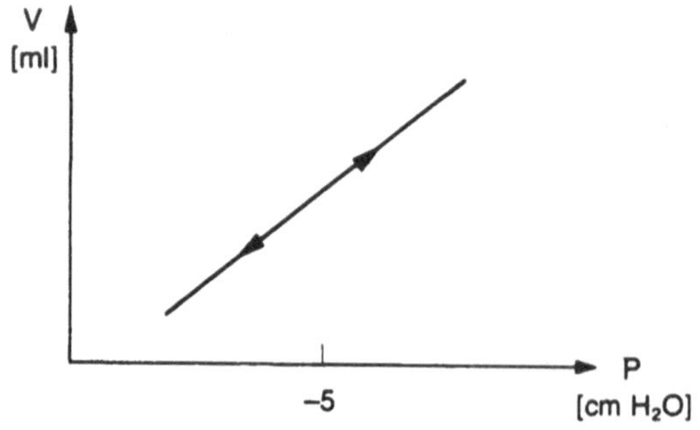

Unter dynamischen Bedingungen müssen jedoch auch noch der visköse Widerstand und die Resistance überwunden werden:

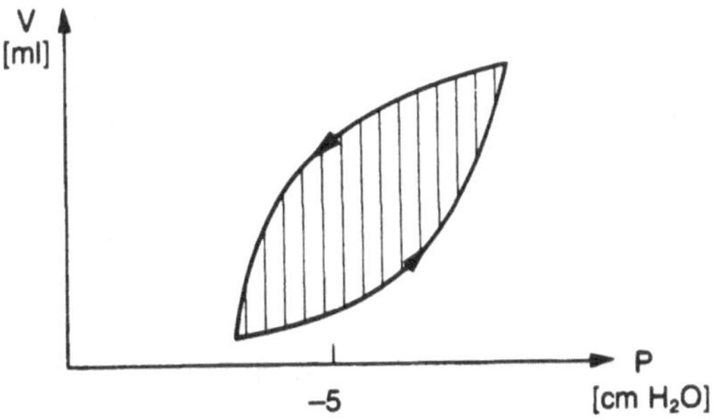

Atemarbeit unter dynamischen Bedingungen

Sind Resistance und Compliance im Alter, bei Asthma, Emphysem oder chronischer Bronchitis erhöht, muß der Atemapparat noch größere Arbeit leisten.

Atemwiderstände (Resistance). Mit Hilfe des Ganzkörper-Plethysmographen kann man den treibenden Druck und unter Hinzunahme des Pneumotachographen das Strömungsvolumen pro Zeiteinheit messen. Der Quotient aus diesen beiden Werten ergibt die Resistance (= Strömungswiderstand der Atemwege). Die Berechnung erfolgt nach dem *Ohm*schen Gesetz:

$$\text{R (Strömungswiderstand)} = \frac{\text{U (treibender Druck)}}{\text{J (Strömungsvol./Zeit)}}$$

Die Resistance steigt bei obstruktiven Erkrankungen der Lunge an. Beispiele sind Asthma bronchiale und Emphysem.

17.2.2 Compliance

Die Volumenänderung pro Einheit der Druckänderung (cm H_20 ≙ cm Wassersäule) wird als statische Compliance (C_L) bezeichnet. Sie ist allgemein abhängig von der Elastizität der Lunge (Ruhedehnungskurve):

$$C_L = \frac{\Delta V}{\Delta P_{tp}} = 0{,}2\ \text{l/cm}\ H_2O.$$

Dabei bedeuten:

C_L = statische Compliance

$\triangle V$ = Volumenänderung

$\triangle P_{tp}$ = Änderung des transpulmonalen Druckes, meßbar mit Ösophaguskatheter.

Klinische Messung der Statischen Compliance:

ΔP_{tp}: die Druckdifferenz wird mit der Ösophagussonde gemessen und ergibt sich aus dem Druck am Ende der Exspiration (= Anfang der Inspiration) und dem Druck nach Einatmung von einem Liter Luft bei offenen Luftwegen.

V: eingeatmetes Volumen, wird durch die oben ermittetelte Druckdifferenz dividiert.

$$C_I = \frac{V}{P_{Insp.\,Anf.} - P_{Insp.\,Ende}} \text{ [l/cm } H_2O\text{]}.$$

Die Lunge wird beim wachsenden Organismus mit dem Wachstum, beim Erwachsenen mit dem Alter dehnbarer. Die Retraktionskraft nimmt dementsprechend ab und bewirkt so eine Zunahme des Residualvolumens. Dieses verdoppelt sich zwischen dem 20.–60. Lebensjahr.

Die statische Compliance gibt Auskunft über die Steilheit der S-förmigen Ruhedehnungskurve der Lunge. Sie ergibt sich aus den unterschiedlichen P_{tp}, wenn man unterschiedliche Volumina einatmen läßt. Beispiele für den Verlauf der Ruhedehnungskurve bei diversen Erkrankungen sind aus der Abbildung zu entnehmen:

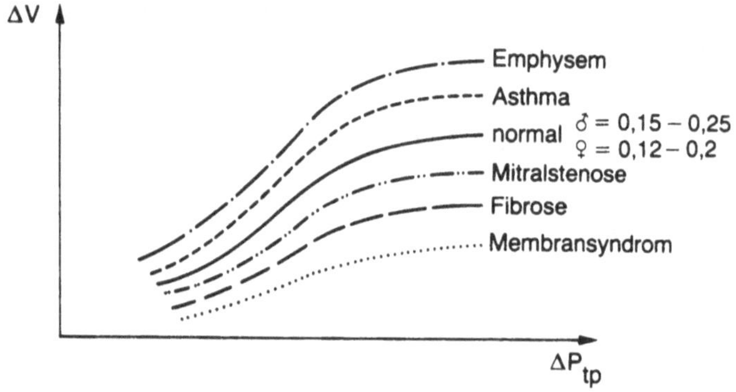

17.2.3 „Surfactant"

Im Exspirium müßten die Alveolen, dem *Laplace*schen Gesetz folgend, kollabieren, wenn sie eine konstante Oberflächenspannung hätten. Dieser Kollaps bei der Alveolenverkleinerung bleibt jedoch aus. Ursache ist die Auskleidung der Alveolen mit einem Phospholipidgemisch, dem „Surfactant Faktor" (SF). Seine Moleküle weichen bei Ausdehnung der Alveolen auseinander und verdichten sich, wenn die Alveolen sich verkleinern. Der SF bestimmt zusammen mit den elastischen Fasern des Lungenparenchyms die Compliance.

17.2.4 Pneumothorax

Der Eintritt von Luft in den Pleuraspalt, sei es durch einen Riß in der Lunge oder durch eine Verletzung der Thoraxwand führt infolge der pulmonalen Retraktionskräfte zum Zusammenschnellen der betreffenden Lungenhälfte. Der im gesunden Zustand herrschende Unterdruck wird nun durch atmosphärischen Druck ersetzt. Das Mediastinum verschiebt sich zur gesunden Seite hin.

Beim **offenen oder Saugpneumothorax** existiert eine inspiratorisch und exspiratorisch offene Verbindung zwischen atmosphärischer Luft und verletzer Seite. Ist die Öffnung groß, so wird mit jedem Atemzug mehr Luft angesaugt als in die gesunde Lunge gelangt. Das Mediastinum verschiebt sich inspiratorisch unter Abweichung der Gefäße zur gesunden Seite hin, im Exspirium zurück **(Mediastinalflattern).** Da die intakte Lunge ebenfalls weniger belüftet wird, kommt es zur Hypoxie, Hyperkapnie, Stimulierung der Medianorezeptoren der Lunge, Atmungsstimulation und schwerer Atemnot.

Der **Spannungspneumothorax** unterscheidet sich vom Saugpneu durch die Ventilwirkung eines Gewebsstückchens, welches sich im Exspirium über die verletzte Stelle legt und sie verschließt. Inspiratorisch wird also die defekte Lunge mit dem gesamten Mediastinum zur gesunden Seite hin verschoben. Ein exspiratorisches Zurückpendeln ist jedoch unmöglich, da die angesogene Luft nicht entweichen kann. Es entstehen atmosphärische Drucke von 20–30 mm Hg. Die Gefäße werden abgeknickt und komprimiert, besonders schnell die Venen; dadurch vermindert sich das venöse Angebot des Herzens, das HMV sinkt ab und die schon bestehende Hypoxie verstärkt sich. Der Circulus vitiosus wird dadurch komplettiert, daß durch die Hypoxie eine tiefere Inspiration hervorgerufen wird, die das Geschehen weiter verschlechtert. Der Patient wird zyanotisch. Es ist leicht einzusehen, daß ein solcher Zustand binnen kurzer Zeit unbehandelt zum Tode führt.

17.3 Änderungen des Atemgastransportes im Blut

Dissoziationskurven. *Bohr*-Effekt: Anstiege von P_{CO_2} und $[H^+]$ sorgen für eine verminderte Affinität des O_2 zum Hb. Im Gewebe ist die O_2-Bindungskurve also nach rechts verschoben. Unterstützend wirkt eine Azidose.

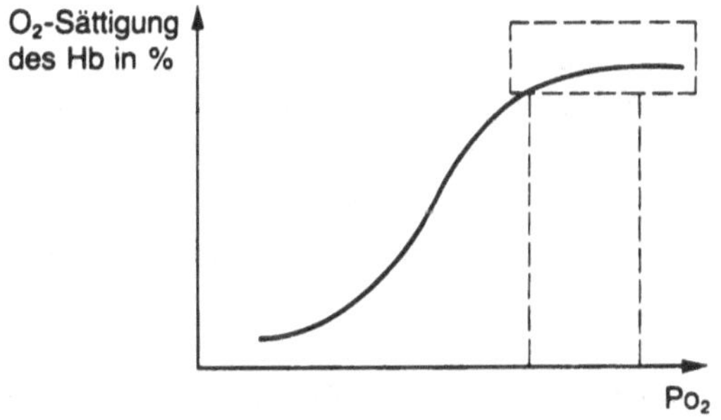

Haldane-Effekt: Bei einem Absinken des P_{O_2} erhöht sich die Affinität des Blutes für CO_2. Infolge der verstärkten O_2-Abgabe im Gewebe, wirkt eine Gewebsazidose auch hier unterstützend.

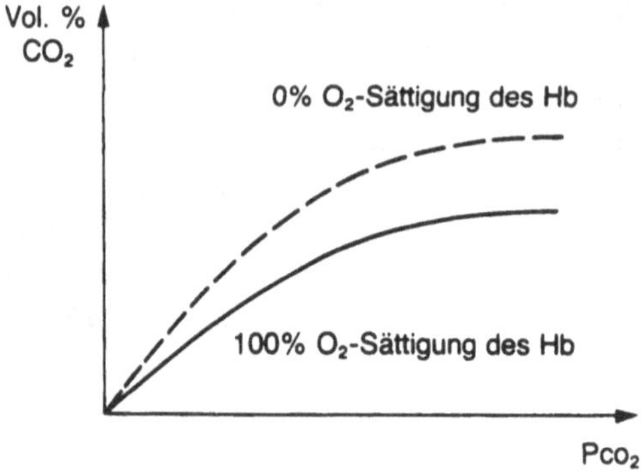

Für die Lunge gilt die Umkehr dieser Verhältnisse:
- Durch Abgabe von CO_2 und Abfall der $[H^+]$ erhöht sich die Affinität des Hb zu O_2.
- Anstieg von P_{O_2}, daher verminderte Affinität für CO_2.

17.4 Störung der Atemregulation

17.4.1 Atemzentrum und

17.4.2 Einflüsse peripherer Rezeptoren auf die Atmung

Die Spontanatmung wird durch rhythmische Impulse aus dem medullären Atemzentrum gesteuert, welches seine Hauptafferenzen von peripheren und zentralen Chemorezeptoren erhält. Nur die peripheren reagieren auf O_2-Mangel:
- Periphere Chemorezeptoren liegen im Glomus aorticum und Glomus caroticum. Ein Anstieg von P_{CO_2} und $[H^+]$, sowie eine Senkung des P_{O_2} führen zu vermehrten Impulsen.

  Neben der chemischen existiert in der Perpipherie auch noch eine mechanisch-reflektorische Kontrolle der Atmung. Beim Hering-Breuer-Reflex bewirkt eine Dehnung der Lunge über den N. vagus eine Hemmung des Atemzentrums. Auch sog. unspezifische Atmungsantriebe wie Warm- und Kaltreize, Änderungen der Körpertemperatur, Schmerz und Pressorezeptoren des Kreislaufs können Ventilationsänderungen auslösen.
- Zentrale Chemorezeptoren liegen an der Ventralseite des verlängerten Marks. Hier erfolgt eine Impulsvermehrung nur bei P_{CO_2} u. $[H^+]$-Anstieg. Der zentrale

Atemantrieb und seine Regulation können in mannigfacher Weise beeinflußt werden:

A. Pharmaka

- Barbiturate setzen die Ansprechbarkeit der Chemorezeptoren auf den Pco_2-Anstieg erheblich herab. Es bleibt nur die – ohnehin nicht so starke – Ansprechbarkeit auf einen O_2-Mangel übrig.
- Morphinderivate führen zu zentraler Atemdepression.
- Salicylate bewirken eine Hyperventilation.
- Alcaloide stimulieren periphere Chemorezeptoren (Nikotin, nikotinartige Stoffe).

B. Chemikalien

- Glykolysehemmer, Hemmstoffe der oxydativen Phosphorylierung, reduzierende Stoffe, depolarisierende und nervenerregende Stoffe steigern die Erregbarkeit peripherer Chemorezeptoren.
- Cholinerge Blockade sowie Ganglienblockade wirken sich dämpfend auf die Erregbarkeit aus.

C. Hormone

- Katecholamine und Schilddrüsenhormone führen zu einer gesteigerten Atemfrequenz.
- Progesteron und andere Steroidhormone verschieben die CO_2-Antwortkurve nach links. Evtl. sensibilisieren sie die peripheren Chemorezeptoren für CO_2.

Die Ursache einer primären alveolären Hypoventilation ist ein verminderter zentraler Atemantrieb bei Erkrankungen des bulbären Atemzentrums.

17.4.3 O_2-Therapie

Besteht bei einer Atemdepression z. B. durch Barbiturate wegen fast ausgeschalteter CO_2-Empfindlichkeit nur noch ein O_2-Antrieb, ist eine reine Sauerstoffbeatmung ohne zusätzliche künstliche Beatmung mit einem Atemstillstand verbunden, weil dadurch der letzte Antrieb entfällt.

17.5 Ventilation und Gasaustausch

17.5.1 Hypoventilation

Infolge einer alveolären Minderventilation im Verhältnis zu den Erfordernissen des Stoffwechsels steigt der Pco_2 über 40 mm Hg an.

▶ **Hypoventilation** kann vorkommen
- als Kompensation einer metabolischen Alkalose
- bei einer progredienten Unterkühlung
- bei obstruktiven Ventilationsstörungen
- bei einer Lähmung der Atemmuskeln
- als Folge einer direkten Schädigung bzw. Dämpfung der Atemzentren.

Folge der Hypoventilation ist vor allem eine Senkung des alveolären P_{O_2}, die über einen alveolo-vasculären Reflex zu einer Zunahme des Lungengefäßwiderstandes führt. Dadurch kommt es bei normalem oder vergrößertem Herz-Zeit-Volumen zu einer pulmonalen Hypertonie. In chronischen Fällen entwickelt sich eine Rechtsherzhypertrophie (Cor pulmonale). Steigerung der Hirndurchblutung und Erhöhung des Liquordrucks sind auf die arterielle Hypoxämie und Hyperkapnie zurückzuführen. Letztere bedingt eine respiratorische Azidose. Besteht diese lange genug, wird sie mehr oder weniger durch eine Erhöhung des Standardbikarbonats kompensiert.

Um diese Folgen möglichst gering zu halten, werden bei Erkrankungen, welche die Ventilation eines Teiles der Alveolen verhindern, die Perfusion der minderbelüfteten Alveolen zugunsten der normal ventilierten durch Gefäßkonstruktionen herabgesetzt.

Das Ventilations-Perfusionsverhältnis sinkt bei der Hypoventilation unter 0,8 (s. a. 17.1).

17.5.2 Hyperventilation

Die Alveolen werden über ein Maß hinaus belüftet, das den Gewebsgaswechsel übersteigt. Der arterielle P_{CO_2} sinkt durch „CO_2-Abrauchen" unter 40 mm Hg.

Ursachen

▶ Eine **Hyperventilation** kann

A. einen **Kompensationsmechanismus** darstellen bei
- einer metabolischen Azidose, um durch „Abrauchen" von CO_2 zum normalen pH zurückzukommen;
- einer Hypoxie im Gewebe, wobei die AVD_{O_2} vergrößert sein kann (bei Anämie oder vermindertem HZV), oder einer atmosphärisch, pulmonal oder kardial bedingten arteriellen Hypoxämie.

B. auch bei primär normalem Sauerstoffgehalt und pH-Wert im Blut auftreten. Ursachen sind dann
- entweder eine durch lokale Prozesse oder hämatogen bedingte direkte Stimulierung des Atemzentrums

- oder durch psychische Affektionen und Schmerzen
- sowie Meningitis und Enzephalitis.

C. als Kombination der erstgenannten Vorgänge zustande kommen.

Folgen. Beeinflussung des Säure-Basen-Haushaltes:

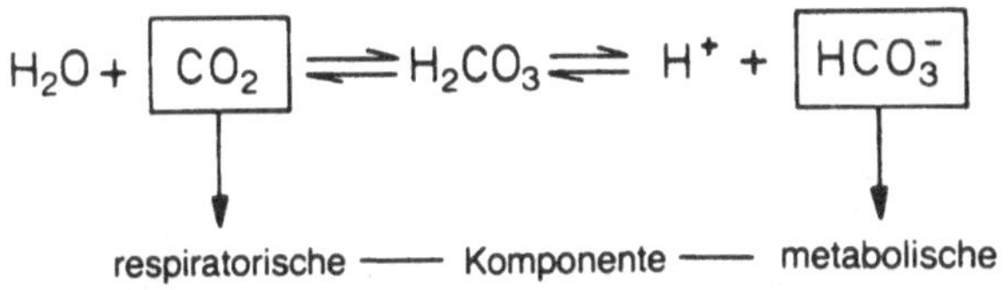

Hyperventilation führt zur starken CO_2-Abgabe ($Pco_2 < 40$ mm Hg). Es entsteht eine alkalotische Stoffwechsellage mit vermehrten $OH^{\ominus}$-Ionen, die sich mit Ca^{++} zu $Ca(Oh)_2$ verbinden, so die freie Ca-Ionenkonzentration im Blut senken und damit deren Membranstabilisationseffekt senken. Folge ist eine neuromsukuläre Übererregbarkeit **(Tetaniebereitschaft).** So kommt es zum Beispiel beim sog. Hyperventilationssyndrom, einer psychosomatischen Erkrankung junger Frauen, durch die o. g. Prozesse zum Bronchospasmus. Dieser veranlaßt die Frauen zu noch stärkerer Hyperventilation. Ein Circulus vitiosus also, der unbehandelt meist zum Tode führt. Bekämpfungsmaßnahme ist die CO_2-Rückatmung.

Da die Ventilation gesteigert, die Perfusion aber normal ist, nimmt das Ventilations-Perfusions-Verhältnis zu ($> 0{,}8$).

17.5.3 Totraumhyperventilation

Die Totraumhyperventilation tritt bei allen Störungen des Ventilations-Durchblutungsverhältnisses auf, die den Anteil der Totraumventilation am Atemzeitvolumen (beträgt normalerweise in Ruhe 35%, während der Arbeit 20% des Atemzugvolumen) durch Vergrößerung des funktionellen Totraums erhöhen.

Eine Zunahme des Anteils der Totraumventilation entsteht:
- bei ventilierten, aber durch Lungengefäßobstruktion nicht durchbluteten Alveolen
- bei ungleichmäßiger Luftdurchmischung infolge obstruktiv bedingter Lungenblähungen
- infolge Emphysemblasen, die zwar belüftet, aber nicht mehr durchblutet werden.

Allgemein haben die meisten pulmonal und kardial bedingten Atemstörungen, bei denen das bullöse Emphysem, die Lungengefäßobstruktion, die Lungenembolie und die diffusen Lungenfibrosen von besonderer Bedeutung sind, eine Totraumhyperventilation zur Folge.

Im Gegensatz zur alveolären Hyperventilation führt die Totraumventilation zu keiner Senkung des alveolären P_{CO_2} bzw. zur Hypokapnie, sondern zu hyperventilatorischen Störungen mit arterieller Hypoxämie und Anstieg des arteriellen P_{CO_2}. Das Ventilations-Perfusionsverhältnis nimmt zu ($> 0,8$).

17.5.4 Obstruktive Ventilationsstörungen

Ursachen. Ein Anstieg der Strömungswiderstände in In- und Exspirium wird definitionsgemäß als Obstruktion bezeichnet. Die Pathogenese kann sehr unterschiedlich sein: Zurückhaltung von Schleimhautsekret bzw. pathologische Produktion veränderten Sekretes mit zäher Konsistenz, Bronchialspasmen, Schwellung der Schleimhäute, Wandschwäche der Bronchien und Bronchiolen (exspiratorischer Kollaps) oder eine durch erhöhten intrathorakalen Druck ausgelöste Kompression der Lunge können mögliche Ursachen sein.

Folgen. Bei einer Obstruktion sind in- und exspiratorische Strömungswiderstände stark erhöht. Forcierte Exspiration führt bei Asthma bronchiale, Emphysem u. Bronchitis durch das Pressen zum Kollaps der Bronchiolen – der Strömungswiderstand steigt noch stärker an. Zurück bleibt ein großes Gasvolumen, welches nicht exspiriert werden kann. Gemäß den Gesetzmäßigkeiten für die Resistance (17.2.1) kann man zur Erklärung das *Ohm*sche Gesetz zu Rate ziehen:

$$\text{Strömungswiderstand} = \frac{\text{treibender Druck}}{\text{Strömungsvol./Zeit}}.$$

Bei obstruktiven Atemwegserkrankungen wird demnach durch Erhöhung des treibenden Druckes (z. B. exspiratorisches Pressen) der Strömungswiderstand erhöht. Die Bindegewebsstrukturen der dauernd überbeanspruchten Lunge verlieren an Elastizität. Die Retraktionskräfte lassen nach.

Fazit dieser Betrachtungen:
Obstruktion führt zu einer Erhöhung der funktionellen Residualkapazität (= exspiratorisches Reservevolumen + Residualvolumen) auf Kosten des exsp. Reservevolumens und zugunsten des nicht exspirierbaren Residualvolumens. Der dauernd erhöhte Gasgehalt der Lungen führt zur Entstehung des Faßthorax.

Jede schwere Obstruktion kann zu einer chronischen alveolären Hypoventilation führen.

Funktionsteste:
- Obstruktive Ventilationsstörungen senken die Sekundenkapazität im *Tiffeneau*-Test unter 70% der Vitalkapazität.

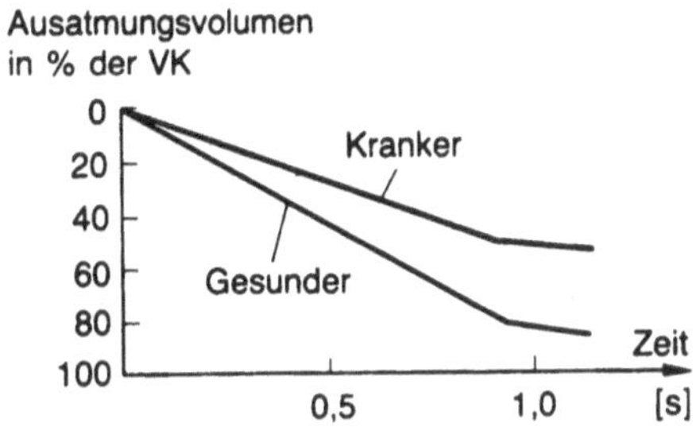

- Die maximale Ventilation pro Minute (= **Atemgrenzwert,** etwa 170 bis 180 l/min) ist bei der Obstruktion stark herabgesetzt.
- Atemzeitquotient $= \dfrac{\text{Exspirationsdauer}}{\text{Inspirationsdauer}}$

  = 1,1–1,2 im Normalfall. Bei obstruktiven Ventilationsstörungen steigt er an.

17.5.5 Restriktive Ventilationsstörungen

Restriktion bedeutet eine Einschränkung der ventilierten und/oder perfundierten Lungenoberfläche durch Verminderung des Parenchyms bzw. durch Behinderung seiner Ausdehnungsfähigkeit. Die restriktive Ventilationsstörung kann auf zweierlei Art zustandekommen:

A. Anatomisch
- Atelektase: Bronchusverschluß macht die Belüftung des entsprechenden Lungenareals unmöglich.
- Resektion: Teile der Lunge werden entfernt.
- Pneumonie: Wegen entzündlicher Veränderung der Alveolarwände ist ein Gasaustausch im befallenen Gebiet nicht möglich.
- Lungenödem: Mit Ödemflüssigkeit gefüllte Alveolen nehmen nicht am Gasaustausch teil.
- Karzinomatosa: Bronchien und Alveolen werden zerstört, es folgen daraus Bronchienverschluß und Atelektase.

B. Funktionell
- Fibrose: Das interstitielle Bindegewebe schränkt durch starkes Wachstum den Gasaustausch ein; außerdem werden Compliance und Gesamtvolumen vermindert.
- Verschwartung: Pleuraerkrankungen (-ergüsse) schränken evtl. durch Schwartenbildung die Dehnbarkeit der Lunge stark ein.

- Thoraxdeformitäten: Kyphoskoliose, Thoraxdeformitäten und -verletzungen behindern die Atemexkursionen.
- Pleuraergüsse: Schränken ebenfalls die Atemexkursion ein und können darüber hinaus zur Verschwartung führen (s. o.).

Funktionsteste: Volumina. Restriktive Ventilationsstörungen sind gekennzeichnet durch
- Starke Verminderung der Totalkapazität
- Starke Verminderung der Vitalkapazität
- Starke Verminderung der Funktionellen Residualkapazität.

Funktionsteste: Ventilationsleistung
- Proportional der Vitalkapazität ist der Atemgrenzwert eingeschränkt.
- Die Sekundenkapazität (*Tiffeneau*-Test) ist normal(!), da sich der Atemwegswiderstand (Resistance) nicht ändert und das Ergebnis in % der bestehenden Vitalkapazität angegeben wird.
- die Compliance ist aufgrund der geringeren Ausdehnungsfähigkeit erniedrigt.

Zusammenfassung der Diagnostik obstruktiver und restriktiver Ventilationsstörungen:

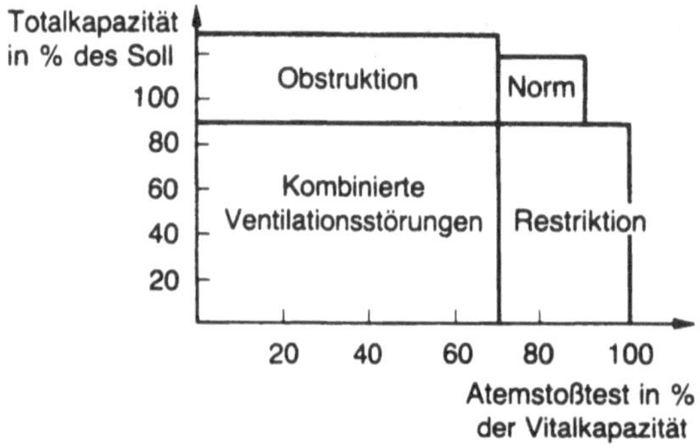

17.5.6 Diffusionsstörungen

Das **Ficksche Diffusionsgesetz:**

$$n = \frac{dm}{dt} = - D \cdot F \cdot \frac{dc}{dx}$$

Es bedeuten:

n = Diffusionsstrom
dm = differentielle Änderung der Gasmenge
dt = differentielle Änderung der Zeit

D = Proportionalitätsfaktor
F = Kapillaroberfläche
dc = differentielle Änderung der Konzentration
dx = differentielles Wegelement in Richtung senkrecht zur Membranoberfläche

Die o. g. Gleichung besagt, daß sich der Diffusionsstrom (= Quotient aus Massen-/Zeitdifferenz) der durchbluteten Kapillaroberfläche gegenüber direkt proportional verhält und der Membrandicke (= Alveolo-endkapilläre Membran, Plasma + Ery.) umgekehrt proportional ist.

Nicht nur eine verkleinerte Diffusionsfläche und eine größere Membrandicke bilden einen erhöhten Diffusionswiderstand, sondern auch ein verkürzter Kontakt zwischen Alveolargasen und Erythrozyten und eine verzögerte Reaktion zwischen dem Sauerstoff und seinem Trägerprotein Hämoglobin. Ist der Diffusionswiderstand erhöht und damit die Diffusionskapazität erniedrigt, bedeutet das ein Anwachsen der alveolo-endkapillären Druckdifferenz, die im Normalfall 1–2 mm Hg für O_2 beträgt. Folge ist ein Abfall des arteriellen Po_2 und damit eine Hypoxämie. Das Diffusionskapazitäts-Perfusions-Verhältnis nimmt ab.

Ursachen einer Diffusionsstörung können sein:

- Inhalationsschäden, Lungenödem, Beginn einer diffusen Lungenfibrose $\rightarrow \frac{dc}{dx}$ wird kleiner, weil die Membrandicke ansteigt.
- Restriktive Ventilationsstörungen wie Pneumektomie, Lungengewebsschrumpfung bei fortgeschrittener Fibrose, Pneumonie →F wird kleiner (kleinere Diffusionsfläche).
- Sekret in Aveolen beispielsweise bei mukopurulenter Bronchitis führt zur Veränderung der Materialkonstanten (Proportionalitätsfaktor D).

17.5.7 Verteilungsstörungen

Die inspirierte Luft verteilt sich physiologischerweise sehr schnell (~ 3 Sec.) in den dichotomen Verästelungen der Luftwege. Ist diese Verteilung gebietsweise unmöglich (Fibrose, Verschwartung usw.), so entstehen natürlich stark differierende Zeitkonstanten für die Gasmischung; dann ist die Heliummischzeit in diesen Bereichen und damit insgesamt verlängert.

Bei einer Verteilungsstörung wird versucht, diese durch Hyperventilation auszugleichen: Gesunde Bereiche werden stärker belüftet; kranke Bezirke, die ohnehin unterbelüftet sind, werden zudem noch minderdurchblutet (Alveolo-vasculärer-Reflex). So wird in unterbelüfteten Bezirken der Beimischungseffekt für CO_2 gering gehalten.

Während die Hyperkapnie ($CO_2\uparrow$) der hypoventilierten Bezirke durch die Hypokapnie ($CO_2\downarrow$) der hyperventilierten Bezirke ausgeglichen werden kann, ist das für die Hypoxie nicht zutreffend. Dieser Tatbestand ist erklärbar, wenn man sich die O_2-Bindungskurve ansieht:

Da die O_2-Dissoziationskurve bei hoher O_2-Sättigung – wie es ja schon bei Normalventilation der Fall ist – einen flachen Verlauf einnimmt (d. h. die O_2-Sättigung hat schon ihr Maximum erreicht), kann diese nicht mehr durch einen größeren P_{O_2} bzw. Hyperventilation erhöht werden.

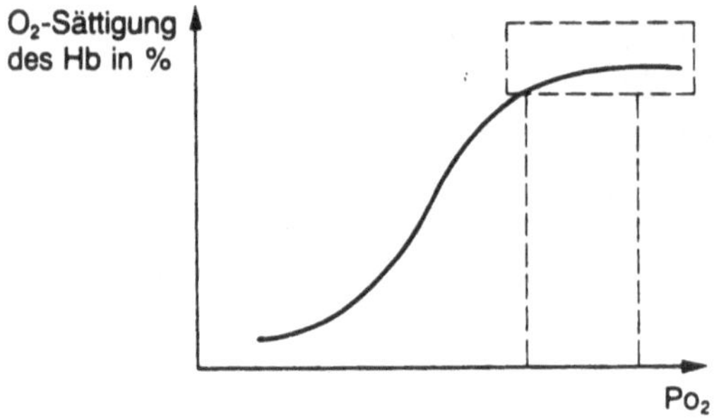

Auch unter Normalbedingungen verbessert eine Hyperventilation die O_2-Sättigung des Blutes nicht wesentlich; deshalb vermag die Überbelüftung eines Lungenabschnittes nicht die durch Unterbelüftung eines anderen entstehende Hypoxämie auszugleichen. Der P_{CO_2} jedoch läßt sich durch entsprechende Abatmung normalisieren.

Eine Zusammenfassung der Folgeerscheinungen ventilatorischer Verteilungsstörungen ergibt, daß

- die Durchblutung in unterbelüfteten Lungenbezirken absinkt;
- bei normal- bis überbelüfteten Alveolen der P_{CO_2} normal oder leicht erniedrigt sein kann, jedoch eine arterielle Hypoxämie besteht;
- der funktionelle Totraum durch Pendelglas zwischen über- und unterbelüfteten Abschnitten vergrößert wird;
- die dynamische Compliance vermindert und Atemfrequenz abhängig ist (inspiriertes Volumen wird bei kurzen Inspirationszeiten ungleichmäßiger verteilt).

Ähnliche Konsequenzen treten auch bei inhomogener Lungenperfusion und Diffusionskapazität auf.

17.6 Zirkulation

17.6.1 Venös-arterieller Shunt

Der P_{O_2} wird im Vergleich zum endkapillären Wert im arteriellen Blut gesenkt, da auf dem Wege eine venös-arterielle Shuntsituation für venöse Beimengung sorgt. Im

Normalfall sind das einige % des HZV. Daraus erklärt sich in erster Linie die P_{O_2}-Differenz von 5–15 mm Hg zwischen arteriellem Blut und der Luft in den Alveolen. Meßbar ist die v-a-Beimischung am besten in **Hyperoxie,** da der O_2-Konzentrationsunterschied zwischen endkapillärem und arteriellem Blut in Abhängigkeit von den Bindungskurven (Steilheit) einer unterschiedlichen alveolär-arteriellen Partialdruckdifferenz entspricht. Eine flach verlaufende Bindungskurve zieht große Partialdruckdifferenzen nach sich (s. a. O_2-Bindungskurve bei hoher O_2-Sättigung: kleine Konzentrationsänderungen ergeben dort große P_{O_2}-Schwankungen).

Man bestimmt unter diesen Bedingungen den P_{O_2} in Alveolen und arteriellem Blut (> 50% Differenz = vermehrte venöse Beimischung). Außerdem wird der O_2-Gehalt des Mischblutes bestimmt. Die Angabe erfolgt in % des HZV. Liegt sie bei 20% des HZV, sinkt die O_2-Konzentration bei Arbeit unter 100% (trotz Sauerstoffatmung).

Verursacht werden venös-arterielle Beimischungen:
- **intrapulmonal** durch perfundierte, jedoch nicht ventilierte Alveolen, Atelektasen, Infiltrate, a-v-Shunts erworbener bzw. angeborener Art, Steigerung der Bronchialdurchblutung;
- **extrapulmonal** durch Mißbildungen von Herz und Gefäßen, vor allem bei Septumdefekten mit Rechts-Linksshunts.

17.6.2 Lungenstauung

Die Lungenstauung ist charakterisiert durch eine Blutüberfüllung der Lungen- und Bronchialgefäße als Folge einer Abflußbehinderung in das linke Herz wie bei Linksherzinsuffizienz oder Mitralstenose.

Die Folgen des erhöhten Lungenvenen- und Kapillardruckes und des dadurch vermehrten Blutgehaltes in den Bronchialvenen sind:
- Quellung und Hyperplasie der alveolaren Kapillarendothelien;
- vermehrter Flüssigkeitsgehalt im perikapillären Raum;
- Zunahme des interalveolären Bronchialgewebes →Stauungsinduration

Bei Übergreifen auf den Bronchialkreislauf kommt es im Bronchialsystem zur vermehrten Exsudation →Stauungsbronchitis.

Das wiederum bewirkt:
- Herabsetzung der Vitalkapazität;
- über Verteilungsstörung →Diffusionsstörung →Abnahme der arteriellen Sauerstoffsättigung

17.6.3 Lungenödem

Die Entstehung eines Lungenödem ist zurückzuführen auf:

A. Steigerung des hydrostatischen Druckes in den Kapillaren über 25 mm Hg; dann gelangt Flüssigkeit ins Intersitium und in die Alveolen. Es wird nämlich der gefäßeinwärts gerichtete Druckgradient von 10 mm Hg, der sich aus der Differenz aus onkotischem Druck (= 25 mm Hg) und pulmonalarteriellem Druck (= 15 mm Hg) ergibt, überwunden. Solch hohe Kapillardrucke entstehen z. B. bei Lungenstauung als Folge einer linksventrikulären Einflußbehinderung.

B. Änderung der Kapillarpermeabilität, vor allem nach Intoxikationen, führt zur vermehrten Filtration von Flüssigkeit in den interstitiellen Gewebespalt.

C. Änderung des kolloid-osmotischen Druckes bedingt durch Hypalbuminämie wie z. B. bei Hungerzuständen, nephrotischem Syndrom oder übermäßiger Flüssigkeitszufuhr.

D. Absinken des intraalveoloren Druckes durch übermäßige Punktion oder distal von Bronchialstenosen.

E. Behinderung des pulmonalen Lymphabflusses durch Abpressung von Flüssigkeit in das interstitielle Gewebe. Diese Flüssigkeit wird zunächst über die Lymphbahnen des Lungeninterstitium vermehrt abgegeben und ausgeglichen. Bei Überforderung kommt es zur deutlichen Volumenvermehrung des interstitiellen Spaltes. Das Ödem erstreckt sich in Form eines Flüssigkeitskragens um die kleinen Lungengefäße und Bronchien und führt zur

- Verkleinerung der kleinen Bronchiolen
- Induration des Lungengewebes mit
- lokalen Arteriolenkonstriktion durch Hypoxie →herabgesetzte Blutdurchströmung →das interstitielle Ödem unterstützt die Kompression und vermehrt dadurch sein Volumen.
- durch die verminderte Blutperfusion wird lokal der Surfactant Faktor der Oberflächenschicht der Alveolen vermindert
- durch die Formveränderung des Bronchus und der Gefäßbündel in der Lunge werden die sensorischen Vagusnervenendigungen gereizt. Dies führt zur reflektorischen Stimulation der globalen Lungenventilation.

17.6.4 Pulmonale Hypertonie, Cor pulmonale

Die pulmonale Hypertonie wird im allgemeinen von vier Hauptursachen, die oft in Kombination zueinander stehen, verursacht. Dabei beträgt der Mitteldruck der A. pulmonalis unter normalen physiologischen Zuständen 15 mm Hg und ist unabhängig vom HZV.

A. Aktive obliterative pulmonale Hypertonie durch Steigerung des Strömungswiderstandes durch Kapillarzerstörung (Narben, Emphysem, Embolie, Gefäßerkrankungen).

B. Aktive vasokonstriktive pulmonale Hypertonie durch Steigerung des Strömungswiderstandes durch funktionelle Engerstellung der Arteriolen bei alveolärer Hypoventilation oder Hypoxie wie z. B.
- obstruktive/restriktive Lungenerkrankung
- Störung des Atemantriebes
- Sauerstoffmangel oder Kohlendioxydüberschuß

C. Passive pulmonale Hypertonie durch Übertragung eines erhöhten Druckes im linken Vorhof und den Lungenvenen bei Behinderung des Zustroms zum linken Ventrikel über die Lungekapillaren auf den Druck in der Pulmonalarterie wie bei
- Linksherzinsuffizienz
- Mitralfehler
- konstriktive Pericarditis

D. Hyperdynamische pulmonale Hypertonie durch abnorm gesteigertes HMV im kleinen Kreislauf wie z. B. bei
- L-R-Shunt
- arteriovenöse Fistel

Die Voraussetzung für ein Cor pulmonale ist eine Hypertonie im kleinen Kreislauf, d. h. der Begriff „Cor pulmonale" gilt nur für Krankheiten oder Funktionsstörungen des Atmungsapparates, bei denen eine sog. aktive pulmonale Hypertension vorliegt; also nur Punkt A und B. Hier liegt ein erhöhter pulmonalarterieller Druck durch Erhöhung des Strömungswiderstandes im kleinen Kreislauf durch anatomisch bedingte oder funktionelle Einschränkungen der pulmonalen Gefäße vor.

Nicht hinzugerechnet werden Krankheitsbilder mit passiver oder hyperdynamischer pulmonaler Hypertension. Siehe Punkte C und D.

Das akute Cor pulmonale zeigt meist eine Dilatation, das chronische Cor pulmonale dagegen immer eine Hypertrophie mit/ohne Dilatation des rechten Ventrikels auf. Dekompensiert die Hypertrophie (= Insuffizienz), sind die typischen Zeichen einer Rechtsherzinsuffizienz (Lebervergrößerung, Halsvenenschwellung, Beinödeme, Aszites) teilweise oder insgesamt zu beobachten.

Die damit einhergehende respiratorische Ateminsuffizienz und der Gefäßverlust bedingen eine Verschiebung des Säure-Basen-Gleichgewichtes. Der pCO_2 ist im Blut erhöht, das bedingt einen vermehrten Anfall von Anionen, die in der Niere kompensatorisch durch den sogenannten „Basensparmechanismus" aufgefangen werden müssen →kompensierte respiratorische Azidose mit Elektrolytstörungen.

18. Wärmehaushalt

18.1 Störungen des Wärmehaushaltes

s. GK 1 Physiologie 6.5

18.1.1 Grenzen der Regulation

Die normale Körperkerntemperatur ist tageszeitlichen Schwankungen unterworfen; am Morgen bzw. während des Schlafes liegt sie bei 36,7° C, am Nachmittag kann sie bis auf 37,3° C ansteigen; im Durchschnitt kann man sie mit 37° C angeben.

Mittels eines besonderen Regulationssystems versucht der Organismus durch Wärmeabgabe bzw. erhöhte Wärmeproduktion die Körperkerntemperatur auf den Normalwert zu regulieren. Beim Überschreiten dieser Körperkerntemperatur, sei es durch **Hitze, Infektion** oder **körperliche Arbeit,** kann es zu irreversiblen Gewebsschädigungen kommen. Bei der Autopsie von Toten, die einem Hitzschlag erlegen waren, fanden sich Hirnödeme, Gefäßschäden und Nekroseherde im Myokard, Nekrosen der Tubulusepithelien der Niere sowie auch Nekrosen des Lebergewebes. Wahrscheinlich werden bei einer starken Überhitzung des Körperkerns die Sauerstoff übertragenden Enzyme gehemmt und die Proteasen stimuliert. Körperkerntemperaturen von 40,5 bis 41,6° C führen zur Bewußtlosigkeit; hält sich über längere Zeit eine Temperatur von ca. 41° C, treten Gehirnschäden auf. Der Hitzschlag tritt bei ca. 43° C auf, während bei 43,5° C Körperkerntemperatur der Tod eintritt.

Der **Hitzschlag** tritt dann ein, wenn bei großer Wärmezufuhr die Wärmeabgabe behindert ist. Es kommt zu einer starken Kreislaufbelastung mit vorübergehender Blutdrucksteigerung, dann aber zum Schock mit vollständigem Kreislaufzusammenbruch. Die Haut ist zunächst gut durchblutet, bis unter dem Kreislaufkollaps das blasse Stadium eintritt.

Bei einer **passiven Hyperthermie** laufen die Regulationsvorgänge in genau umgekehrter Weise wie beim Fieber. Der Sollwert, auf den reguliert wird, ist nicht verändert, sondern liegt bei den normalen 37° C. Das heißt, in einer solchen passiven Hyperthermie versucht der Körper, durch die einzelnen Stellglieder (periphere Durchblutung, Schweißsekretion) eine maximale Wärmeabgabe zu erreichen, um zum Sollwert zurückzufinden.

Säuglinge weisen noch eine zusätzliche, starke Wärmequelle auf, das sog. braune Fett. Diese besondere Fettart liegt zwischen den Scapulae und zeigt eine besonders hohe Umsatzrate. Dagegen fehlt den Neugeborenen jedoch eine andere Form der

Wärmeproduktion, nämlich das Muskelzittern. So zeigen sie auch viel größere Schwankungen der Körpertemperatur mit wechselnder Außentemperatur. Der Hauptgrund liegt darin, daß sie bei niedriger Außentemperatur relativ mehr Wärme abgeben als sie bilden können, d. h. in ein Wärmedefizit geraten.

Ganz generell ist die Thermoregulation im Alter abgeschwächt. Durch Verminderung der Schweißdrüsenaktivitäten und Abnahme der Vasomotorik im Alter ist die Wärmeabgabe bedeutend verschlechtert. Es kommt somit im Alter viel leichter zu einem Hitzestau.

18.1.2 Fieber

Beim Fieber kommt es zu einer Verstellung des Kerntemperatur-„Sollwertes" nach oben, d. h. die Temperaturregulation reguliert auf einen höheren Wert als die normalen 37° C. Dieses geschieht durch exogene Pyrogene, die aus Granulozyten ein endogenes Pyrogen, ein Protein, freisetzen, welches in der genannten Weise auf den Hypothalamus als Regulationszentrum wirkt.

Menschen mit Fieber geben an, daß sie frieren. Zur Wärmeproduktion findet man bei ihnen oft ein Muskelzittern (Schüttelfrost).

Nichtbakterielles Fieber

▶ **Durstfieber**
Das sogenannte Kochsalzfieber findet man bei Säuglingen, die einen Flüssigkeitsmangel und eine Salzstauung aufweisen. Durch das Wasserdefizit, das durch die Salzstauung noch verstärkt wird, ist keine ausreichende Wärmeabgabe mehr möglich.

▶ **Zentrales Fieber**
Hier liegt eine Sollwertverstellung durch das Regulationszentrum im Hypothalamus vor.

▶ **Steroidfieber**
Hierunter versteht man den Anstieg der Körpertemperatur nach der Ovulation um durchschnittlich 0,5° C.

18.1.3 Hypothermie

Auswirkungen einer Hypothermie auf bestimmte Körperfunktionen:

▶ **O_2-Verbrauch.** Grundsätzlich bestimmt sich der Bedarf des Organismus an Sauerstoff exponentiell zur jeweiligen Körperkerntemperatur.

Körpertemperatur	Sauerstoffverbrauch
30–28° C	50% der Norm
25° C	ca. 30% der Norm
≦ 10° C	ca. 7% der Norm

Die oben angegebenen Werte beziehen sich auf den Durchschnitt des körperlichen O_2-Verbrauchs; in den einzelnen Geweben, wie Herz, Leber und Gehirn ist er jedoch unterschiedlich; am meisten O_2 wird für die Niere verbraucht.

► **Funktion des zentralen und peripheren Nervensystems.** Beim Absinken der Körperkerntemperatur beobachtet man im Gehirn einen Abfall des HCO_{-3} und des pCO_2, einen Anstieg der Lactatkonzentration sowie Veränderungen des pH.

In der Hypothermie ist der Stoffwechsel des Gehirns derart verlangsamt, so daß hier nicht wie in der Normothermie irreversible Hirnschädigungen schon nach 4 min, sondern erst sehr viel später auftreten; bei 25° C Körperkerntemperatur nach 10–15 min, bei 10° C gar erst nach ca. 40 min.

Die Reflexe des ZNS sind gegenüber der Normothermie ebenfalls verändert; bei 34° C zeigt sich eine Steigerung, bei weniger als 33° C werden die Reflexe unterdrückt und bei weniger als 25° C Körperkerntemperatur herrscht absolute Areflexie. Bei 32° C finden sich erste Veränderungen im EEG; bei ca. 20° C zeigt das EEG nur noch die Null-Linie.

Im peripheren Nervensystem ist in der Hypothermie die Leitungsgeschwindigkeit verringert, bei 15–5° C tritt sogar ein sog. Kälteblock auf. Auf der anderen Seite zeigt sich eine erhöhte Erregbarkeit, die sich in rhythmischen Entladungen äußert.

► **Steuerung der Atmung.** Mit fortschreitender Hypothermie stellt sich eine Atemdepression ein, die etwa bei 16–20° C in einen Atemstillstand mündet.

► **Herztätigkeit.** Man findet eine Abnahme des Herzminutenvolumens und des Schlagvolumens. Bei einer Abnahme der Herzfrequenz (Kältebradykardie) zeigt sich eine verstärkte Kontraktilität der Herzmuskelfasern. Es treten auch Störungen in der Erregungsbildung sowie in der Erregungsleitung auf. Während bei ca. 28° C ein Vorhofflimmern auftritt, kommt es bei weiter abnehmender Temperatur zu AV-Blocks und zum Kammerflimmern.

► **Blutgase und Blutviskosität**

- Blutgase
  - Änderung des pH durch Verminderung von Anionen (Hb und Proteine);
  - Zunahme der Löslichkeit für CO_2 und O_2;
  - Verminderung der Sauerstoffabgabe an das Gewebe.
- Die Blutviskosität nimmt durch das verminderte Plasmavolumen und den Anstieg des Hämatokrits zu.

19. Nervensystem

19.1 Sensibilitätsstörungen

Periphere Sensibilitätsstörungen. Hier bestehen meist nebeneinander Reiz-, Ausfallsymptome und trophische Störungen, die auf das Versorgungsgebiet des betroffenen Nerven begrenzt sind. Es kommt zu Paraesthesien und neuralgischen Schmerzen in diesem Bereich, der betroffene Nerv ist sehr empfindlich auf Dehnung und Druck bei gleichzeitiger Sensibilitätsminderung oder -aufhebung. Die Eigenreflexe sind abgeschwächt bzw. erloschen und der Muskeltonus ist schlaff, die Schweißsekretion vermindert oder versiegt.

Spinale Sensibilitätsstörungen treten unterhalb der Läsion als segmentale, d. h. an den Gliedmaßen streifenförmige, am Rumpf gürtelförmige, den Headschen Zonen entsprechenden Störungen auf. Damit verbunden sind Hyperaesthesie, Hyperalgesie, Hyperpathie und eine Störung des monosynaptischen Reflexbogens, der zur Hypotonie und Arreflexie der betroffenen Muskulatur führt.

Zerebrale Sensibilitätsstörungen. Je nach Lokalisation kommt es zu Ausfällen der unterschiedlichsten Funktionen. Rein sensible Hirnstammsymptome sind selten, da es bei der engen Nachbarschaft von Hirnnervenkernen und Projektionsbahnen fast immer zu kombinierten, oft gekreuzten Syndromen kommt. Hemiparese mit Hypotonie der Muskulatur und Reflexstörungen, Herabsetzung der Tiefensensibilität, Hyperpathie, Bewegungsunruhe und Ataxie treten auf. Bei Reizung des Cortex ist die Feinmotorik erheblich beeinträchtigt (Dysdiadochokinese).

N. medianus Läsion (C_6-Th_1): Häufig durch Kompression des Lig. carpi transversum verursacht. Nach Parästhesien kommt es zu Paresen und Atrophien der Mm. opponens pollicis, abductor pollicis brevis und flexor pollicis brevis im Sinne einer isolierten Daumenballenatrophie und Ausbildung der typischen „Schwurhand“.

N. ulnaris Läsion (C_8-Th_1): Häufig Ursache durch Verengung des knöchernen Bettes des Nerven im Sulcus n. ulnaris auf der Rückseite des Ellenbogengelenkes. Es kommt zur Atrophie des Hypothenar, der Interosseilmuskulatur und des M. adductor pollicis. Die Beugung der Finger in den Grundgelenken, die Streckung in den Mittel- und Endgelenken wird paretisch, so daß sich durch den Zug der Antagonisten eine „Krallenhand“ ausbildet.

N. fibularis Läsion (N. peronaeus) (L_4-S_1): Traumata und Druckschädigung bewirken einen Ausfall. Dadurch wird die Dorsalflexion des Fußes sowie die Abduktion und Hebung des äußeren Fußrandes verhindert. Dies führt zum Spitzfuß und Senkung des äußeren Fußrandes (Pes equinovarus). Kompensatorisch wird versucht, durch übermäßige Beugung im Knie und Hüftgelenk dies auszugleichen. „Steppergang" oder „Hahnentritt".

N. radialis Läsion (C_5-C_7): Der Nerv wird wegen seiner exponierten Lage besonders häufig geschädigt. Die obere Radialislähmung entsteht in der Achselhöhle (Falschlagerung auf dem OP-Tisch). Die mittlere Läsion ergibt sich durch Druck des Nerven gegen den Humerus oder bei Humerusfrakturen. Die distale Läsion entsteht durch traumatische Einwirkung auf den Endast des N. radialis. Je nach Läsionsstelle stellt sich bedingt durch eine Muskelschwäche das klinische Bild der „Fallhand" dar.

Wurzelkompressionssyndrome. Raumeinengung im Foramen intervertrebale bewirkt an Vorder- sowie Hinterwurzeln eine Durchblutungs- und Leitungsstörung. Der Druck bewirkt:

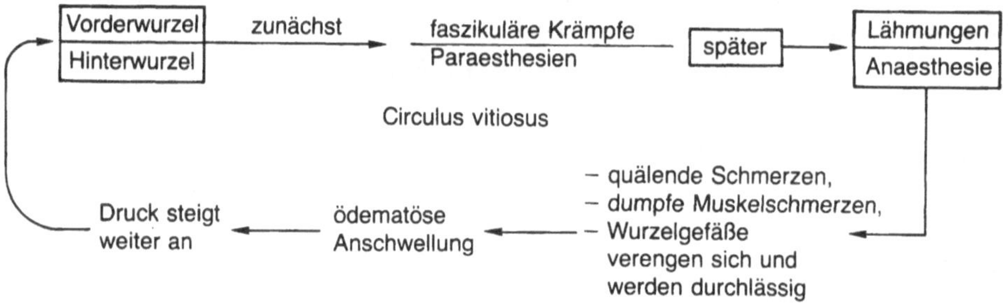

Am häufigsten tritt das L_5-Syndrom seltener das L_4-, C_6- und C_8-Syndrom auf.

L_4-Schmerzausstrahlung ins Knie, Sensibilitätsstörungen medial an der Vorderfläche des Unterschenkels über Tibiakante. Parese des M. tibialis anterior und des M. quadriceps mit Ausfall des Fußanhebens.

L_5- es kommt zu hypästhischen Streifen an der Außenseite des Oberschenkels, am Schienbein entlang bis zur großen Zehe. Eine isolierte Großzehheberlähmung ist kennzeichnend, eine Fußheberschwäche häufig.

Ischias (S_1). Es kommt zu hyperpathischen Streifen an der Rückseite des Oberschenkels, Außenseite des Unterschenkels und bis zu den Zehen III–V. Außerdem sind Zehenstand und Achillessehnen-Reflex (ASR) beeinträchtigt sowie eine

Pronationsschwäche am Fuß ausgeprägt. Wichtiger diagnostischer Hinweis ist der Dornklopfschmerz 3-Fingerbreit unter der Darmbeinkammlinie

C_6- Schmerzausstrahlung in Außen- und Vorderseite des Oberarmes, Daumenstrahl des Unterarmes; gleichzeitig ist der Bizepssehnenreflex abgeschwächt.

C_7- Schmerzband an der Streckseite Unterarm, Zeige- und Mittelfingerstrahl; der Tricepssehnenreflex ist abgeschwächt.

C_8- Schmerzband an der ulnaren Kante des Unterarmes und der Fingerstrahlen III–V.

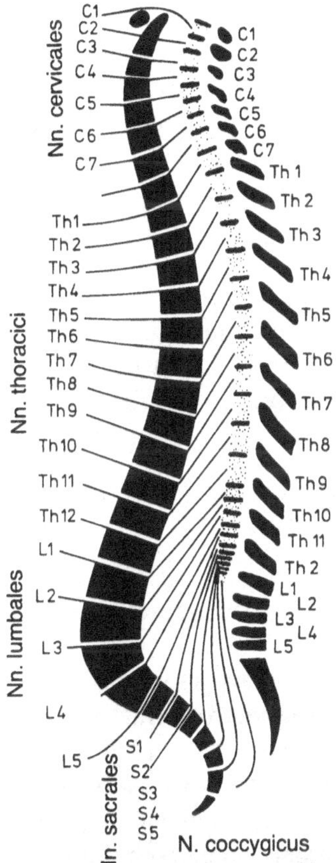

Beziehung der Wirbel- und Rückenmarksegmente zueinander

Reithosenanästhesie. Kommt es zu schweren Schädigungen unterhalb von L_1, so tritt eine schlaffe Lähmung der Beinmuskulatur auf. Bei ausgeprägtem **Caudasyndrom** tritt gleichzeitig eine „reithosenartige“ Gefühlstörung für alle Qualitäten und Schmerzen in diesem Gebiet auf. Außerdem kommt es zu Störungen der Blasen- und Mastdarmentleerung sowie der Potentia coeundi.

19.2 Schmerz

19.2.1 Auslösung, Formen, Bahnen

Der Schmerz hat seine Sinnesorgane in nicht myelinisierten, nahezu in allen Geweben vorhanden Nervenendigungen. Diese Rezeptoren sind ausgesprochene Nocirezeptoren. Sie sprechen bei allen möglichen schädigenden Reizen an und lösen zunächst einmal einen Abwehrreflex aus. Falls dieser jedoch nicht ausreicht, den schädigenden Reiz zu beseitigen, wird der Schmerz ausgelöst, den man auch als ein Alarmsignal verstehen kann. Die Schmerzrezeptoren können durch spezifische Reize sowie durch bestimmte Substanzen, die bei Schädigung des Gewebes freigesetzt werden, gereizt werden. Die sog. Schmerzsubstanzen sind:
- ein Globulin mit möglicherweise proteolytischer Komponente,
- ein Polypeptid (Plasmakinin),
- Histamin, Acetylcholin, Serotonin.

Um die Schmerzrezeptoren (Proportionalfühler) überhaupt zu erregen, muß der Reiz zu einer Stoffwechselstörung führen (Schmerzschwelle). Die Schmerzschwelle ist relativ konstant; weder eine Adaptation noch eine Summation ist möglich.

Die Schmerzimpulse werden durch zwei Fasersysteme zum ZNS geleitet:

A. A-delta-Fasern; dünn, myelinisiert, Dicke 2–5 μm, Leitungsgeschwindigkeit 12–30 m/s. Über diese Fasern wird der **helle Schmerz** geleitet.

B. C-Fasern; nicht-myelinisiert, Dicke 0,4–1,2 μm, Leitungsgeschwindigkeit 0,5–2,0 m/s. Diese Fasern leiten den **dumpfen Schmerz.**

Im Rückenmark verlaufen die Schmerzimpulse über den Tractus spinothalamicus lateralis, in welchem sie dann zu den posteromedialen und posterolateralen Kernen des Thalamus gelangen. Der Thalamus ist die große Umschaltstation für die Schmerzimpulse zur Großhirnrinde. Möglicherweise ist die affektive Antwort auf einen Schmerzreiz von Umschaltungen der Schmerzbahnen im Thalamus abhängig. Die kortikalen Wahrnehmungsfelder sind an der Diskrimination und der sinnvollen Interpretation des Schmerzes beteiligt. Wahrscheinlich können Schmerzreize aber auch ohne Mitwirkung des Kortex wahrgenommen werden.

Man kann den Schmerz auf den verschiedenen Ebenen seiner Fortleitung ausschalten:

A. Ausschalten von peripheren Rezeptoren: **Lokalanästhesie**
B. Ausschalten der Schmerzleitung in peripheren Nerven: **Leitungsanästhesie, Neurektomie, Neurexairese**
C. Ausschalten der Schmerzleitung im Rückenmark: **Lumbalanästhesie, Chordotomie**
D. Dämpfung thalamischer Zentren: **Analgetika**
E. Ausschalten thalamischer Zentren: **Thalamotomie**
F. Ausschalten des Schmerzbewußtseins: **Narkose**

19.2.2 Schmerzsyndrome

▶ *Head*-Zonen
Sind Tiefenstrukturen oder Viszera erkrankt, werden manchmal Schmerzen auf bestimmte Areale der Körperoberfläche übertragen. Diese Areale haben dasselbe Rückenmarkssegment wie das erkrankte Organ oder ein benachbartes. Nach der Konvergenz-Projektionstheorie laufen am zweiten Neuron im Hinterhorn afferente Fasern sowohl aus den Eingeweiden wie auch aus der Körperoberfläche zusammen. Diese Afferenzen werden so verarbeitet, daß die resultierenden Empfindungen vom Entstehungsort in das zugehörige Hautareal projiziert werden.

▶ Übertragener Schmerz
Die Erfahrung lehrt, daß bei Herzschmerzen auch die Innenseite des linken Oberarmes schmerzt, bei Entzündungen der Gallenblase spürt man Schmerzen zwischen den Schulterblättern, etc. Man könnte noch mehrere Beispiele dafür aufzählen, daß Schmerzen nur z. T. in den Entstehungsort lokalisiert werden. Ein Teil der Schmerzen wird nämlich auch auf die Haut lokalisiert, die von dem gleichen Rückenmarkssegment innerviert wird. Hierfür scheinen zwei Tatsachen entscheidend:

- durch Verzweigung verlaufen gleiche Fasern sowohl zu den Gefäßen der Oberfläche als auch zu den Gefäßen des erkrankten Organs.
- Erregungen von der Hautoberfläche und von dem erkrankten Organ in der Tiefe werden auf gleiche Rückenmarkssegmente übertragen, also auch auf gleiche Nervenzellen im Thalamus und im Parietalhirn.

Aufgrund dieser Tatsachen werden Meldungen aus der Peripherie von einem erkrankten Organ auf die Hautoberfläche übertragen.

▶ Projizierter Schmerz
Die Lokalisation des Schmerzes bleibt hier auf das Gebiet der Rezeptoren einer Schmerzbahn beschränkt im Gegensatz zum oben beschriebenen übertragenen Schmerz. Es ist in diesem Zusammenhang gleichgültig, an welcher Stelle im Verlauf der Schmerzbahn vom Nerven zum Kortex die Reizung erfolgt ist. So ist der „Phantomschmerz" zu deuten, bei dem der Amputierte den Schmerz in ein nicht

mehr vorhandenes Glied projiziert, obwohl die Auslösung an einer anderen Stelle, jedoch in der gleichen Schmerzbahn geschah.

▶ Bahnen des Eingeweideschmerzes: Schmerzen aus
- Thorax und Abdomen (Herz, Magen, Eingeweide); Leitung über das sympathische Nervensystem und über die Hinterwurzeln von Th_1 bis L_2;
- Ösophagus, Trachea, Pharynx; Leitung über afferente Fasern des N. vagus;
- Beckengebieten; Leitung über sakrale parasympathische Fasern.

▶ **Neuromschmerz:**
Nervenstumpfschmerzen, die räumlich auf den Amputationsstumpf begrenzt sind. (DD.: Phantomschmerz) Von der Qualität sind sie hell bis dumpf und verbunden mit Hypersensibilität und Druckempfindlichkeit.

▶ Kausalgie nach Tibilais- oder Medianusläsion:
Es ist ein dumpf-brennender, schlecht abgrenzbarer, anfallsweise verlaufender Schmerz, der mit Hyperpathie und Dysaesthesie verbunden ist. Verstärkt wird er nach sensiblen und sensorischen Reizen, bei affektiver Erregung oder bei einfachen Erregungen. Tritt meist im Versorgungsgebiet der Nn. medianus und tibialis mit ihren vielen vegetativen Fasern auf.

▶ Thalamussyndrom – das klassische Syndrom entsteht nach Thrombosierung der A. thalamostriata oder thalamo-geniculata und führt zu kontralateralen Reiz- und Ausfallerscheinungen aller Qualitäten der entsprechenden Körperseite. Es kommt zur
- temporären Hemiparese mit Hypotonie der Muskulatur; Facialisparese der willkürlichen, nicht der mimischen Muskulatur
- Hemihyp- oder -anästhesie
- Hyperpathie
- Unwillkürliche Bewegungsunruhe und Ataxie bei Zielbewegungen
- sogen. „Thalamushand“. Die Finger sind im Grundgelenk gebeugt und in den Interphalangealgelenken überstreckt.
- fakultativ homonyme Hemianopsie

▶ Wurzelkompressionssyndrome: siehe unter 19.1

19.3 Periphere Lähmung

19.3.1 Kriterien peripherer Lähmung

Die motorische Lähmung ist definiert als eine Unfähigkeit, einen oder mehrere Muskeln zu bewegen. Eine solche Lähmung beruht auf dem Ausfall der motorischen Funktion eines Nerven oder seines Erfolgsorgans, des Muskels. Man kann demnach unterteilen in:

A. neurogene Lähmung infolge Erkrankung der den Muskel versorgenden Nerven (toxisch, infektiös, traumatisch bedingt). Wenn die Erkrankung im Verlauf des ersten motorischen Neurons liegt, spricht man von einer **zentralen Lähmung,** wobei man hier je nach dem Sitz der Krankheit weiter in eine zerebrale oder Gehirnlähmung und in eine spinale oder Rückenmarkslähmung unterteilt. Liegt die Erkrankung im Verlauf des zweiten motorischen Neurons, spricht man von einer **peripheren Lähmung.**

B. myogene Lähmung, d. h. es liegt eine Erkrankung des Muskels vor bei gesundem Nerv.

Kriterien der Lähmung
Das periphere motorische Neuron hat seine Nervenzelle im Vorderhorn des Rückenmarks (α-Zelle). Der dazugehörige Neurit verläuft über Vorderwurzel, Spinalnerv, Plexus und peripheren Nerv zum entsprechenden Muskel. – Unterbrechungen in diesem Verlauf führen zur:

- **schlaffen Lähmung,** der Muskeltonus ist herabgesetzt (Hypotonie), der efferente Schenkel des tonusregulierenden Reflexbogens ist unterbrochen;
- **Muskelatrophie** tritt durch funktionelle Inaktivierung ein;
- **Parese** (verminderte Kraft) oder Paralyse treten ein bei verminderter Feinmotorik;
- Abschwächung der Eigenreflexe bis zur **Arreflexie** treten als Zeichen der Denervierung auf, die elektromyographisch und elektroneurographisch als Funktionsbeeinträchtigung des Nerven beobachtet werden können;
- **Sensibilitätsstörungen** treten bei Plexusschädigungen von gemischt motorisch-sensiblen Anteilen von Faszikeln auf. Als Folge der Schädigung einzelner Nerven kommt es je nach Lokalisation innerhalb des NS zur Ausbildung der Paresen und der sie begleitenden sensiblen Symptome. Ist die Lähmung rein motorisch-segmental, so ist eine Läsion der Vorderhornzellen anzunehmen. Unterschieden wird dabei:
  - o dorsolateral-Befall der distalen Muskeln der Extremitäten;
  - o ventromedial-Befall der ventralen Muskeln;
  - o innerer Anteil-Befall der Flexoren;
  - o äußerer Anteil-Befall der Extensoren

Im Gegensatz dazu ist die zentrale Lähmung eine **spastische Lähmung.** Der Muskeltonus ist erhöht, die Reflexe sind gesteigert (Hyperreflexie), es kommt sogar zur Entwicklung pathologischer Reflexe, wie Babinski, Trömner, usw.

Bei einer **funktionellen Lähmung** liegt keine objektivierbare organische Ursache vor.

Reiz bei Degeneration von Muskeln und Nerven. Der Normbereich der motorischen Chronaxie liegt bei 1,0 ms und darunter. Steigt die Chronaxie auf höhere Werte an, so läßt das auf eine Schädigung des peripheren motorischen Neurons schließen. Bei schweren peripheren Lähmungen finden sich Chronaxiewerte bis zu 100 ms.

Kontraktur. Reversible Verkürzung der Muskulatur durch nicht fortgeleitete länger dauernde Depolarisation der Muskelmembran.
Ursache: Anhäufung von Metaboliten (Ermüdungskontraktur)

Tetanie. Neuromuskuläre Übererregbarkeit
Ursache: Hypocalcämie (weniger als 7 mg% Blut-Ca^{++}) auf Grund metabolischer Störungen des Ca-Stoffwechsels, bei Hyperparathyreoidismus und auch bei Sprue;
metabolische Alkalose, respiratorische Alkalose (bei Hyperventilation).

Störung der Erregungsübertragung
Stabilisierungsblock:
Kompetitive Hemmung des Acetylcholins (z. B. durch Curare)

Depolarisationsblock:
- Hemmung der Acetylcholin-Esterase
  - o reversibel durch Prostigmin
  - o irreversibel durch E 605, Nervengas
- Acetylcholin-verwandte Stoffe, die aber von der Esterase nur langsam abgebaut werden (Succinylcholin)

Reflexstörung

Störung	Reflexverhalten	
zentrale Läsion	Eigenreflex: Fremdreflex:	gesteigert vermindert
periphere Läsion	Eigenreflex: Fremdreflex:	abgeschwächt bzw. aufgehoben abgeschwächt bzw. aufgehoben
pathologische Reizung der Vorderwurzel	Eigenreflex: Fremdreflex:	gesteigert leicht gesteigert, da polysegmentale Reflexbahn
Unterbrechung der Vorderwurzel	Eigenreflex: Fremdreflex:	aufgehoben abgeschwächt
pathologische Reizung der Hinterwurzel	Eigenreflex: Fremdreflex:	stark gesteigert weniger gesteigert
Unterbrechung der Hinterwurzel	Eigenreflex: Fremdreflex:	aufgehoben abgeschwächt

19.3.2 Muskulär und neuromuskulär bedingte Störungen

Myopathie und Myositis siehe Pathologie 15.2
Da bekanntlich bei einer Myopathie die Nervenfasern diffus und ohne Bindung an die Nerveninnervierung zu Grunde gehen, die Zahl der motorischen Einheiten aber unverändert bleibt, ist das EMG-Interferenzmuster erhalten bzw. sogar erhöht. Der Patient muß mehr motorische Einheiten aktivieren um eine vergleichbare Kraftentfaltung zu leisten. Andererseits sind innerhalb der motorischen Einheit Muskelfasern ausgefallen, so daß die Amplitude der Potentiale vermindert und ihre Dauer verkürzt ist. Klinisch stellt sich dann eine mäßige Atrophie bei geringer Kraft ein.

Es kann so differenziert werden zwischen neurogener Parese, Inaktivitätsatrophie, schmerzreflektorischer Ruhigstellung und psychogener Lähmung.

Bei der **Myositis** besteht meist eine Leukozytose und erhöhte BSG. Bei der Myopathie ist das Kreatinin vermindert, die Zahl und Quantität der AS in der Urinausscheidung erhöht, die CPK im Muskel vermindert und im Plasma erhöht; vermehrt die Serumaktivitäten der Aldolase, der Milchsäuredehydrogenase (LDH) und der Transaminasen.

Myasthenie als Störung der neuromuskulären Erregungsübertragung: Als neuromuskuläre Überträgersubstanz fungiert Acetylcholin.

Das **myasthenische Syndrom** umfaßt einen Symptomkomplex mit einer besonderen Form der „Muskelschwäche", wo man bei längerer Beanspruchung ein pathologisches Nachlassen der Muskelkraft beobachten kann. Nach einer Ruhepause sind die Muskeln dann wieder fähig, eine anfänglich normale Leistung zu vollbringen, bis sie nach einiger Zeit bei andauernder Tätigkeit wieder erlahmen.

Zur Pathophysiologie der Myasthenia gravis: Man nimmt an, daß es sich um eine Membranstörung der motorischen Endplatte handelt, wobei es sich auf dem Boden von *Autoimmunvorgängen* um molekulare Strukturveränderungen des neuromuskulären Überganges, besonders der subsynaptischen Membran handelt (Antikörperbildung gegen Acetylcholinrezeptoren). Es besteht also eine für normale Muskelaktionen unzureichende Konzentration von Acetylcholin im synaptischen Spalt.

Zu einer **myasthenischen Krise** kann es bei einem abnorm hohen Verbrauch von Acetylcholin kommen, z. B. in Streßsituationen oder bei schweren Infektionen. Die Therapie der Myasthenia gravis in Form einer medikamentösen Behandlung mit Cholinesterasehemmern hat das Ziel, durch einen verzögerten Abbau zu einer für normale Muskelaktionen ausreichenden Konzentration an Acetylcholin im synaptischen Spalt zu gelangen.

Bei einer Überdosierung mit diesen Cholinesterasehemmern kann es zu einer **cholinergischen Krise** kommen. Das akute Überangebot von Acetylcholin äußert sich in einem solchen Fall vor allem in einem Depolarisationsblock der motorischen

Endplatte mit allgemeiner Muskelschwäche. Zusätzlich finden sich unwillkürliche Faszikulationen, Muskelzuckungen und schmerzhafte Muskelkrämpfe. Das klinische Bild ist nicht ohne weiteres von dem einer myasthenischen Krise zu unterscheiden. In einem solchen Fall gelingt die Differentialdiagnose mit Tensilon (Cholinesterasehemmer). Bei eindeutiger Behebung der Muskelschwäche darf auf eine myasthenische Krise geschlossen werden.

19.4 Rückenmarkssyndrome

19.4.1 Spinaler Schock

Es handelt sich um eine plötzlich aufgetretene totale Querschnittsläsion. Reflexe unterhalb der Läsion in der **Frühphase:**

- somatische Reflexe; es besteht ein totaler Sensibilitätsausfall sowie eine schlaffe Paraplegie mit aufgehobenen bzw. abgeschwächten Reflexen und ohne Pyramidenbahnzeichen (spinaler Schock).
- vegetative Reflexe; es besteht eine Lähmung von Blase und Mastdarm. Diese Frühphase dauert in der Regel bis zu drei, manchmal auch bis zu 6 Wochen. Man vermutet, daß die tonisierende Wirkung der kortikospinalen Erregungen auf die Vorderhornganglienzellen wegfällt, wobei die Ruhepotentiale der Motoneurone des Rückenmarkes um 2–6 mV höher als normal sind. Die Membran ist also stabiler.

Reflexe unterhalb der Läsion in der **Spätphase:**

- somatische Reflexe; gesteigerte Eigenreflexe, Pyramidenbahnzeichen, weiterhin Sensibilitätsausfälle, der Muskeltonus ist erhöht (spast. Syndrom).
- vegetative Reflexe; Ausbildung von Rückenmarksautomatismen mit Miktion und Defäkation.

Dieses Geschehen in der Spätphase der akuten Querschnittslähmung nach ca. 3–6 Wochen leitet sich ab aus einer denervationsbedingten Überempfindlichkeit der Neurone, wodurch die spinalen Afferenzen viel schneller zu Entladungen führen.

Die **Reorganisation** hängt von Lokalisation und Schwere der Schädigung ab. Sensible Störungen bilden sich besser zurück als motorische, Symptome der langen Bahnen haben eine bessere Prognose als nukleäre Lähmungen. Nervenwurzeln, auch die Caudafasern, sind auf Grund ihrer Schwannschen Scheide widerstandsfähiger als die Rückenmarkssubstanz. Dabei erfolgt die Rückbildung der Symptome am Stamm in cranio-caudaler Richtung, an den Extremitäten von proximal oder von distal über handschuh- oder strumpfförmige Verteilungsmuster.

19.4.2 Partielle Läsionen

Halbseitenläsion des Rückenmarks. Bei halbseitiger Unterbrechung des Rückenmarksquerschnitts auf Grund einer Verletzung oder z. B. durch Tumoren bedingt, spricht man vom *Brown-Séquard*-Syndrom. Auf der Seite der Läsion kommt es distal der Querschnittsunterbrechung zu spastischen Lähmungen und Störungen der Tiefensensibilität. Auf der Gegenseite der Läsion beobachtet man hingegen eine Herabsetzung oder Aufhebung der Schmerz- und Temperaturempfindungen. Die Berührungsempfindung ist in den meisten Fällen auf beiden Seiten nicht beeinträchtigt. Nur in seltenen Fällen findet man eine Hyperästhesie unterhalb der Läsion.

Läsion der vorderen Kommissur. Bei einer Läsion der vorderen Kommissur beobachtet man segmentale dissoziierte Empfindungsstörungen, d. h. Schmerz- und Temperaturempfindung sind vermindert bzw. aufgehoben. Die Berührungsempfindungen sind allerdings weitgehend ungestört.

Zentrale Rückenmarkschädigung. Autonome Reflexzentren
A. Centrum vesicospinale
- (S_2–S_5) Reflexzentrum des Parasympathikus; regelt die Entleerung der Blase.
- (Th_{11}–L_3) Reflexzentrum des Sympathikus; regelt die Füllung der Blase.

B. Centrum genitospinale
- (S_2–S_3) Steuerung der Erektion.
- (S_3–L_1) Steuerung der Ejakulation.

C. Centrum anospinale
- (S_5) regelt die Defäkation.

D. Halsteil des Truncus sympathicus
- (C_1–C_3) Ganglion cervicale superius.
- (C_4–C_5) Ganglion cervicale medium.
- (C_6–C_8) Ganglion cervicale inferius.

E. Rami cardiaci (parasympathisch)
- aus dem Ggl. inferius des Nervus vagus
- aus dem Nervus recurrens.

Die Rami cardiaci und die Nervi cardiaci cervicales aus den drei Grenzstrangganglien (siehe d.) bilden zusammen den Plexus cardiacus. Die sympathischen Fasern dieses autonomen Plexus wirken auf alle Herzfunktionen positiv; die parasympathischen Fasern wirken am Herzen in einer Erniedrigung der Frequenz und der Erregungsleitung.

F. Plexus solaris

– (Th_6–Th_9) Nervus splanchnicus major →
– (Th_{10}–Th_{11}) Nervus splanchnicus minor.

Die postganglionären sympathischen Fasern dieses Plexus führen zu Pankreas, Leber, Magen, Darm und Niere mit vasokonstriktorischen und sekretorischen Anteilen sowie mit Anteilen für die glatte Muskulatur und für die Eingeweidesensibilität.

Je nach Höhe und Ort einer lokalisierten Rückenmarkserkrankung kommt es zu ganz bestimmten Organfunktionsstörungen.

Als besonderer Hinweis: Aus dem Ganglion cervicale inf. ziehen sympathische Fasern zu den Bronchien, so daß es bei ihrer Schädigung zu einer Minderung bzw. zu einem Ausfall der sympathischen Innervation kommen kann, was sich in einer vermehrten Bronchokonstriktion (Asthma) äußert.

Hinterstrangläsion. Bei einer reinen Hinterstrangläsion ohne Beteiligung der Wurzeln ist der Muskeltonus nicht herabgesetzt und die Eigenreflexe sind nicht abgeschwächt. Es treten bei Ausfall dieser afferenten Bahn Paraesthesien, Berührungsunempfindlichkeit, spinale Ataxie und eine Beeinträchtigung der Feinmotorik in den Extremitäten auf. Gleichzeitig besteht eine Hyperpathie auf Grund des Ausfalles der hemmenden Wirkung des Tractus spino-thalamicus.

Höhenlokalisation. Eine Bestimmung der Höhe der Rückenmarksschädigung ist bei scharf begrenzter und vollständiger Querschnittslähmung leicht festzustellen. Die vergleichende Untersuchung der Reflexe spielt dabei eine wichtige Rolle. Schädigungen von extramedullär führen zu Funktionsstörungen für tiefere Segmente, bei zentraler RM-Schädigung dagegen werden zuerst die Bahnen der höheren Segmente beeinträchtigt. Von prognostischer Bedeutung ist die Tatsache, daß, je höher eine Querschnittsläsion ist, um so größer die Gefahr secundärer Komplikationen wird.

Siehe auch Graphik unter 19.1

* **Evozierte Potentiale bei Ausfällen.** Ein evoziertes Potential ist ein langsames Kortexpotential als Antwort auf einen peripheren Reiz, welches sich über dem entsprechenden Sinnesareal ableiten läßt.

Wenn eine Läsion den ganzen Rückenmarksquerschnitt betrifft, hat dieses wegen der Unterbrechung der Rückenmarksbahnen ein sog. Querschnittssyndrom zur Folge. Es kommt also zu einem Sensibilitätsausfall distal der Läsion, d. h. aus diesen bestimmten Gebieten können keine Potentiale evoziert werden.

Liegt die Läsion bei C_4, hat man ein sensibles Niveau nur für Schulterhöhe und Clavicula, d. h. durch Reizung der oberen Extremitäten lassen sich keine Potentiale auslösen. Gleichermaßen kann man durch Reizung der unteren Extremität keine Potentiale auslösen (evozieren), wenn die Läsion im Brust- oder Halsmark liegt. Ist das unterste Brustrückenmarkssegment D_{12} von der Läsion betroffen, lassen sich Potentiale nur oberhalb der Leistenlinie auslösen.

19.5 Störungen des zentralen motorischen Systems

19.5.1 Läsion des Motorcortex und der deszendierenden Bahnen

Wie schon unter 19.1 ausgeführt, verursacht die Schädigung zentraler motorischer Bahnen eine spastische Lähmung. Der Muskeltonus ist stark erhöht (Spastizität), die Willkürmotorik und die Feinbeweglichkeit sind stark eingeschränkt, die Eigenreflexe sind gesteigert, die Fremdreflexe sind vermindert!
Funktionelle Ausfälle bei:

A. Störung der Pyramidenbahn. Spastische Parese, Tonuserhöhung in der paretischen Muskulatur, Steigerung der Eigenreflexe, Auslösung pathologischer Reflexe (Babinski, Trömner etc.).

B. Störung des extrapyramidalen Systems. Rigor, Ruhetremor, Akinesie (Trias des Parkinson-Syndroms), Hyperkinesie (Chorea, Athetose), Muskeldystonien.

Die Stammganglien des extrapyramidalen Systems stehen untereinander sowie mit dem Thalamus und dem zerebralen Kortex in regeldynamischen Beziehungen. Bei den einzelnen Syndromen kann man von Überschußsyndromen seitens intakter Stammganglien sprechen. Zu dieser Überschußreaktion kommt es, wenn der hemmende Einfluß eines geschädigten, funktionell übergeordneten Teiles des extrapyramidalen Systems wegfällt.

▶ *Babinski*-Reflex. Er gilt als ein beweiskräftiges typisches Zeichen einer organischen Pyramidenbahnläsion. Beim Bestreichen des lateralen Fußsohlenrandes tritt eine isolierte Dorsalflexion der Großzehe ein. Dabei bleiben die übrigen Zehen entweder ruhig oder führen eine Plantarflexion unter gleichzeitiger fächerförmiger Spreizung durch. Die Dorsalflexion der Großzehe ist Ausdruck einer Enthemmung der Zwischenneurone, die in den polysynaptischen Beugerreflexen geschaltet sind.

Die Pyramidenbahn dient der willkürlichen oder kortikalen Motorik. Im Gegensatz zu den extrapyramidalmotorischen Bahnen laufen die Neurone der Pyramidenbahn ohne Unterbrechung von der Hirnrinde bis zum Austrittssegment des Rückenmarks. Auf diesem Wege kreuzt am Übergang zum Rückenmark der größere Teil der Fasern (ca. 80–95%) auf die Gegenseite und zieht im Seitenstrang abwärts. Daraus folgt, daß bei Herden oberhalb dieser Kreuzung wie z. B. im Großhirn, Mittelhirn, in der Brücke oder in der Medulla, die Pyramidenbahnsymptome gekreuzt in Erscheinung treten, denn ein großer Teil kreuzt ja zur Gegenseite, während der andere Teil (20–5%) auf seiner Seite weiterläuft. Ebenso logisch ist es, daß bei Herden unterhalb dieser Kreuzung im Rückenmark die Symptome homolateral auftreten.

Afferenzen und Motorik. Die Leistungen des Bewegungsapparates müssen im Einzelnen abgestimmt und kontrolliert werden, was durch das koordinative System geschieht. Bestandteile dieses Systems sind die Tiefensensibilität, die spinozerebellaren Bahnen, die pyramidale und extrapyramidale Motorik, visuelle sensorische Afferenzen und der Vestibularapparat.

Störungen dieser Koordination bezeichnet man als **Ataxie.** Hierzu kommt es im allgemeinen auf dem Boden gestörter Tiefensensibilität; die Ursachen können zerebellar, spinal oder peripher liegen. Bei der spinalen Ataxie verursacht eine Unterbrechung im Hinterwurzelstrangsystem eine statische Ataxie, eine Gangataxie sowie eine Dysmetrie.

Störungen der sensiblen Kontrolle
- Hinterstrangsyndrom: homolaterale Ausfälle der Tiefensensibilität und der epikritischen Sensibilität
- Hinterhornsyndrom: homolaterale, segmental begrenzte, dissoziierte Empfindungsstörung

Störung in der Umgebung des Zentralkanals und der vorderen Kommissur: beidseitig segmental begrenzte dissoziierte Empfindungsstörung

Läsion des Tr. spinothalamicus: kontralaterale dissoziierte Empfindungsstörung unterhalb der Läsionsstelle.

Man spricht von einer dissoziierten Empfindungsstörung, wenn eine oder zwei Empfindungsqualitäten bei ungestörter übriger Sensibilität aufgehoben bzw. herabgesetzt sind. Am häufigsten handelt es sich um eine Empfindungsstörung für Schmerz- und Temperaturreize gegenüber einer intakten Berührungs- oder Bewegungsempfindung. In solchen Fällen liegt ein Ausfall des Tractus spinothalamicus (*Edinger*-Bahn), einer Leitungsbahn für Schmerz- und Temperaturempfindung im Rückenmark, vor.

19.5.2 Funktionsstörungen der Stammganglien

Unter Stammganglien wird das subcorticale Kerngebiet verstanden, das sich zusammensetzt aus:
- Nucleus caudatus und Putamen (Corpus striatum)
- Globus pallidus
- Nucleus subthalamicus (Corpus Luys)
- Nucleus ruber und Substantia nigra

Eine Tonuserhöhung der Muskulatur kann ihren Ausdruck finden in:

A. Spastizität; es liegt ein Ausfall inhibitorischer Einflüsse des extrapyramidalen Systems vor. Zu Beginn der passiven Bewegung findet man den größten Widerstand, der dann jedoch im Verlauf der Bewegung nachläßt. Man nennt dieses auch ein „Taschenmesserphänomen", was als Ausdruck einer Pyramidenbahnläsion gewertet wird. Klinisch findet sich hier ein abnorm gesteigerter Dehnungsreflex. Weiterhin finden sich hier durch schnelle Muskeldehnung hervorgerufene rhythmische Kontraktionen. Diese bezeichnet man auch als Kloni, die eine Folge von Eigenreflexen darstellen, die sich selbst unterhalten. Elektrophysiologische Untersuchungen zeigten, daß in der Spastik eine Enthemmung der α-Vorderhornzellen besteht. Diese Enthemmung soll u. a. auch über eine gesteigerte γ-Efferenz verlaufen.

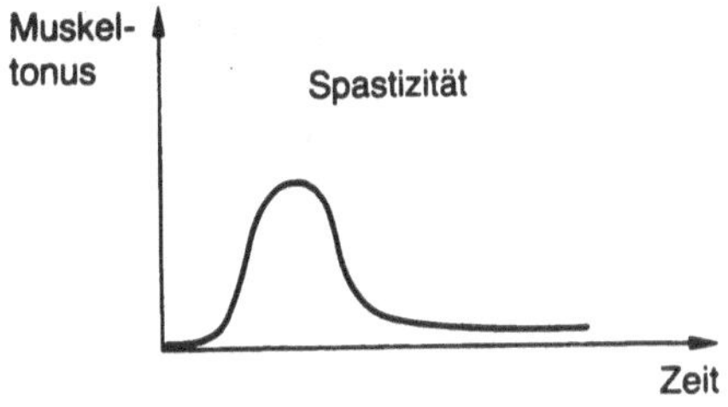

B. Rigor; es handelt sich hier um eine Zunahme des extrapyramidalen Tonus. Man findet ein erhöhtes Niveau der α-Motoneuronen, zugleich jedoch auch der hemmenden Zwischenneuronen. Während des passiven Bewegungsablaufes ist der Widerstand konstant. Der Bewegungsablauf erscheint gleichmäßg zähflüssig, wie beim Abbiegen einer Wachskerze. In diesem Zustand sind die Eigenreflexe nicht gesteigert.

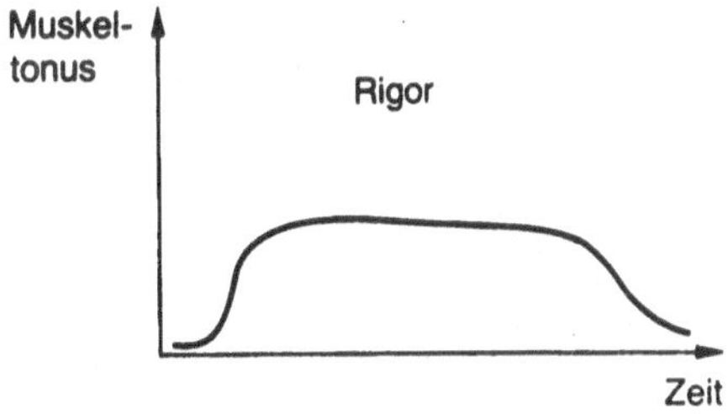

Das Symptom des Rigors findet man beim *Parkinson*-Syndrom, u. a. zusammen mit einem Ruhetremor. Dieser Tremor kommt dadurch zustande, daß die hemmenden Einflüsse [L-Dopa; Vorstufe von Adrenalin] aus dem Corpus striatum und dem Substantia-nigra-Gebiet fehlen, so daß die dauernden Ruheimpulse an die Vorderhornganglienzellen durch die Pyramidenbahn nicht mehr hemmend beeinflußt werden. Beim *Parkinson*-Syndrom ist der Ruhetremor grobschlägig mit einer

Frequenz von ca. 4–8/sec in wechselnder Intensität hauptsächlich an den distalen Abschnitten der Extremitäten. An den Fingern kann man charakteristische rhythmische Bewegungen beobachten, die an „Pillendrehen“ oder „Geldzählen“ erinnern. Bei intendierten Bewegungen verschwindet der Tremor.

Extrapyramidale Erkrankungen können eingeteilt werden in:

A. Hyperkinetische Erkrankungen mit übermäßiger Bewegungstätigkeit. Dazu gehören:

- **Chorea** (Degeneration des Nucleus caudatus) mit schnellen, unwillkürlichen Zuckungen im Gebiet einzelner, jeweils wechselnder Muskelgruppen;
- **Athetose** (Schädigung des Globus pallidus) mit langsamen, tonischen, wurmartigen, unwillkürlich geschraubten Bewegungen, zumeist distal an den Fingern und Zehen, sowie im Gesicht;
- **Dystonien** (Schädigung des Putamen und des Thalamus) mit einem anomalen Verhalten der Muskulatur.

Diese hyperkinetischen Erkrankungen sind auch häufig durch eine Muskelhypotonie gekennzeichnet.

B. Hypokinetische Erkrankungen mit einem Mangel an Willkürbewegungen sowie physiologischen Mitbewegungen. Man findet die Hypo- bzw. Akinesie beim *Parkinson*-Syndrom sowie beim Pallidum-Syndrom jeweils verbunden mit einer Muskelhypertonie.

Enthirnungsstarre. Sie ist die Folge von schweren Hirntraumen oder massiver intrakranieller Drucksteigerung. Die Läsion des Hirnstammes ist am Oberrand der Brücke lokalisiert. Infolge dieses Zustandes kommt es zu einer diffusen Bahnung der Dehnungsreflexe, was zum typischen Bild dieser Krankheit führt: die Starre der Strecker aller vier Extremitäten. Hierfür sind zwei Faktoren verantwortlich:

A. der **motorische Neuronenpool** ist **gesteigert erregbar.**
B. die **efferenten Gamma-Neuronen** zeigen eine **erhöhte Impulsrate.**

19.5.3 Störungen der Kleinhirnfunktion

Kleinhirn. Symptome der Kleinhirnataxie

- Abasie (Unfähigkeit zu gehen)
- Astasie (Unfähigkeit zu stehen)
- Intentionstremor, zerebellarer Nystagmus
- Dysmetrie (falsche Abmessung von Zielbewegungen)

Die Befehle des Kortex und des extrapyramidalen Systems treffen im Kleinhirn mit den letzten Meldungen aus der Peripherie zusammen. Das Kleinhirn vergleicht nun die zahlreichen Einzelmeldungen der Peripherie mit den Befehlen des Kortex und des EPS (s. o.) und greift korrigierend (Informationsverarbeitung) hemmend oder fördernd in das motorische Geschehen ein, indem es über seine efferenten Bahnen den Muskeltonus regelt und für das Zusammenspiel der Synergisten und Antagonisten das Maß der Impulse bestimmt. Da die Bahnen vorwiegend zur gleichen Seite ziehen, sind einseitige Kleinhirnausfälle homolateral.

* **Limbisches System.** Das limbische System besteht in der Hauptsache aus Hippocampus, Gyrus cinguli, Mandelkern und phylogenetisch alten Strukturen (Allokortex und Juxtaallokortex). In seiner Funktion ist es eine dem Hypothalamus direkt übergeordnete Zentrale des endokrinen und vegetativ-nervösen (psychischen) Regulationssystems. Hier werden afferente Signale aus dem Körperinneren und von der Umwelt über die Formatio reticularis verarbeitet.

Bei Funktionsstörungen finden sich:
- Affektausbrüche
- Reizschwellenänderung für Wut und Furcht
- Hypersexualität
- Hyperphagie
- Oralität
- Rhythmusstörungen

(Schlaf- und Wachrhythmus, Temperaturrhythmus, Nebennierenrhythmus, Kreislaufrhythmus)

* **Hypothalamus.** Hinweise auf Erkrankungen des Hypothalamus können bestehen bei:
- Fettsucht (evtl. Störung im Sattheitszentrum)
- Appetitlosigkeit (evtl. Störung im Appetitzentrum)
- Abmagerung
- Diabetes insipidus (Störung der ADH-Produktion)
- Hypothermie und Hyperthermie

* **Medulla und Motorik.** Der Conus medullae spinalis befindet sich im Bereich S_3–S_5. Bei Läsionen des Konus (Konussydrom) beobachtet man
- Sensibilitätsstörungen im perianalen Bereich
- Störungen der Blasen- und Mastdarmfunktion
- Potenzstörungen

Man findet jedoch keine motorischen Lähmungen und keine gestörten Eigenreflexe, da die Pyramidenbahn nicht bis in den Bereich S_3–S_5 hineinreicht.

19.6 Störungen integrativer Rindenfunktionen

Kortex: Sensorik, Motorik

Bei Störungen im Bereich des **Gyrus praecentralis:** Zentrale Lähmungen, die kontralateral als Hemi- oder Monoparesen angeordnet sind.

Bei Störungen im Bereich des **Gyrus postcentralis:** Kontralaterale Sensibilitätsausfälle.

Bei Störungen im Bereich des **Okzipitallappens:** Zentrale Gesichtsfeldeinschränkungen, Störungen der Augenmotorik, optische Agnosie.

Bei Störungen im **Temporallappen:** Akustische und vestibuläre Reizerscheinungen.

Bei Störungen im **Uncus gyri hippocampi:** Zentrale Riechstörungen.

19.6.1 Sprachdominante Hemisphäre

Unter einer **Aphasie** versteht man Sprachstörungen, die bedingt sind durch Erkrankung übergeordneter, der Sprachbildung und dem Sprachverständnis dienender Strukturen (wie *Wernicke-, Broca-*Zentrum sowie Verbindungen zwischen diesen beiden Zentren und anderen kortikalen Gebieten). Bei intaktem Sprachwerkzeug und erhaltener Intelligenz findet sich hier ein Verlust der Fähigkeit, Begriffe in Wort- oder Schriftbilder umzusetzen oder Gesprochenes und Geschriebenes begrifflich aufzunehmen. Man unterscheidet:

- **motorische Aphasie;** Spontansprechen und Nachsprechen sind gestört bzw. aufgehoben, das Sprachverständnis ist jedoch erhalten
- subkortical: reine Wortstummheit
- kortical: neben der Wortstummheit kommen noch Lese- und Schreibstörungen hinzu;
- **sensorische Aphasie;** bei ungestörter Spontanansprache kann Gehörtes nicht verstanden oder nachgesprochen werden
  - o subkortikal: das Syndrom ist allein vorhanden
  - o kortikal: hier kommen noch Störungen des Lesens (Paralexie, Alexie) und des Spontanschreibens (Paragraphie, Buchstabenverwechslung) hinzu.

Da bei der sensorischen Aphasie die eigene Sprache auch nicht mehr verstanden wird, kommt es zu Paraphasien (Wortverwechslung) und im Extremfall zu Wortsalat.

- amnestische Aphasie; hier ist die Wortfindung gestört. Ein Wort kann aber richtig erkannt und fehlerlos nachgesprochen werden.
- totale Aphasie; Kombination von kortikaler, motorischer und sensibler Aphasie mit Sprach-, Lese- und Schreibstörungen.

Der einseitige Ausfall des primären akkustischen Projektionsfeldes führt zu Hörstörungen auf beiden Ohren, da die Hörbahn eines jeden Ohres zur Rinde beider Hemisphären führt.

Störung der Wortbildung und des Wortverständnisses zeigt sich in der Unfähigkeit

- zu lesen: **Alexie**
- zu schreiben: **Agraphie** oder
- zu rechnen: **Akalkulie.**

19.6.2 Nicht-sprachdominante Hemisphäre

Agnosie, konstruktive Apraxie. Die **Agnosie** ist definiert als eine Störung des Erkennens trotz ungestörter Funktion der entsprechenden Sinnesorgane, d. h. Sinneseindrücke können nicht gedeutet werden. Man unterscheidet:

- akustische Agnosie; man findet sie bei großen Läsionen im linken Temporallappen, die eine Zerstörung des Wernicke-Zentrums mit sich bringen. Geräusche und Töne werden zwar gehört, können jedoch nicht gedeutet werden;
- optische Agnosie; hier muß die Läsion im Okzipitallappen liegen. Optische Gesamteindrücke können nicht erfaßt und nicht gedeutet werden. Man kann zwar z. B. einen Baum sehen, ihn jedoch als solchen nicht erkennen;
- taktile Agnosie; sie beruht auf einem Ausfall von Rindenregionen im Parietallappen. Gegenstände können durch Tasten nicht erkannt werden.

Konstruktive Apraxie Störungen, die beim Zusammensetzen, Bauen, Zeichnen auftreten, und bei denen die räumliche Form des Gebildes mißlingt.

19.6.3 Visueller Cortex

Optische Agnosie siehe unter 19.6.2

* **Pupillenstarre**

A. Amaurotische Pupillenstarre. Als Amaurose bezeichnet man den Grad einer Erblindung, bei der jede Lichtempfindung erloschen ist.

- Bei doppelseitiger Erblindung; die Lichtreaktion fehlt, während die Konvergenzreaktion erhalten bleibt;
- Bei einseitiger Erblindung; normale Konvergenzreaktion; die direkte Lichtreaktion am gesunden Auge und die konsensuelle Lichtreaktion am erblindeten Auge sind normal erhalten, während umgekehrt die direkte Lichtreaktion am erblindeten Auge und die konsensuelle Lichtreaktion am gesunden Auge fehlen.

B. Pupillenstarre bei Okulomotoriuslähmung. Man sieht hier eine weite Pupille, die weder auf Licht, noch auf Konvergenz reagiert.

C. Reflektorische Pupillenstarre. Bei fehlender Lichtreaktion bleibt die Konvergenzreaktion erhalten. Dieses Phänomen ist oft Ausdruck einer luischen Affektion des zentralen Nervensystems, wobei es möglicherweise zu einer Unterbrechung der aufsteigenden Bahnen des Lichtreflexes kommt, bevor sie in den Sphinkterkern des Okulomotorius eintreten. Da die Konvergenzreaktion über andere Bahnen verläuft, ist sie nicht betroffen.

* **Pupillenreaktionen.** Die Amaurose ist eine Erblindung, bei der jede Lichtempfindung erloschen ist. In diesem Fall liegt eine Amaurose eines Auges vor.
- Beleuchtung des amaurotischen Auges: Sowohl die direkte (Pupillenlichtreflex) wie auch die konsensuelle Lichtreaktion sind nicht vorhanden.
- Beleuchtung des gesunden Auges: Die direkte sowie die konsensuelle Lichtreaktion sind erhalten.

Hemianopsie. Bei der Hemianopsie handelt es sich um den Ausfall einer ganzen Gesichtsfeldhälfte.

A. Homonyme Hemianopsien (gleichseitig). Die Läsion liegt immer hinter dem Chiasma, sei es im Truncus opticus, in der zerebralen Leitungsbahn oder gar im Sehzentrum.

B. Heteronyme Hemianopsien (gekreuzt)
- bitemporal; die Läsion liegt im Chiasma opticum (Chiasmasyndrom).
- binasal; eine solche Hemianopsie ist in reiner Form wegen des Faserverlaufs nicht möglich.

Die Fasern des Pupillenreflexes verlassen den Tractus opticus vor dem Corpus geniculatum laterale. Liegt die Läsion nun hinter dieser Abzweigung, so kann ein Lichtreflex auch durch Beleuchtung hemianopischer Netzhautanteile ausgelöst werden. Dieses ist natürlich nicht möglich, wenn die Läsion vor der oben beschriebenen Abzweigung liegt. In einem solchen Fall spricht man von einer hemianopischen Pupillenstarre.

* *Horner*-**Symptomenkomplex** (nicht im GK verlangt). Bei einer Schädigung des Halssympathikus tritt ein Symptomkomplex auf, den man auch *Horner*-Trias nennt
- Enophthalmus (Zurücksinken des Augapfels)
- Miosis (enge Pupille)
- Ptosis (schmale Lidspalte)

Die Schädigung des Halssympathikus kann verursacht werden durch:

A. Ausschaltung des Centrum ciliospinale
- Bei Syringomyelie; der Zerfall von umschriebenen Gliawucherungen führt zur Höhlenbildung innerhalb der grauen Rückenmarkssubstanz;
- bei Rückenmarkstumoren im Bereich Th_1;
- bei einem Pancoast-Tumor; eine besondere Form des Bronchialkarzinoms, welches peripher lokalisiert ist, und von der oberen Lungenfurche seinen Ausgang nimmt.

B. Ausschaltung der präganglionären Fasern des Sympathikus. Dieses ist oft eine Mitläsion bei der Klumpke-Lähmung, wobei es sich um eine Schädigung der

Wurzeln aus dem 8. zervikalen und dem 1. thorakalen Rückenmarkssegment handelt.

C. **Ausschaltung des Ganglion cervicale sup.** zum Beispiel infolge einer Struma.

D. **Ausschaltung postganglionärer Fasern im Karotisgeflecht;** dieses kann im Rahmen einer Angiographie-Komplikation geschehen.

E. **Ausschaltung zentraler Sympathikusbahnen,** wie man es bei Geschwülsten und Durchblutungsstörungen der Medulla oblongata (*Wallenberg*-Syndrom) findet.

19.7 Störungen des Körpergleichgewichts

Siehe GK 1, Physiologie 20,5, 17.7.1

Cerebrale Durchblutungsstörungen werden von folgenden Faktoren bestimmt:
- Abnahme der Elastizität der intrakraniellen Arterien und damit Einschränkung der Autoregulation;
- Hämodynamische Wirkung lokaler Stenosen der intrakraniellen oder der extrakraniellen zuführenden Arterien in Verbindung mit
- Abfall des Systemblutdruckes und damit auftretender Mangeldurchblutung;
- Stenosen als auslösender Faktor von cerebralen Embolien.

Kommt es in umschriebenen Gefäßterritorien zur Hirndurchblutung unter 50% des normalen Wertes, so treten neurologische Symptome auf. Es bedeutet allerdings noch nicht, daß ein umschriebener Insult vorliegt. Anfangs ist der Funktionsstoffwechsel beeinträchtigt, während der Strukturstoffwechsel intakt bleibt. Morphologische Veränderungen treten erst dann auf, wenn die Durchblutung auf etwa 15% des Normalwertes absinkt. Die pathologisch-anatomischen Veränderungen bestehen in anämischen Infarkten und den damit verbundenen Ausfällen, z. B. Körpergleichgewichtsstörungen in Form von Schwindel oder Ataxie.

Raumfordernde Prozesse und mit ihnen verbundene Gleichgewichtsstörungen können bedingt sein durch Tumore oder Insulte. **Cerebrale Insulte** beruhen auf einer
- Mangeldurchblutung oder einer
- Massenblutung (Rhexisblutung). Dabei kann die Mangeldurchblutung drei Ursachen haben:
- Funktionelle Ischämie bei offenem Gefäßlumen (80%);
- akute Mangeldurchblutung infolge Thrombembolie (5%);
- Massenblutung (15%)

Tumore machen sich zur Hälfte in Form von Kopfschmerzen bemerkbar. Außerdem treten durch die Verdrängung Wesensveränderungen bis hin zu Epilepsien auf.

* **Nystagmus.** Unter Nystagmus versteht man vom Willen unabhängige rhythmische Augenbewegungen, die ruckartig oder pendelnd ablaufen. Sie müssen nicht unbedingt Ausdruck eines pathologischen Geschehens sein. Man kennt den sog. physiologischen Nystagmus, wo ständig vorhandene Sakkaden eine „Fixationsblindheit" verhindern. Auch der optokinetische Nystagmus, der beim Blick aus dem Fenster eines fahrenden Zuges auftritt, hat nichts mit einem krankhaften Geschehen zu tun.

Nystagmen können jedoch auch Symptome von Störungen bestimmter Bereiche sein, wie von

A. Störungen im **visuellen System.** Dieser okulare Nystagmus ist fast ausschließlich ein Pendelnystagmus. Er kommt vor bei Schäden am Auge, z. B. totaler Farbenblindheit, Albinismus, Aderhautkolobom, in früher Kindheit erworbenen Hornhautnarben.

B Störungen im **vestibulären System.** Hierbei handelt es sich um einen rhythmischen Rucknystagmus, der bei Erkrankungen des Labyrinths wie Labyrinthitis, Méniève-Krankheit, Verletzung und bei Läsionen des Nervus statoacusticus (Acusticus-Neurinom, Neuritis, etc.) auftritt.

C. Störungen im **zerebellären System.** Bei Kleinhirnerkrankungen wie Tumor, Affektionen usw. findet sich ein sog. Einstellungsnystagmus, besonders auf die Seite eines Herdes hin.

19.8 Vegetative Funktionsstörungen

Kommt es zu Störungen in vegetativen Zentren, so treten verschiedenartige Ausfälle auf wie z. B.

- **Diabetes insipidus.** Hier liegt ein Mangel von Vasopressin vor als einer Schädigung des Tractus supraopticohypophyseus und seiner hypothalamisch gelegenen Nuclei supraoptici. Alleinige Zerstörung der Nuclei supraoptici führt zur Atrophie der Neurohypophyse und damit zum Diabetes, umgekehrt müssen erst große Teile der intrasellären und extrasellären Neurohypophyse zerstört sein, ehe sich ein Diabetes entwickelt.
  Statistisch entwickelt sich ein Diabetes insipidus zu
  - o 1/3 durch Schädigung des Hypothalamus infolge Tumorwachstums (extrasellär wachsende Hypophysenadenome, Kraniopharyngeome, Pinealome);
  - o 1/3 durch Granulome, Gummen, Tuberkulome, entzündliche Erkrankungen (Meningitiden, Enzephalitiden), Schädel-Hirn-Traumen;
  - o 1/3 durch nicht faßbare pathologisch-anatomische Veränderungen.

Durch die nicht ausreichende Bildung von Vasopressin kommt es zur Polydipsie, Polyurie und unzureichender Konzentration der Nieren.

- **Körpertemperatur.** Hier ist es zum Ausfall der hypothalamo-retikulären Bahn gekommen, die Einflüsse aus dem Zwischenhirn, der Hirnrinde bzw. vom limbischen System verhält und nach Kreuzung im Subthalamus zum Rückenmark verläuft. Im Rückenmark erfolgt der Strangverlauf in den Seitenhörnern von C 8–L 2, wo die zentrale sympathische Bahn synaptisch umgeschaltet wird.
- **Kreislauf.** Im Gegensatz zur Temperaturregulation liegt hier die Störung anatomisch tiefer im Bereich der Medulla oblongata (verlängertes Mark), die ein Teil des Rhombencephalon ist und zusammen mit der Brücke und dem Mittelhirn zum Hirnstamm gerechnet wird. Neben dem Zentrum für die Kreislaufregulation liegt hier auch das lebensnotwendige Zentrum für die
- **Atemregulation,** das sich in ein Inspirations- und Exspirationszentrum trennen läßt. Es ist doppelseitig angelegt und wird stimuliert von den Chemorezeptoren, von höheren Gebieten des ZNS und umschriebenen, oberflächlich gelegenen Stellen der Medulla im Bereich des Hypophysenstieles.

Miktions- und Defäkationsstörungen. Die Zentren liegen in den Stammganglien und im Lobulus paracentralis. Treten hier Insulte oder Tumore auf, so sind die efferenten Bahnen gestört. Außerdem wird die Blase somatisch über den N. pudendalis innerviert, der seine afferenten Impulse aus Überdehnungs- und Schmerzreizen aus der Blase bezieht.

* Blockade der vegetativen Systeme

A. Blockade des sympathischen Systems

Das sympathische System kann an verschiedenen Stellen blockiert werden:

- Hemmung vegetativer Zentren im Zentralnervensystem (Reserpin, Clonidin);
- Blockade der ganglionären Übertragung (sog. Ganglienblocker);
- durch Substanzen wie Reserpin und Guanethidin wird das Speichervermögen für Noradrenalin in den postganglionären Nervenendigungen aufgehoben;
- Blockierung der Rezeptoren für Noradrenalin (Sympatholytica);
- Synthese eines falschen Noradrenalins (α-Methyl-Dopa);
- Hemmung der Katecholaminbiosynthese;
- „Chemische Sympathektomie“, wobei durch das 6-Hydroxydopamin die adrenerge Endstrecke zeitweilig zerstört werden kann.

Die Folgen einer sympathischen Blockade

► am Auge:
- Miosis (Verengung der Pupille)
- Ptosis (Verengung der Lidspalte)
- Enophthalmus (Zurücksinken des Augapfels)

} *Horner* Symptomkomplex

► am **efferenten Herznerven:** bei einer Blockade der zum Herzen führenden sympathischen Impulse werden alle Herzfunktionen negativ beeinflußt. Durch das

Überwiegen des parasympathischen Systems (Vagus) kommt es zu einer
- negativen Chronotropie
- negativen Dromotropie
- negativen Bathmotropie
- negativen Inotropie.

▶ an der **Harnblase;** durch Überwiegen des parasympathischen Systems erfolgt eine Harnblasenentleerung, da sich der Musculus detrusor vesicae kontrahiert, während der Musculus sphincter vesicae erschlafft.

B. Blockade des parasympathischen Systems. Das parasympathische System kann blockiert werden durch:
- Ganglienblocker;
- Parasympathikolytica (Atropin, Scopolamin); durch kompetitive Hemmung des Acetylcholins.

Folgen einer parasympathischen Blockade

▶ am **Auge:**
- Akkomodationslähmung durch Lähmung des Musculus ciliaris;
- Mydriasis, d. h. Erweiterung der Pupillen durch Lähmung des Musculus sphincter pupillae;

▶ am **efferenten Herznerven;** bei Ausschaltung des Herzvagus überwiegt das sympathische System, so daß alle Herzfunktionen positiv beeinflußt werden, d. h.
- positive Chronotropie (150/min)
- positive Dromotropie
- positive Bathmotropie
- positive Inotropie.

▶ an der **Harnblase;** durch Überwiegen adrenerger Impulse erschlafft der Musc. detrusor, während sich der Musc. sphincter kontrahiert, so daß eine Harnverhaltung resultiert.

* **Geruchs- und Geschmacksstörungen.** Traumatische Schäden der Afferenzen des **Geruchssinus** beim Menschen findet man häufig bei Schädeltraumen mit Bruch der Siebplatte, was oft einen Abriß der Nn. olfactorii zur Folge hat.

Da der N. facialis die vorderen zwei Drittel der Zunge sensorisch versorgt, sind Fazialisläsionen immer mit Geschmacksstörungen verbunden.

19.9 Störungen von Energieversorgung und Durchblutung des ZNS

19.9.1 Energiedefizit

Seinen Energiebedarf deckt das Gehirn ausschließlich durch den oxydativen Abbau von Glucose, von der es täglich ca. 115 g benötigt. Bei einem erwachsenen

Menschen stellt das Gehirn zwar nur 2% des Körpergewichts, es benötigt aber ca. 20% des gesamten Sauerstoffbedarfs des Körpers bzw. 16 bis 17% des Herzminutenvolumens.

Eine **generalisierte Störung** der Energieversorgung des Gehirns kann somit hauptsächlich seine Ursachen haben:

A. in einem **Blutdruckabfall** (Ohnmacht); durch ein plötzliches Absinken des Blutdrucks (Orthostase, veget. Reize, Schock, etc.) kommt es zu einer plötzlichen Sauerstoffminderversorgung des gesamten Gehirns. Bereits nach 30–40 s kann man im EEG keine elektrische Aktivität mehr nachweisen. Unter Hypothermie erst entsprechend später.

B. in einer **Hypoglykämie** (übermäßige Insulinapplikation, mangelhafte Ernährung, Fructoseintoleranz, Inselzelladenom, spontane Hypoglykämie). Es kommt zu Bewußtseinsstörungen, Koma, Pyramidenzeichen, epileptischen Anfällen, Erregungszuständen und neurologischen Herdsymptomen mit zentralen Paresen.

Zu generalisierten Störungen kann es auch noch bei Mangel an bestimmten Vitaminen kommen, wie Thiamin = Vit.-B_1 (Wernicke-Enzephalopathie), Niacin und Pyridoxin.

C. Eine **lokale Störung** der Energieversorgung des Gehirns findet sich bei einer eng umschriebenen Durchblutungsstörung. Durch arteriosklerotische Einengungen, durch thrombotischen Verschluß oder durch eine Embolie entwickelt sich über dem Verschluß eines bestimmten Gehirngefäßes eine lokale Minderversorgung eines bestimmten, abgegrenzten Gehirnareals. In solchen Fällen beobachtet man herdförmige Ausfallerscheinungen, die sich in Qualität und Quantität nach der speziellen Lokalisation des Insultes richten.

Bei einer Unterbrechung in der Versorgung des Gehirnes tritt ein rasches Erlöschen der Funktionen ein, da das Gehirnparenchym so gut wie keine Sauerstoff- oder Glucosevorräte besitzt.

Nach 6–8 sec findet sich in der grauen Substanz kein molekularer Sauerstoff mehr;
nach 10–12 sec tritt Bewußtlosigkeit auf;
nach 3–4 min ist die freie Glucose verbraucht;
nach 4–5 min treten die ersten Nekrosen an den Ganglionzellen auf [Wiederbelebungszeit];
der Hirntod tritt nach 9 min Herzstillstandsdauer auf. Die **Erholungslatenz** ist von der Größe und der Lokalisation im Gehirn abhängig; davon beeinflußt wird die **Erholungszeit,** in der die zu Grunde gegangene Struktur abgeräumt und regeneriert bzw. die Funktion von anderen Arealen übernommen worden ist.

19.9.2 Durchblutungsstörungen

Blutdruck. Die Stromstärke in den Hirngefäßen ist in erster Linie eine Funktion des arteriellen Mitteldrucks. Um den Blutbedarf über weite Strecken zu sichern, verfügt der Blutkreislauf des Gehirns über eine Eigenregulation, die jedoch nicht mehr kompensatorisch regulieren kann, wenn der systolische Blutdruck bei einem normotonen Menschen unter 70 mmHg, bei einem Hypertoniker unter 70% des Ausgangswertes sinkt. In solchen Fällen kommt es dann zu generalisierten Störungen der Blut- bzw. Energieversorgung des Gehirns.

Versorgung durch Kollateraldurchblutung. Der arterielle Zufluß zum Gehirn wird von zwei paarigen Arterienquellen, der A. carotis interna und der A. vertebralis, sichergestellt. Diese werden durch die paarige A. communicans posterior und die unpaare A. communicans anterior untereinander verbunden zu einem an der Hirnbasis gelegenen Gefäßring, den man Circulus arteriosus *Willisii* nennt. Der so gebildete Circulus *Willisii* stellt das wichtigste arterielle Kollateralsystem des Gehirns dar und hat die Aufgabe, auch bei schwankender Zufuhr den Blutbedarf des Gehirns sicherzustellen.

Äste und Aufzweigungen der A. carotis interna:

- A. ophthalmica; Versorgung des Auges.
- A. cerebri anterior; versorgt die gesamte mediale Hemisphärenfläche bis zum Sulcus parietooccipitalis und einen Streifen der Außenfläche, wo sich das motorische Feld für die unteren Gliedmaßen befindet.
- A. cerebri media; versorgt die Außenflächen der Großhirnhemisphären mit motorischen und sensiblen Rindenfeldern, zudem das Sprach- und Hörzentrum, die Stammganglien und den Plexus choreoideus.

Aufzweigungen und Äste der Aa. vertebrales: Die durch Vereinigung der beiden Aa. vertebrales entstehende **A. basilaris** versorgt durch kleine Äste

- die Unterfläche des Kleinhirns
- das Brückengebiet der Medulla oblongata
- das Innenohr
- die obere Fläche des Kleinhirns.

In ihrem weiteren Verlauf zwingt sich die A. basilaris in die rechte und linke A. cerebri posterior auf, die den gesamten Lobus occipitalis und nahezu die gesamte basale und mediale Fläche des Schläfenlappens versorgt.

Der Verschluß eines zuführenden Gefäßes wird oft ohne Komplikationen toleriert. Bei jüngeren gefäßgesunden Individuen kann sogar eine A. carotis communis oder A. carotis int. unterbunden werden. Im klinischen Einzelfall ist die funktionell genügende Ersatzdurchblutung abhängig von:

- der Weite der Anastomose
- der Wandbeschaffenheit u. der Fähigkeit sich zu erweitern
- dem Druckgefälle auf dem Umgehungsweg

- dem allgemeinen Blutdruck u. den Kreislaufverhältnissen
- der Raschheit, mit der sich ein Gefäßverschluß einstellt.

Ursache und Folgen von allgemeinen und lokalen Durchblutungsstörungen: Das Hirnminutenvolumen (HiMV) zeigt eine starke Abhängigkeit einerseits vom mittleren Blutdruck und andererseits vom Gefäßwiderstand. Man kann diese Abhängigkeit auch gemäß der Ohmschen Formel ausdrücken:

$$\text{HiMV} = \frac{\text{mittlerer Blutdruck}}{\text{Gefäßwiderstand}}$$

In der Praxis sieht das nun so aus, daß zur Aufrechterhaltung eines konstanten HiMV zum Beispiel im Falle einer Blutdruckerhöhung gleichzeitig der Gefäßwiderstand zunimmt, während auf der anderen Seite bei einem Blutdruckabfall der Gefäßwiderstand abnehmen muß, d. h. die Hirngefäße werden kompensatorisch erweitert [Bayliss-Effekt] Diese Mechanismen gehören zur Autoregulation des Hirnkreislaufes, wobei diese Gefäßregulation in der Hauptsache durch chemische Parameter – besonders durch die CO_2-Spannung – und weniger durch nervöse Mechanismen beeinflußt wird.

Die Autoregulation kann natürlich nur innerhalb gewisser Grenzen die Aufrechterhaltung eines konstanten HiMV sichern. Zu einem Versagen dieser Autoregulation kommt es, wenn der systolische Blutdruck akut auf weniger als 70 mm Hg abfällt bzw. wenn der arterielle Sauerstoffdruck auf unter 60% sinkt.

Die Autoregulation kann weiter gestört werden durch **Arteriosklerose** und **Vasoparalyse** der Hirngefäße. Eine solche Störung bzw. ein solches Versagen der Eigenregulation findet seinen klinischen Ausdruck in einer Enzephalomalazie mit

- **ischämischem zerebralem Insult**
- **zerebraler Embolie**
- **Enzephalorrhagie**
- **hypertensiver Enzephalopathie**

19.10 Liquor cerebrospinalis und Hirnödem

19.10.1 Liquorveränderungen

Der Gesamteiweißgehalt des Lumbal-Liquors liegt zwischen 15 und 35 mg%. Quantitative Veränderungen der Eiweißmenge haben ihre Ursache:

A. in **Störungen der Blut-Hirn-Schranke.** Permeabilitätsveränderungen im Rahmen entzündlicher Vorgänge.

B. in **Störungen der Liquorzirkulation.** Sehr hohe Eiweißmengen von mehreren hundert mg% findet man im sog. Sperrliquor, wie es der Fall sein kann bei raumfordernden spinalen Prozessen, die keine Kommunikation zwischen dem Subarachnoidalraum und dem übrigen Liquorraum mehr zulassen.

Qualitative Änderungen des Liquoreiweißes beobachtet man als Ausdruck immunologischer Störungen.

A. Albuminvermehrung
- akut bei Panenzephalitis, Tumoren
- chronisch bei multipler Sklerose und Neurolues

B. Gamma-Globulinvermehrung bei Panenzephalitis, bakteriellen Meningitiden, Tbc-Meningitis, Neurolues und multipler Sklerose.

C. Alpha-Globulinvermehrung bei akut entzündlichen Gehirnerkrankungen.

D. Beta-Globulinvermehrung bei Hirnantrophien, Anfallsleiden und Hirngefäßsklerosen.

Die Bedeutung der Blut-Liquorschranke besteht darin, als eine Art „Schutzschranke" zwischen Blut und Liquor zu fungieren, da die Konzentration und die Bestandteile des Liquors anders sind als die des Blutes. Siehe oben.

19.10.2 Hirnödem

Das Hirnödem ist eine feuchte Hirnvolumenvermehrung durch vermehrten Flüssigkeitsgehalt in den Gewebsspalten des Gehirns. Es tritt auf als Folge von Störungen der Filtration und Rückresorption, der Bluthirnschrankenfunktion und des kolloidosmotischen Drucks im extra- und intrazellulären Raum. Als Ursachen kommen in Frage:
- Hirntumore
- Enzephalitiden (diffus und lokal)
- gedeckte und offene Hirnverletzungen
- Vergiftungen (über eine metabolische Azidose bzw. Hypoxie).

Klinisch führt ein solches Hirnödem zu **intrakranieller Drucksteigerung.**
Gehirn, Rückenmark und Liquor sind zusammen mit den Gefäßen fest knöchern umschlossen. Jede Drucksteigerung führt unweigerlich zu einer Kompression der Hirngefäße, da das Hirngewebe und der Liquor weitgehend inkompressibel sind. Ursache einer intrakraniellen Drucksteigerung ist zumeist ein Hirntumor, es kommt jedoch auch ein subdurales Hämatom und ein Hirnabszeß in Frage, sowie Enzephalitiden, Meningitiden, Traumen, Thrombosen der venösen Sinus, Liquorabflußbehinderungen, etc.

Durch die intrakranielle Drucksteigerung und die daraus resultierende Gefäßkompression kommt es zuerst zu einem Ansteigen des venösen Druckes, d. h. das arteriovenöse Druckgefälle nimmt ab, was zu einer Verminderung der Gehirndurchblutung führt. Steigt der intrakranielle Druck auf mehr als 33 mm Hg an, so kommt es zu einer signifikanten Verminderung der Hirndurchblutung. Die Folge ist eine Ischämie. Dadurch wird das Vasomotorenzentrum stimuliert, so daß der arterielle Druck ansteigt. Dieser Blutdruckanstieg, der der Aufrechterhaltung der zerebralen Durchblutung dient, ist über einen weiten Bereich dem intrakraniellen Druckanstieg proportional. Irgendwann dekompensiert jedoch das System; der intrakranielle Druck übersteigt den arteriellen, so daß die zerebrale Durchblutung aufhört.

Ein erhöhter intrakranieller Druck führt auch zur **Massenverschiebung der Gehirnsubstanz,** wodurch es zum Verschluß von bestimmten Abschnitten des Ventrikelsystems oder von basalen Zisternen kommt. Dieses wiederum führt zu einem weiteren intrakraniellen Druckanstieg. Starre Bindegewebssepten im Schädelinnenraum geben bei Massenverschiebungen nicht nach, so daß in solchen Fällen die Gefahr besteht, daß Teile der großen Hemisphären unter die Falx oder das Tentorium gepreßt und dort eingeklemmt werden. Schließlich können die Kleinhirntonsillen in das Foramen magnum eingeklemmt werden, was zum Tod durch druckbedingte Kreislaufstörungen und Atemlähmungen in der Medulla oblongata führen kann.

Folgen der Hirndruckzeichen:

- Auf die **Pupillenreaktion;** bei erhöhtem Hirndruck besteht die Gefahr, daß der Nervus oculomotorius gegen die Clivuskante gepreßt wird. Eine daraus resultierende Okulomotoriusparese führt zu einer weiten, weder auf Licht, noch auf Konvergenz reagierenden Pupille.
- auf die **Herzfrequenz;** als Folge der zerebralen Minderdurchblutung wird das Herz-Hemmungs-Zentrum gereizt, was zu einer Bardykardie führt.
- auf den **Blutdruck;** die aus der zerebralen Minderdurchblutung resultierende Ischämie hat eine Stimulierung des Vasomotoren-Zentrums zur Folge. Der arterielle Druck steigt an; dadurch vergrößert sich das arteriovenöse Druckgefälle, so daß eine ausreichende Durchblutung über einen gewissen Bereich aufrecht erhalten werden kann.

19.11 EEG

Durch einen Elektroenzephalographen ist es möglich, von den Gehirnganglienzellen ausgehende Potentialschwankungen zu registrieren. Diese Potentialschwankungen werden innerhalb bestimmter Frequenzbereiche dargestellt:

Alpha:	8–12 Schwingungen/s
Beta:	18–30 Schwingungen/s

Delta: 4–7 Schwingungen/s
Theta: ½–3 Schwingungen/s.

Allgemeinstörungen wie auch herdförmige Störungen des Gehirns können vom EEG registriert werden.

A. Allgemeinstörungen des Gehirns (diffuse Funktionsstörung)
- leichte Allgemeinstörung: Die Alpha-Wellenfrequenz sinkt ab, während Theta-Wellen vermehrt einstreuen.
- Schwere Allgemeinstörung: Der Alpha-Rhythmus wird zunehmend durch langsame Frequenzen aus dem Theta- und Delta-Bereich ersetzt. Zudem flacht sich das gesamte EEG erheblich ab.
- Allgemeinstörung **epileptischer Art:** In das EEG, dessen Grundrhythmus verändert ist, können amplitudengroße Krampfspitzen eingestreut sein. Dieses kann einzeln oder serienweise bilateral symmetrisch oder auch mit wechselnder Lokalisation geschehen.

B. Herdförmige Störungen des Gehirns (fokale, zerebrale Funktionsstörung)
- leichte Herdbefunde: Die Alpha-Wellen sind fokal aktiviert, teilweise aber auch vermindert. Zudem treten fokale Dysrhythmien auf.
- Schwere Herdbefunde: Hier beobachtet man Krampfwellen oder Theta- und Delta-Wellen wie z. B. bei Hirndruck oder Koma. Dabei ist zu beachten, daß die Frequenz um so langsamer ist, je schwerer der Herdbefund ist.
- Herdförmige **epileptische Anfälle** (= *Jackson*-Epilepsie). Hier kommt es zu fokalen Krampfspitzen, zu fokalen Dysrhythmien oder auch zu Theta- und Delta-Foki.

19.12 Hirnorganische Anfälle

Siehe GK Akute Notfälle 6,2 und 6.4

19.13 Bewußtseinsstörungen als Folge von Stoffwechselentgleisungen

Siehe GK Akute Notfälle Kap. 6.

Literatur

Anschütz: Die körperliche Untersuchung, HT Band 94, 3. Auflage 1978.

Begemann: Praktische Hämatologie, Thieme 1977, 7. Auflage.

Börger: EKG-Information aus der Reihe „Medizinische Praxis“ Band 48 Steinhoff-verlag Darmstadt 1974.

Buddecke: Grundriß der Biochemie, de Gruyter 1980, 6. Auflage.

Buddecke: Pathobiochemie, de Gruyter, 1978, 2. Auflage.

Bühlmann/Frösch: Pathophysiologie, Springer-Verlag, 1981, 4. Auflage.

Büchner/Grundmann: Spezielle Pathologie, Band 2, 1975, 5. Auflage, Urban-Schwarzenberg.

Brühl: Leber- und Gallenwegserkrankungen, Thieme Verlag, 4. Auflage, 1970.

Forssmann/Heym: Grundriß der Neuroanatomie, HT Band 139, Springer-Verlag 1975, 2. Auflage.

Dulce: Klinisch-chemische Diagnostik, Urban-Schwarzenberg 1973, 2. Auflage.

Eder/Gedigk: Lehrbuch der allgemeinen Pathologie und der Pathologischen Anatomie, Springer 1977, 30. Auflage.

Ganong: Medizinische Physiologie, Springer-Verlag 1979, 4. Auflage.

Gauer/Kramer/Jung: Physiologie des Menschen, Bd. 3, 5, 6, 7. Urban-Schwarzenberg 1972, 1975, 1. bzw. 2. Auflage.

Gerlach et al.: Die Bedeutung der enzymatischen Analyse in der Medizin, erschienen in der Schriftenreihe Boehringer Mannheim GmbH Biochemica. Sonderdruck aus „Methoden der Enzymatischen Analyse 2. Auflage, 1970, herausgegeben von Hans-Ulrich Bergmeyer, Verlag Chemie GmbH, Weinheim/Bergstraße.

Gross/Schölmerich: Lehrbuch der Inneren Medizin, Schattauer-Verlag 1977, 5. Auflage.

Hamperl: Lehrbuch der allgemeinen Pathologie und der Pathologischen Anatomie, Springer-Verlag 1968, 28. Auflage und die von Eder/Gedigk herausgegebene 29. Auflage 1974.

Heckner: Praktikum der mikroskopischen Hämatologie, Urban-Schwarzenberg 1973, 2. Auflage.

Heinecker: EKG-in Praxis u. Klinik, Thieme, 1980, 11. Auflage.

Holtmeier: Taschenbuch der Pathophysiologie, Bd. 1, UTB G. Fischer-Verlag 1974, 1. Auflage.

IMP: Gegenstandskatalog für den ersten Abschnitt der Ärztlichen Prüfung, Mainz, 1978.

Kuschinsky/Lüllmann: Kurzes Lehrbuch der Pharmakologie, Thieme, 1981, 9. Aufl.

Klaus: Kardiologie/Hypertonie, Springer-Verlag 1974, 1. Auflage.

Leydecker: Grundriß der Augenheilkunde, Springer-Verlag, 17. Auflage.

Müller-Seifert: Taschenbuch der Medizinisch-Klinischen Diagnostik Verlag von J.-F. Bergmann/München 1975, 70. Auflage.

Mumenthaler: Neurologie, Thieme, 1979, 6. Auflage.

Piper: Innere Medizin, Springer-Verlag 1974.

Pschyrembel: Klinisches Wörterbuch, de Gruyter 1977, 253. Auflage.

Rapoport: Medizinische Biochemie, VEB Verlag Volk und Gesundheit, Berlin 1977, 7. Auflage.

Rotter: Lehrbuch der Pathologie 1. und 2. Band, Schattauer Verlag 1978, 2. Auflage.

Sandritter/Beneke: Allgemeine Pathologie, Schattauer-Verlag, 1974, 1. Auflage.

Schettler: Innere Medizin Bd. 1 + 2, Thieme 1980, 5. Auflage.

Sarre: Nierenkrankheiten, Thieme 1976, 4. Auflage.

Siegenthaler: Klinische Pathophysiologie, Thieme 1979, 4. Auflage.

Schmidt, E. u. F. W.: Kleine Enzymfibel, erschienen in der Schriftenreihe Diagnostika Boehringer Mannheim, 1976, 2. Auflage.

Sobotta/Becher: Atlas der Anatomie des Menschen, 3. Bd., Urban-Schwarzenberg 1973, 17. Auflage.

Test-Fibel Boehringer Mannheim GmbH Mannheim, Biochemica, 1973/74.

Thomae, Dr., GmbH: Klinische Visite, Biberach a. d. Riss.

Wachter/Hausen: Chemie für Mediziner, de Gruyter 1979, 3. Auflage.

Waldeyer, Anatomie des Menschen, Bd. 1, de Gruyter 1980, 14. Auflage, Bd. 2, de Gruyter 1979, 14. Auflage.

Williams, Ernest, Beutler, Ersley, Rundles: Hematology, McGraw-Hill Book company (USA).

Sachverzeichnis

Kolibri 360 GmbH
Ferdinand-Jühlke-Straße 7
99095 Erfurt, Deutschland
produktsicherheit@kolibri360.de